Langenbecks Archiv für Chirurgie
vereinigt mit Bruns' Beiträge für Klinische Chirurgie
Supplement 1991

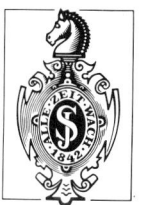

Chirurgisches Forum '91
für experimentelle und klinische Forschung

108. Kongreß der Deutschen Gesellschaft für Chirurgie
München, 16.–20. April 1991

Wissenschaftlicher Beirat

Ch. Herfarth (Vorsitzender)   Ch. Ohmann, Düsseldorf
H.G. Beger, Ulm   B.-U. v. Specht, Freiburg
U. Brückner, Ulm   W. Wayand, Linz
M.G. Heberer, Basel   D. Wolter, Hamburg

Schriftleitung

Ch. Herfarth unter Mitarbeit von
M. Betzler, A. Quentmeier und M. Raute

Herausgeber

W. Hartel
Präsident des 108. Kongresses
der Deutschen Gesellschaft für Chirurgie

H.G. Beger
Vorsitzender der Sektion Experimentelle Chirurgie

E. Ungeheuer
Generalsekretär der Deutschen Gesellschaft für Chirurgie

Springer-Verlag
Berlin Heidelberg New York London Paris
Tokyo Hong Kong Barcelona Budapest

Schriftleitung:

Professor Dr. Christian Herfarth, Chirurgische Universitätsklinik
Im Neuenheimer Feld 110, W-6900 Heidelberg

Mitarbeiter der Schriftleitung:

Professor Dr. Michael Betzler
Alfried Krupp von Bohlen und Halbach Krankenhaus gem. GmbH
Alfried-Krupp-Straße 21, W-4300 Essen 1

Priv.-Doz. Dr. Armin Quentmeier, Chirurgische Universitätsklinik
Im Neuenheimer Feld 110, W-6900 Heidelberg

Priv.-Doz. Dr. Michael Raute, Chirurgische Klinik
Klinikum der Stadt Mannheim
Fakultät für klinische Medizin Mannheim der Universität Heidelberg
Theodor-Kutzer-Ufer, W-6800 Mannheim 1

Herausgeber:

Professor Dr. W. Hartel
Bundeswehrkrankenhaus, Oberer Eselsberg 40, W-7900 Ulm

Professor Dr. H. G. Beger
Abteilung für Allgemeine Chirurgie des Klinikums der Universität Ulm
Steinhövelstraße 9, W-7900 Ulm

Professor Dr. Edgar Ungeheuer
Steinbacher Hohl 28, W-6000 Frankfurt/M. 90

Mit 100 Abbildungen

ISBN 3-540-53836-4 Springer-Verlag Berlin Heidelberg New York

Dieses Werk ist urheberrechtlich geschützt. Die dadurch begründeten Rechte, insbesondere die der Übersetzung, des Nachdrucks, des Vortrags, der Entnahme von Abbildungen und Tabellen, der Funksendung, der Mikroverfilmung oder der Vervielfältigung auf anderen Wegen und der Speicherung in Datenverarbeitungsanlagen, bleiben, auch bei nur auszugsweiser Verwertung, vorbehalten. Eine Vervielfältigung dieses Werkes oder von Teilen dieses Werkes ist auch im Einzelfall nur in den Grenzen der gesetzlichen Bestimmungen des Urheberrechtsgesetzes der Bundesrepublik Deutschland vom 9. September 1965 in der Fassung vom 24. Juni 1985 zulässig. Sie ist grundsätzlich vergütungspflichtig. Zuwiderhandlungen unterliegen den Strafbestimmungen des Urheberrechtsgesetzes.

© Springer-Verlag Berlin · Heidelberg 1991
Printed in Germany

Die Wiedergabe von Gebrauchsnamen, Warenbezeichnungen usw. in diesem Werk berechtigt auch ohne besondere Kennzeichnung nicht zu der Annahme, daßsolche Namen im Sinne der Warenzeichen- und Markenschutz-Gesetzgebung als frei zu betrachten wären und daher von jedermann benutzt werden dürften.

Produkthaftung: Für Angaben über Dosierungsanweisungen und Applikationsformen kann vom Verlag keine Gewähr übernommen werden. Derartige Angaben müssen vom jeweiligen Anwender im Einzelfall anhand anderer Literaturstellen auf ihre Richtigkeit überprüft werden.

Druck und Einband: Druckhaus Beltz, Hemsbach/Bergstr.
24/3130-543210 – Gedruckt auf säurefreiem Papier

Vorwort

Der diesjährige Forumsband ist Gerhard Küntscher gewidmet, dessen 100. Geburtstag im abgelaufenen Jahr gefeiert wurde. Mit der Vorstellung der Oberschenkelmarknagelung 1940 bewirkte er einen großen Schritt in der Unfallchirurgie nach vorn und demonstrierte später durch systematische klinische Forschung beispielhaft die Entwicklung eines Verfahrens. Herrn Professor Dr. Wolfgang Lentz sei herzlich für die Übernahme der Laudatio gedankt.

Der diesjährige Forumsband spiegelt erneut die experimentelle und klinisch-wissenschaftliche Aktivität wider. Die Anmeldungstendenzen setzen sich im Vergleich zu den früheren Jahren fort. Nach wie vor liegen Themen aus dem Bereich der Onkologie, Transplantation und Traumatologie zahlenmäßig an der Spitze, gefolgt von Fragestellungen aus den Gebieten der Pathophysiologie und Chirurgie visceraler Organe (Magen–Darm, Leber–Galle–Pankreas). Aber auch Fragen der Intensivmedizin und damit der perioperativen Pathophysiologie finden große Beachtung. Wieder möchte der Wissenschaftliche Beirat darauf hinweisen, daß Gebiete aus der Chirurgie, wie z.B. die Chirurgische Endokrinologie, nach wie vor Fundgruben darstellen, die noch nicht ausreichend genützt sind.

Die Zahl der zur Beurteilung eingesandten Beiträge ist wieder um fast 15% gestiegen. Insgesamt gingen 329 Abstracts ein. Die Auswahl aus den Abstracts erfolgte nach dem typischen Rating-System, wobei dann bei Grenzbeurteilungen oder bei Benotungen, die sehr diskrepant ausfielen, durch ausgiebige Diskussionen die einzelne Anmeldung durchgegangen und neu eingeordnet wurde. Jede Anmeldung wurde durch mindestens drei – wenn nicht vier – Gutachter anonym beurteilt. Der Wissenschaftliche Beirat bat wieder eine Reihe von auswärtigen Gutachtern, bei der anonymen Beurteilung der Abstracts mitzuarbeiten, um auf diese Weise ein noch ausgewogeneres Urteil zu erhalten. Es sei in diesem Zusammenhang folgenden auswärtigen Gutachtern besonders gedankt: Professores A. Encke/Frankfurt, G. Feifel/Homburg, R. Hetzer/Berlin, H.-D. Röher/Düsseldorf, M. Rothmund/Marburg, J.R. Siewert/München, O. Trentz/Zürich.

Ganz besonders muß jedoch herausgestellt werden, daß der diesjährige Präsident der Deutschen Gesellschaft für Chirurgie – Professor Dr. W. Hartel – sich persönlich intensiv für die Arbeit des Wissenschaftlichen Beirates einsetzte und bei der Beurteilung wesentlich mitwirkte. Ihm ist es aufgrund der großzügigen Zeitplanung für den Kongreß zu verdanken, daß es möglich war, 100 Beiträge in das Programm aufzunehmen. So konnten aufgrund des Beurteilungssystems schließlich 27% der Abstracts im Programm berücksichtigt werden.

Die Ablehnungsgründe bezogen sich auf den Inhalt der Anmeldung, auf formale Schwächen, wie z.B. zu allgemeine Aussagen, keine Wiedergabe von Daten und die Tatsache, daß bereits Vorgetragenes oder Publiziertes angemeldet wurde. Ganz besonders ist zu betonen, daß für jede Entscheidung allein das Abstract wesentlich war und kein Bonus oder Malus berücksichtigt wurde. Sicherlich entstanden hierdurch gewisse Härten, vor allen Dingen für diejenigen Kliniken und Krankenhäuser, die noch nicht die entsprechende Erfahrung in der wissenschaftlichen Planung und Darstellung haben.

Der Redaktionsstab zusammen mit Frau L. Frohberg und Frau I. Jebram hat dafür gesorgt, daß akkurat und schnell der Forumsband erstellt wurde. Besonders sei jedoch Herrn Schwaninger vom Springer-Verlag gedankt, der auch für das bessere äußere Erscheinungsbild des Forumsbandes sorgte.

Ch. Herfarth

Gerhard Küntscher 1900–1972

Gerhard Küntscher hat mit der Erfindung der Marknagelung nicht nur die Möglichkeiten der Frakturbehandlung entscheidend erweitert, sondern hat damit auch den Weg für eine neue Knochen- und Gelenkchirurgie größten Ausmaßes bereitet.

Er wurde am 6. Dezember 1900 als Sohn eines Direktors einer Maschinenfabrik in Zwickau geboren. Schon in der Schulzeit am Reformrealgymnasium in Chemnitz hatte er reges Interesse an technischen Dingen und wegen seines handwerklichen und zeichnerischen Geschicks plante, Ingenieur zu werden. Nach dem Abitur studierte er jedoch Medizin und Naturwissenschaften an den Universitäten Würzburg, Hamburg und Jena. Hier bestand er 1925 das Medizinische Staatsexamen und promovierte 1926 zum Dr. med. mit dem Prädikat "summa cum laude". Seine ärztliche Tätigkeit nahm er im Stadt-Krankenhaus Freiberg/Sachsen auf. Von 1927–1929 war es Assistent der Medizinischen Universitätsklinik in Jena (Lommel). Hier hat er sich in besonderem Maße mit der Röntgenologie befaßt. 1930 wandte er sich der Chirurgie zu. Die Kieler Chir. Univ.-Klinik schien seinen Vorstellungen offenbar am besten entgegen zu kommen. Sie war seit v. Langenbeck, Stromeyer, v. Esmarch und Helferich eine in ganz Europa bekannte "Kriegs- und Unfallklinik". Nachdem Küntscher sich fest in der Chirurgie etabliert hatte, vertraute der Klinikchef (Anschütz) seinem offensichtlich technisch interessierten und versierten Assistenten die Station mit den Knochenbrüchen sowie den Erkrankungen und Anomalien am Bewegungsapparat an. Die Orthopädie war in Kiel Anfang der 30er Jahre noch fest in chirurgischer Hand.

Zu dieser Zeit begann Küntscher mit seinen Forschungen am Knochen. Er untersuchte Knochenpräparate, die er mit einem spröden Lack überzogen hatte, mit bekannten Methoden des Maschinenbaues. An der Form und der Anzahl der entstandenen Sprünge im Lack stellte er exakt den Kraftfluß im Knochen, die Spannungsspitzen und die Prädilektionsstellen für Überlastungsschäden am menschlichen Skelett fest. Es folgten Untersuchungen über Ermüdungsbrüche und Umbauzonen, sowie über die Ursachen der Callusbildung. Letzteres hat ihn dann sein ganzes Leben lang beschäftigt.

Im klinischen Bereich hat Küntscher sich sehr intensiv mit der *Schenkelhalsnagelung* befaßt. Sie war seit 1925 von Smith-Petersen angegeben und 1932 durch Sven Johannsen und Jerusalem verbessert worden. Er hat darüber 4 Arbeiten verfaßt. Dabei kam er zu der Auffassung, daß der starre 3-Lamellen-Nagel dem eigentlichen Tatbestand einer "echten" Nagelung (d.h. eine langdauernde, feste Verklemmung zwischen Nagel und Knochen) nicht gerecht wird. Schon nach kurzer Zeit mußte durch Resorption der Spongiosa eine Lockerung des Gefüges eintreten. In seinen Tierexperimenten an den langen Röhrenknochen plante Küntscher eine *echte* Nagelung. Die würde möglich sein, wenn ein *elastischer Nagel* mit V- oder Kleeblatt-Querschnitt unter Längs- und Querspannung in das starre Corticalisrohr eingetrieben würde. Da hier nur eine langsame und geringfügige Resorption erfolgt, konnte diese Verklemmung über einen ausreichend langen Zeitraum erhalten bleiben. Diese theoretischen Überlegungen erwiesen sich in der Praxis realisierbar. Bei einer Fraktur konnte somit die *stabile Osteosynthese*, also eine unverrückbare Vereinigung der Bruchstücke bis zur knöchernen Heilung erreicht werden. Die verletzte Extremität sollte dann ohne zusätzliche Hilfsmittel, wie Schienen oder Gipsverbände, sofort bewegt und in günstigen Fällen sogar belastet werden. Das würde in der Behandlung der Knochenbrüche etwas bahnbrechend Neues bedeuten.

Auf dem Chirurgenkongreß der Deutschen Gesellschaft f. Chirurgie am 28.3.1940 gab Küntscher einen Bericht über die ersten 12 von ihm durchgeführten Oberschenkelnagelungen. Die riesigen Fremdkörper im Knochen lösten im Auditorium Entsetzen und die Zwischenrufe "unphysiologisch" aus. Die berühmten Diskussionsredner Nordmann, F. König und Schöne lehnten eine solche Behandlung von Knochenbrüchen kategorisch ab. Nur A.W. Fischer verteidigte seinen Schüler sehr treffsicher und schloß seine Diskussion mit den Worten: "Ich bin überzeugt, daß das Verfahren von Herrn Küntscher einen großen Fortschritt darstellt."

Der 2. Weltkrieg wirkte sich ungünstig auf die weitere Entwicklung der Marknagelung aus. Durch den Mangel an Kommunikation mit Schulungsmöglichkeiten, sowie durch das Fehlen von geeigneten Instrumenten und vollständigen Nagelsätzen kam es zu zahlreichen Rückschlägen, und die Gegner der Methode mehrten sich. Küntscher war von 1941–45 als Stabsarzt an der Front und konnte kaum forschen. Nur die Kieler Klinik sorgte in dieser Zeit für Fortschritte.

Nach dem Krieg wurde Küntscher Chefarzt in Schleswig und von 1957–1965 Ärztlicher Direktor des Hafenkrankenhauses in Hamburg, das für diese 8 Jahre zu einem Mekka für Unfallchirurgen aus dem In- und Ausland wurde. Ab 1945 machte er sich unverzüglich an die Weiterentwicklung seiner Methode. Er hatte das Glück, daß der Kieler Mechanikermeister Ernst Pohl seine Ideen in kongenialer Weise realisieren konnte. Die weiteren Marksteine seiner Erfindungen sind folgende: Schon Ende der 40er Jahre hat er mit dem vorsichtigen *Aufbohren des Markraumes* begonnen. Ab 1954 standen ihm dann die geführten Bohrer zur Verfügung. Das damit erzielte weitgehend gleichmäßige Lumen im Knochen ließ jetzt eine störungsfreie *gedeckte* Nagelung zu, auf die er stets ganz besonderen Wert legte! Die Gefahr des Festlaufens des Nagels war jetzt gebannt. Zur gleichen Zeit gab er Anweisungen über die Marknagelung bei Osteotomien und Pseudarthrosen heraus. 1958 kam der *Distraktor* hinzu, der die Reposition besonders bei älteren Frakturen erleichterte. Die oscillierende *Innensäge* (1962) gestattete die Durchtrennung eines Knochens in beliebiger Höhe vom Markraum aus. Dies machte eine gedeckte Nagelung von Fehlstellungen, Pseudarthrosen sowie Verlängerungen und Verkürzungen möglich. Er plante jetzt, die gesamte Knochenchirurgie vom Markraum her zu gestalten. Immer wieder hat er mit vielen Nagelformen versucht, Trümmerbrüche zuverlässig zu behandeln, zuletzt mit dem "Detensionsnagel", den er selbst als Ei des Kolumbus bezeichnete. Ein wirklicher Erfolg war ihm dabei nicht vergönnt.

Nach seiner Pensionierung setzte er sich nicht zur Ruhe, sondern richtete einige Monate lang bei Barcelona ein großes Nagelzentrum ein. In Flensburg war er als Gastarzt am St. Franziskus-Hospital tätig. In seiner Werkstatt zu Hause arbeitete er an neuen Ideen.

Am 17.12.1972 starb er plötzlich ohne vorherige Krankheit bei der Arbeit an einer Neuauflage seiner Monographie: Praxis der Marknagelung.

Küntschers privater Lebensstil hatte zwei recht unterschiedliche Phasen. Während seiner 10jährigen Assistentenzeit in Kiel führte er ein originelles, lustiges Leben. Das äußerst schmale Monatsgehalt eines Universitätsassistenten von damals betrug knapp 200,– RM. Es wurde von seiner begüterten Familie aufgebessert, so daß er sich ein rasantes Auto leisten konnte. Er pflegte das ganze Jahr über im Freien zu baden. Es sind Fotos erhalten, auf denen er in Badehose lächelnd auf einer Eisscholle in der Kieler Förde treibt. Seine

Scherze mit seinen Conassistenten wurden noch Jahrzehnte später in der Klinik erzählt. Für die Assistenten aller Kliniken organisierte er Casinoabende, auf denen er witzige Reden hielt, humorvolle Experimente vorführte, die manchmal mit einer Überraschung endeten, wenn z.B. plötzlich ein Gewitter mit Blitz, Donner, künstlichem Schnee und Platzregen auf die Zuhörerschaft niederging.

Nach dem Krieg führte er in Schleswig, Hamburg und Flensburg ein zurückgezogenes, bescheidenes, einsames Leben, er rauchte nicht und trank keinen Alkohol. Im Dienst war er vorbildlich pünktlich und in jeder Weise zuverlässig. Als ausgezeichneter Operateur war er niemals ungeduldig und hektisch, die Atmosphäre im Operationssaal war immer ruhig. Die zahlreichen Gäste aus dem In- und Ausland wurden stets über alles informiert. Zu den Patienten war er sehr fürsorglich, auf alle ihre Fragen und Sorgen fand er immer die rechte Antwort. Seine Schüler und sein Personal behandelte er gerecht und freundlich. Bei besonderen Anlässen konnte er fröhlich, aufgeschlossen und sogar herzlich sein. Es war daher selbstverständlich, daß er allerseits große Verehrung genoß. In einer Beziehung war er jedoch kaum zu verstehen: Die Marknagelung betrachtete er trotz seiner vielen Veröffentlichungen lebenslang als sein ganz persönliches geistiges Eigentum. Von anderer Seite gemachte Verbesserungen an den Marknägeln, dem Instrumentarium oder der Operationstechnik erkannte er gar nicht oder erst nach längerem Zögern an.

Für seine chirurgischen Kollegen war Küntscher schon zu Lebzeiten Legende. Seine markanten Reden auf Kongressen hielt er stets frei ohne Manuskript. Sein Lebenswerk über die Marknagelung und das Callus-Problem hat er in über 200 Zeitschriftenbeiträgen und 4 Monographien niedergelegt. Vieles wurde in mehrere Sprachen übersetzt. Ihm wurden viele hohe Ehrungen zuteil und wertvolle Preise und Medaillen verliehen. Hervorzuheben sind besonders der in der Sorbonne verliehene Danis-Preis der Societé Internationale des Chirurgiens, die Ehrenmitgliedschaft der Deutschen Gesellschaft für Chirurgie, die Ehrendoktorwürde der Mathematisch-Naturwissenschaftlichen Fakultät der Univ. Kiel und die Paracelsus-Medaille der Deutschen Ärzteschaft.

Nach Küntschers Tod gründeten Schüler und Freunde einen Verein zur Förderung von Verfahren zur Knochenbruchbehandlung, der inzwischen über 200 Mitglieder in 21 Ländern zählt. Sein Ziel ist Forschung und alljährlich abgehaltene internationale Tagungen, die einen Beitrag leisten sollen, daß die Frakturbehandlung sich der fortlaufenden technischen Entwicklung anpaßt. Sein Name "Gerhard-Küntscher-Kreis" bedeutet Verpflichtung und zugleich ehrendes Gedenken an den genialen Erfinder der Marknagelung. Seit 1977 wird in 2-jährigen Abständen der "Gerhard-Küntscher-Preis" für eine wertvolle Arbeit auf dem Gebiet der Frakturheilkunde vergeben.

Wolfgang Lentz

Inhaltsverzeichnis

I. Traumatologie I (Schwerpunkt: Wunde/Wundheilung)
(Sitzungsleiter: G. Blümel, München und M. Menger, München) 1

Revascularisation durch Muskellappen bei avasculärem und infiziertem Knochen
(R. Ketterl, R. Ascherl, A.M. Feller, H.U. Steinau, B. Stübinger
und G. Blümel) 1

Erste klinische Erfahrungen bei der Behandlung chronischer, nicht heilender
Hautwunden mit wachstumsfaktorhaltigem Konzentrat aus Thrombocyten
(G.B. Köveker, J. Fingerle, U. Hopt, M. Büsing und W. Schareck) 9

Förderung der Heilung von Brandwunden bei Ratten durch Angiogenin
(M. Nagelschmidt, K. Röddecker, M. Makulik und G. Schwarz 15

Heilung von Längsläsionen in der Zone II des Kaninchenmeniscus:
Vergleich von Spontanheilung, Nahtrefixation und Fibrinklebung
nach 6 und 12 Wochen (K. Röddecker, U. Münnich, J. Jochims
und M. Nagelschmidt) 19

Granulocytendysfunktion bei Patienten mit posttraumatischer Osteitis
(U. Bergmann, B. Schlüter, Ch. Josten, M. Walz und W. König) 23

II. Transplantation I
(Sitzungsleiter: Ch.E. Brölsch, Hamburg und H.J. Bretschneider, Göttingen) 29

Incidenz von Infektionen nach OKT3 Behandlung steroidresistenter Abstoßungen
bei nierentransplantierten Patienten (B. Nashan, K. Wonigeit, H. Bunzendahl,
U. Frei, H.J. Schlitt und R. Pichlmayr) 29

Die Vorhersage von Infektion und Abstoßung nach Lebertransplantation
durch intraoperative Bestimmung von TNFα und IL-6 (R. Függer, G. Hamilton,
R. Steininger, F. Mühlbacher und F. Schulz) 33

Analyse der Frequenz von $CD4^+$ T Zellen mit "Memory" Phänotyp bei Patienten
nach Lebertransplantation (M. Winkler, K. Wonigeit, R. Schwinzer und R. Pichlmayr) 37

Serum-Gallensäuren als Parameter der Transplantatdysfunktion
und Rejektionstherapie nach Lebertransplantation (E. Klar, L. Theilmann,
V. Hoffmann, W. Hofmann, G. Otto und Ch. Herfarth) 41

Synergistische Wirkung von anti-Interleukin-2-Receptor Antikörper
und Ciclosporin A bei der Immunsuppression nach orthotoper Rattenlebertransplantation (H.-J. Gassel, T. Rommel, R. Engemann und H. Hamelmann) 47

FK 506 ermöglicht die erfolgreiche Behandlung der Graft-versus-Host Krankheit
(P.M. Markus, X. Cai, J.J. Fung und T.E. Starzl) 53

Wirksame Unterdrückung der Abstoßungsreaktion nach Lebertransplantation
durch einen neuen monoklonalen Antikörper BT 563 (J.C. Thies, G. Otto., T. Kraus,
S. Meuer, W.J. Hofmann und Ch. Herfarth) 57

Experimentelle Simulation von Transplantationsbedingungen
in primären Leberzellkulturen (R. Viebahn, H. de Groot, W. Lauchart
und H.-D. Becker) 61

III. Endokrinologie und Magen – Darm I
(Sitzungsleiter: Ch. Hottenrott, Frankfurt/Main und E. Neugebauer a.E., Köln) 65

Mehrdrüsenerkrankung beim primären Hyperparathyreoidismus –
"Matched Pair Analyse" prä- und postoperativer Befunde
(H.G. Seesko, H. Sitter, F. Meyer, Ch. Weyland, P.K. Wagner und M. Rothmund) 65

Experimentelle Allotransplantation von Rattennebenschilddrüsen:
Nachweis der Langzeitfunktion ohne Immunsuppression
(Chr. Hasse, B. Stinner, P.K. Wagner und M. Rothmund) 69

DNS-Hybridisierung – Eine Methode zur frühzeitigen Diagnose
des medullären Schilddrüsencarcinoms in MEN II A Familien
(A. Frilling, B.A.J. Ponder und H.-D. Röher) 75

Verbesserte Früherkennung hereditärer C-Zellcarcinome
durch immunoradiometrischen Nachweis von Calcitonin
(H. Meybier, M. Engelbach, F. Kallinowski und H. Schmidt-Gayk) 79

Ambulante Langzeitmanometrie des Oesophagus. Erste Ergebnisse
des 2-Kanal Faseroptischen Motilitätssensors (FFP) (J. Schneider, N.P. Eggert,
H. Wölfelschneider und H.D. Becker) 83

Oesophagusmotilität bei gastrooesophagealem Reflux (S.M. Freys, A. Selch,
K.-H. Fuchs und A.-K. Eckstein) 89

Gastro-oesophagealer Reflux und Speiseröhrenmotilität:
Vergleichende Untersuchung von Refluxpatienten und Normalpersonen
mit der ambulanten Langzeit-Mano/pH-metrie (R. Bumm, K. Jörg, H. Feussner
und A.H. Hölscher) 95

Incidenz der gastroduodenalen Ulcusblutung – Ergebnisse einer prospektiven, multizentrischen und interdisziplinären Studie (H. Stöltzing, C. Ohmann, K. Thon und die DÜSUK-Studiengruppe) 101

Der Einfluß des Säureblockers Omeprazol auf die Durchblutung des Magens. Eine tierexperimentelle Studie (S.O. Thees, C. Hottenrott, A. Encke und J. Doertenbach) 105

Gastrinfreisetzung durch Interleukine, Komplement und Mastzellmediatoren in einer Antrumzellsuspension der Ratte (H.-J. Andreß, T. Hüttl, H.-J. Krämling, G. Enders und F.W. Schildberg) 109

Lebensqualität von Ulcus-duodeni Patienten nach proximal gastrischer Vagotomie (PGV) (E. Bollschweiler, A.H. Hölscher, C. Steidl und M. Beutel) 115

IV. Onkologie
(Sitzungsleiter: P. Schlag, Heidelberg und U.F. Metzger, Zürich) 121

Verlängerte Tumorischämie und verstärkte Tumorregression durch Kombination von focussierten Stoßwellen und Hyperthermie (M. Dellian, F. Gamarra, F.W. Spelsberg und A.E. Goetz) 121

Prognostische Bewertung von nicht kleinzelligen Bronchialcarcinomen mit Hilfe der Bestimmung des Ploidiestatus (F. Liewald, G. Valet, K. Häussinger, H. Becker, L. Sunder-Plassmann und F.W. Schildberg) 127

Die intraoperative Pleuralavage beim Bronchialcarcinom (J. Buhr, K.H. Berghäuser, H. Morr, R. Schäffer, J. Dobroschke und K. Schwemmle) 131

Endosonographisches Staging beim Oesophaguscarcinom. Ein prospektiver Vergleich mit herkömmlichen bildgebenden Verfahren (G. Schüder, B. Koch, G. Seitz, U. Hildebrandt, K.W. Ecker und G. Feifel) 135

Prognostische Relevanz der AJCC-R-Klassifikation beim fortgeschrittenen Magencarcinom (R. Kirchner, H. Stützer, U. Hellerich und E.H. Farthmann) 139

Lymphknotendissektion beim Magencarcinom – Eine uni- und multivariate Analyse im Hinblick auf prognoserelevante Faktoren (J. Jähne, H.J. Meyer, M.H. Shiu, H. Maschek, E. Bruns und R. Pichlmayr) 143

Verbesserte Bestimmung der Perfusion von Leber- und Metastasengewebe durch $H_2^{15}O$ (P. Hohenberger, S. Frohmüller, A. Dimitrakopoulou, M. Dueck, L.G. Strauß und P. Schlag) 147

Intraoperative invasive Gewebe pO$_2$ Messung bei Leberteilresektionen und Ligatur
der A. hepatica (E. Rembs, R. Ernst, K.H. Bauer, V. Zumtobel und W. Isselhard) . 153

31P-NMR-Spektroskopie nach lokaler Chemotherapie und Chemoembolisation
bei malignen focalen Leberläsionen (G. Berger, A. Schilling, B. Gewiese,
D. Stiller, U. Gallkowski und R. Häring) 157

Tenascin – ein neuer immmunhistologischer Marker für Tumorinvasion
und Lymphknotenmetastasierung beim colorectalen Carcinom (St. Riedl, P. Möller,
A. Faissner, K. Koretz und P. Schlag) 161

Nucleolus organisierende Regionen (NOR) – ein neuartiges, prognostisch relevantes
Diagnostikum beim colorectalen Carcinom (P.K. Wagner, J. Rüschoff,
P. Schneidewind und P. Schmitz-Moormann) 165

V. Transplantation II mit Herz – Lunge – Gefäße
(Sitzungsleiter: U.B. Brückner, Ulm und J. Laas, Hannover) 169

Charakterisierung des hepatischen Exkretionssystems im frühen Verlauf nach
Lebertransplantation mittels Bilirubinfraktionen und Gesamt-Gallensäuren
(K. Kohlhaw, R. Hoeft, B. Ringe, O. Sonntag, M. Oellerich und R. Pichlmayr) ... 169

Blutspiegelbestimmungen des Coagulations-Inhibitors Antithrombin III (AT III)
und Indikation zur Substitutionstherapie nach Lebertransplantation
(C. Allers, B.H. Markus, H.J.C. Wenisch, C. Hottenrott und A. Encke) 175

Reaktive Sauerstoffspecies und energiereiche Phosphate bei experimenteller
Mehrorganentnahme und Lebertransplantation (I. Schumacher, W. Gäbel, J. Hauss,
H.-U. Spiegel, U. Zimmermann und D. Kranz) 181

Bestimmung des kompensatorischen Collateralkreislaufs
bei einseitigen Carotisstenosen: Vergleich zwischen selektiver Carotisangiographie
und transkranieller Dopplersonographie (TDS) (H. Fürst, W.H. Hartl, L. Lauterjung,
B. Fink, W. Bauer und F.W. Schildberg) 187

Morphologische Reaktionsmuster nach experimenteller Laseranastomosierung
kleiner Blutgefäße – mikroskopische und immunfluorescenzmikroskopische Befunde
(W. Knopp, G. Dasbach, B. Voss, W. Marek, G. Muhr und K.-M. Müller) 191

Einsatz verschiedener Lasertypen in der Herzchirurgie –
Vergleichende experimentelle Untersuchungen am Ventrikelmyokard,
histologische Auswirkungen und klinische Anwendungsmöglichkeiten
(T. Topalidis, H. Häusler, J. Ennker, G. Biamino, R. Berlien und R. Hetzer) 195

Beteiligung zirkulierender Leukocyten an der pulmonalen Hypertension nach
Heparin-Protamin Interaktion (H. Habazettl, P. Conzen, E. Yekebas, B. Vollmar
und K. Peter) 199

Stellenwert der chirurgischen Therapie von Lungenmetastasen
(M. Walter, H. Erasmi und H. Pichlmaier) 203

VI. Traumatologie II (Schwerpunkt Frakturheilung)
(Sitzungsleiter: E.H. Kuner, Freiburg und W. Mutschler, Ulm) 209

Vergleich des Einbauverhaltens von allogener Knochenmatrix
mit autogener Spongiosa am Defektmodell der Hundetibia
(F.W. Thielemann, U. Schmid, U. Holz und G. Herr) 209

Objektive quantitative Erfassung der Frakturheilung unter der Fixateur externe
Osteosynthese (H. Gerngroß und L. Claes) 215

Einfluß einer alloplastischen Augmentation auf die Revitalisierung
eines Patellarsehnentransplantates beim Ersatz des hinteren Kreuzbandes
(U. Bosch, W.J. Kasperczyk, B. Decker, H.J. Oestern und H. Tscherne) 221

Corticotomie oder Osteotomie beim Ilisarow-Verfahren? (R. Brutscher, A. Rüter
B. Rahn und S.M. Perren) 227

Vergleichende Untersuchungen der Behandlung einer experimentellen
subtrochanteren Mehrfragmentfraktur am Schaf mit direkter Reposition
und konventioneller AO Technik sowie indirekter Reposition
und "biologischer" Osteosynthese (F. Baumgaertel, S. Perren, B. Rahn, L. Gotzen
und G. Kreitz) 231

Die intraoperative Sonographie des Wirbelkanals – Experimentelle Standardisierung
und erste klinische Erfahrungen (J. Degreif, K. Wenda, J. Ahlers und G. Ritter) ... 235

Die Bedeutung der Rekonstruktion des hinteren Kreuzbandes für das Kniegelenk –
Stabilität und Knorpelveränderungen im Tiermodell über zwei Jahre
(W.J. Kasperczyk, U. Bosch, H.J. Oestern und H. Tscherne) 241

Entwicklung eines eigenen Plattenfixateur-Modells (B. Hartung, R. Henke
und G. Graner) 247

VII. Preisträger-Vorlesung
(Preisrichterkollegium: Ch. Herfarth, Heidelberg, H.G. Beger, Ulm,
H.-D. Saeger, Mannheim, K. Meßmer, München und J. Seifert, Kiel) 251

Biomechanik des neuen nicht aufgebohrten massiven
AO Unterschenkelverriegelungsnagels und des konventionellen
Universalverriegelungsnagels im Vergleich (P. Schandelmaier,
C. Krettek und N. Haas) 251

Ist das nicht-kleinzellige Bronchialcarcinom eine Systemerkrankung? (J.R. Izbicki,
K. Pantel, M. Angstwurm, B. Passlick, L. Schweiberer und G. Riethmüller) 255

Einsatz rekombinanten, humanen Erythropoietins (rhu-EPO) zur Gewinnung
autologen Blutes. Welches Therapieschema bietet optimale Effekte?
(H. Krieter, W. Segiet, U.B. Brückner, D. Krumwieh, F.R. Seiler und K. Meßmer) 259

Wie entstehen Lymphanastomosen nach Dünndarmtransplantation?
(F. Schier und A. Üner) 267

Ionenselektives on-line Monitoring der Kalium-Aktivität als Parameter
für die Dünndarmischämie (Ch. Töns, P.G. Fenzlein, G. Winkeltau, Th. Büsser
und V. Schumpelick) 271

Die Wirkung von Epidermal Growth Factor (EGF) und Indomethacin
auf die stimulierte Magensäuresekretion in Vitro (U. Finke, L. Barbera
und V. Zumtobel) 277

Entwicklung und Evaluierung einer refluxverhütenden Anastomose
zwischen Dünn- und Dickdarm (K.W. Ecker, G. Pistorius, G. Harbauer
und G. Feifel) 281

Laparoskopische Chirurgie – Das geringere Abdominaltrauma? (E. Schippers,
V. Schumpelick, A.P. Öttinger, M. Anurow und M. Polivoda) 285

Reduziertes Gewebetrauma bei minimal invasiver Chirurgie:
Plasmahistaminspiegel als Parameter für die Traumatisierung bei konventioneller
und laparoskopischer Cholecystektomie bei Mensch und Schwein (U. Schäfer,
R. Lindlar, J. Sattler, D. Schröder, W. Lorenz und M. Rothmund) 289

Reperfusionsschäden durch toxische Sauerstoffradikale nach rekonstruktiven
gefäßchirurgischen Eingriffen bei infrarenalen Aortenaneurysmata
(H.P. Friedl, J. Frank, U. Bauch, P. Walter, O.A. Trentz und O. Trentz) 293

VIII. Leber – Galle – Pankreas
(Sitzungsleiter: J. Seifert, Kiel und M. Raute, Mannheim) 297

Der postischämische Reperfusionsschaden der Leber:
Die Bedeutung der Mikrozirkulation und Leukocyten-Endothel Interaktion
(M.J. Müller, R. Hower, I. Marzi, M.D. Menger und K. Meßmer) 297

Freie Sauerstoffradikale im Reperfusionsschaden der Leber
(R. Kunz und H.G. Beger) 303

Hypoxischer Leberschaden: Mechanismen der protektiven Wirkung von Fructose
in der isoliert perfundierten Rattenleber (H.-J. Klomp, K.R. Bhatt, C.E. Broelsch
und G.M. Ehrenfeld) 307

Einfluß von portocavalen Shunts auf biogene Amine und Neuropeptide
im Gehirn der Ratte (R. Rieger, W. Pimpl, G. Hasenöhrl, C. Humpel, C. Haring
und A. Saria) 311

Erfolgreiche In Vitro Kultivierung von Epithelzellen der Gallenblase
und immuncytologische Untersuchungen der HLA Antigen Expression
(B.H. Markus, M.K.H. Auth, M. Franz, R.A. Blaheta und C. Hottenrott) 317

Mechanismen der Gallensteinfragmentation durch focussierte Stoßwellen
(J. Seifert, W. Saß, W. Folberth, E. Matura, M. Bräunlich und M. Hayler) 323

Intraabdominelle und intrathorakale Gewebeschädigung
durch piezoelektrische Stoßwellen bei Gerinnungsstörung. Eine tierexperimentelle
Untersuchung am Kaninchen (J. Rädecke, J. Waninger, U. Hellerich
und M. Spehr) 329

Partielle Duodenopankreatektomie und duodenumerhaltende Pankreaskopfresektion
in der Behandlung der chronischen Pankreatitis. Vorläufige Ergebnisse
einer klinischen prospektiven vergleichenden Untersuchung (H. Morr, I. Baca,
A. Schafmayer und I. Klempa) 335

Die Bedeutung reaktiver O_2-Species in der Pathogenese der akuten Pankreatitis
und des konsekutiven Multiorganversagens und ihre therapeutische Beeinflussung
im Tierexperiment (T. Zimmermann, S. Albrecht, R. Schuster, S. Kopprasch
und G. Lauschke) 339

Pankreasnekrosen entstehen innerhalb von 96 h (M. Martini, M. Büchler, W. Uhl,
R. Isenmann, P. Malfertheiner und H.G. Beger) 345

Resorption und Wirkung von pankreatitischem Peritonealexsudat auf Herz
und Kreislauf (B. Vollmar, T. Kerner, M. Vierl, P. Conzen, H. Waldner
und L. Schweiberer) 351

IX. Pathophysiologie (perioperative Pathophysiologie – Sepsis – Schock)
(Sitzungsleiter: M.G. Heberer, Basel und B.-U. v.Specht a.E., Freiburg) 355

Die Wirkung von Prostaglandin E1 auf nichtspezifisches Immunsystem,
Komplementaktivierung, Lungenfunktion und Hämodynamik
bei Polytrauma-Patienten mit ARDS-Risiko (A. Dwenger, M.L. Nerlich,
H.-C. Pape, G. Schweitzer, J. Köhl und J.A. Sturm) 355

Wiederholte Histaminfreisetzung im perioperativen Zeitraum: Spezifische Reaktion
auf ärztliche Maßnahmen oder allgemeine Streßreaktion? (B. Stinner, W. Lorenz,
S. Duda, H. Menke, B. Kapp und W. Dietz) 359

Hyperoxie-induzierte Veränderungen der Alveolarmakrophagenfunktion
(A. Burges, A.-M. Allmeling, C. Hammer und F. Krombach) 365

Führt eine perioperative Gabe des Plasmininhibitors Aprotinin zu einer Steigerung
des postoperativen Thromboserisikos? (S. Haas, H.-M. Fritsche, H. Ritter,
F. Lechner und G. Blümel) 371

Hyperton-hyperonkotische Dextran-Lösung vermindert die postischämische
Leukocytenadhärenz in postcapillären Venolen (M. Bayer, D. Nolte, H.A. Lehr,
U. Kreimeier und K. Meßmer) 375

PMN-Leukocyten und Prostaglandinstoffwechsel nach intestinaler Ischämie
und Reperfusion (B. Poch, M.H. Schoenberg, W. Oettinger und H.G. Beger) 379

Reduktion des postischämischen Reperfusionsschadens durch pharmakologische
und diätetische Inhibition der Leukotriensynthese (H.A. Lehr, D. Nolte, C. Hübner
und K. Meßmer) 385

Räumliche und zeitliche Änderungen des Perfusionsmusters in der Magenwand
(R. Schosser, M.F. Vidal Melo, B. Zwißler und K. Meßmer) 389

Passive Immunisierung mit Anti-TNF-Antikörpern verhindert die PGE_2-induzierte
Suppression von Makrophagenfunktionen nach hämorrhagischem Schock
(W. Ertel, I.H. Chaudry und F.W. Schildberg) 397

Der Darm als Sepsisherd bei akuter Pankreatitis (N.S.F. Runkel, F.G. Moody,
G.S. Smith, M.T. LaRocco und T.A. Miller) 401

Regulation der Interleukin-6 Synthese in der postoperativen Sepsis
durch Fc-Receptor positive (FcR+) Monocyten (M. Storck, E. Faist, R. Sendtner,
L. Hültner, D. Fuchs und F.W. Schildberg) 407

Schutzwirkung einer äußeren Membranprotein I Vaccine
im Immunsuppressionsmodell der Maus (B.-U. v.Specht, T. Reichhelm,
M. Thoma, M. Finke, M. Duchêne und H. Domdey) 413

Sepsisinduzierte Einschränkung der Bactericidiemechanismen
von neutrophilen Granulocyten (D. Inthorn und D. Mühlbayer) 417

X. Magen – Darm II
(Sitzungsleiter: H. Buhr, Heidelberg und Ch. Ohmann a.E., Düsseldorf) 423

Motilitätsmuster im jejunalen Ersatzmagen nach totaler Gastrektomie
(J. Faß, B. Dreuw, S. Schäfer und V. Schumpelick) 423

Glucagon-like-peptide-1 (GLP-1), Entleerung des Magenersatzes
und das Dumpingsyndrom nach Gastrektomie (J. Miholic, C. Ørskov, J.J. Holst,
H.-J. Meyer und R. Pichlmayr) 429

β-Galaktosidase: Ein neuer hochsensitiver Parameter mesenterialer Ischämie
(T. Schiedeck, R. Will, H.-P. Bruch und U. Markert) 433

Die antioxidative Wirkungsweise von Sulphasalacin und Mesalacin
bei der intestinalen Ischämie (A.J. Augustin, J. Milz, M. Imhof, E. Purucker
und J. Lutz) 437

Hämoglobin, Albumin und Tissue-Polypeptide-Antigen
als fäcale Entzündungsmarker bei M. Crohn (G. Schürmann, M. Betzler, B. Arndt
und H. Schmidt-Gayk) 443

Neuroimmunologische Veränderungen bei chronisch entzündlichen Erkrankungen
des Gastrointestinaltraktes (R. Geiger, M. Büchler, H. Frieß, E. Weihe, S. Müller
und H.G. Beger) 449

Der Einfluß chirurgischer Eingriffe am Darm auf das enterische Nervensystem
(P. Trudrung, J. Sklarek und H. Waldner) 453

Die Änderung der gastrointestinalen Transitzeit
im Rahmen der ileoanalen Pouchoperation. Eine Verlaufsstudie mit dem H_2-Atemtest
zu vier klinisch-anatomisch differenten Situationen (S. Herrmann, J. Stern,
R. Raedsch und Ch. Herfarth) 459

Pathomechanismen der nach Anlegen eines ileo-analen J-Pouches
auftretenden Diarrhoe (H.G. Peleikis, W. Gogarten, P. Schroeder
und J.D. Schulzke) 465

Dysfunktion des darmassoziierten Immunsystems (sIgA)
in Abhängigkeit von der Art der Nahrung
(Th. Gottwald, G. Späth, W. Haas und R. Teichmann) 469

L-Alanyl-L-Glutamin verbessert nicht die durch total parenterale Ernährung (TPE)
beeinträchtigte Barrierefunktion der Darmschleimhaut
gegen luminale Mikroorganismen (G. Späth, T. Gottwald, W. Haas
und M. Holmer) 473

Die nahtlose Dickdarmanastomose mit einem biofragmentablen Anastomosenring
(BAR) – Experimentelle Studie (H.W. Waclawiczek, M. Heinerman, G. Hasenöhrl
und G. Meiser) 477

Die unmittelbare postoperative Ernährung nach Colonresektion –
enteral oder parenteral
(P.A. Beyer, J. Thomas, Cl. Müller und A. Encke) 481

Standardisierte Befunderhebung in der Diagnosestellung bei akuten Bauchschmerzen
(M. Kraemer, C. Ohmann, K. Thon und die Studiengruppe
"Akuter Bauchschmerz") 485

Bedingungen für die Vortragsanmeldungen zum Chirurgischen Forum 1992 489

Table of Contents

I. Traumatology I (Wound/Wound Healing)
(Chairmen: G. Blümel, München, and M. Menger, München) 1

Revascularisation of Avascular and Infected Bone by a Muscle Flap
(R. Ketterl, R. Ascherl, A.M. Feller, H.U. Steinau, B. Stübinger, and G. Blümel) . 1

First Clinical Experience in the Treatment of Chronic Non-healing
Cutaneous Wounds with Platelet-Derived Growth Factor Concentrate
(G.B. Köveker, J. Fingerle, U. Hopt, M. Büsing, and W. Schareck) 9

Stimulation of Burn Injury Healing in Rats by Angiogenin
(M. Nagelschmidt, K. Röddecker, M. Makulik, and G. Schwarz 15

Healing of Longitudinal Lesions in Zone II of the Rabbit Meniscus:
Comparison Between Spontaneous Healing, Suture and Fibrin Sealant
After 6 and 12 Weeks (K. Röddecker, U. Münnich, J. Jochims,
and M. Nagelschmidt) 19

Granulocyte Dysfunction in Patients with Posttraumatic Osteitis
(U. Bergmann, B. Schlüter, Ch. Josten, M. Walz, and W. König) 23

II. Transplantation I
(Chairmen: Ch.E. Brölsch, Hamburg, and H.J. Bretschneider, Göttingen) 29

Incidence of Infection in Kidney Transplant Patients Treated with OKT3
for Steroid Resistant Rejections (B. Nashan, K. Wonigeit, H. Bunzendahl, U. Frei,
H.J. Schlitt, and R. Pichlmayr) 29

Prediction of Postoperative Infection and Rejection in Liver Transplantation
by Intraoperative Determination of TNFα and IL-6 (R. Függer, G. Hamilton,
R. Steininger, F. Mühlbacher, and F. Schulz) 33

Analysis of the Frequency of $CD4^+$ T Cells with "Memory" Phenotype
in Liver Graft Patients (M. Winkler, K. Wonigeit, R. Schwinzer,
and R. Pichlmayr) 37

Serum Bile Acids as a Parameter of Graft Dysfunction and Rejection Therapy
After Liver Transplantation (E. Klar, L. Theilmann, V. Hoffmann, W. Hofmann,
G. Otto, and Ch. Herfarth) 41

Synergistic Immunosuppressive Action of Anti-Interleukin-2-Receptor Monoclonal
Antibody and Ciclosporine A After Allogeneic Rat Liver Transplantation
(H.-J. Gassel, T. Rommel, R. Engemann, and H. Hamelmann) 47

The Effect of FK 506 on Graft-Versus-Host Disease (P.M. Markus, X. Cai,
J.J. Fung, and T.E. Starzl) 53

Effective Suppression of Rejection After Liver Transplantation with a New
Monoclonal Antibody BT 563 (J.C. Thies, G. Otto., T. Kraus, S. Meuer,
W.J. Hofmann, and Ch. Herfarth) 57

Simulation of Transplantation Conditions in Primary Hepatocyte Cultures
(R. Viebahn, H. de Groot, W. Lauchart, and H.-D. Becker) 61

III. Endocrinology and Gastrointestinal Tract I
(Chairmen: Ch. Hottenrott, Frankfurt/Main, and E. Neugebauer a.E., Köln) 65

Multiple Gland Disease in Primary Hyperparathyroidism – "Matched Pair Analysis"
of Pre- and Intraoperative Findings (H.G. Seesko, H. Sitter, F. Meyer,
Ch. Weyland, P.K. Wagner, and M. Rothmund) 65

Allotransplantation of Parathyroid Glands in Rats: Long-term Function
Without Immunosuppression (Chr. Hasse, B. Stinner, P.K. Wagner,
and M. Rothmund) 69

DNS-Hybridisation – A Method for Early Detection of Medullary Thyroid
Carcinoma in MEN II A Families (A. Frilling, B.A.J. Ponder, and H.-D. Röher) .. 75

Improvement of Early Diagnosis of Hereditary Medullary Thyroid Carcinoma
Using an Immunoradiometric Assay for Serum Calcitonin (H. Meybier,
M. Engelbach, F. Kallinowski und H. Schmidt-Gayk) 79

Long-Term Ambulatory Esophageal Manometry-Monitoring: Equipment Design
and Early Results of the Two-Channel Fiber Fabry Perot Motility Sensor (FFP)
(J. Schneider, N.P. Eggert, H. Wölfelschneider, and H.D. Becker) 83

Esophageal Motility in Gastroesophageal Reflux Disease (S.M. Freys, A. Selch,
K.-H. Fuchs, and A.-K. Eckstein) 89

Gastroesophageal Reflux and Esophageal Motility: A Comparative Study
of Reflux Patients and Healthy Controls by Ambulatory Long-Term Mano/pH-metry
(R. Bumm, K. Jörg, H. Feussner, and A.H. Hölscher) 95

Incidence of Gastroduodenal Ulcer Bleeding – Results of a Prospective
Interdisciplinary Multicenter Study (H. Stöltzing, C. Ohmann, K. Thon,
and the DÜSUK-Study Group) 101

The Influence of the Proton Pump Inhibitor Omeprazole
on the Regional Blood Flow of the Stomach: An Experimental Study with Animals
(S.O. Thees, C. Hottenrott, A. Encke, and J. Doertenbach) 105

Gastrin Release by Interleukins, Complement. and Mast Cell Mediators
in a Cell Suspension of the Rat Antrum (H.-J. Andreß, T. Hüttl, H.-J. Krämling,
G. Enders, and F.W. Schildberg) 109

Quality of Life of Duodenal Ulcer Patients After Proximal Gastric Vagotomy (PGV)
(E. Bollschweiler, A.H. Hölscher, C. Steidl, and M. Beutel) 115

IV. Oncology
(Chairmen: P. Schlag, Heidelberg, and U.F. Metzger, Zürich) 121

Prolonged Tumor Ischemia and Intensified Tumor Regression Following Treatment
with Focused High-Energy Shock Waves and Hyperthermia
(M. Dellian, F. Gamarra, F.W. Spelsberg, and A.E. Goetz) 121

Ploidy Status – A Prognostic Factor in Non-Small-Cell Lung Carcinoma
(F. Liewald, G. Valet, K. Häussinger, H. Becker, L. Sunder-Plassmann,
and F.W. Schildberg) 127

Intraoperative Pleural Lavage in Bronchogenic Carcinoma (J. Buhr,
K.H. Berghäuser, H. Morr, R. Schäffer, J. Dobroschke, and K. Schwemmle) 131

Endosonographic Staging of Esophageal Cancer in Comparison with CT and MRI
(G. Schüder, B. Koch, G. Seitz, U. Hildebrandt, K.W. Ecker, and G. Feifel) 135

Prognostic Significances of the R Classification of the AJCC
in Advanced Gastric Cancer (R. Kirchner, H. Stützer, U. Hellerich,
and E.H. Farthmann) 139

Lymph Node Dissection in Gastric Carcinoma – A Uni- and Multivariate Analysis
with Special Regard to Prognostic Factors (J. Jähne, H.J. Meyer, M.H. Shiu,
H. Maschek, E. Bruns, and R. Pichlmayr) 143

Improved Assessment of Perfusion of Liver Tissue and Metastatic Lesions
by Means of $H_2^{15}O$ (P. Hohenberger, S. Frohmüller, A. Dimitrakopoulou,
M. Dueck, L.G. Strauß, and P. Schlag) 147

Intraoperative Invasive Tissue pO$_2$ Measurement in Partial Liver Resections
and Ligature of the A. hepatica dextra (E. Rembs, R. Ernst, K.H. Bauer,
V. Zumtobel, and W. Isselhard) 153

31P-Magnetic Resonance Spectroscopy Follow-Up After Local Chemotherapy
in Focal Malignant Liver Lesions (G. Berger, A. Schilling, B. Gewiese, D. Stiller,
U. Gallkowski, and R. Häring) 157

Tenascin – A New Immunohistological Marker for Tumor Invasion
and Lymph Node Metastases in Colorectal Carcinoma (St. Riedl, P. Möller,
A. Faissner, K. Koretz, and P. Schlag) 161

Nucleolar Organizer Regions (NORs) – A New Prognostically Significant Method
in Colorectal Carcinoma (P.K. Wagner, J. Rüschoff, P. Schneidewind,
and P. Schmitz-Moormann) 165

V. Transplantation II (Cardiopulmonary Vessels)
(Chairmen: U.B. Brückner, Ulm, and J. Laas, Hannover) 169

Characterization of the Hepatic Excretory System by Serum Bilirubin Fractions
and Total Bile Acids in the Early Course After Orthotopic Liver Transplantation
(K. Kohlhaw, R. Hoeft, B. Ringe, O. Sonntag, M. Oellerich, and R. Pichlmayr) ... 169

Blood Level Determinations of the Coagulation-Inhibitor Antithrombin III
and Requirement for Substitution During the Course of Liver Transplantation
(C. Allers, B.H. Markus, H.J.C. Wenisch, C. Hottenrott, and A. Encke) 175

Reactive Oxygen Species and High Energy Phosphates
During Multiple Organ Removal and Liver Transplantation
(I. Schumacher, W. Gäbel, J. Hauss, H.-U. Spiegel, U. Zimmermann,
and D. Kranz) 181

Assessment of Compensatory Intracerebral Cross Flow in Patients with Internal
Carotid Artery Disease: Comparison Between Selective Carotid Angiography
and Determination of Cerebral Vasomotor Reactivity (H. Fürst, W.H. Hartl,
L. Lauterjung, B. Fink, W. Bauer, and F.W. Schildberg) 187

Pattern of Morphological Reactions of Small Blood Vessels After Experimental
Laser-Assisted Anastomosis: Microscopical and Immunfluorescence
Microscopical Results (W. Knopp, G. Dasbach, B. Voss, W. Marek, G. Muhr,
and K.-M. Müller) 191

Use of Various Types of Laser in Heart Surgery – A Comparative
Experimental Study on Ventricular Myocardium, Histological Effects
and Possible Clinical Application (T. Topalidis, H. Häusler, J. Ennker, G. Biamino,
R. Berlien, and R. Hetzer) 195

Contribution of Circulating Leukocytes to Pulmonary Hypertension
Following Heparin-Protamine Interaction (H. Habazettl, P. Conzen, E. Yekebas,
B. Vollmar, and K. Peter) 199

Value of Surgical Treatment of Pulmonary Metastases (M. Walter, H. Erasmi,
and H. Pichlmaier) 203

VI. Traumatology II (Fracture Healing)
(Chairmen: E.H. Kuner, Freiburg, and W. Mutschler, Ulm) 209

Comparison of Autogenous Cancellous Bone Grafts and Demineralized Bone Matrix
in a Tibia Defect Model in Dogs (F.W. Thielemann, U. Schmid, U. Holz,
and G. Herr) 209

A Quantitative Method of Evaluating Fracture Healing Under External Fixation
(H. Gerngroß and L. Claes) 215

Effect of a Synthetic Augmentation Device on the Revitalization Process
of a Patellar Tendon Graft in Posterior Cruciate Ligament Replacement
(U. Bosch, W.J. Kasperczyk, B. Decker, H.J. Oestern, and H. Tscherne) 221

Corticotomy or Osteotomy in Ilizarov's Technique? (R. Brutscher, A. Rüter,
B. Rahn, and S.M. Perren) 227

Treatment of Experimental Comminuted Subtrochanteric Fractures in Sheep
by Direct Reduction and Conventional AO Technique Versus Indirect Reduction
and "Biological" Fixation (F. Baumgaertel, S. Perren, B. Rahn, L. Gotzen,
and G. Kreitz) 231

Intraoperative Spinal Ultrasound – Experimental Standardisation
and Preliminary Clinical Experience (J. Degreif, K. Wenda, J. Ahlers, and G. Ritter) 235

The Value of Posterior Cruciate Ligament Reconstruction –
Stability and Cartilage Lesions in a Sheep Model (W.J. Kasperczyk, U. Bosch,
H.J. Oestern, and H. Tscherne) 241

Development of a New Plate Fixator (B. Hartung, R. Henke, and G. Graner) 247

VII. Award Winner Lecture
(Board of Judges: Ch. Herfarth, Heidelberg, H.G. Beger, Ulm,
H.-D. Saeger, Manheim, K. Meßmer, München, and J. Seifert, Kiel) 251

Comparison of Biomechanical Performance of AO Unreamed Tibial Nail
and AO Universal Tibial Nail Bone Implant Complex
(P. Schandelmaier, C. Krettek, and N. Haas) 251

Is Non-small-cell Lung Cancer a Systemic Disease? (J.R. Izbicki, K. Pantel,
M. Angstwurm, B. Passlick, L. Schweiberer, and G. Riethmüller) 255

Administration of Recombinant Human Erythropoietin (rhu-EPO)
for Increasing Autologous Blood Volume. Which Therapeutic Schedule
Yields Optimal Effects? (H. Krieter, W. Segiet, U.B. Brückner, D. Krumwieh,
F.R. Seiler, and K. Meßmer) 259

How Do Lymph Anastomoses Develop After Small Bowel Tansplantation?
(F. Schier and A. Üner) 267

Ion-Selective On-Line Monitoring of Potassium Activity as an Indicator
of Small Bowel Ischaemia (Ch. Töns, P.G. Fenzlein, G. Winkeltau, Th. Büsser
and V. Schumpelick) 271

Effect of Epidermal Growth Factor (EGF) and Indomethacin on Stimulated
Gastric Acid Secretion (U. Finke, L. Barbera, and V. Zumtobel) 277

Construction and Evaluation of an Antireflux Anastomosis Between Small
and Large Bowel (K.W. Ecker, G. Pistorius, G. Harbauer, and G. Feifel) 281

Laparoscopic Surgery: Less Abdominal Trauma? (E. Schippers, V. Schumpelick,
A.P. Öttinger, M. Anurow, and M. Polivoda) 285

Reduced Tissue Trauma with Minimally Invasive Surgery: Plasma Histamine
as a Measure of Traumatization in Conventional and Laparoscopic Cholecystectomy
in Humans and Pigs (U. Schäfer, R. Lindlar, J. Sattler, D. Schröder, W. Lorenz,
and M. Rothmund) 289

Ischemia-Reperfusion Injury Following Reconstructive Surgical Treatment
of Infrarenal Aneurysms of the Abdominal Aorta (H.P. Friedl, J. Frank, U. Bauch,
P. Walter, O.A. Trentz, and O. Trentz) 293

VIII. Liver, Gallbladder, and Pancreas
(Chairmen: J. Seifert, Kiel, and M. Raute, Mannheim) 297

Ischemia/Reperfusion Injury of the Liver: Significance of the Microcirculation
and Leukocyte-Endothelium Interaction (M.J. Müller, R. Hower, I. Marzi,
M.D. Menger, and K. Meßmer) 297

Free Oxygen Radicals in Reperfusion Injury of Rat Liver (R. Kunz, and H.G. Beger) 303

Hypoxic Liver Injury: Mechanism of Fructose Protection in the Isolated Perfused
Rat Liver (H.-J. Klomp, K.R. Bhatt, C.E. Broelsch, and G.M. Ehrenfeld) 307

Effect of Portocaval Shunts on Monoamines and Neuropeptides in the Rat Brain
(R. Rieger, W. Pimpl, G. Hasenöhrl, C. Humpel, C. Haring, and A. Saria) 311

Successful In Vitro Culture of Gall-Bladder-Derived Epithelial Cells
and Immunocytological Studies of HLA Antigen Expression
(B.H. Markus, M.K.H. Auth, M. Franz, R.A. Blaheta, and C. Hottenrott) 317

Mechanisms of Gallstone Fragmentation by Shock Waves (J. Seifert, W. Saß,
W. Folberth, E. Matura, M. Bräunlich, and M. Hayler) 323

Intraabdominal and Intrathoracic Tissue Damage Due to Piezoelectric Shock Waves
in the Presence of Anticoagulation: An Experimental Study in Rabbits
(J. Rädecke, J. Waninger, U. Hellerich, and M. Spehr) 329

Partial Duodenopancreatectomy and Duodenum-Preserving Resection
of the Head of the Pancreas in the Treatment of Chronic Pancreatitis:
Preliminary Comparative Clinical Trial (H. Morr, I. Baca, A. Schafmayer,
and I. Klempa) 335

The Involvement of Oxygen-Free Radicals in the Pathogenesis of Acute Pancreatitis
and Multiple Organ Failure – Therapeutic Effects of the New Antioxidant
Compound MDTQ-DA (T. Zimmermann, S. Albrecht, R. Schuster, S. Kopprasch,
and G. Lauschke) 339

Pancreatic Necrosis Develops Within 96 h (M. Martini, M. Büchler, W. Uhl,
R. Isenmann, P. Malfertheiner, and H.G. Beger) 345

Resorption and Effect of Pancreatic Peritoneal Exsudate
on the Cardiovascular System (B. Vollmar, T. Kerner, M. Vierl, P. Conzen,
H. Waldner, and L. Schweiberer) 351

IX. Pathophysiology (Perioperative Pathophysiology, Sepsis, and Shock)
(Chairmen: M.G. Heberer, Basel, and B.-U. v.Specht a.E., Freiburg) 355

The Effects of Prostaglandin E1 on Nonspecific Immune Components,
Complement Activation, Lung Function, and the Hemodynamics of Multiply
Traumatized Patients at Risk for ARDS (A. Dwenger, M.L. Nerlich, H.-C. Pape,
G. Schweitzer, J. Köhl, and J.A. Sturm) 355

Serial Histamine Release in the Perioperative Period: Specific Reaction
to Medical Treatment or Common Response to Stress? (B. Stinner, W. Lorenz,
S. Duda, H. Menke, B. Kapp, and W. Dietz) 359

Hyperoxia-Induced Changes of Alveolar Macrophage Function
(A. Burges, A.-M. Allmeling, C. Hammer, and F. Krombach) 365

Is the Risk of Postoperative Thrombosis Increased After Perioperative Therapy
with the Plasmin Inhibitor Aprotinin? (S. Haas, H.-M. Fritsche, H. Ritter,
F. Lechner, and G. Blümel) 371

Hypertonic-Hyperoncotic Dextran Solution
Reduces Postischemic Leukocyte Adherence on Postcapillary Venules
(M. Bayer, D. Nolte, H.A. Lehr, U. Kreimeier, and K. Meßmer) 375

PMN Leukocytes and Prostaglandin Metabolism After Intestinal Ischemia
and Reperfusion (B. Poch, M.H. Schoenberg, W. Oettinger, and H.G. Beger) 379

Reduction of Postischemic Reperfusion Injury Through Pharmacologic
and Dietary Inhibition of Leukotriene Biosynthesis (H.A. Lehr, D. Nolte,
C. Hübner, and K. Meßmer) 385

Spatial and Temporal Changes of Perfusion Patterns in the Gastric Wall
(R. Schosser, M.F. Vidal Melo, B. Zwißler, and K. Meßmer) 389

Passive Immunization Against TNF Attenuates PGE_2-Induced Suppression
of Macrophage Functions Following Hemorrhage (W. Ertel, I.H. Chaudry,
and F.W. Schildberg) 397

The Gut as Source of Sepsis in Acute Pancreatitis (N.S.F. Runkel, F.G. Moody,
G.S. Smith, M.T. LaRocco, and T.A. Miller) 401

Elevation of Interleukin-6 Synthesis in Fc-Receptor Positive (FcR+) Monocytes
in Patients with Postoperative Sepsis (M. Storck, E. Faist, R. Sendtner, L. Hültner,
D. Fuchs, and F.W. Schildberg) 407

Protection of Immunosuppressed Mice Against Pseudomonas aeruginosa Infection
by Outer Membrane Protein I Vaccine (B.-U. v.Specht, T. Reichhelm, M. Thoma,
M. Finke, M. Duchêne, and H. Domdey) 413

Sepsis-Induced Impairment of the Bactericidal Activity
of Polymorphonuclear Granulocytes (D. Inthorn and D. Mühlbayer) 417

X. Gastrointestinal Tract II
(Chairmen: H. Buhr, Heidelberg, and Ch. Ohmann a.E., Düsseldorf) 423

Patterns of Motility in the Jejunal Gastric Substitute After Total Gastrectomy
(J. Faß, B. Dreuw, S. Schäfer, and V. Schumpelick) 423

Gastric Substitute Emptying, GLP-1, and Dumping After Total Gastrectomy
(J. Miholic, C. Ørskov, J.J. Holst, H.-J. Meyer, and R. Pichlmayr) 429

β-Galactosidase: A Highly Sensitive Marker of Intestinal Ischemia
(T. Schiedeck, R. Will, H.-P. Bruch, and U. Markert) 433

The Antioxidative Effect of Sulphasalazine and Mesalazine After Intestinal Ischemia
and Reperfusion (A.J. Augustin, J. Milz, M. Imhof, E. Purucker, and J. Lutz) 437

Faecal Haemoglobin, Albumin and Tissue Polypeptide Antigen
as Markers of Inflammation in Crohn's Disease (G. Schürmann, M. Betzler,
B. Arndt, and H. Schmidt-Gayk) 443

Neuroimmune Changes in Chronic Inflammatory Diseases
of the Gastrointestinal Tract (R. Geiger, M. Büchler, H. Frieß, E. Weihe,
S. Müller, and H.G. Beger) 449

The Influence of Surgical Bowel Manipulations on the Enteric Nervous System
(P. Trudrung, J. Sklarek, and H. Waldner) 453

Change of Intestinal Transit Time Before and Three Times After Ileoanal Pouch
Procedure. A Prospective Trial Assessed by the Lactulose Breath Test
(S. Herrmann, J. Stern, R. Raedsch, and Ch. Herfarth) 459

Pathomechanism of Diarrhea Following Construction of an Ileo-Anal J-Pouch
(H.G. Peleikis, W. Gogarten, P. Schroeder, and J.D. Schulzke) 465

Dysfunction of the Mucosa-Associated Lymphoid Tissue (sIgA)
Due to Dietary Changes (Th. Gottwald, G. Späth, W. Haas, and R. Teichmann) ... 469

L-Alanyl-L-Glutamine Does Not Reduce the Negative Impact
of Total Parenteral Nutrition on the Gut Barrier Function
Against Luminal Microorganisms (G. Späth, T. Gottwald, W. Haas,
and M. Holmer) 473

Sutureless Bowel Anastomosis with a Biofragmentable Anastomosis Ring (BAR):
Experimental Study (H.W. Waclawiczek, M. Heinerman, G. Hasenöhrl,
and G. Meiser) 477

Immediate Postoperative Feeding After Colectomy – Enteral or Parenteral?
(P.A. Beyer, J. Thomas, Cl. Müller, and A. Encke) 481

Structured Data Collection in the Diagnosis of Acute Abdominal Pain (M. Kraemer,
C. Ohmann, K. Thon, and the Study Group "Akuter Bauchschmerz") 485

Instructions for Abstract Submission, Chirurgisches Forum 1992 489

I. Traumatologie I (Schwerpunkt: Wunde/Wundheilung)

Revascularisation durch Muskellappen bei avasculärem und infiziertem Knochen
Revascularisation of Avascular and Infected Bone by a Muscle Flap

R. Ketterl[1], R. Ascherl[2], A.M. Feller[3], H.U. Steinau[3], B. Stübinger[3] und G. Blümel[4]

[1]Stadtkrankenhaus Traunstein
[2]Orthopädische Klinik, Technische Universität München
[3]Chirurgische Klinik, Technische Universität München
[4]Institut für Experimentelle Chirurgie, Technische Universität München

Bei offenen Unterschenkelfrakturen resultiert das Ausmaß des Weichteil- und Knochendefektes einerseits aus der Einwirkung des Traumas selbst, andererseits können diese Defekte durch sekundär auftretende Komplikationen oft beträchtlich vergrößert werden. Als wichtigste Sekundärkomplikationen sind die Ausbildung einer nekrotisierenden Entzündung kontusionierter Gewebebezirke, die Entwicklung eines Postischämiesyndroms sowie die Osteomyelitis mit rezidivierenden Fistelaufbrüchen in Kombination mit einschmelzenden Infektionen der Weichteile zu nennen.

Als ein erfolgversprechender Therapieansatz im Sinne einer Infektionsprävention wird die Verbesserung der lokalen Durchblutung am avitalen bzw. mangelhaft vascularisierten Knochen angesehen. Hierzu bietet sich die Transposition oder Transplantation von Muskellappen an. Es wird diskutiert, daß aus den Muskellappen eine Einsprossung von Blutgefäßen in avitale oder infizierte Knochenareale zustandekommen kann und damit sowohl die körpereigene Infektionsabwehr verbessert wird als auch der Transport von systemisch applizierten Antibiotica an den Infektionsort ermöglicht wird.

Trotz einiger positiver klinischer Berichte über die erfolgreiche Anwendung von Muskellappenplastiken in der Versorgung von offenen Frakturen bleiben folgende Fragen offen: 1. Geht von dem Muskellappen, der an avasculären Knochen frei oder gestielt angelagert wird, eine Blutgefäßversorgung aus? 2. Wie rasch schreitet eine breite Revascularisation dieser avitalen und infizierten Knochenareale fort? 3. Optimiert die zu erwartende Verbesserung der Blutversorgung die Effektivität einer systemischen Antibioticatherapie?

Material und Methode

Versuchstiere: Kaninchen der Rasse "Weiße Wiener", (2,5 bis 3,5 kg KG), in 6 Untersuchungsgruppen.

Gruppe 1: Avasculäre Corticalis (n=10): Aus dem proximalen Tibiaanteil wurde nach Deperiostierung ein Corticalisstück mit dem Ausmaß 3 × 1 cm mit der oscillierenden Säge reseziert und nach Ausräumung des Markraumes wieder in das Lager zurückverpflanzt. Die Fixation des Knochens erfolgte mit 2 Schrauben.

Gruppe 2: Avasculäre Corticalis und Transposition eines medialen Gastrocnemiusschwenklappens (n=9).

Gruppe 3: Avasculäre Corticalis und definierte, standardisierte Infektion (n=8): Wie Gruppe 1 und zusätzlich Kontamination des Operationsgebietes mit pathogenen Staphylokokken (10^6 lebende Keime des Staphylococcus aureus-Stammes ATTC 6538).

Gruppe 4: Avasculäre Corticalis mit definierter Infektion und zusätzlicher Muskellappenplastik (n=10).

Gruppe 5: Avasculäre Corticalis mit Infektion und systemischer Antibioticatherapie (n=7): Wie Gruppe 3 und Antibioticatherapie mit Cefuroxim (präop. 100 mg/kg KG i.v. und für 14 Tage 200 mg/kg KG täglich i.m.).

Gruppe 6: Avasculäre Corticalis mit Infektion, Antibioticatherapie und Gastrocnemiusschwenklappen (n=9).

Untersuchungsparameter

Klinischer Verlauf. Die Bewertung erfolgte nach der Häufigkeit und der Zeitdauer von Wundheilungsstörungen und Fistelbildungen sowie dem Prozentsatz von septischen Zustandsbildern.

Radiologische Untersuchungen beider Beine nach 14 Tagen, 28 Tagen, 56 Tagen und 112 Tagen.

3-Phasen-Skelettszintigraphie: Als quantitativer Parameter zur Beurteilung der Durchblutungsverhältnisse sowie des Einheilungsverhaltens des avasculären Corticalisanteiles wurde die 3-Phasen-Skelettszintigraphie nach 2, 4, 8 und 16 Wochen durchgeführt (Technetium 99 markiertes Methylen-diphosphanat; 10 MBq/kg KG). Die Auswertung erfolgte nach der "Region of Interest" (ROI) Methode.

Polychrome Sequenzmarkierung: Um eine Verlaufsbeobachtung bezüglich der zeitlichen Reintegration und Revascularisierung des avitalen Corticalisstückes erhalten zu können, wurde eine polychrome Sequenzmarkierung durchgeführt. Folgende Farbstoffe wurden injiziert: nach 2 Wo.: Xylenon-Orange 90 mg/kg, nach 4 Wo.: Tetracyclin 30 mg/kg, nach 8 Wo.: Calcein-Grün 20 mg/kg, nach 16 Wo.: Alizarin-Komplexon 25 mg/kg.

Histologische Untersuchung bei entkalktem Knochen zum Versuchsende (Hämatoxilin-Eosin und Elastica-van-Gieson). Die subjektive Auswertung erfolgte nach einem von uns erstellten Neun-Punkte-Schema (Einheilung des Corticalisstückes 0–3 Pkt., Vitalität des

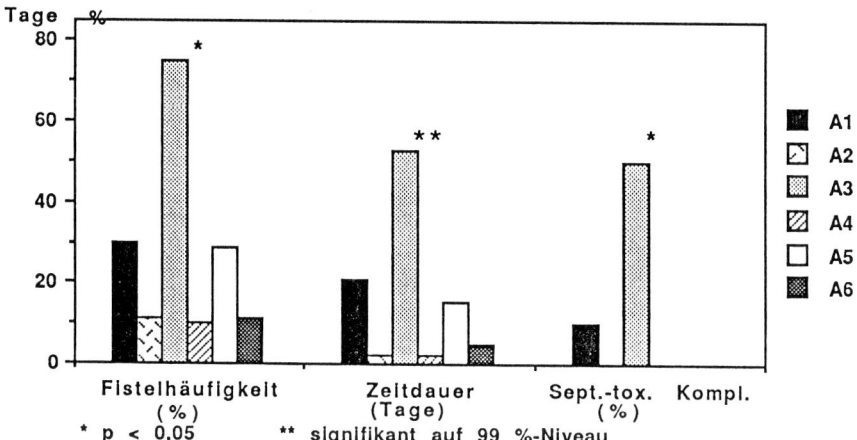

Abb. 1. Prozentuale Häufigkeit und durchschnittliche Dauer von Wundheilungsstörungen mit Fistelbildungen und Prozentsatz an septisch-toxischen Verläufen. *A1* (n=10): Avasculäre Corticalis; *A2* (n=9): Avasculäre Corticalis + Muskellappen; *A3* (n=8): Avasculäre Corticalis + Infektion; *A4* (n=10): Avasculäre Corticalis + Infektion + Muskellappen; *A5* (n=9): Avasculäre Corticalis + Infektion + Antibioticum; *A6* (n=7): Avasculäre Corticalis + Infektion + Antibioticum + Muskellappen

Corticalisstückes 0–3 Pkt. und Knochenneubildung 0–3 Pkt.). Eine Auswertung bezüglich der Infekthäufigkeit führten wir zusätzlich durch.

Mikroangiographie nach den Vorschlägen von Rhinelaender.

Für die *statistische Auswertung* wurden der Chi-Quadrat-Test, die Kuskal-Wallis-Analyse als nicht parametrisches Testverfahren, der U-Test nach Mann-Whitney, eine Multivarianzanalyse mit wiederholten Meßpunkten und der Scheffé-Test sowie der Fischer PLSD angewandt.

Ergebnisse

Klinische Verlaufsbeobachtungen unter der Berücksichtigung des Auftretens von Wundheilungsstörungen, Fistelbildungen und der Entwicklung eines septisch-toxischen Zustandsbildes sowie der durchschnittlichen Dauer dieser Auffälligkeiten zeigten, daß bei den Versuchstieren in den Gruppen mit Muskellappentransposition weniger Auffälligkeiten zu beobachten waren. Wie aus der Abb. 1 erkennbar ist, war in der Versuchsgruppe mit avasculärer Corticalis und zusätzlicher Infektion mit Staphylokokken von der klinischen Verlaufsbeobachtung das schlechteste Ergebnis zu erzielen. 75% dieser Versuchstiere entwickelten Fistelbildungen, und bei der Hälfte dieser Tiere war, ausgehend von der Infektion am Unterschenkel, die Ausbildung eines septisch-toxischen Zustandsbildes zu verzeichnen. Wurden systemisch Antibiotica verabreicht, so ergab sich eine Verbesserung des klinischen Resultates. In allen Untersuchungsgruppen mit Muskellappen waren keine septischen Verläufe zu beobachten. Es zeichneten sich lediglich Wundheilungsstörungen mit temporären Fistelbildungen bei etwa 10% der Versuchstiere ab.

Die Auswertung der entkalkten Knochenhistologie zeigte ähnliche Ergebnisse. In der Abb. 2 sind die Resultate bezüglich des Neun-Punkte-Schemas dargestellt. In den einzelnen Untersuchungsgruppen konnte in den vergleichbaren Gruppen mit Gastrocnemiuslappen eine signifikant höhere Punktezahl als Ausdruck für eine verbesserte Reintegration und Einheilung des wiedereingesetzten Corticalisstückes errechnet werden. Das schlechteste Ergebnis war in der Gruppe mit avasculärer Corticalis unter zusätzlicher Infektion mit Staphylokokken zu erheben. Durch die Ausführung eines Muskellappentransplantates ergab sich nach systemischer Antibioticatherapie ein verbessertes Gesamtresultat.

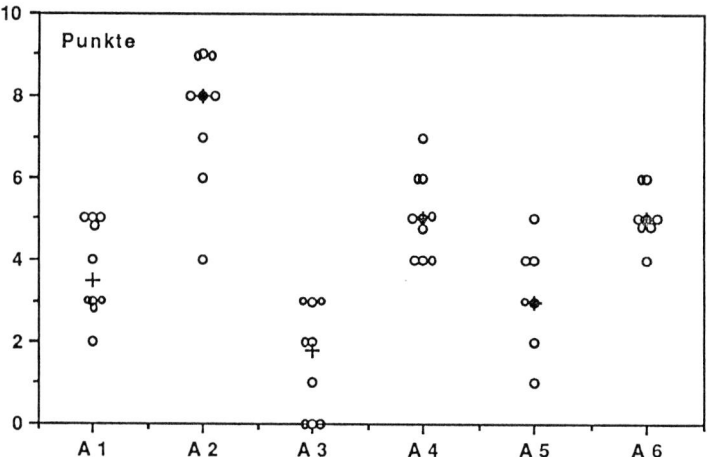

Abb. 2. Durchschnittlich erreichte Punktzahl bei der Auswertung der entkalkten Knochenhistologie (Maximale Punktzahl: 9). Es sind die einzelnen Meßwerte und der Medianwert (+) eingezeichnet

In der histologischen Beurteilung waren lediglich in den Behandlungsgruppen ohne Muskellappen Veränderungen im Sinne einer Osteomyelitis zu sehen. Der höchste Prozentsatz an nachweisbaren Infektionen konnte in der Gruppe mit avasculärer Corticalis und Infektinduktion mittels Staphylokokken gefunden werden. 6 von 8 Tieren zeigten Veränderungen im Sinne einer Osteomyelitis.

Mit Hilfe von radiologischen Verlaufskontrollen konnte ebenfalls der positive Einfluß der Muskellappentransplantate im Hinblick auf eine Einheilung des avasculären Corticalisstückes und einer Infektprävention dargestellt werden. In der Gruppe mit avasculärer Corticalis und zusätzlicher Staphylokokkenbeimpfung zeigte sich bei 6 von 8 Versuchstieren ein Fortschreiten der induzierten Infektion über den gesamten Beobachtungszeitraum hinweg. Histologische sowie qualitative und quantitative bakteriologische Untersuchungen bestätigten zudem eine Infektion der Tibia bei diesen Tieren. War zu der avasculären Corticalis mit Infektinduktion ein Muskellappen auf das wieder eingesetzte Corticalisstück geschwenkt worden, so kam es bei allen Tieren zu einem infektfreien Einheilen des Corticalisanteiles.

Die intravital fluorochromatomgefärbten Hartschnitte zeigten bereits zum 14. postoperativen Tag eine Knochenneubildung in den Gruppen mit Muskellappen, während die Farbstoffe der frühen Markierungszeiten nicht in den Gruppen ohne Muskellappen nachweisbar waren. Vielmehr konnte in diesen Gruppen nur überwiegend Calcein-Grün und Alizerin-Komplexon als Ausdruck einer später einsetzenden Knochenneubildung und Revascularisation gesehen werden. Als weiteres auffälliges Unterscheidungskriterium fanden wir in den Gruppen mit Muskellappenplastik eine kombinierte endostale und periostale Knochenneubildung mit Überwiegen der periostalen Komponente, während in den Gruppen ohne Muskellappen die Knochenneubildung und Reintegration des Corticalisstückes auf endostalem Weg erfolgte.

Der unterschiedliche Weg der Revascularisation konnte indirekt auch mit Hilfe der mikroangiographischen Untersuchungen dokumentiert werden. Ohne Muskellappen gelangte die Gefäßversorgung fast ausschließlich vom Intramedullärraum her an das wiedereingesetzte Corticalisstück heran. Im Gegensatz dazu wurden in den Gruppen mit Gastrocnemiuslappen Gefäßverbindungen sowohl vom Intramedullärraum als auch vom Muskellappen her an das wiedereingesetzte Knochenstück herangeführt.

Die skelettszintigraphischen Untersuchungen ergaben bei den Versuchstieren mit avasculärer Corticalis und Muskellappen, daß bereits nach 8 Wochen der Wiedereinbau im wesentlichen abgeschlossen war. In der Gruppe mit avasculärer Corticalis ohne Muskellappen waren nach 16 Wochen noch signifikant höhere Aktivitätsanreicherungen im Sinne von aktiven Knochenauf- und umbauvorgängen nachzuweisen. Ein ähnlicher Unterschied zeigte sich für die Gruppen 3 und 4 mit zusätzlicher Infektion mit Staphylokokken. Ab der vierten postoperativen Woche konnten wir signifikante Unterschiede auf dem 99 Prozentniveau finden. Die Tiere mit Miskellappen benötigten jetzt 16 Wochen bis zur Wiedereingliederung des Corticalisstückes (Abb. 3). Wurden systemische Antibiotica verabreicht, so wurde der Unterschied zwischen den Versuchstieren mit und ohne Muskellappen weniger deutlich.

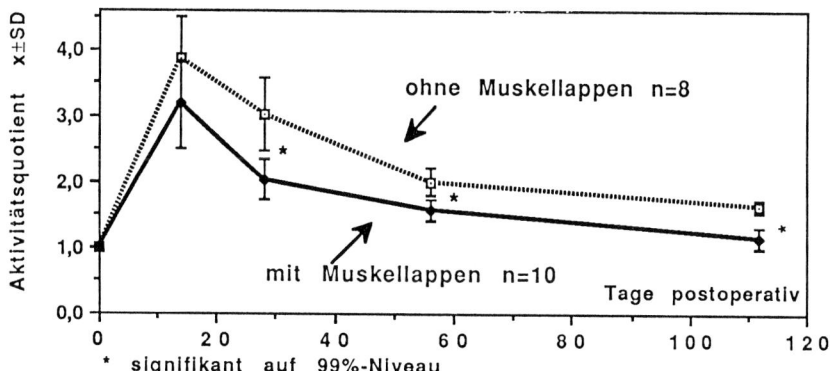

Abb. 3. Darstellung der Durchschnittswerte für die Quotienten aus Aktivität der operierten Seite zur Aktivität der nicht operierten Seite in der Skelettszintigraphie (Mineralisationsphase) bei den Versuchstieren mit avasculärer Corticalis und Infektion mit Staphylokokken

Diskussion

Durch die Transposition eines Muskellappens auf ein avasculäres Corticalisstück kommt eine schnellere und vollständigere Reintegration in den Lagerknochen zustande. Bei zusätzlicher Infektion mit Staphylokokken werden die Unterschiede zwischen den Versuchsgruppen mit und ohne Lappen noch deutlicher. Ohne Muskellappen zeigen sich signifikant häufiger Wundheilungsstörungen mit Fistelbildungen, septisch-toxische Zustandsbilder und Osteomyelitiden. Tierexperimentelle Untersuchungen anderer Autoren ergaben Hinweise auf den Vorteil der Muskellappen. So zeigten Untersuchungen von Mathes [5] und Gottrup [3] eine Erhöhung des O_2-Partialdruckes an der Grenzschicht vom Muskellappen zum Knochengewebe. In diesem Bereich konnte Fisher [2] mit Hilfe der Mikrosphärentechnik eine Durchblutungsverbesserung nachweisen. Eine weitere Untersuchung von Chang [1] ergab eine bessere Bakterienelimination durch Muskellappen im Vergleich zu fascio-cutanen Lappen.

In der klinischen Anwendung wurden für den Unterschenkelbereich eine Reihe von lokalen und freien Muskellappenplastiken beschrieben, wobei der Entscheid für die jeweilige Versorgung abhängig von der Art, Schwere und Lokalisation des Defektes gefällt wird. In zunehmender Häufigkeit werden zur Defektdeckung und zur Verbesserung der Durchblutung an der Frakturzone freie, vascularisierte Muskellappen eingesetzt. Die durch Muskellappentransposition verbesserte Durchblutung am schlecht vascularisierten Knochen führt zu einer Erhöhung des Sauerstoffpartialdruckes. Hierdurch kann einer bei Hypoxie auftretenden gestörten Knochenbruchheilung mit einer damit verbundenen Gefahr einer Pseudarthrosenbildung entgegengewirkt werden.

Bei der Anwendung von Muskellappen in der Versorgung von offenen Frakturen mit Weichteilschaden konnte analog zu den tierexperimentellen Untersuchungen eine Reduktion von sekundären Komplikationen (Osteomyelitis, Pseudarthrose, Funktionsverlust, Amputation) gefunden werden [4].

Zusammenfassung

Anhand von tierexperimentellen Untersuchungen an Kaninchen konnte nachgewiesen werden, daß durch die Transposition eines Muskellappens eine schnellere und vollständigere Reintegration von avasculärem Knochen erreicht wird. Diese Feststellung gilt auch bei bakterieller Kontamination. Eine zusätzliche Blutgefäßversorgung über den Muskellappen an den avitalen Knochen führt über eine sowohl endostale als auch periostale Knochenrevascularisation und -neubildung zu einem frühzeitigen und vollständigen Einbau avasculärer und infizierter Knochenanteile.

Summary

In an experimental trial with rabbits we showed that avascular bone could be reintegrated in a faster and complete manner by transposition of a muscle flap. The same results were found with additional bacterial contamination. The earlier and complete reintegration of an avascular and infected bone is induced by an additional blood supply via the muscle flap which leads to endosteal and periosteal bone revascularisation and bone formation.

Literatur

1. Chang N, Mathes St (1982) Comparison of the effect of bacterial inoculation in musculocutaneous and random-pattern flaps. Plast Reconstr Surg 70:1–6
2. Fisher J, Wood MB (1987) Experimental comparison of bone revascularization by musculocutaneous flaps. Plast Reconstr Surg 79:81–90
3. Gottrup F, Firmin R, Hunt TK, Mathes SJ (1984) The dynamic properties of tissue oxygen in healing flaps. Surgery 95:527–536
4. Ketterl RL, Steinau HU, Feller AM, Stübinger B, Claudi BF (1990) Aggressives Debridement und frühzeitige Weichteildefektdeckung bei drittgradig offenen Tibiafrakturen. Zentralbl Chir 115:209–218
5. Mathes SJ, Alpert B, Chang N (1982) Use of muscle flaps in chronic osteomyelitis: Experimental and clinical correlation. Plast Reconstr Surg 69:815–828

Dr. R. Ketterl, Stadtkrankenhaus Traunstein, Unfallchirurgie, Cuno Niggl Str. 3, W-8220 Traunstein, Bundesrepublik Deutschland

Erste klinische Erfahrungen bei der Behandlung chronischer, nicht heilender Hautwunden mit wachstumsfaktorhaltigem Konzentrat aus Thrombocyten

First Clinical Experience in the Treatment of Chronic Non-healing Cutaneous Wounds with Platelet-Derived Growth Factor Concentrate

G.B. Köveker[1], J. Fingerle[2], U. Hopt[1], M. Büsing[1] und W. Schareck[1]

[1]Chirurgische Universitätsklinik, Abt. Allg. Chirurgie, Tübingen
[2]Physiologisches Institut, Universität Tübingen

Chronische, nicht heilende Wunden, insbesondere an den unteren Extremitäten, sind eine weit verbreitete Erkrankung, von der allein in Deutschland mehrere 100 000 Patienten betroffen sind. Der Erkrankung liegen fast immer ätiologische Faktoren, wie Diabetes mellitus, chronische venöse Insuffizienz, Ischämie oder Vasculitis zugrunde. Auslösefaktoren sind vielfach Druck, akutes oder chronisches Trauma und eine Infektion. Die chirurgischen Behandlungsgrundsätze, wie Wunddebridement, Infektbeherrschung, Ruhigstellung und gegf. Gefäßrevascularisation sind zwar standardisiert, dennoch wird bei vielen Patienten das Therapieziel, die Abheilung der Ulceration, nicht erreicht. Auch die Vielzahl der additiven Lokaltherapeutica kann als Indiz für ein therapeutisches Dilemma angesehen werden.

Die patho-physiologischen Vorgänge im Rahmen der Wundheilung, insbesondere die Interaktion zwischen Gerinnungs- und Komplementsystem, Thrombocyten und Monocyten, den lokalwirksamen Wachstumsfaktoren und den Zellen des Reparationsgewebes sind heute besser definiert. Die Bedeutung thrombocytärer Wachstumsfaktoren in der Initialphase der Wundheilung ist in vitro und tierexperimentell belegt [1, 2]. In den Alphagranula der Thrombocyten konnten hohe Konzentrationen an PF 4, TGFβ, PDGF und PDAF nachgewiesen werden, deren stimulierende Wirkung für Makrophagen, Fibroblasten und Endothelzellen von großer Bedeutung für die Gewebsreparation ist [3].

Mit den Fortschritten der Grundlagenforschung wird die Hoffnung einer wirkungsvolleren, pathophysiologisch orientierten Lokaltherapie von schlecht heilenden Ulcera verknüpft.

Erste Mitteilungen anglo-amerikanischer Autoren (Knighton et al 1989) deuten darauf hin, daß extern applizierte Wachstumsfaktoren aus Thrombocytenkonzentraten einen starken wundheilungsfördernden Effekt bei diabetischen und nicht diabetischen chronischen Ulcera ausüben [4, 5] (Tabelle 1).

In der vorgelegten Arbeit sollen die ersten klinischen Behandlungsergebnisse dieses neuartigen Therapieansatzes bei chronischen schlecht heilenden Hautwunden mitgeteilt werden.

Tabelle 1. Thrombocytäre Wachstumsfaktoren

Faktor	Abkürzung	Effektorzelle
platelet derived growth factor	PDGF	Fibroblasten, glatte Muskelzellen
platelet derived angiogenesis factor	PDAF	Endothel
epidermal growth factor	EGF	Epithel, Endothel
platelet derived endothelial cell growth factor	PDECGF	Endothel
platelet factor 4	PF 4	Granulocyten, Monocyten
transforming growth factor β	TGF-β	Fibroblasten

Material und Methode

Präparation thrombocytärer Wachstumsfaktoren: Ausgangsmaterial war 300 ml autologes (n=8) ACD- oder homologes (n=3) frisches Citratblut. Die Thrombocyten wurden aus plättchenreichem Plasma durch 2-malige Zentrifugation mit 135× g, 20 min und 750× g) isoliert. Die alpha-Degranulation der Thrombocyten erfolgte mit Thrombin (1 U/ml). Nach erneuter Zentrifugation (950× g, 5 min) wurden die degranulierten Plättchen verworfen, und der wachstumsfaktorhaltige Überstand mit Hanks-Lösung in einem Verhältnis 1:20 verdünnt und in 3 ml Portionen tiefgefroren.

Patientenauswahl

Zwischen dem 01.02. und 31.12.1990 wurden insgesamt 14 Patienten mit dem thrombocytären Wachstumsfaktoren-Konzentrat behandelt. In dieser Arbeit bleiben 3 Patienten, die wegen eines Diabetes mellitus Typ I einer kombinierten Nieren-Pankreas-Transplantation unterzogen wurden, unberücksichtigt. Das Alter der Patienten betrug zwischen 45 und 71 Jahren. 5 Patienten hatten als Grunderkrankung einen Diabetes mellitus, jewosls 2 Patienten litten an chronisch venöser Insuffizienz und arterieller Verschlußerkrankung der unteren Extremität. Weitere 2 Patienten hatten schlecht heilende Bauchwandwunden nach vorangegangener Mehrfachlaparotomie.

Tabelle 2. Patientendaten

Ätiologie	n	Wundgröße (cm^2)
Diabetes mellitus	5	7,5 (3–11)
chr. venöse Insuffizienz	2	8,0
sek. heilende Laparotomiewunde	2	16,5
AVK	2	7,0

Die Wundgrößen lagen zwischen 3 und 19 cm^2. Die Indikation zur lokalen Therapie mit unfraktionierten Wachstumsfaktoren wurde dann gestellt, wenn trotz konsequentem chirurgischen Debridement und Infektbeherrschung innerhalb von 4 Wochen keine Abheilungstendenz der Läsionen erkennbar war. Eine transcutane Sauerstoffspannung von weniger als 30 mmHg, eine Thrombocytopenie und das Vorliegen einer malignen Grunderkrankung waren wichtige Ausschlußkriterien. Im Median bestanden die schlecht heilenden Hautwunden 21 Wochen, wobei eine weite Spanne zwischen 4 und 345 Wochen bestimmt wurde. Die Therapie wurde bei Erreichen einer 100%igen Epithelialisierung beendet.

Praktische Durchführung der Lokalbehandlung

Nach dem Prinzip der feuchten Wundbehandlung wurden täglich 1–2 ml der wachstumsfaktorhaltigen Lösung in 12-stündigem Wechsel mit Kochsalzverbänden appliziert.

Resultate

Eine detaillierte biochemische Charakterisierung des thrombocytären Wachstumsfaktoren-Konzentrats konnte aus methodischen Gründen nicht erfolgen. Gemessen wurden die β-Thromboglobulin-Konzentration, die 7–21 µg/ml, und die Plättchen Faktor 4-Konzentration, die 3,7–8,0 µg/ml Konzentrat betrug.

Bei 9 von 11 Patienten (82%) wurde innerhalb einer im Median 5,5 Wochen betragenden Behandlungszeit (Spannweite 3–11 Wochen) eine komplette Epithelialisierung der Hautwunden erreicht. Besonders eindrucksvoll gestaltete sich der Therapieeffekt bei einem 48jährigen Patienten mit Diabetes mellitus, dessen nach einer traumatischen Zehenamputation über 6 1/2 Jahre nicht heilende plantare Fußwunde innerhalb eines 4-wöchigen Behandlungszeitraumes komplett abheilte. Bei 2 Patienten zeigte die Lokalbehandlung keinen Effekt und wurde daher nach 4 Wochen abgebrochen. Beide Therapieversager gehören in die Untergruppe der Patienten mit arterieller Verschlußkrankheit und grenzgradiger Gewebsperfusion mit transcutan gemessenen Sauerstoffspannungen von 30 bzw. 31 mmHg. Da eine chirurgische Revascularisation der femoro-cruralen Gefäßabschnitte nicht möglich war und konservative Maßnahmen zur Verbesserung der Durchblutung fehlschlugen, wurde die Wachstumsfaktorenbehandlung abgebrochen.

Nebenwirkungen wurden nicht beobachtet.

Diskussion

In den letzten Jahren wurden verschiedene Wachstumsfaktoren isoliert, biochemisch charakterisiert und ihre in vitro und in vivo-Wirkung auf celluläre Elemente des Reparationsgewebes wie Fibroblasten und Endothelien beschrieben. Die in den alpha-Granula der Thrombocyten lokalisierte Wachstumsfaktoren-Population nimmt zumindest in der Frühphase der Wundheilung eine zentrale Rolle ein. Da die thrombocytären Wachstumsfaktoren mit einfachen Mitteln durch die degranulierende Wirkung von Thrombin freigesetzt werden können, lag es nahe, wachstumsfaktorenhaltige Konzentrate aus Thrombocyten klinisch experimentell einzusetzen. Knighton et al veröffentlichen in jüngster Zeit eine Behandlungsbeobachtung und eine prospektive randomisierte Studie zur Wirksamkeit von unfraktionierten thrombocytären Wachstumsfaktoren bei nicht heilenden Hautulcera [4, 5]. Danach beschleunigt die topische Anwendung von thrombocytären Wachstumsfaktoren signifikant die Epithelialisierung von chronischen Hautwunden. Die in dieser Studie vorgelegten Behandlungsdaten wurden bis auf kleine Modifikationen auf der Basis der von Knighton et al beschriebenen Methoden zur Isolierung von thrombocytären Wachstumsfaktoren erzielt. Von diesen Autoren wurden keine Angaben zur quantitativen und qualitativen Zusammensetzung der Plättchenpräparation gemacht. In dieser Arbeit ist zumindest eine partielle Charakterisierung der Testsubstanz im Hinblick auf die Konzentrationen an Plättchen Faktor 4 und β-Thromboglobulin erfolgt. Da nach unveröffentlichten Daten eine lineare Korrelation zwischen β-Thromboglobulin-Gehalt und der Konzentration der anderen freigesetzten thrombocytären Wachstumsfaktoren besteht, deuten die hier gemessenen β-Thromboglobulinwerte auf eine hohe Konzentration an Wachstumsfaktoren in der Präparation hin (Knighton 1990).

Bei der Interpretation der Behandlungsergebnisse ist Zurückhaltung geboten, da die Fallzahl klein, das Krankengut heterogen zusammengesetzt war und insbesondere keine Studienbedingungen mit Kontrollgruppe vorlagen. Dennoch sind wir der Meinung, daß die bei 82% der Patienten erzielte schnelle Abheilung der Hautdefekte nicht der konsequent durchgeführten konventionellen Therapie zuzuschreiben ist, sondern wesentlich durch die externe Applikation von thrombocytären Wachstumsfaktoren beeinflußt wurde. Es ist daher eine prospektive randomisierte Studie mit biologisch und biochemisch definierter Testsubstanz geplant, um die Wirksamkeit thrombocytärer Wachstumsfaktoren auf die Heilung von chronischen Hautwunden zu klären.

Zusammenfassung

Neuere Untersuchungen in der Wundheilungsforschung haben gezeigt, daß Makrophagen und Thrombocyten eine dominierende Rolle als Regulatorzellen des Reparationsgewebes besitzen.

Wir untersuchten die Wirkung eines aus Blutplättchen gewonnenen Wachstumsfaktorenkonzentrats auf die Abheilung von chronischen, nicht heilenden Hautwunden. Bei 9 von 11 Patienten (82%) wurde nach 5,5-wöchiger Anwendung die Abheilung erreicht.

Summary

Recent advances in the pathophysiology of wound healing demonstrate that macrophages and platelets are predominant regulator cells in the repair process. We therefore tested the efficacy of topically applied platelet-derived wound-healing factors in stimulating the repair of chronic nonhealing cutaneous wounds with different causes. In 9 of 11 patients (82%), healing was achieved within 5.5 weeks of treatment.

Literatur

1. Banda MJ, Knighton DR, Hunt TK, Werb Z (1982) Isolation of nonmitogenic angiogenesis factor from wound fluid. Proc Natl Acad Sci [USA] 9:7773–7777
2. Michaeli D, Hunt TK, Knighton DR (1984) The role of platelets in wound healing: demonstration of an angiogenic activity. In: Hunt TK, Heppenstall RB, Pines B, Rouee D (eds) Soft and hard tissue repair: Biological and clinical aspects. Praeger, New York, pp 380–394
3. Ross R (1987) Platelet-derived growth factor. Ann Rev Med 38:71–79
4. Knighton DR, Fiegel VD, Austin LL et al (1986) Classification and treatment of chronic nonhealing wounds. Ann Surg 204:322–330
5. Knighton DR, Ciresi K, Fiegel D, Shumerth S, Butler E, Cerra F (1990) Stimulation of repair in chronic, nonhealing, cutaneous ulcers using platelet-derived wound healing formula. Surg Gynecol Obstet 170:56–60

Dr. G.B. Köveker, Chirurgische Universitätsklinik, Hoppe-Seyler-Straße 3,
W-7400 Tübingen, Bundesrepublik Deutschland

Förderung der Heilung von Brandwunden bei Ratten durch Angiogenin

Stimulation of Burn Injury Healing in Rats by Angiogenin

M. Nagelschmidt, K. Röddecker, N. Makulik und G. Schwarz

II. Chirurgischer Lehrstuhl der Universität zu Köln (Direktor: Prof. Dr. H. Troidl)

Einleitung

Durch die Identifizierung und gentechnische Produktion vielfältiger Wachstumsfaktoren und Gewebshormone haben sich völlig neue Möglichkeiten eröffnet, therapeutisch in das multifaktorielle Geschehen "Wundheilung" einzugreifen. Dabei liegt das Ziel in erster Linie darin, einen optimalen Heilungsverlauf sicherzustellen und damit das postoperative Risiko für Nahtdehiszenzen, Blutungen, Infektionen oder Sepsis zu vermindern. Ob darüberhinaus auch eine echte Beschleunigung des Heilungsprozesses möglich ist, erscheint aufgrund der heutigen Kenntnisse fraglich. Mit dem von der Arbeitsgruppe um VALLEE vor einigen Jahren entdeckten und inzwischen weitgehend charakterisierten Angiogenesefaktor Angiogenin glaubt man, eine physiologische Substanz zur Verfügung zu haben, welche spezifisch die Neovascularisation fördert [1]. In ersten Untersuchungen an Schnittwunden von Ratten konnte mit diesem Gewebshormon tatsächlich ein positiver Einfluß auf die Reißfestigkeit erzielt werden [2]. Um die Wirksamkeit von Angiogenin an einem gravierenderen Verletzungstyp zu prüfen, wurden Studien an Ratten mit drittgradigen Verbrennungen von 1% Körperoberfläche durchgeführt.

Material und Methoden

Für die Versuche wurden insgesamt 140 männliche Sprague Dawley Ratten von ca. 250 g Körpergewicht verwendet. Alle Tiere erhielten in Äthernarkose eine drittgradige Brandwunde. Dazu wurde ein auf 150°C erhitzter Messingstempel von 314 cm^2 Fläche mit einem Auflagegewicht von 250 g für 10 s auf die rasierte Bauchhaut gebracht. Anschließend wurden die Tiere nach dem Losverfahren auf die Versuchsgruppen verteilt und gekennzeichnet. Am 2. Tag nach der Verletzung wurden die Nekrosen entfernt. Die Tiere wurden dann mit Ausnahme von Grp. 1 in Studie I bis zum 4. Tag täglich mit einem Streifen Fixomull Nr. 2293, 20 cm×5 cm (Fa. Beiersdorf) verbunden. Die zu erprobenden Lösungen wurden ca. 2 min nach Verbrennung und am 1. Tag nach Verletzung subcutan an den Wundrand injiziert, an den Tagen 2, 3 und 4 jeweils durch den frisch angelegten Verband auf die Wunde gegeben. Die Beurteilung der Heilung erfolgte durch planimetrische Bestimmung der Wundfläche an zuvor festgelegten Tagen. Zur statistischen Auswertung wurde in Versuch I der U-Test von Mann und Whitney verwendet, in Versuch II Students T-Test verwendet; als Signifikanzniveau wurde $p < 0,05$ festgelegt.

In Versuch I erhielten jeweils 10 Ratten keine weitere Behandlung (Grp. 1, normale Heilung), 0,9% NaCl (Grp. 2, Einfluß des Versuchsablaufs), Humanalbumin/Gelatine (Grp. 3, Einfluß der Trägersubstanzen) oder die Trägersubstanzen zusammen mit rekombinantem Human-Angiogenin (Grp. 4, Prüfgruppe). Als Gelatine wurde Rapijel (Fa. Croda) verwendet, das Angiogenin (Met(1)-Leu(31)-Angiogenin) stammte von der Fa. Hoechst AG. Die Dosierungen betrugen jeweils 8 μg Angiogenin, 200 μg Albumin und 50 mg Gelatine in einem Volumen von 500 μl.

In Versuch II erhielten jeweils 20 Tiere entweder 0,9% NaCl (Grp. 1), Albumin/Gelatine (Grp. 2) oder die Trägersubstanzen mit 0,8 μg Angiogenin (Grp. 3), 8,0 μg Angiogenin (Grp. 4) oder 80 μg Angiogenin (Grp. 5). Ansonsten wurde der Versuchsablauf gegenüber Studie I nicht verändert. Als Zielgröße zur Beweisführung wurde in Studie II die Fläche unter der Wundheilungskurve festgelegt. Zusätzlich wurden die Wundgrößen an den einzelnen Tagen miteinander verglichen (Tierversuchsgenehmigung Nr. 26.203.2K 4, 5/88).

Ergebnisse

Die ermittelten Daten sind in der Tabelle 1 wiedergegeben.

Tabelle 1. Wundfläche und Fläche unter der Wundheilungskurve (FLUK) ($\bar{x} \pm$ SD, mm^2)

Grp.	Behandlg.	Wundfläche Tag 7	Wundfläche Tag 10	Wundfläche Tag 14	FLUK Tag 0–14
Versuch I					
1	keine	274,1 $\pm$ 35,9		68,4 $\pm$ 22,8	
2	NaCl	265,1 $\pm$ 37,6		72,3 $\pm$ 39,0	
3	HA/G	260,2 $\pm$ 32,6		85,5 $\pm$ 21,3	
4	HA/G/A	253,3 $\pm$ 61,3		57,8 $\pm$ 17,2^a	
Versuch II					
1	NaCl	206,0 $\pm$ 56,1	94,3 $\pm$ 28,5	22,1 $\pm$ 13,2	2880 $\pm$ 486
2	HA/G	236,9 $\pm$ 60,0	119,4 $\pm$ 27,5^d	27,1 $\pm$ 15,9	3107 $\pm$ 535
3	HA/G/A1	218,4 $\pm$ 76,0	107,1 $\pm$ 19,8	24,8 $\pm$ 12,7	2859 $\pm$ 499
4	HA/G/A2	197,7 $\pm$ 45,2^b	99,0 $\pm$ 30,3^b	17,9 $\pm$ 8,7^b	2695 $\pm$ 447^c
5	HA/G/A3	224,2 $\pm$ 43,7	98,2 $\pm$ 29,4	19,2 $\pm$ 8,4	2935 $\pm$ 291

HA: Albumin, G: Gelatine; A1–A3: 0,8 μg, 8,0 μg, 80 μg Angiogenin;
^{a}: signifikant gegen Grp. 1–3 ($p < 0,05/0,025/0,025$);
^{b}: $p < 0,05$; ^{c}: $p < 0,025$ gegen Grp. 2; ^{d}: $p < 0,01$ gegen Grp. 1

Studie I: Ein Tier wurde wegen einer Wundinfektion (Grp. 4), 1 Tier wegen zu hohen Gewichtsverlusts ($> 10\%$) ausgeschlossen (Grp. 2). Ferner verstarben 2 Tiere in der Äthernarkose (Grp. 1, 4). Am 7. Tag nach Wundsetzung gab es keine Unterschiede zwischen den Versuchsgruppen. Am 14. Tag war die Heilung in Gruppe 4 unter der Wirkung von Albumin und Gelatine signifikant gegenüber allen anderen Gruppen verzögert; die Wundgrößen lagen bis zu 48% über dem Mittelwert der Gruppe 1. Durch den Zusatz von

Angiogenin zu den Trägersubstanzen (Grp. 4) wurde dieser Negativ-Effekt aufgehoben (p < 0,025).

Studie II: Es traten keine Komplikationen auf, die zum Ausschluß von Tieren führten; allerdings starb unter der Äthernarkose jeweils 1 Ratte in den Gruppen 2, 3 und 4. Am 2. Tag nach Verletzung gab es keine Unterschiede zwischen den Versuchsgruppen. Ab dem 4. Tag zeigte Gruppe 2 (Albumin/Gelatine) immer das ungünstigste Ergebnis: die Wunden waren am 10. Tag signifikant größer (bis zu 30%) als in Gruppe 1 (NaCl). Die mit 8,0 μg Angiogenin und den Trägersubstanzen behandelten Tiere wiesen zumeist die kleinsten Wunden auf. Gegenüber Gruppe 2 (Albumin/Gelatine) war die Heilung ab dem 4. Tag signifikant besser. Der Unterschied zu den nur mit NaCl behandelten Kontrollen blieb jedoch ohne statistische Bedeutung. Die niedrigere Angiogenin-Dosierung in Gruppe 3 sowie die höhere Dosierung in Gruppe 5 brachte keinen signifikanten Effekt. Das Zielkriterium "Fläche unter der Wundheilungskurve" bestätigte das schon in Versuch I festgestellte Ergebnis: durch Zugabe von Angiogenin zu den Trägersubstanzen wurde deren Negativ-Wirkung aufgehoben und damit die Wundheilung optimiert (p< 0,025).

Diskussion

Da ein Gewebshormon zwar schon in sehr geringen Dosen wirksam ist, dafür aber über längere Zeit zur Verfügung stehen muß, wurde Angiogenin an 4 aufeinanderfolgenden Tagen appliziert. Zudem wurde als Trägermedium ein Gemisch aus Albumin und Gelatine gewählt, um eine verzögerte Freisetzung des Wirkstoffs zu erreichen. Es stellte sich heraus, daß die lokale Anwendung der Trägersubstanzen den Heilungsprozeß beeinträchtigte. Verantwortlich dafür war nach eigenen Untersuchungen mit hoher Wahrscheinlichkeit die Gelatine. Sie bindet und verbraucht Fibronektin, ein für die Wundheilung essentielles Protein. Unter Fibronektinmangel heilen Hautwunden verzögert [3, 4]. Der negative Einfluß der Trägersubstanzen konnte durch den Zusatz von Angiogenin verhindert werden. Dieser wesentliche Befund der ersten Studie wurde durch den zweiten Versuch mit einer größeren Tierzahl reproduziert und abgesichert. Zusätzlich wurde festgestellt, daß die in Studie I gewählte Angiogenin-Dosierung von 8,0 μg Angiogenin zur optimalen Wirkung führte. Unter dieser Behandlung deutete sich zwar eine leichte Beschleunigung der Heilung über das normale Maß hinaus an, dieser Effekt erreichte aber zu keinem Zeitpunkt statistische Signifikanz. Damit erscheint das Gewebshormon Angiogenin als ein vielversprechender Faktor zur Optimierung gestörter Heilungsprozesse.

Zusammenfassung

An Ratten mit drittgradigen Brandverletzungen wurde der Einfluß von lokal verabreichtem Human-Angiogenin auf die Wundheilung geprüft. Um eine verzögerte Freisetzung dieses Proteins zu erreichen, wurde es zusammen mit Albumin und Gelatine als Trägersubstanzen angewendet. Es stellte sich heraus, daß der Heilungsprozeß durch die Carrier-Substanzen, wahrscheinlich durch die Gelatine, signifikant gestört wurde. Durch Zusatz von Angiogenin wurde dieser Negativ-Effekt verhindert (p < 0,025). Gegenüber unbehandelten Kontrollen kam es jedoch nicht zu einer echten Beschleunigung der Heilung. Angiogenin erscheint zur Optimierung einer schlechten Wundheilung geeignet.

Summary

The effect of topical human angiogenin on the healing of third-degree burn injuries in rats was studied. For the sake of delayed release this protein was administered together with albumin and gelatin as carrier substances. It turned out that the healing process was significantly disturbed by the carriers, probably by gelatin. When angiogenin was added this negative effect was prevented ($p < 0,025$), but healing was not significantly accelerated when compared to the untreated controls. Angiogenin seems appropriate to optimize poor wound healing.

Literatur

1. Fett JW, Strydom DJ, Lobb RR, Alderman EM, Bethune JL, Riordan JF, Vallee BL (1985) Isolation and characterization of angiogenin, an angiogenetic protein from human carcinoma cells. Biochem 24:5480–5486
2. Röddecker K, Nagelschmidt M, Makulik N, Münnich U, Jochims J (1990) Beeinflussung der Heilung von Hautschnittwunden bei Ratten durch den Angiogenesefaktor Angiogenin. In: Häring R (Hrsg) Chir Forum Experim Klin Forsch. Springer, Berlin Heidelberg New York London Paris Tokyo Hong Kong, S 117–120
3. Nagelschmidt M, Becker D, Bönninghoff N, Engelhardt GH (1987) Effect of fibronectin therapy and fibronectin deficiency on wound healing: a study in rats. J Trauma 27:1267–1271
4. Nagelschmidt M, Röddecker K, Weiser M (1989) Einfluß subtherapeutischer Mengen nativer Gelatine and Haemaccel 35 (Polygeline) auf den Fibronektinspiegel und die Wundheilung. Anaesthesist 38:413–417

Dr. M. Nagelschmidt, II. Chirurgischer Lehrstuhl der Universität zu Köln, Ostmerheimer Str. 200, W-5000 Köln 91, Bundesrepublik Deutschland

Heilung von Längsläsionen in der Zone II des Kaninchenmeniscus: Vergleich von Spontanheilung, Nahtrefixation und Fibrinklebung nach 6 und 12 Wochen

Healing of Longitudinal Lesions in Zone II of the Rabbit Meniscus: Comparison Between Spontaneous Healing, Suture and Fibrin Sealant After 6 and 12 weeks

K. Röddecker, U. Münnich, J. Jochims und M. Nagelschmidt

II. Chirurgischer Lehrstuhl der Universität zu Köln (Direktor: Prof. Dr. H. Troidl)

Einleitung

Verletzungen im capsulären Bereich (Zone III) des Kaninchenmeniscus verheilen in der Regel problemlos, während im avasculären Teil (Zone I) nach King überhaupt keine Reparation stattfindet [1]. Die dazwischenliegende mikrovasculäre Zone II stellt auch heute noch eine Herausforderung für Therapiekonzepte zur Meniscuserhaltung dar. In klinischen Studien läßt sich der Therapieerfolg nur mit Kriterien wie Kniestabilität, Schmerzfreiheit oder Rate von Rerupturen beurteilen. Im Tierexperiment wurde überwiegend die histologische Befundung als Zielkriterium gewählt. Eine einwandfreie Beurteilung der Meniscusheilung ist aber letztlich nur durch die biomechanische Messung der Narbenstabilität zu erreichen. Das von uns entwickelte Weiterreißverfahren macht es möglich, an explantierten Menisken in jedem beliebigen Gewebebereich Stabilitätsmessungen vorzunehmen. Mit Hilfe dieses Verfahrens wurden Therapiestudien zur Heilung von Längsläsionen in der Zone II an Kaninchen durchgeführt.

Methoden

In 2 Studien erhielten jeweils 30 Kaninchen von 3,4–4,5 kg Körpergewicht unter Ketanest/Scandicain-Narkose mit dem Stichskalpell eine Standard-Längsläsion von 3 mm Länge in der Zone II (1,5 mm Abstand zum lateralen Rand) im Hinterhorn des linken Innenmeniscus. Entsprechend der randomisierten Zuteilung zu den Versuchsgruppen wurde bei jeweils 10 Tieren die Läsion mit einer Naht geschlossen (Vicryl 4/0, Fa. Ethicon), mit 0,1 ml Fibrinkleber versorgt (Tissucol, schnelle Klebung, Fa. Immuno) oder der Spontanheilung überlassen. Eine Immobilisierung wurde nicht vorgenommen. Nach 6 Wochen (Studie I) und nach 12 Wochen (Studie II) wurde die Heilung mit dem neuentwickelten Weiterreißverfahren beurteilt [2]. Dabei wurde die Stabilität der Narbe und der Narbenverlängerung durch Aufspleißen der Menisken in Längsrichtung gemessen und mit den Verhältnissen in den rechten, unverletzten Menisken verglichen. Zielgröße war die Reißarbeit, die zur Auftrennung der entsprechenden Gewebebereiche erforderlich war. Die statistische Auswertung erfolgte mit dem U-Test von Mann und Whitney, wobei die auf den gesunden rechten Meniscus bezogenen relativen Reißwerte benutzt wurden; das Signifikanzniveau lag bei $p < 0,05$ (Versuchsgenehmigung Nr. 26.203.2 K49).

Ergebnisse

Die ermittelten Daten sind in den Tabellen 1 und 2 enthalten. Insgesamt mußten 10 Tiere wegen postoperativer Komplikationen oder nicht standardgemäßer Meniscusverletzung ausgeschlossen werden. Nach 6 Wochen Heilungszeit gab es in der Narbenstabilität nur einen geringen, nicht signifikanten Unterschied zwischen den genähten Menisken, die 26,3% und den spontan geheilten, die 18,9% der ursprünglichen Festigkeit aufwiesen. Unter der Wirkung des Fibrinklebers wurden dagegen 42,5% des Ausgangswertes erreicht. Dies bedeutet eine gegenüber der Spontanheilung signifikant verbesserte Heilung. Nach 12 Wochen hatten sich die Stabilitätswerte kaum weiterentwickelt. Spontanheilung und Naht lagen bei 24% der Ausgangsstabilität, unter Fibrinkleber wurden wiederum 42,5% gemessen. Damit war die Therapie mit dem Fibrinkleber signifikant besser als die Nahtrefixation. Die Stabilitätsanalyse in der Narbenverlängerung führte zu einigen recht interessanten Befunden. Nach 6 Wochen war das Gewebe über 3 mm (Spontanheilung), 2 mm (Naht) und 1 mm (Fibrinkleber) signifikant geschwächt. Dieser Effekt war unter Fibrinklebung deutlich geringer ausgeprägt als unter Spontanheilung ($p = 0,006$) und Naht ($p = 0,038$). Ab 8 mm Rißlänge übertrafen die geklebten, nach 10 mm auch die spontan geheilten Menisken sogar die Stabilitätswerte der gesunden Seite. Nach 12 Wochen zeigten sich im Bereich der Narbenverlängerung deutlichere Stabilitätsveränderungen als in der Narbe selbst. Gegenüber den Befunden nach 6 Wochen hatte sich bei den spontan geheilten und genähten Menisken die Gewebsschwächung unmittelbar hinter der Narbe vermindert. Unter Fibrinkleber schien sie eher etwas verstärkt; die Festigkeit war in dieser Gruppe aber immer noch signifikant höher als bei Spontanheilung ($p = 0,042$). Ab dem 6. mm zeigte sich das Gewebe bei Spontanheilung und unter Fibrinkleber weiter übernormal verstärkt, während sich unter der Nahttherapie hier eher normale Werte eingestellt hatten.

Tabelle 1. Stabilität der Narbe ($\bar{x} \pm$ S.D.)

Gruppe	Behandlg.	n	rechts $Nm^a\ 10^{-3}$	links $Nm^a\ 10^{-3}$	%
Studie I: 6 Wochen Heilungszeit					
1	Spont.	9	4,59 ± 1,55	0,88 ± 0,66	18,9 ± 12,6
2	Naht	8	3,63 ± 1,22	0,90 ± 0,74	26,3 ± 19,1
3	Fibrin	9	3,60 ± 0,87	1,55 ± 1,19	42,5 ± 28,3[a]
Studie II: 12 Wochen Heilungszeit					
1	Spont.	9	3,46 ± 1,08	0,82 ± 0,73	24,1 ± 19,1
2	Naht	8	4,20 ± 0,76	0,93 ± 0,58	23,4 ± 15,2
3	Fibrin	7	3,98 ± 0,90	1,74 ± 0,82	42,5 ± 16,0[b]

[a] $p < 0,05$ gegenüber Spontanheilung.
[b] $p < 0,05$ gegenüber Naht.

Tabelle 2. Relative Stabilität in der Verlängerung der Narbe (% der gesunden Seite, x̄)

Bereich (mm)	Befund nach 6 Wochen			Befund nach 12 Wochen		
	Spont.	Naht	Fibrin	Spont.	Naht	Fibrin
3–4	33,1[a]	38,6[a]	64,8[a]	34,6[a]	43,3[a]	53,5[a]
4–5	48,0[a]	52,7[a]	89,3	60,3[a]	65,5[a]	77,7[a]
5–6	63,4[a]	70,6	105,0	89,2	91,8	103,8
6–7	80,9	92,3	114,6	108,6	109,0	126,6[b]
7–8	96,9	111,2	123,2	115,5	111,8	138,7[b]
8–9	110,4	118,1	133,3[b]	127,8	107,5	137,4[b]
9–10	115,5	118,8	136,8[b]	133,5[b]	102,2	137,6[b]
10–11	125,5[b]	114,8	128,6[b]	135,2[b]	94,8	141,4[b]

[a] signifikant schwächer als die unverletzte Seite. [b] signifikant stabiler als die unverletzte Seite.

Diskussion

Die neuentwickelte Technik des Längsreißens erlaubt eine detaillierte Beurteilung der biomechanischen Stabilität in jedem gewünschten Bereich der Menisken. In den vorliegenden Versuchen wurde zur Auswertung die mechanische Arbeit berechnet, die nötig war, um den 3 mm langen Narbenbereich zu eröffnen. Der Riß wurde dann in das vermeintlich gesunde Gewebe hinein weitergeführt, so daß auch hier Stabilitätsanalysen möglich waren. Nach 6 und 12 Wochen Heilungsdauer ergaben sich für die 3 Therapieformen jeweils unveränderte Narbenfestigkeiten. Ein Vorteil der Nahtrefixation gegenüber der Spontanheilung war nicht festzustellen. Die Verwendung des Fibrinklebers führte jedoch zu einer signifikanten Verbesserung der Narbenstabilität. In der Narbenverlängerung trat als Folge der Verletzung eine Gewebeschwächung auf. Auch bei diesem Kriterium schnitt der Fibrinkleber signifikant günstiger ab als die beiden anderen Therapien. Die Schwächung muß als Folge der posttraumatischen Entzündung im Wundgebiet angesehen werden, wobei es sich nur mit der Stoffwechselträgheit des Faserknorpels erklären läßt, daß sie auch nach 12 Wochen noch bestand. Die in der Narbenverlängerung entdeckte Schwächezone wurde von uns zum erstenmal mit biomechanischen Stabilitätsmessungen nachgewiesen. Sie wurde allerdings schon früher postuliert. Man vermutet, daß Korbhenkelrisse sich durch Weiterreißen einer initial kleinen Verletzung in eine derartige Schwächezone hinein ausbreiten. Aufgrund unserer Untersuchungen erscheint die Fibrinklebung als eine vielversprechende Alternative zur Naht, vielleicht auch in Kombination mit der Nahtrefixation, weil sie für eine schnelle Festigkeitszunahme sorgt. Der Effekt des Klebers scheint dabei weniger auf seine adhäsive Wirkung als auf eine Stimulation der posttraumatischen Entzündungsvorgänge zurückzugehen [3, 4]. Es erscheint notwendig, die weitere Stabilitätsentwicklung in Narbe und Narbenperipherie in Langzeitstudien zu prüfen.

Zusammenfassung

Kaninchen erhielten eine standardisierte Längsläsion in der mikrovascularisierten Zone II des linken Innenmeniscus-Hinterhornes. Die Verletzung wurde entweder nahtrefixiert, mit Fibrinkleber behandelt oder der Spontanheilung überlassen. Nach 6 und 12 Wochen wurde die Stabilität der Narbe sowie des nachfolgenden Gewebes gemessen. Zwischen Nahtrefixation und Spontanheilung zeigte sich kein Unterschied, die Behandlung mit dem Kleber führte jedoch zu einer signifikanten Verbesserung der Heilung. Im Bereich der Narbenverlängerung wurde eine Zone verminderter Stabilität nachgewiesen.

Summary

Rabbits received a standardized longitudinal lesion in the microvascular zone II of the posterior horn of the left meniscus. The injury was fixed with a suture, sealed with fibrin glue or left without further treatment. After 6 and 12 weeks the stability of the scar and the elongation of the scar was analysed. There was no difference between suture and spontaneous healing. Treatment with sealant, however, resulted in a significant improvement of healing. In the elongation of the scar a region of decreased stability was detected.

Literatur

1. King D (1936) The healing of semilunar cartilages. J Bone Joint Surg 18:333–342
2. Röddecker K, Jochims J, Münnich U, Nagelschmidt M (1989) Eine neue Methode zur biomechanischen Stabilitätsprüfung heilender Menisci im Tiermodell – Ist die Meniscusnaht in der Zone II eine geeignete Therapie? In: Hamelmann H (Hrsg) Chir Forum Experim Klin Forsch. Springer, Berlin Heidelberg New York London Paris Tokyo Hong Kong, S 255–259
3. Arnoczky SP, Warren RF, Spivak JM (1988) Meniscal repair using an exogenous fibrin clot. J Bone Joint Surg [Am] 70:1209–1217
4. Nagelschmidt M, Röddecker K, Gierse Th, Troidl H (1990) Einfluß verschiedener Fibrinkleber auf die Fibroblasten-Aktivität in Hautwunden. Arzneim-Forsch 40:1166–1171

Dr. K. Röddecker, II. Chirurgischer Lehrstuhl der Universität zu Köln, Ostmerheimer Str. 200, W-5000 Köln 91, Bundesrepublik Deutschland

Granulocytendysfunktion bei Patienten mit posttraumatischer Osteitis

Granulocyte Dysfunction in Patients with Posttraumatic Osteitis

U. Bergmann[1]*, B. Schlüter[1]*, Ch. Josten[2], M. Walz[2] und W. König[1]**

[1]Lehrstuhl für Med. Mikrobiologie und Immunologie, AG Infektabwehrmechanismen, Ruhr-Universität Bochum
[2]Berufsgenossenschaftliche Krankenanstalten Bergmannsheil, Bochum, Chirurgische Klinik und Poliklinik, Universitätsklinik Bochum (Direktor: Prof. Dr. G. Muhr)

Zielsetzung

Das Auftreten, der Verlauf und der Ausgang einer Infektion sind entscheidend von einerseits der Pathogenität der kolonisierenden Mikroorganismen und andererseits von der Effektivität der körpereigenen Infektabwehr bestimmt. So konnte an neutrophilen Granulocyten (PMN) von schwerbrandverletzten Patienten eine verminderte Leukotriengenerierung nachgewiesen werden, die mit dem invasiven Wachstum kolonisierender Mikroorganismen einherging [3]. Darüberhinaus beeinflussen die eindringenden Keime die Leukotrienbildung der PMN [1]. Bei Patienten mit posttraumatischer Osteitis (PO) konnten bisher verschiedene Störungen der spezifischen und der unspezifischen Infektabwehr nachgewiesen werden [4, 2]. Der Mechanismus dieser Funktionsstörungen ist bislang wenig verstanden.

Daher untersuchten wir bei Patienten mit posttraumatischer Osteitis die Leukotriengenerierung neutrophiler Granulocyten nach immunologischer (opsonisiertes Zymosan) sowie nichtimmunologischer (Ca-Ionophor A23187) Stimulation. Weiterhin wurde die Fähigkeit der PMN zur Bildung reaktiver Sauerstoffprodukte als Parameter der mikrobiciden Potenz durch Messung der Luminol-induzierten Chemiluminescenz bestimmt.

Patienten und Methoden

26 Patienten (♀: 1, ♂: 25) mit posttraumatischer, akut exacerbierender Osteitis der unteren Extremität wurden in die Studie aufgenommen (PO). Die bakteriell induzierte Osteitis bestand bei allen Patienten > 3 Monate; der letzte chirurgische Eingriff lag > 8 Tage zurück.

Anreinigung neutrophiler Granulocyten (PMN)

Neutrophile Granulocyten wurden aus je 40 ml venösem, heparinisiertem Blut über einen Ficoll-Metrizoat-Gradienten und anschließende Dextran-Sedimentation angereinigt (3). Nach 2maligem Waschen in PBS-Puffer enthielt die Zellfraktion mehr als 95% PMN

---

* Unterstützt durch Bundesminister des Inneren.
** Unterstützt durch Deutsche Forschungsgemeinschaft Kö 417/7-4.

mit einer Viabilität > 97 %. Die Zellen wurden lichtmikroskopisch mittels modifizierter Pappenheim-Färbung differenziert.

Stimulation der Zellen zur Leukotriengenerierung
PMN ($1 \times 10^7/0,5$ ml PBS) wurden mit dem Ca-Ionophor A23187 [$4,9 \mu$M, in Gegenwart von Ca^{++} (1 mM) und Mg^{++} (2,5 mM)] bzw. opsonisiertem Zymosan [2 mg, in Gegenwart von Ca^{++} (2 mM) und Mg^{++} (2,5 mM)] bei 37°C für 20 min inkubiert (1). Die Stimulation wurde durch Zugabe von 2 ml Acetonitril/Methanol (50/50, v/v) beendet, die Proben bei −70°C über Nacht gelagert und lyophilisiert. Das Lyophilisat wurde in 0,6 ml Methanol/H_2O (30/70, v/v) aufgenommen und der Gehalt an Leukotrienen mittels reversed-phase HPLC (RP-HPLC) bestimmt.

Stimulation der Zellen zur Luminol-induzierten Chemiluminescenz
PMN (1×10^6) wurden in Gegenwart von Ca^{++} (2 mM), Mg^{++} (2,5 mM) und Luminol (13 μM) für 15 min vorinkubiert und durch opsonisiertes Zymosan [Z(x)] (1 mg) stimuliert (3). Nach Zugabe des Stimulus wurde in zweiminütigen Abständen die Chemiluminescenz in einem Lumacounter bestimmt.

Statistik
Alle Daten sind als Mittelwerte ± Standardabweichung dargestellt. Nach Prüfung auf Normalverteilung wurden Unterschiede mit dem unabhängigen t-Test ($p < 0,05$) ermittelt.

Ergebnisse

PMN von Patienten mit PO generierten weniger ($p < 0,001$) Gesamt-LTB_4 (Summe als LTB_4, 20-OH-LTB_4 und 20-COOH-LTB_4) als PMN gesunder Spender (GS) ($300,5 \pm 155,7$ ng vs. $511,9 \pm 97,1$ ng) (Abb. 1a). Grund ist eine reduzierte Bildung sowohl des chemotaktisch aktiven LTB_4 ($14,5 \pm 11,8$ ng vs. $27,5 \pm 6,6$ ng) als auch der Metabolisierungsprodukte 20-OH-LTB_4 ($178,5 \pm 126,4$ ng vs. $329,8 \pm 71,7$) und 20-COOH-LTB_4 ($107,5 \pm 43,4$ ng vs. $154,6 \pm 29,2$ ng). Die Stimulation von PMN mit Z(x) zeigte ein ähnliches Freisetzungsmuster. Die Generierung von Gesamt-LTB_4 durch PMN von PO betrug $44,2 \pm 21,5$ ng im Vergleich zu $68,6 \pm 17,2$ ng ($p < 0,001$) durch PMN von GS (Abb. 1b). Die Werte der einzelnen Substanzen betrugen $3,1 \pm 4,5$ ng für 20-OH-LTB_4 und $14,4 \pm 5,2$ ng vs. $10,8 \pm 3,5$ ng für 20-COOH-LTB_4. Die Betrachtung der prozentualen Anteile des biologisch aktiven LTB_4 und seiner ω-Oxidationsprodukte am Gesamt-LTB_4 zeigt, daß die Metabolisierung von LTB_4 zu 20-OH-LTB_4 und 20-COOH-LTB_4 nicht gesteigert ist. Zur Überprüfung einer evtl. veränderten Stimulusempfindlichkeit wurden PMB von drei PO und drei GS mit unterschiedlichen Stimuluskonzentrationen inkubiert (Tabelle 1). Eine Erhöhung von Ca-Ionophor auf $7,3 \mu$M bewirkte eine Steigerung der LT-Freisetzung in beiden Gruppen, wobei PMN von PO weiterhin signifikant weniger ($p < 0,01$) Gesamt-LTB_4 bildeten ($396,8 \pm 59,1$ vs. $575,3 \pm 68,5$). Die Erhöhung der Z(x)-Konzentration auf 4 mg führte in keiner Gruppe zu einer Steigerung der LT-Freisetzung. Auch eine verlängerte Inkubationszeit bis zu 60 min erzielte keine Steigerung der Freisetzungsraten.

Zur Aufklärung der zugrundeliegenden Funktionsstörung wurden PMN von 6 PO und 4 GS mit Arachidonsäure (60μM) inkubiert und mit Z(x) stimuliert, wodurch die LT-Bildung

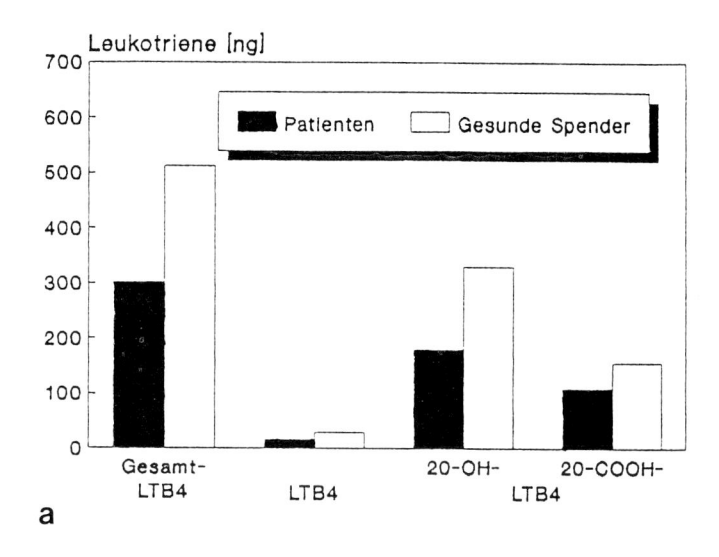

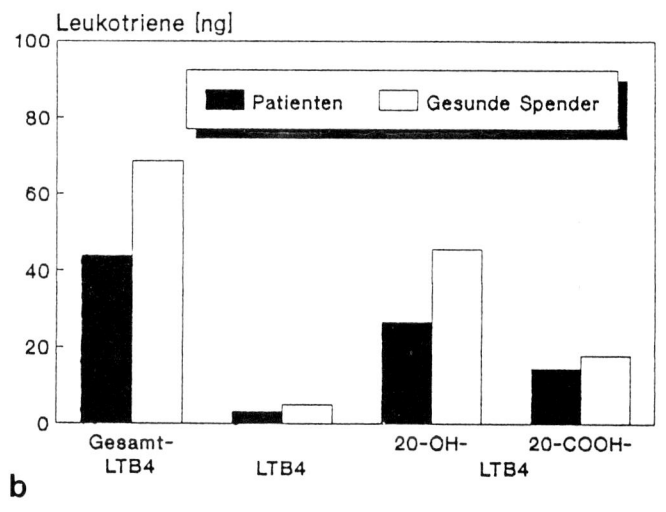

Abb. 1 a,b. Leukotriengenerierung (Gesamt-LTB$_4$, LTB$_4$, 20-OH-LTB$_4$ und 20-COOH-LTB$_4$) durch PMN von Patienten mit posttraumatischer Osteitis im Vergleich zu PMN von gesunden Spendern nach Stimulation mit Ca-Ionophor A23187 (4,9 μM) (**a**) bzw. opsonisiertem Zymosan (**b**). Mittelwerte von 26 Patienten und 7 gesunden Spendern sind dargestellt

in beiden Gruppen erhöht wurde: PO: $249,6 \pm 63,8$, GS: $258,6 \pm 48,3$ ($p > 0,05$); somit ist die Generierung von LT aus freier AA bei Patienten mit PO nicht vermindert.

Neben der Bildung von Entzündungsmediatoren ist die Generierung reaktiver Sauerstoffprodukte eine wichtige Funktion neutrophiler Granulocyten. Nach Stimulation mit Z(x) nimmt die Luminol-induzierte Chemilumineszenz einen charakteristischen Verlauf mit einem Maximum nach 3 bis 7 min. PMN von PO haben im Vergleich zu PMN von GS eine signifikant verminderte Chemilumineszenz über den gesamten Zeitraum (Tabelle 2).

Tabelle 1. Dosis-Wirkung der Leukotriengenerierung* durch PMN nach Stimulation mit Ca-Ionophor A23187 oder opsoniertem Zymosan (Mittelwerte ± SD)

Stimulus	Dosis	PO-Patienten n = 3	Gesunde Spender n = 3
Ca-Ionophor	7,3 µM	396,8 ± 59,1^a	575,3 ± 68,5
	4,9 µM	339,2 ± 66,4^b	488,4 ± 57,6
Opsoniertes	4 mg	37,8 ± 11,3^a	72,1 ± 14,6
Zymosan	2 mg	39,3 ± 10,6^a	69,5 ± 13,4

* = Gesamt-LTB$_4$ (ng/10^7 PMN).
PO-Patienten = Patienten mit posttraumatischer Osteomyelitis.
^{a} = p < 0,01; ^{b} = p < 0,02.

Tabelle 2. Luminol-induzierte Chemiluminescenz durch PMN nach Stimulation mit opsoniertem Zymosan (5 × 10^3 cpm; Mittelwerte ± SD)

Zeit [min]	PO-Patienten n = 26	Gesunde Spender n = 7
3	1628 ± 472^a	1877 ± 334
5	1739 ± 427^b	2055 ± 395
7	1751 ± 446^b	2091 ± 414

PO-Patienten = Patienten mit posttraumatischer Osteomyelitis.
^{a} = p < 0,001; ^{b} = p < 0,002.

Schlußfolgerung und Zusammenfassung

Wir untersuchten die Funktion neutrophiler Granulocyten (PMN) von Patienten mit posttraumatischer Osteitis (PO, n = 26). Die PMN der PO zeigten eine verminderte Freisetzung von Leukotrien B$_4$ (LTB$_4$) und seinen ω-Oxidationsprodukten 20-OH-LTB$_4$ und 20-COOH-LTB$_4$ sowohl nach immunologischer als auch nicht-.immunologischer Stimulation. Die verminderte LTB$_4$-Freisetzung war auf eine verringerte Bildung von Lipoxigenase-Produkten zurückzuführen, während die Metabolisierung des LTB$_4$ (ω-Oxidation) unverändert war. Zusätzlich zur verminderten Leukotrienfreisetzung war die Bildung reaktiver Sauerstoffprodukte unter Stimulation mit Zymosan gehemmt. Unsere Ergebnisse weisen cellulläre Funktionsstörungen bei Patienten mit posttraumatischer Osteitis nach, die die Elimination virulenter Keime verhindern und somit die Persistenz der Infektion fördern können.

Conclusion and Summary

The function of polymorphonuclear neutrophils (PMN) was studied in 26 patients suffering from chronic posttraumatic osteomyelitis. Patients' PMN showed a decreased release of leukotriene B$_4$ (LTB$_4$) and its ω-oxidation products 20-OH-LTB$_4$ and 20-COOH-LTB$_4$

after immunological as well as nonimmunological stimulation. The reduced LTB_4 levels were caused by a diminished formation of lipoxygenase factors, whereas the metabolization of LTB_4 (ω-oxidation) was within normal range. In addition to lipid mediator formation the generation of reactive oxygen radicals upon stimulation with opsonized zymosan was suppressed. Our results suggest that cellular dysfunctions in patients with chronic posttraumatic osteomyelitis prevent the elimination of virulent microorganisms and thus contribute to the persistence of infection.

Literatur

1. Bergmann U, Scheffner J, Köller M, Erbs G, Müller FE, König W (1989) Induction of inflammatory mediators (histamine and leukotrienes) from rat peritoneal mast cells and human granulocytes by Pseudomonas aeruginosa strains from burn patients. Infect Immun 57:2187–2195
2. Hierholzer S, Hierholzer G (1985) Unspecific and specific host defense mechanisms in chronic posttraumatic bone infection. Unfallchirurg 88:255–262
3. Köller M, König W, Brom J, Erbs G, Müller FE (1989) Studies on the mechanism of granulocyte dysfunctions in severely burned patients – evidence for altered leukotriene generation. J Trauma 29:435–445
4. Schlüter B, Bergmann U, Josten C, Walz M, König W Impairment of specific host defense mechanisms in patients with chronic posttraumatic osteomyelitis. Submitted

Prof. Dr. W. König; Dr. U. Bergmann, Lehrstuhl für Med. Mikrobiologie und Immunologie, AG Infektabwehrmechanismen, Ruhr-Universität Bochum, Universitätsstraße 150, W-4630 Bochum, Bundesrepublik Deutschland

II. Transplantation I

Incidenz von Infektionen nach OKT3 Behandlung steroidresistenter Abstoßungen bei nierentransplantierten Patienten
Incidence of Infection in Kidney Transplant Patients Treated with OKT3 for Steroid-Resistant Rejections

B. Nashan[1], K. Wonigeit[1], H. Bunzendahl[1], U. Frei[1], H.J. Schlitt[2] und R. Pichlmayr[1]

[1]Klinik für Abdominal- und Transplantationschirurgie
[2]Klinik für Nephrologie, Medizinische Hochschule Hannover

Einleitung

Die Behandlung steroidresistenter Abstoßungen mit dem monoklonalen Antikörper OKT3 konnte in den letzten Jahren eine deutliche Verbesserung der klinischen Ergebnisse hinsichtlich des Transplantatüberlebens bewirken [1]. Eine unerwünschte Folge des Einsatzes von OKT3, welches in der Regel über einen Zeitraum von 10–14 Tagen appliziert wird, ist jedoch eine deutlich erhöhte Anfälligkeit der Behandelten für virale, mykotische und bakterielle Infekte als Folge der erhöhten Immunsuppression. Ziel der hier vorgestellten Untersuchungen war daher die Analyse der Infektionsincidenz in einem Kollektiv nierentransplantierter Patienten, die auf dem Boden einer steroidresistenten Abstoßung eine OKT3-Therapie mit einer maximalen Dauer von 7–10 Tagen erhalten hatten.

Patienten und Methoden

Die Incidenz infektiöser Komplikationen wurde bei 30 Patienten untersucht, die mit OKT3 behandelt wurden. Die Diagnose einer steroidresistenten interstitiellen Abstoßung wurde klinisch und histologisch durch eine Stanzbiopsie gestellt. Voraussetzung hierfür war eine vorausgegangene Behandlung mit 2–5 i.v. Stößen Methylprednisolon (jeweils 500 mg) und anschließend unveränderten bzw. steigenden Harnretentionswerten. 20 Patienten wurden über 7 Tage mit OKT3 behandelt, 6 Patienten für 10 Tage und bei 4 Patienten wurde die Therapie nach 2–4 Applikationen abgebrochen, da sich herausstellte, daß die Ursachen der Verschlechterung der Nierenfunktion entweder Gefäßprobleme (2 Pat.) oder unklare Virusinfekte waren. Die Basisimmunsuppression bestand aus Cyclosporin A, Azathioprin und niedrig dosierten Steroiden. Bei allen Patienten wurden im Verlauf der Therapie serologische Kontrollen antiviraler Antikörper-Titer durchgeführt. Ein mehr als 4-facher Anstieg der CMV-KBR, eine Serokonversion zu IgM anti-CMV Antikörpern sowie der Nachweis von CMV (cytomegalie) Viren im Urin galten neben den klinischen Zeichen Fieber, Leukopenie, Organbeteiligung (Hepatitis, Pneumonie) als diagnostisch hinweisend auf einen CMV Infekt. Bakterielle und mykotische Infektionen wurden durch Direktpräparat und Kultur verifiziert.

Resultate

Bei 26 Patienten, die den vollen OKT3 Kurs erhielten, war das Überleben der Patienten nach 1 Jahr 100%, das Überleben der Transplantate im gleichen Zeitraum 80%. Bei 13% (n = 4) der Patienten kam es zu einer CMV Erkrankung. 2 Patienten entwickelten einen leichten CMV Infekt mit Fieber und geringem Anstieg der Transaminasen. 1 Patient hatte eine schwere CMV Erkrankung mit Lymphopenie, Fieber und Pneumonie. 1 Patientin entwickelte 38 Tage nach OKT3 Therapie und 13 Tage nach Transplantatnephrektomie und Absetzen der Immunsuppression eine CMV Erkrankung. 2 Patienten (7%) hatten eine leichte HSV (Herpes simplex Virus) Erkrankung, die sich als Stomatitis aphtosa darstellte und bei einem Patienten (3%) wurde 8 Tage nach Beendigung der OKT3 Therapie eine durch E. coli hervorgerufene Epididymitis diagnostiziert. In dem vorgestellten Patientengut wurden weder mykologische Infektionen noch Infektionen durch atypische Erreger beobachtet.

Diskussion

Die hoch dosierte Immunsuppression zur Therapie von Abstoßungskrisen führt zu einer erhöhten Anfälligkeit für Infektionen bei organtransplantierten Patienten [2]. Im besonderen Fall gilt dies für die Anwendung polyklonaler oder monoklonaler Antikörper wie z.B. OKT3 [3]. Die Raten von CMV Infekten reichten unter verschiedenen Immunsuppressionsprotokollen von 21 bis 75% [4, 5], im Vergleich zu 13% im hier vorgestellten Patientenkollektiv. Neben der niedrigen Incidenz viraler Infekte wurde auch ein völliges Fehlen mykologischer und opportunistischer bakterieller Infektionen beobachtet. D'Allessandro und Mitarb. [6] beschrieben eine Incidenz von 21% CMV Infektionen, 5% HSV, 5% EBV, 27% bakterielle Infekte und 10% Infektionen durch Mykosen (Candida, Cryptococcus, Aspergillus). In der vorgestellten Studie wurde eine geringe kumulative Menge verabreicht; erstens erhielten die Patienten bereits nach kurzer, maximal aus 5 Steroidstößen bestehender Abstoßungstherapie OKT3; zweitens wurde die Indikation zur OKT3 Therapie nur bei entsprechender Sicherung der Diagnose einer akuten interstitiellen Abstoßung gestellt und drittens war die Dauer der Therapie auf 7 bis 10 Tage limitiert: Neben einer hohen Effektivität in Bezug auf das Therapieziel, die erfolgreiche Behandlung einer Abstoßung, ist besonders eine niedrige Infektionsrate das Resultat der kurzen OKT3 Therapie. Damit ist eine kurze Therapie der längeren Therapie überlegen und ihr vorzuziehen.

Zusammenfassung

In der vorgelegten Studie wurde die Infektionsincidenz im Anschluß an eine 7–10tägige OKT3 Therapie zur Behandlung steroidresistenter Abstoßungen bei nierentransplantierten

Patienten untersucht. Hierbei zeigte sich im Vergleich zu längeren Therapiekursen eine geringe Infektionsincidenz für CMV (13%) sowie ein vollständiges Fehlen mykologischer und opportunistischer bakterieller Infekte. Da bei gleicher Effektivität dieser kurzen OKT3 Kurse, im Vergleich zu Kursen über 14 Tage, in Bezug auf die Beherrschung von Abstoßungskrisen eine niedrigere Infektionsrate beobachtet wird, erscheint uns die OKT3 Applikation über 7–10 Tage ausreichend.

Summary

In this study results of short courses of OKT3 (7–10 days) for the treatment of steroid-resistant rejections in kidney transplant patients are presented. Cytomegalovirus infections were observed in 13% of the patients, while fungal and opportunistic bacterial infections were completely absent as compared to OKT3 protocols where OKT3 is administered for 14 days or longer. As the efficacy of short courses is equivalent to longer courses according to its potential to cure rejections, we assume short courses to be safer due to the decreased risk of infection.

Literatur

1. Thistlethwaite JR, Gaber AO, Haag BW et al (1987) OKT3 treatment of steroid resistant renal allograft rejection. Transplant 43:176
2. Bach MC, Aler JL, Breman J et al (1973) Influence of rejection therapy on fungal and noncardial infections in renal transplant recipients. Lancet 1:180
3. Peterson PK, Ferguson R, Fryd DS et al (1982) Infectious diseases in hospitalized renal transplant recipients: a prospective study of a complex and evolving problem. Medicine 61:360
4. Thistlethwaite JR, Cosimi AB, Delmonico FL et al (1984) Evolving use of OKT3 monoclonal antibody for treatment of renal allograft rejection. Transplant 38:695
5. Chou S, Norman DJ (1985) Effect of OKT3 antibody therapy on cytomegalovirus reactivation in renal transplant recipients. Transplant Proc 17:2755
6. D'Allessandro AM, Pirsch JD, Stratta RJ et al (1989) OKT3 salvage therapy in a quadruple immunosuppressive protocol in cadaveric renal transplantation. Transplant 47:297

Dr. B. Nashan, Klinik für Abdominal- und Transplantationschirurgie der MHH, Konstanty-Gutschow-Str. 8, W-3000 Hannover 61, Bundesrepublik Deutschland

Die Vorhersage von Infektion und Abstoßung nach Lebertransplantation durch intraoperative Bestimmung von TNFα und IL-6

Prediction of Postoperative Infection and Rejection in Liver Transplantation by Intraoperative Determination of TNFα and IL-6

R. Függer[1], G. Hamilton[2], R. Steininger[1], F. Mühlbacher[1] und F. Schulz[1]

[1]I. Chirurgische Universitätsklinik Wien (Vorstand: Prof. Dr. A. Fritsch)
[2]Immunolog. Labor d. Abt. Experimentelle Chirurgie d. Universität Wien (Vorstand: Prof. Dr. E. Roth)

Die orthotope Lebertransplantation (OLT) ist heute ein etabliertes Verfahren in der Therapie von Lebererkrankungen im Endstadium. Die häufigste Komplikation nach OLT ist das Auftreten einer Infektion mit generalisierter Sepsis und Polyorganversagen [1]. TNFα und andere Cytokine wie IL-6 sind als bedeutende Faktoren im Ablauf eines septischen Schocks bekannt [2, 4] und durch ihre enge Verflechtung im Immunsystem auch in die Abstoßungsreaktion eingebunden [3]. Es stellt sich daher die Frage, ob die intraoperative Bestimmung von TNFα und IL-6 einen frühzeitigen Hinweis auf das postoperative Auftreten von Infektionen und Abstoßungsreaktionen geben kann.

Krankengut und Methodik

27 Patienten, bei denen wir 28 Lebertransplantationen durchführten, wurden in einer prospektiven Studie zur intraoperativen Verlaufsbestimmung von TNFα und IL-6 erfaßt. Die Indikationen zur Transplantation waren Lebercirrhose (n = 20), Tumor (n = 6) und Retransplantation (n = 2). Das Krankengut umfaßt 9 Frauen und 18 Männer, das Durchschnittsalter betrug 45 Jahre (20–61). Die Transplantation wurde in üblicher Technik durchgeführt. Bei der Implantation wurden zuerst die obere und untere Cavaanastomose und anschließend die Vena porta und die Arteria hepatica wiederhergestellt. Daraufhin wurde die Zirkulation in das Transplantat freigegeben. Während der anhepatischen Phase wurde nie ein Bypass verwendet. Abschließend erfolgte die Rekonstruktion des Ductus choledochus, meist als End-Endanastomose, geschient mit einem T-Drain. Intraoperativ wurde bei allen Patienten zu folgenden Zeitpunkten je 10 ml Heparinblut aus einem arteriellen Katheter (Art. radialis) abgenommen: präoperativ am Tag der OLT (A), während der Hepatektomiephase (B), am Beginn (C) und am Ende der anhepatischen Phase (D), 5 min nach Freigabe der Leberzirkulation (E) und am Operationsende (F).

TNFα-Test: TNFα wurde mit einem immunoradiometrischen Assay (Medgenic, Brüssel, Belgien) bestimmt. Die Messung von IL-6 erfolgte mittels ELISA (Quantikine IL-6, R & D Systems, Minneapolis, USA). Zur Untersuchung einer möglichen Korrelation der intraoperativ erhobenen Meßdaten und dem postoperativen Auftreten von Infektionen und Abstoßungsreaktionen wurden Abstoßungen und Infektionen bis zum 10. Tag nach OLT herangezogen. Die Diagnose einer postoperativen Infektion wurde beim Keimnachweis in Blut, Ascites, Galle, Drains oder Bronchialsekret gestellt. Das Vorliegen einer Abstoßung wurde als histologisch gesicherte Abstoßungsreaktion nach Leberbiopsie definiert. Leberbiopsien wurden durchgeführt, wenn bei ansteigenden Leberfunktionsproben (Bilirubin, AP, γGT, GOT, GPT) der Verdacht auf eine Abstoßung gegeben war.

Statistik: Für die Gruppen Abstoßung/keine Abstoßung und Infektion/keine Infektion wurden für die einzelnen Meßzeitpunkte die Medianwerte errechnet und diese mit dem Wilcoxon-Test auf Signifikanz überprüft. Zusätzliche Gruppenvergleiche auf signifikante Differenzen erfolgten mit dem Fisher-Test.

Ergebnisse

Tabelle 1. TNFα-Spiegel am Ende der Transplantation

TNFα pg/ml	keine Abstoßung n	Abstoßung n
> 100	1	4[a]
≤ 100	19	4[a]

[a]p = 0,015 (Fisher).

Tabelle 2. IL-6 bei postoperativer Infektion

IL-6 pg/ml	keine Infektion n	postop. Infektion n	Meßzeitpunkt
> 800	1	4[a]	
≤ 800	17	6[a]	E
< 800	2	5[b]	
≤ 800	16	5[b]	F

[a]p = 0,04 (fisher); [b]p = 0,06 (Fisher).

Die TNFα-Werte zeigten präoperativ beim Vergleich der Gruppen mit und ohne Abstoßung keinen signifikanten Unterschied (Meßpunkt A: 7 vs. 11,5 pg/ml, p = 0,11 Wilcoxon). Nach Beendigung der anhepatischen Phase und Freigabe der Transplantatdurchblutung lag TNFα in der Abstoßungsgruppe bei 18,0 pg/ml (E) und stieg bis zum Ende der Transplantation auf median 100 pg/ml (F) an. Patienten ohne Abstoßungsreaktion wiesen am Operationsende (F) mit 11,5 pg/ml einen statistisch signifikant niedrigeren TNFα-Wert auf (p = 0,0039, Wilcoxon). Dagegen war beim Vergleich Infektion vs. keine Infektion der Verlauf des TNFα-Spiegels nicht unterschiedlich. IL-6 war für eine Abstoßungsreaktion kein verwertbarer Parameter. Hingegen war bei der ersten Messung nach Rezirkulation des Transplantates (E) IL-6 bei postoperativer Infektion mit median 975 gegen 185 pg/ml ohne Infektion signifikant erhöht (Wilcoxon p = 0,0065), wobei die präoperativen Ausgangswerte von IL-6 nicht unterschiedlich waren (10 vs 35 pg/ml, p = 0,18 Wilcoxon). Am Operationsende (F) war IL-6 in der Infektionsgruppe zwar deutlich höher (median 945 vs 369 pg/ml), diese Differenz war jedoch nicht signifikant (p = 0,23 Wilcoxon). Am Operationsende (F) lag der TNFα Spiegel von fünf Patienten bei 100 pg/ml oder mehr. Vier von ihnen entwickelten innerhalb von 10 Tagen eine bioptisch verifizierte Abstoßung, während nur vier von 23 Patienten mit einem TNFα unter 100 pg/ml eine Abstoßungsreaktion zeigten (Tabelle 1). Mit einem Grenzwert von 100 pg/ml für TNFα konnte in 23/28 (82%) Patienten eine Abstoßung bzw. deren Ausbleiben richtig vorausgesagt werden. Fünf von 28 Patienten wiesen zum Zeitpunkt E bzw. 7 von 28 zum Zeitpunkt F einen IL-6 Wert von mehr als 800 pg/ml auf (Tabelle 2). Damit war bei IL-6 > 800 pg/ml zur Meßzeit E die postoperative Entwicklung einer Infektion signifikant häufiger (Fisher-Test p = 0,04). Am Operationsende (F) erreichte dieser Grenzwert für IL-6 gerade nicht mehr Signifikanzniveau (Fisher-Test p = 0,06).

Diskussion

Verschiebungen der Immunlage und der Cytokine sind bereits während der Lebertransplantation durch das Operationstrauma anzunehmen. Dazu kommt nach Freigabe der Zirkulation in die Leber die Aktivierung durch das Implantat, so daß beträchtliche Veränderungen immunologischer Parameter intraoperativ erwartet werden können. Tatsächlich fanden wir für TNFα einen Zusammenhang mit einer Abstoßungsreaktion innerhalb zehn Tagen nach OLT. Auffällig war die signifikante Differenz am Operationsende. In der Abstoßungsgruppe stieg TNFα am Ende der Transplantation von Medianwerten um 10–18 pg/ml während der verschiedenen Operationsphasen auf 100 pg/ml am Ende an. Der TNFα-Spiegel lag damit um etwa das Zehnfache über dem Vergleichswert von Patienten ohne Abstoßungsreaktion. Obwohl TNFα ein wesentlicher Mediator im septischen Schock ist, konnten wir keine Erhöhung bei postoperativ folgender Infektion nachweisen. IL-6 ist ein wichtiges Cytokin im Ablauf akuter Infektionen [2]. Außerdem ist eine Erhöhung vn IL-6 während Operationen beschrieben. Wir beobachteten diese Erhöhung generell im Ablauf einer OLT, wobei die höchsten Werte bei der ersten Messung nach Freigabe der Transplantatdurchblutung festgestellt wurden. Zu diesem Zeitpunkt bestand auch eine signifikante Differenz zwischen den Gruppen Infektion/keine Infektion. Diese Signifikanz war zum Operationsende nicht mehr nachzuweisen, fortlaufende postoperative Kontrollen von IL-6 könnten jedoch die tatsächliche Bedeutung in der Diagnose von Infektionen klarstellen. Die Ergebnisse bestätigen, daß es während einer OLT, vor allem nach Beendigung der anhepatischen Phase, zu Veränderungen von TNFα und IL-6 kommt, die ein frühzeitiger Hinweis auf bevorstehende Abstoßungsreaktionen und Infektionen sein könnten. Unsere Daten weisen auf eine Korrelation zwischen einer intraoperativen TNFα-Erhöhung und einer Abstoßung sowie einem Anstieg von IL-6 während der Transplantation und einer nachfolgenden Infektion hin.

Zusammenfassung

Bei einer Abstoßung nach Lebertransplantation trat am Operationsende ein signifikanter Anstieg von TNFα auf. 4/5 Patienten mit TNFα > 100 pg/ml hatten eine Abstoßung. Bei postoperativer Infektion fanden sich nach Rezirkulation des Transplantates signifikant höhere IL-6 Spiegel.

Summary

TNFα increased markedly after surgery in cases of liver transplant rejection. Four of five patients with TNFα levels over 100 pg/ml rejected the graft. IL-6 levels were raised significantly after recirculation of the graft in patients who subsequently developed infection.

Literatur

1. Colonna JO, Winston DJ, Brill JE et al. (1988) Infectious complications in liver transplantation. Arch Surg 123:360
2. Helfgott DC, Tatter SB, Sauthanam U et al. (1989) Multiple forms of IFNβ2/IL-6 in serum and body fluids during acute bacterial infection. J Immunol 142:948
3. Maury CPJ, Teppo AM (1987) Raised serum levels of cachectin/tumor necrosis factor alpha in renal allograft rejection. J Exp Med 166:1132
4. Michie HR, Manogue KR, Spriggs DR et al. (1988) Detection of circulating tumor necrosis factor after endotoxin administration. N Engl J Med 318:1481

Dr. R. Függer, I. Chirurgische Universitätsklinik, Alserstr. 4, A-1090 Wien

Analyse der Frequenz von CD4⁺ T Zellen mit "Memory" Phänotyp bei Patienten nach Lebertransplantation[*]
Analysis of the Frequency of CD4⁺ T Cells with "Memory" Phenotype in Liver Graft Patients

M. Winkler, K. Wonigeit, R. Schwinzer und R. Pichlmayr

Klinik für Abdominal- und Transplantationschirurgie, Medizinische Hochschule Hannover

Nach dem Expressionsmuster verschiedener Isoformen des CD45 (leukocyte common) Moleküls können periphere T Tellen in zwei funktionell verschiedene Subsets eingeteilt werden: Während bei einem Teil der T Zellen die hochmolekulare 220/205KD Isoform nachweisbar ist, wird von anderen T Zellen die niedermolekulare (180KD) Isoform exprimiert [1, 2]. Nach Aktivierung verlieren CD45RA⁺ T Zellen das CD45RA Antigen und exprimieren statt dessen die CD45unterscheiden sich nicht nur in der Expression von Oberflächenmolekülen wie CD45 oder CD29, sondern auch hinsichtlich ihrer Antwort auf in vitro Stimulation durch Recall-Antigene. Basierend auf dieser unterschiedlichen Reaktivität können CD45R0⁻CD45RA⁺ T Zellen als "naive" und CD45R0⁺CD45RA⁻ T zellen als "memory" Zellen angesehen werden [5]. Verschiebungen der relativen Anteile von CD45R0⁺ bzw. CD45RA⁺ T Zellen sind bei rheumatoider Arthritis [6] sowie bei aktiver multipler Sklerose [7] beschrieben worden. Erste Untersuchungen bei Patienten nach Lebertransplantation ergaben, daß bei akuten Abstoßungsreaktionen eine deutliche Zunahme der Frequenz von "memory" T Zellen insbesondere im CD4 Subset nachweisbar ist [8]. Wir berichten hier über die Analyse der Frequenz von "memory" CD4⁺ T Zellen bei einem Kollektiv von lebertransplantierten Patienten. Während bei den meisten untersuchten Abstoßungsepisoden eine deutliche Zunahme der Frequenz CD45R0⁺CD4⁺ bzw. CD29⁺CD4⁺ T Zellen nachweisbar war, blieb die Frequenz von "memory" CD4⁺ T Zellen bei bakteriellen und viralen Infektionen unverändert.

Patienten und Methoden

Patienten. Die durchflußcytometrischen Untersuchungen wurden bei 60 Patienten im frühen Verlauf nach Lebertransplantation zu definierten Zeitpunkten (2–3 mal wöchentlich während der ersten 14 Tage nach Transplantation, sowie einmal wöchentlich im weiteren Verlauf) durchgeführt. Die immunsuppressive Therapie bei diesen Patienten bestand aus Ciclosporin, Azathioprin sowie in der unmittelbar postoperativen Phase ATG. Trotz dieser Therapie entwickelte sich bei 19 Patienten eine bioptisch gesicherte Abstoßung. Schwere bakterielle Infektionen (vier Cholangitiden sowie sechs Fälle von generalisierter Sepsis) traten bei 10 Patienten und klinisch manifeste CMV Infektionen bei 8 Patienten auf.

---

[*] Unterstützt durch die Deutsche Forschungsgemeinschaft (Forschergruppe Organtransplantation und Wi 892/1-1).

Flow Cytometrie. Mononucleäre Zellen wurden mittels Dichtegradienten-Zentrifugation aus heparinisiertem Vollblut isoliert und mit folgenden monoklonalen Antikörpern gefärbt: 4B4-FITC (CD29; Ortho, Heidelberg), UCHL1-FITC (CD45R0; Dako, Hamburg) sowie Leu 3a-PE (CD4; Becton Dickinson, Heidelberg). Für die 2-Farben Fluorescenz wurden 2×10^5 Zellen mit den Antikörpern (4B4-FITC und Leu 3a-PE bzw. UCHL1-FITC und Leu3a-PE) für 60 min bei 4°C inkubiert. Nach der Inkubation wurden die Zellen mit Färbepuffer (PBS + 0,5% BSA + 0,1% NaN_3) gewaschen und mittels 1% Paraformaldehyd fixiert. Die gefärbten Zellen wurden auf einem FACStar Durchflußcytometer (Becton Dickinson, Mountain View, USA) analysiert. Lebende Lymphocyten wurden aufgrund ihrer Streulichteigenschaften von den übrigen Leukocytenpopulationen getrennt (elektronisches Gate) und $1-5 \times 10^4$ Signale aquiriert. Die Auswertung der Färbungen erfolgte anhand von Contour-Plots der Fluorescenzintensitäten. Die doppelt positiven Zellen werden als Prozentsatz der $CD4^+$ T Zellen, die CD29 bzw. CD45R0 koexprimieren, angegeben.

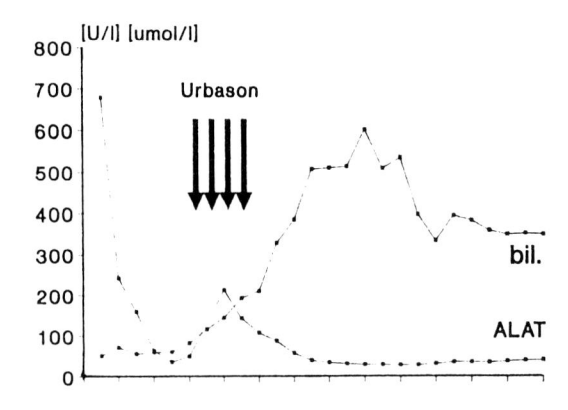

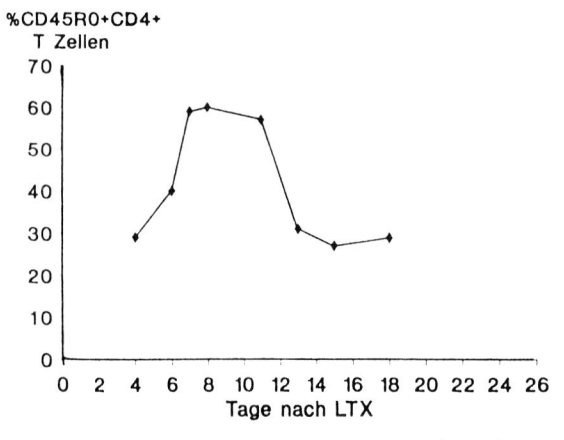

Abb. 1. Verlauf der Frequenz von $CD45R0^+CD4^+$ T Zellen bei einem Patienten mit akuter Abstoßung nach Lebertransplantation (untere Teilgraphik). Der klinische Verlauf ist im oberen Teil der Graphik dargestellt. Parallel mit den klinischen Zeichen der Abstoßung (Transaminasenanstieg ab Tag 6 nach LTX) nahm die Frequenz der "memory" $CD4^+$ T Zellen von 29% am Tag 4 bis auf 59% am Tag 7 nach LTX zu. Nach erfolgreicher Therapie der Abstoßung zeigte sich wieder ein Rückgang der Frequenz von $CD4^+$ T Zellen mit "memory" Phänotyp

Ergebnisse

Abbildung 1 zeigt den Verlauf der Frequenz von CD45R0$^+$CD4$^+$ T Zellen bei einem Patienten mit akuter Abstoßung in der ersten Woche nach Lebertransplantation. Der Prozentsatz CD45R0 koexprimierender CD4$^+$ Zellen stieg bei diesem Patienten von 29% am Tag 4 nach Transplantation bis auf 59% am Tag 7 deutlich an. Parallel zu dieser Zunahme an CD45R0$^+$CD4$^+$ T Zellen fand sich eine Abnahme der Frequenz CD45RA exprimierender CD4$^+$ T Zellen (nicht gezeigt). Nach Durchführung einer Abstoßungstherapie mit hochdosierten Steroiden nahm die Frequenz CD45R0$^+$CD4$^+$ T Zellen wieder ab. Bei den insgesamt 19 untersuchten Abstoßungsepisoden wurden derartige Veränderungen (Zunahme der Frequenz CD4$^+$ T Zellen mit "memory" Phänotyp um mehr als 10% innerhalb von 2–3 Tagen) in 16 Fällen beobachtet. Aufgrund einer erheblichen interindividuellen Variabilität in der Frequenz von "memory" T Zellen ist der Anstieg in der Frequenz CD4$^+$ "memory" Zellen in den Mittelwerten aller 19 Episoden weniger eindrucksvoll als in den Einzelverläufen. Die Frequenz der CD4$^+$ "memory" T Zellen nahm von $35,3 \pm 17,0$% während der klinisch stabilen Periode auf $52,6 \pm 18,1$% bei Beginn der Abstoßungstherapie zu (Tabelle 1). Eine Zunahme der Frequenz von CD4$^+$ "memory" T Zellen fand sich auch bei einigen Patienten ohne eindeutige klinische Symptomatik einer Abstoßungsreaktion; bei diesen Patienten lag möglicherweise eine subklinische Immun-Aktivierung vor. Im Gegensatz hierzu blieb die Frequenz von "memory" T Zellen bei bakteriellen und viralen Infektionen unverändert (Tabelle 1).

Tabelle 1. Verlauf der Frequenz von CD4$^+$ T Zellen mit "memory" Phänotyp bei Patienten mit Abstoßung bzw. infektiösen Komplikationen nach Lebertransplantation

Klinik	% der CD4$^+$ T Zellen mit "memory Phänotyp	
	stabil	bei Infekt/Abstoßung
akute Abstoßung (n=19)	$35,3 \pm 17,0$	$52,6 \pm 18,1$
bakterielle Infektion (n=10)	$46,9 \pm 22,5$	$43,1 \pm 14,8$
CMV Infektion (n=8)	$41,3 \pm 15,5$	$42,4 \pm 13,3$

Die angegebenen Werte entsprechen dem Mittelwert $\pm$ der Standardabweichung aus n Episoden einer Abstoßung bzw. einer klinisch manifesten Infektion.

Diskussion

Die Verlaufsanalyse der Frequenz von CD4$^+$ T Zellen mit "memory" Phänotyp bei lebertransplantierten Patienten zeigte in einem hohen Prozentsatz der untersuchten Abstoßungsepisoden eine deutliche Zunahme der Frequenz von CD45R0$^+$CD29$^+$CD4$^+$ T Zellen. Nach in vitro Stimulation von T Zellen mit PHA oder CD3 Antikörpern ist für die Induktion des "memory"-Phänotyps ein Zeitraum von etwa 4 bis 6 Tagen erforderlich [3]. Die bei unseren Patienten beobachteten sehr raschen (1 bis 2 Tage) Veränderungen der Frequenz von "memory" T Zellen sprechen daher gegen eine Aktivierung dieser Zellen in der Zirkulation, sondern für eine Freisetzung von "memory" T Zellen aus dem lymphatischen Gewebe des Empfängers oder aus dem Transplantat. Bei infektiösen Komplikationen wurden entsprechende Verschiebungen in der Frequenz von "memory" T Zellen nicht beobachtet. Daher kann die regelmäßige Analyse der Frequenz von "memory" T Zellen im peripheren Blut einen Beitrag zur Differentialdiagnose der akuten Abstoßung bei lebertransplantierten Patienten leisten.

Zusammenfassung

Die Frequenz von $CD4^+$ T Zellen mit "memory" Phänotyp wurde bei 60 Patienten nach Lebertransplantation unter Verwendung der Zweifarben Fluorescenz und von Antikörpern gegen die verschiedenen Isoformen des CD45 Moleküls analysiert. Es konnte gezeigt werden, daß bei 16 von 19 untersuchten Abstoßungsepisoden die Frequenz von $CD4^+CD45R0^+$ bzw. von $CD4^+CD29^+$ "memory" T Zellen innerhalb von 2 bzw. 3 Tagen um mehr als 10% zunahm. Im Gegensatz hierzu war bei infektiösen Komplikationen keine Veränderung der Frequenz von $CD4^+$ "memory" T Zellen nachweisbar.

Summary

The frequency of peripheral $CD4^+$ T cells with "memory" phenotype was analysed in 60 patients after liver transplantation using two colour flow cytometry and appropriate monoclonal antibodies. In 16 of 19 acute rejection episodes, the frequency of $CD45R0^+CD4^+$ or $CD29^+CD4^+$ T cells increased by more than 10% over a time interval of 2–3 days. This shift on the frequency of memory T cells was not observed during bacterial or viral infections.

Literatur

1. Streuli M, Morimoto C, Schrieber M et al (1988) J Immunol 141:3910–3914
2. Hall LR, Streuli M, Schlossmann SF et al (1988) J Immunol 141:2781–2787
3. Serra HM, Krowka JF, Ledbetter JA et al (1988) J Immunol 141:1435–1441
4. Sanders ME, Makgoba MW, Sharrow SO et al (1988) J Immunol 140:1401–1407
5. Sanders ME, Makgoba MW, Shaw S (1988) Immunol Today 9:195–199
6. Emery P, Gentry KC, Mackay IR et al (1987) Arthritis Rheum 30:849–855
7. Massmann L, Ginsberg AH, Rothstein TL et al (1985) Proc Natl Acad Sci [USA] 82:7389–7393
8. Winkler M, Wonigeit K, Schwinzer R et al (1991) Excerpta Medica (im Druck)

Dr. M. Winkler, Klinik für Abdominal- und Transplantationschirurgie,
Medizinische Hochschule, Konstanty-Gutschow-Str. 8, W-3000 Hannover 61,
Bundesrepublik Deutschland

Serum-Gallensäuren als Parameter der Transplantatdysfunktion und Rejektionstherapie nach Lebertransplantation
Serum Bile Acids as a Parameter of Graft Dysfunction and Rejection Therapy After Liver Transplantation

E. Klar[1], L. Theilmann[2], V. Hoffmann[1], W. Hofmann[3], G. Otto[1] und Ch. Herfarth[1]

[1]Chirurgische Universitätsklinik Heidelberg, Abt. 2.1. (Dir.: Prof. Dr. Ch. Herfarth), Heidelberg
[2]Abt. Innere Medizin IV, (Dir.: Prof. Dr. B. Kommerell), Universität Heidelberg
[3]Pathologisches Institut, (Dir.: Prof. Dr. H. Otto), Universität Heidelberg

Einleitung

Die Diagnose einer Abstoßung in der Frühphase nach Lebertransplantation anhand von Serumparametern ist aufgrund der mangelnden Spezifität erschwert. Die üblicherweise zur Bestimmung der Organfunktion verwendeten Meßgrößen wie Serum-Bilirubin, Glutamat-Oxalacetat-Transaminase (GOT), Glutamat-Pyruvat-Transaminase (GPT), Alkalische Phosphatase (AP), Fibrinogen und Quick-Wert besitzen in den ersten Tagen nach Transplantation wenig Aussage als Folge von Massentransfusion, fortgesetzter Frischplasmatherapie und der komplexen Organschädigung im Rahmen von Ischaemie und Reperfusion. Serum-Gallensäuren gelten aufgrund vorausgegangener Untersuchungen als sensitiver Parameter hepatobiliärer Funktionsstörungen [3]. Ziel der vorliegenden Studie war die Untersuchung der Wertigkeit von Serum-Gallensäuren in der Diagnose einer Abstoßung in der Frühphase nach Lebertransplantation.

Patienten und Methode

Aus einem Gesamtkollektiv von 78 Patienten nach orthotoper Lebertransplantation wurden 26 Patienten in die retrospektive Studie einbezogen. Serum zur gezielten Bestimmung der Gallensäuren wurde täglich asserviert.

Immunsuppression
Alle Patienten erhielten Cortison, Azathioprin und Cyclosporin als Kombinationstherapie. Angestrebte Serumspiegel für Cyclosporin waren 400–600 ng/ml bei Bestimmung mittels polyklonalem RIA, sowie 150–200 ng/ml monoklonal.

Rejektionsdiagnostik und -therapie
Am 7. postoperativen Tag erfolgte eine programmierte Feinnadelbiopsie. Rejektionen mit einem Schweregrad > R1 wurden mit Cortison-Bolustherapie (1 g Hydrocortison i.v./die während 3 Tage) therapiert. Bei klinisch und laborchemisch vermuteter Therapierefrakterität wurde am 11. postoperativen Tag eine erneute Biopsie durchgeführt.

Patientengruppen
Gruppe 1: n=10
    Patienten mit Abstoßung und erfolgreicher Therapie
Gruppe 2: n=5
    Patienten mit Abstoßung, Therapieversager
Gruppe 3: n=8
    Patienten ohne Abstoßung
Gruppe 4: n=3
    Patienten mit Verschluß der A. hepatica

Die Quantifizierung der Serum-Gallensäuren erfolgte enzymatisch-colorimetrisch (Sterognost-3-alpha-Flu, Nyegaard, Oslo, Norwegen); Bilirubin, GOT, GPT, AP wurden nach Routine-Standardmethoden bestimmt. Meßzeitpunkte in Gruppe 1–3: 2 Tage vor Biopsie, bei Biopsie (7. Tag post OP), 4 Tage nach Biopsie. In Gruppe 4 wurden die Messungen am Tag der angiographischen Sicherung des Gefäßverschlusses durchgeführt.

Statistik
Signifikanz zwischen den Versuchsgruppen wurde durch ungepaarten t-Test nach Student geprüft. Als signifikant galt $p < 0{,}05$. Alle Ergebnisse werden als Mittelwert ± Standardabweichung (SD) dargestellt.

Ergebnisse

Zwei Tage vor Biopsie fand sich eine signifikant höhere Konzentration von Serum-Gallensäuren bei Patienten mit später nachgewiesener Abstoßung $(39{,}8 \pm 20{,}7 \mu\text{Mol/L})$ gegenüber Patienten ohne Abstoßung $(14{,}3 \pm 9{,}4 \mu\text{Mol/L})$ (Abb. 1). Zum Zeitpunkt der Biopsie waren die Serum-Gallensäuren in beiden Patientengruppen mit Abstoßung deutlich angestiegen (Gruppe 1: $86{,}1 \pm 70{,}6 \mu\text{Mol/L}$; Gruppe 2: $68{,}3 \pm 43{,}4 \mu\text{Mol/L}$). In Gruppe 3 (ohne Abstoßung) war keine Änderung gegenüber dem Ausgangswert nachweisbar. Vier Tage nach Biopsie waren bei den erfolgreich therapierten Patienten die Serum-Gallensäuren auf $19{,}2 \pm 15{,}9 \mu\text{Mol/L}$ abgefallen. Die Therapieversager zeigten einen anhaltend hohen Wert von $73{,}2 \pm 15{,}9 \mu\text{Mol/L}$ (Abb. 1).

Demgegenüber fanden sich weder für das Serum-Bilirubin noch für GOT, GPT oder AP signifikante Unterschiede zwischen den Patientengruppen (Tabelle 1).

Die Erhöhung der Serum-Gallensäuren bei den Patienten mit arteriellem Gefäßverschluß $(80{,}9 \pm 66 \mu\text{Mol/L})$ war den Patienten mit Rejektion zum Zeitpunkt der Biopsie vergleichbar. Im übrigen fanden sich in Gruppe 4 folgende Werte: Serumbilirubin: 22 ± 13 mg/dl, GOT: 1746 ± 957 U/L, GPT: 1534 ± 530 U/L und AP: 232 ± 109 U/L.

Diskussion

Die Früherkenung einer Transplantatdysfunktion nach Lebertransplantation ist zur Verhinderung einer irreversiblen Schädigung von Wichtigkeit. Besondere Bedeutung besitzt die Diagnose einer Rejektion, da die rechtzeitige medikamentöse Therapie oft erfolgreich ist, bei falscher Indikation jedoch das Infektrisiko unnötig gesteigert wird. Die Serum-

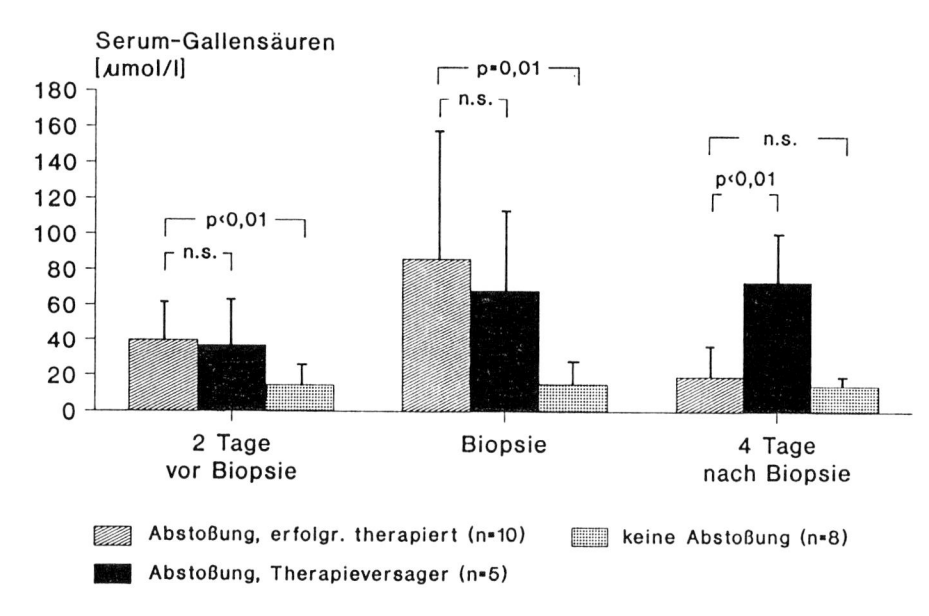

Abb. 1. Signifikante Erhöhung der Serum-Gallensäuren bei Patienten mit Abstoßung und erfolgreicher Therapie (Gruppe 1) sowie bei Patienten mit Abstoßung ohne Ansprechen auf die Antirejektionstherapie (Gruppe 2) zwei Tage vor Biopsie und am Tag der Biopsie gegenüber Gruppe 3 (keine Abstoßung). In Gruppe 1 sinken die Serum-Gallensäuren unter Therapie in den Normbereich ab

Tabelle 1. Keine signifikanten Unterschiede zwischen den Gruppen 1–3 hinsichtlich Serum-Bilirubin, GOT, GPT und AP

	2 Tage vor Biopsie		
	Gruppe 1	Gruppe 2	Gruppe 3
Serum-Bili	11,1 ± 6,2	14,3 ± 6,3	11,6 ± 9,4
GOT	84,3 ± 55	50,5 ± 7,8	78,1 ± 68,5
GPT	376,5 ± 395	122 ± 70,7	136 ± 172
AP	133 ± 42,2	211 ± 240	150,5 ± 90,9

	Biopsie		
	Gruppe 1	Gruppe 2	Gruppe 3
Serum-Bili	10,2 ± 4,2	10,6 ± 4,2	8 ± 5,2
GOT	43,8 ± 20	41 ± 14	117,6 ± 113,1
GPT	176,3 ± 76,6	88,5 ± 30,5	125,6 ± 119,9
AP	203 ± 50	507,5 ± 610,2	256,2 ± 211

	4 Tage nach Biopsie		
	Gruppe 1	Gruppe 2	Gruppe 3
Serum-Bili	9,6 ± 8,2	17,7 ± 11,9	8,3 ± 7,7
GOT	20 ± 6,8	41 ± 14	78 ± 43
GPT	76,5 ± 22,3	107 ± 65,8	127,8 ± 184,3
AP	285 ± 78,1	154 ± 687,3	162,2 ± 81,1

Gallensäuren sind seit langem als sensitiver Parameter hepatocellulärer Schädigung bekannt [3]. Bei Patienten mit chronisch aktiver Hepatitis, die sich aufgrund des histologischen Befundes sowie Serum-Bilirubin, Transaminasen, AP und Prothrombinzeit in Remission befinden, korreliert eine persistierende Erhöhung der Serum-Gallensäuren mit einer späteren Exacerbation der Hepatitis [3]. Gegenüber Serumparametern, die üblicherweise zur Funktionsdiagnose nach Lebertransplantation herangezogen werden, wie Bilirubin, Transaminasen, AP und Prothombinzeit, besitzen die Serumgallensäuren eine deutlich schnellere Kinetik. Nach Absorption im terminalen Ileum werden 95% der Gallensäuren während des "first pass" durch die Hepatocyten extrahiert und in die Galle sezerniert [1]. Wird der enterohepatische Kreislauf im Rahmen der Lebertransplantation unterbrochen, kommt es zu einem sofortigen Anstieg der Serumkonzentration der Gallensäuren mit einem Gipfel am Ende der anhepatischen Phase. Experimentell und klinisch konnte bereits 50 min nach Freigabe der Vena portae eine Normalisierung nachgewiesen werden [4, 6], während die Serumtransaminasen erst 48–72 h nach Transplantation deutlich abfielen [2, 6]. Bei früher Abstoßung war bei den Schweinen bereits am 4. Tag postoperativ ein erneuter Anstieg der Serum-Gallensäuren nachweisbar. Demgegenüber waren Serum-Bilirubin und GOT erst am 6. Tag signifikant erhöht [6].

Unsere Ergebnisse bestätigen klinisch eine hohe Sensitivität der Serumgallensäuren hinsichtlich einer frühen Rejektion. Bereits zwei Tage vor Biopsie zeigten die Patienten mit später nachweisbarer Abstoßung signifikant höhere Serum-Gallensäuren als die Kontrollgruppe ohne Rejektion. Im Verlauf erwies sich die Konzentration der Serumgallensäuren als geeigneter Parameter zur Erfolgsbeurteilung der Cortison-Bolustherapie. Bei den Patienten, die auf die Antirejektionstherapie ansprachen, kam es zu einem Abfall der Serum-Gallensäuren innerhalb von 4 Tagen, während die Therapieversager persistierend hohe Werte aufwiesen. Serum-Bilirubin, GOT, GPT und AP ließen zu keinem der Meßzeitpunkte eine Differenzierung zwischen den drei Patientengruppen zu (Tabelle 1). Die große Streuung insbesondere der Transaminasen bestätigte experimentelle Ergebnisse [6].

Die Ursache für den deutlichen Anstieg der Serum-Gallensäuren im Rahmen einer Rejektion ist multifaktoriell und am ehesten bedingt durch eine eingeschränkte Aufnahme durch die Hepatocyten, einen vermehrten portosystemischen Shunt und eine gestörte Galleexkretion [6]. Eine Erhöhung der Serumgallensäuren wurde beschrieben bei Hepatitis, Cholangitis sowie extrahepatischem Gallestau [5] und ist somit spezifisch für eine hepatobiliäre Funktionsstörung, nicht jedoch für eine Rejektion an sich. Diese Tatsache wurde in unserem Krankengut durch eine der Rejektion vergleichbare Steigerung der Serum-Gallensäuren bei drei Patienten mit vasculären Komplikationen bestätigt. Dennoch kann der Verlauf der Serum-Gallensäuren einen Beitrag zur frühzeitigen Erkennung von Komplikationen in der Frühphase nach Lebertransplantation leisten. Im Falle einer gesicherten Abstoßung ermöglichen die Serum-Gallensäuren eine zuverlässige Erfolgsbeurteilung der Antirejektionstherapie.

Zusammenfassung

Bei Patienten mit Rejektion in der Frühphase nach Lebertransplantation war schon 2 Tage vor Biopsie eine Erhöhung der Serum-Gallensäuren nachweisbar. Bei Ansprechen auf die Antirejektionstherapie fielen die Serum-Gallensäuren innerhalb von 4 Tagen in den

Normbereich ab. Therapieversager zeigten einen konstant hohen Wert. Im Vergleich zu Serum-Bilirubin, GOT, GPT und AP scheinen Serum-Gallensäuren ein sensitiverer Parameter für eine Transplantatdysfunktion nach Lebertransplantation. Die Spezifität ist gering; bei gesicherter Abstoßung besteht allerdings gute Korrelation zum Erfolg der Antirejektionstherapie.

Summary

In patients with early rejection after liver transplantation serum bile acids were found elevated 2 days prior to biopsy. In the case of successful antirejection therapy the serum concentration of bile acids returned to normal within 4 says. In non-responders a continuous increase was recorded. Bile acids seem to be a more sensitive parameter of graft dysfunction in the early phase after liver transplantation than serum bilirubin, aspartate transferase (AST), alanine transferase (ALD), and alkaline phosphatase. Despite low specificity, serum bile acids may be a useful tool in the monitoring of therapy in proven rejection.

Literatur

1. Gilmore IT, Thompson RPH (1972) Direct measurement of the first pass extraction of bile acids by the liver in man. Gut 19A:971
2. Herrera J, Codoceo R, Mora NP, Pereira F, Jara P, Pardo F, Cienfuegos JA, Castillo-Olivares JL (1989) Bile acid profile as an early indicator of allograft function during orthotopic liver transplantation. Transplant Proc 21:2313–2314
3. Korman MG, Hofmann FA, Summerskill WHJ (1974) Assessment of activity in chronic active liver disease. Serum bile acids compared with conventional tests and histology. N Engl J Med 290:1399–1402
4. Mora NP, Cienfuegos JA, Codoceo R, Jara P, Tendillo FJ, Menchzaca C, Berisa F, Navidad R, Castillo-Olivares JL (1987) Monitoring of serum total bile acids as an early indicator of graft function in clinical and experimental liver transplantation. Transplant Proc 19:3840–3841
5. Pennington CR, Ross PE, Bouchier IAD (1977) Serum bile acids in the diagnosis of hepatobiliary disease. Gut 18:903–908
6. Visser JJ, Bom-Van Noorloos AA, Meijer S, Hoitsma HFW (1984) Serum total bile acids monitoring after experimental orthotopic liver transplantation. J Surg Res 36:147–153

Dr. E. Klar, Chirurgische Universitätsklinik, Kirschnerstraße 1, W-6900 Heidelberg, Bundesrepublik Deutschland

Synergistische Wirkung von anti-Interleukin-2-Receptor Antikörper und Ciclosporin A bei der Immunsuppression nach orthotoper Rattenlebertransplantation

Synergistic Immunosuppressive Action of Anti-Interleukin-2-Receptor Monoclonal Antibody and Ciclosporin A After Allogeneic Rat Liver Transplantation

H.-J. Gassel, T. Rommel, R. Engemann und H. Hamelmann

Abt. Allgemeine Chirurgie, Chirurgische Universitätsklinik Kiel

Monoklonale Antikörper gegen T-Lymphocyten erlangen zunehmende Bedeutung bei der Immunsuppression nach Organtransplantationen, da sie selektiv gegen einzelne Teile des komplexen Immunsystems wirken. Pan-T-Zell Antikörper wie OKT 3 sind mittlerweile klinisch etabliert. Da diese Antikörper jedoch nicht spezifisch mit Alloantigen-reaktiven Lymphocyten reagieren, wurden monoklonale Antikörper (mak) gegen Aktivierungsantigene, wie z.B. den Interleukin-2 Receptor (Il-2 R) entwickelt. Diese mak reagieren nur mit solchen Zellen, die spezifisch von stimulierten, nicht aber ruhenden T-Zellen exprimiert werden. Die stark immunsuppressive Wirksamkeit des anti-Il-2 R Antikörper (NDS-61) wurde am Modell der orthotopen Rattenlebertransplantation gezeigt [1]. In der benutzten Stammkombination kann Ciclosporin A (CsA) ebenfalls Toleranz erzeugen [2]. Daher wurde in der vorliegenden Arbeit die Kombination von CsA und NDS-61 in subtherapeutischer Dosierung auf ihre additive/synergistische Wirkung am Modell der orthotopen Rattenlebertransplantation (ORLT) untersucht.

Material und Methoden

Die ORLT wurde in Ätherinhalationsnarkose mit Rearterialisierung des Transplantates [1] vorgenommen (n = 112). Als Kontrollgruppen dienten die syngene LEW-LEW (RT1l) und die voll allogene (MHC- und nicht-MHC inkompatible) DA(RT1a)-LEW Kombination. Zur Ermittlung der subtherapeutischen Dosierung von CsA wurde CsA in einer Dosierung von 1,0, 0,5, 0,25 bzw. 0,125 mg/kg/d jeweils von Tag 0 bis Tag 13 post operationem (p.op.) intramusculär in Kochsalzlösung gelöst injiziert (jeweils in Ätherkurznarkose). Als anti-Il-2 R mak wurde der monoklonale Maus-anti-Ratte IgG1 Antikörper NDS-61 [3] benutzt, der ein 55kD Protein präzipitiert. Als subtherapeutische Dosis wurden 600 µg/kg/d für 14d intravenös gegeben. 1800 µg/kg/d wurden als therapeutische Dosis eingesetzt. Die Kombinationstherapie mit CsA und NDS-61 erfolgte mit 0,125 mg/kg/d CsA und 600 µg/kg/d NDS-61 von d0–d13 p.op.

Außer der Protokollierung der Überlebenszeit wurden Transplantatbiopsien zu unterschiedlichen Zeitpunkten gewonnen und nach Hämatoxylin-Eosin-Färbung mikroskopisch untersucht. Zur statistischen Analyse diente der Wilcoxon-U-Test.

Überlebensrate [%]

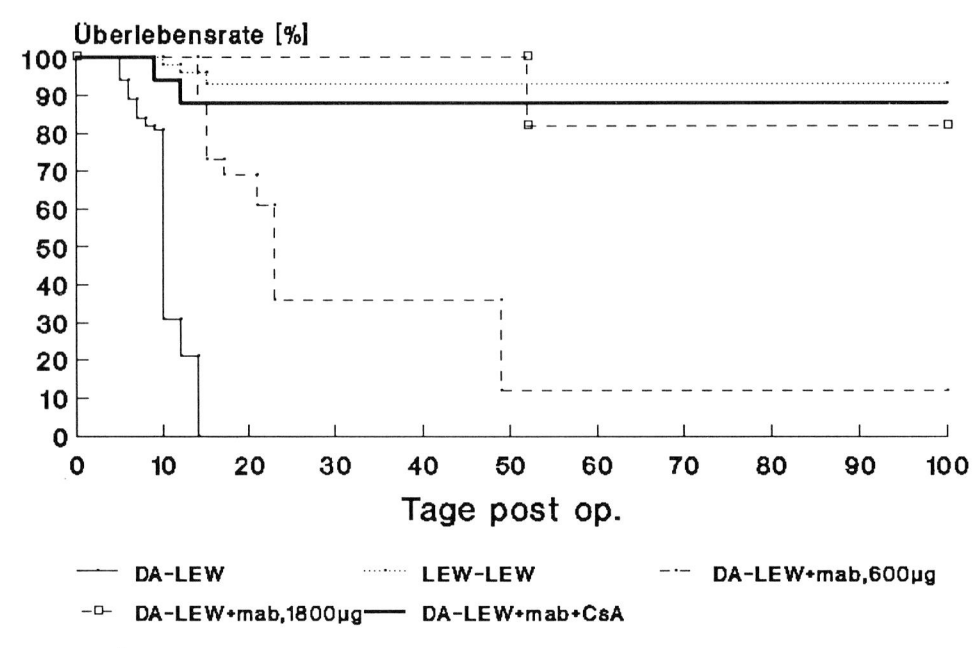

Legend:
— DA-LEW ⋯⋯ LEW-LEW —·— DA-LEW+mab,600µg
–□– DA-LEW+mab,1800µg ——— DA-LEW+mab+CsA

Abb. 1. Überlebenszeiten nach orthotoper Rattenlebertransplantation. Syngene und allogene Kontrollgruppen. Versuchsgruppen mit NDS-61 behandelt (600 µg/kg/d NDS-61, 1800 µg/kg/d NDS-61 und 600 µg/kg/d NDS 61 + 0,125 mg/kg/d CsA, jeweils von d0–d13 p.op)

Ergebnisse

Die Überlebenszeiten nach syngener und allogener Lebertransplantation und Gabe von NDS-61 bzw. kombinierter Gabe von NDS-61 und CsA in jeweils subtherapeutischer Dosierung sind in Abb. 1 zusammengefaßt. Abbildung 2 zeigt die Ergebnisse der Titration der subtherapeutischen Dosis von CsA.

Mehr als 90% der LEW-Empfänger überlebten die syngene ORLT einer LEW Leber länger als 100d. Im Gegensatz dazu verstarben alle LEW Empfänger innerhalb von 14d an einer histologisch gesicherten akuten Abstoßungsreaktion nach Transplantation einer allogenen DA Leber. Temporäre NDS-61 Gabe in niedriger Dosierung (600 µg/kg/d) verlängerte die Überlebenszeiten statistisch signifikant, jedoch erreichten nur 20% der Empfänger den Tag 100 p.op. Histologisch zeigten diese Lebern die typischen Zeichen einer mäßig starken bis starken akuten cellulären und in späteren Stadien auch chronischen Abstoßungsreaktion. Im Gegensatz dazu überlebten nach Erhöhung der NDS-Dosis auf 1800 µg/kg/d mehr als 80% der Empfänger langfristig. Diese Transplantate zeigten in der Langzeitphase keine Abstoßungsreaktionen.

Alleinige CsA-Gabe (Abb. 2) führte zu Langzeitüberleben von über 80% der Tiere nach Gabe von 1 bzw. 0,5 mg/kg/d, jeweils von d0–d13 p.op. appliziert. Hingegen verkürzten sich die Überlebensraten statistisch signifikant nach Reduktion auf 0,25 bzw. 0,125 mg/kg/d (MST: 18d). Histologisch korrelierten die funktionellen Daten mit einer zunehmenden chronischen (0,5 und 0,25 mg) bzw. überwiegend akuten Abstoßungsreaktion (0,25 und 0,125 mg) in den Transplantaten. 0,125 mg/kg/d wurde als subtherapeutische Dosierung von CsA

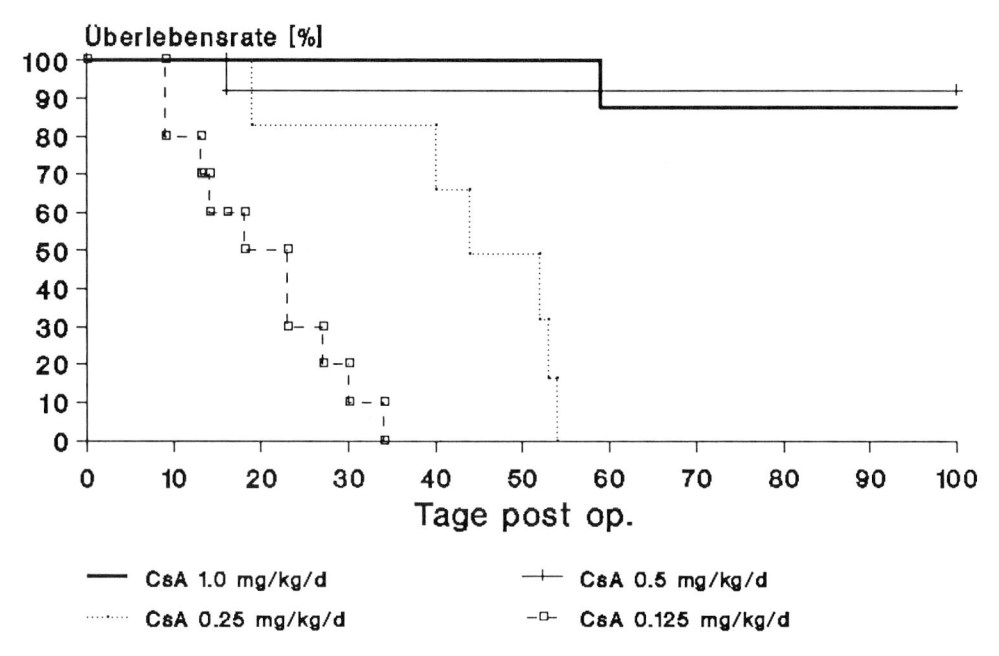

Abb. 2. Überlebenszeiten nach allogener orthotoper Rattenlebertransplantation. CsA-Titration. 1,0 mg/kg/d, 0,5 mg/kg/d, 0,25 mg/kg/d und 0,125 mg/kg/d CsA jeweils von d0–d13 p.op.

in diesem Modell ermittelt. Die gleichzeitige Gabe subtherapeutischer Dosen von CsA (0,125 mg/kg/d) und NDS-61 (600 µg/kg/d) für 14d p.op. verlängerte die Überlebenszeit der Empfänger in dieser voll allogenen Kombination statistisch signifikant, vergleichbar lang wie CsA oder NDS-61 allein in therapeutischer Dosis (Abb. 1). Histologisch zeigten die langzeitüberlebenden Tiere keine Zeichen der chronischen Abstoßung und waren syngenen Transplantaten ähnlich.

Diskussion

Der immunsuppressive Effekt von anti-Il-2 R mak wird hier eindeutig demonstriert. Zusätzlich zu den bisherigen Daten wird hier der synergistische Effekt einer Kombinationstherapie von CsA und NDS-61 am Modell der allogenen Rattenlebertransplantation dargestellt. Nach der von Berenbaum [4] angegebenen Formel wirken zwei Pharmaka synergistisch, wenn die folgende Berechnung einen Wert ergibt, der kleiner als 1 ist:
A/Ae + B/Be < 1 : synergistischer Effekt
A: Dosis von A in der Kombination
Ae: Einzeldosis von A, die eine der Kombinationstherapie gleichwertige Wirkung erzielt
B: Dosis von B in der Kombination
Be: Einzeldosis von B, die der der Kombinationstherapie gleichwertige Wirkung erzielt.
In der vorliegenden Arbeit läßt sich ein Wert von 0,46 errechnen. Damit liegen die mathematischen Voraussetzungen vor, den Effekt der Kombinationstherapie als synergistisch und

nicht als rein additiv zu bezeichnen. Ein ähnliches Ergebnis erbrachten Untersuchungen nach Herz- und Nierentransplantation im Rattenmodell mit einem anderen, ebenfalls gegen den Interleukin-2 Receptor gerichteten mak [5]. Spezifisch agierende Suppressorzellen in der Milz und unspezifisch supprimierende Zellen im Nierentransplantat scheinen für den Effekt mitverantwortlich zu sein.

Der besondere klinische Nutzen des Synergismus für die klinische Lebertransplantation liegt in der Möglichkeit einer maximalen Dosisreduktion des nephro- und hepatotoxischen CsA in der unmittelbar postoperativen Phase. Erste klinische Studien mit anti Il-2R mak und CsA nach Leber- und Nierentransplantation werden derzeit in verschiedenen Zentren durchgeführt und die ersten Ergebnisse sind erfolgversprechend [6]. Von besonderer Bedeutung wird die Entwicklung von anti-Antikörpern entweder in Form von anti-idiotypischen oder xenogenen Antikörpern sein, um die Dauer der Therapie und die Möglichkeit wiederholter Gaben von Mausantikörpern zu ermitteln. Versuche zur Unterdrückung der anti-Antikörperantwort stehen derzeit im Mittelpunkt tierexperimenteller Forschung und könnten von großem Nutzen in der klinischen Anwendung monoklonaler Antikörper sein.

Zusammenfassung

In der vorliegenden Arbeit wurde der immunsuppressive Effekt einer Kombinationstherapie von monoklonalem Antikörper gegen den Interleukin-2 Receptor (NDS-61) und Ciclosporin A am Modell der voll allogenen Rattenlebertransplantation untersucht. Es wurden die subtherapeutischen Dosen der beiden Einzelsubstanzen ermittelt und kombiniert. 87% der LEW Empfänger überlebten die Transplantation einer DA Leber langfristig mit histologisch weitestgehend unauffälligen Transplantaten. Gabe der beiden Pharmaka allein führte zu schweren Abstoßungsreaktionen mit Verlust der Tiere. CsA und NDS-61 wirken synergistisch.

Summary

In this study the immunosuppressive effect of a combined therapy with CsA and anti-Il2R antibody (NDS-61) is demonstrated. The subtherapeutic doses of the individual drugs were evaluated and CsA and NDS-61 administered concomitantly. A 14 day combination treatment led to long-term survival of fully allogeneic DA livers in LEW recipients with no histological signs of rejection. The effects of CsA and NDS-61 are synergistic.

Literatur

1. Gassel HJ, Engemann R, Tellides G, Morris PJ (1988) Langenbecks Arch Chir [Suppl] Chir Forum. Springer, Berlin Heidelberg New York Tokyo, S 363–366
2. Engemann R. Ullrichs K, Thiede A, Müller-Ruchholtz W, Hamelmann H (1985) In: Thiede A, Deltz E, Engemann R, Hamelmann H (eds) Microsurgical models in rats for transplantation research. Springer, Berlin Heidelberg New York Tokyo, pp 69–75
3. Tellides G, Dallmann MJ, Morris PJ (1987) Br J Surg 74:1145

4. Berenbaum MC (1977) Clin Exp Immunol 28:1–18
5. Ueda H, Hancock WW, Cheung Y-C, Diamantstein T, Tilney NL, Kupiec-Weglinski JW (1990) Transplant 50:545–550
6. Neuhaus P (Berlin) persönl Mitteil

Dr. H.-J. Gassel, Abt. Allgemeinchirurgie, Chirurgische Universitätsklinik, Arnold-Heller-Str. 7, W-2300 Kiel 1, Bundesrepublik Deutschland

FK 506 ermöglicht die erfolgreiche Behandlung der Graft-versus-Host Krankheit
The Effect of FK 506 on Graft-Versus-Host Disease

P.M. Markus[1], X. Cai[2], J.J. Fung[2] und T.E. Starzl[2]

[1]Chirurgische Klinik und Poliklinik, Universität Düsseldorf
[2]University of Pittsburgh, Dep. of Surgery, Pittsburgh, USA

Einleitung

Das Syndrom der Graft-versus-Host Krankheit (GVHK) stellt eine der schwerwiegendsten Folgen allogener Knochenmarktransplantation dar. Trotz prophylaktischer Immunsuppression entwickelt sich dieses Syndrom in 40–80% dieser Patienten [1]. Die Behandlung ist trotz der Einführung von Cyclosporin A (CsA) und der Gabe von Corticoiden, anti-Thymocyten Globulin (ATG) und monoklonaler Antikörper gegen T-Lymphocyten unzureichend. Aus diesem Grunde wurde in unseren Versuchen der Effekt des neuen immunsuppressiven Medikamentes FK 506 zur Behandlung der akuten GVHK untersucht.

Material und Methoden

Knochenmark (60×10^6) und Milzzellen (30×10^6) wurden von männlichen ACI ($RT1^a$) Spenderratten gewonnen und durch intravenöse Infusion in ganzkörperbestrahlte (1000 rad) LEW ($RT1^l$) Empfänger transplantiert. Die Ratten wurden täglich gewogen und auf klinische Zeichen der GVHK untersucht. Als positiv für GVHK wurden Tiere gewertet, wenn mindestens drei der folgenden Kriterien vorhanden waren: Gewichtsverlust, Hyperkeratose des Fußes, Dermatitis, Diarrhö, Unregelmäßigkeit des Felles, Erythem der Ohren. Zusätzlich wurden wöchentlich Hautbiopsien zur histologischen Begutachtung entnommen.

FK 506 (Fujisawa, Osaka, Japan), gelöst in physiologischer Kochsalzlösung und CsA (Sandoz, Hanover, USA), verdünnt in Intralipid, wurden als i.m. Injektionen verabreicht.

Statistische Analysen wurden mittels des Wilcoxon signed rank Test durchgeführt ($p < 0{,}05$ = signifikant).

Ergebnisse

Empfänger allogenen Knochenmarks entwickelten GVHK am Tag 11 (median). Alle unbehandelten Ratten wurden innerhalb 26 Tagen mit terminalen Zeichen von klinischer und histologischer GVHK euthanasiert. Die Therapie mit CsA (Tabelle 1) führte nur in einem Teil der behandelten Tiere (Gruppe 2 und 3) zu einer Besserung des klinischen und histologischen Erscheinungsbildes, zeigte aber keine statistisch signifikante

Überlebenszeitverlängerung im Vergleich mit den unbehandelten Tieren in Gruppe 2. Demgegenüber stehen eine 100%ige klinische und histologische Heilungsrate und eine deutliche Überlebenszeitverlängerung (p < 0,03) der mit FK 506 behandelten Tiere gegenüber.

Tabelle 1. Behandlung der GVHK nach allogener Knochenmarktransplantation

Gruppe	Therapie	n	Dosis(mg/kg)	Tage	Restitutio ad integrum			MÜZ
					%	ja/n	Tag	
1	–	10	–	–	0	0/10	–	23
2	CsA	12	15	12–25	42	5/12	23	32
3	CsA m	9	25	12–25	55	5/9	24 / 38	
4	FK 506	9	1	12–25	100	8/8	21	57
5	FK 506	6	1,5	12–25	100	6/6	19	>60
6	FK 506	8	1,0 +0,1 qod	12–25 27–40	100	8/8	21	>60

MÜZ: Mediane Überlebenszeit, *qod:* jeden zweiten Tag.

Nach Absetzen der immunsuppressiven Therapie rezidivierte die GVHK in den meisten mit FK 506 behandelten Ratten Gruppen 4, 5 am median Tag 52 bzw. 53). Dies konnte durch Fortführen der Behandlung mit einer niedrigen Erhaltungsdosis von 0,1 mg/kg jeden zweiten Tag (Gruppe 6) verhindert werden.

Diskussion

Die Versuche zeigen, daß FK 506 eine erfolgreiche Behandlung der GVHK ermöglicht. Gleiches kann nicht mit CsA erreicht werden, obwohl bei beiden Medikamenten eine ähnliche Wirkungsweise beschrieben wurde [2]. Auffallend war eine hohe Mortalitätsrate unter CsA Therapie, die entweder einer unzureichenden Immunsuppression, einer Medikamententoxizität oder einer Überlagerung von beidem zugeordnet werden kann. *In vitro* Versuche haben gezeigt, daß FK 506 in Konzentrationen 50–100 mal geringer als CsA wirksam ist [2]. Um eine Effektivität von CsA vergleichbar der von FK 506 zu erreichen, müßten Dosen in toxischer Höhe verabreicht werden. Obwohl die Behandlung der bestehenden GVHK einen wichtigen Fortschritt darstellt, ist jedoch der Prävention dieses Syndroms eine noch höhere Priorität einzuräumen [3]. Die Anwendbarkeit dieser Ergebnisse beschränken sich nicht nur auf die Knochenmarkstransplantation. Die Möglichkeit, das Syndrom der GVHK zu kontrollieren und zu verhindern, mag der Transplantation solider Organe, wie z.B. der des Dünndarmes, die reich an lymphatischem Gewebe und damit fähig sind, eine GVHK auszulösen, neue Hoffnung geben.

Zusammenfassung

FK 506 und CsA wurde in verschiedenen Konzentrationen verabreicht, um den Verlauf der GVHK nach allogener Knochenmarktransplantation zu beeinflussen. Die Gabe von CsA führte zur Heilung in 42 bzw. 55% der behandelten Ratten, aber nicht zu einer signifikanten Überlebenszeitverlängerung. In allen mit FK 506 behandelten Tieren konnte eine restitutio ad integrum erreicht werden. Die Rezidivierung der GVHK konnte durch Fortführung der Behandlung mit niedriger Erhaltungsdosis verhindert werden. Die Wirkung von FK 506 weist auf einen stärkeren immunsuppressiven Effekt im Vergleich zu CsA bei geringerer Toxizität hin.

Summary

Acute graft-versus-host disease (GVHD) was induced in rats after allogeneic bone marrow transplantation. Animals treated with CsA were partially rescued from GVHD. In contrast, all animals in the FK 506 groups recovered from GVHD and survived significantly longer than those in the untreated and CsA-treated groups. The results are due to the more potent effect and lower toxicity of FK 506 than CsA.

Literatur

1. Deeg HJ, Henslee-Downey PJ (1990) Management of acute graft-vs-host disease. Bone Marrow Transplantation 6:1–8
2. Kino T, Hatanaka H, Miyata S et al (1987) FK 506, a novel immunosuppressant isolated from streptomyces. II Immunosuppressive effect of FK 506 in vitro. J Antibiotics 40(9):1256–1265
3. Markus PM, Cai X, Ming W, Demetris AJ, Fung JJ, Starzl TE (1991) Prevention of graft-vs-host disease following allogeneic bone marrow transplantation in rats using FK 506. Transplantation (in press)

Dr. M.P. Markus, Chirurgische Klinik und Poliklinik, Universität Düsseldorf,
W-4000 Düsseldorf, Bundesrepublik Deutschland

Wirksame Unterdrückung der Abstoßungsreaktion nach Lebertransplantation durch einen neuen monoklonalen Antikörper BT 563

Effective Suppression of Rejection After Liver Transplantation with a New Monoclonal Antibody BT 563

J.C. Thies[1], G. Otto[1], T. Kraus[1], S. Meuer[2], W.J. Hofmann[3] und Ch. Herfarth[1]

[1]Chirurgisches Zentrum der Universität Heidelberg
[2]Abt. f. Angewandte Immunologie, Deutsches Krebsforschungszentrum Heidelberg
[3]Pathologisches Institut der Universität Heidelberg

Einleitung

Eine zentrale Bedeutung bei der zellvermittelten Immunantwort nach allogener Organtransplantation kommt der Aktivierung der T_8-Lymphocyten durch die T_4-Helferzellen zu. Nach Aktivierung durch das Cytokin Interleukin-1 (IL-1) setzen die T-Helferzellen ihrerseits das Cytokin Interleukin-2 (IL-2) frei. T-Lymphocyten exprimieren nach Aktivierung durch Fremdantigenkontakt und Stimulation durch Zellmediatoren IL-2 Receptoren (IL-2R = CD25) an ihrer Oberfläche, welche aus einer α-Kette (Molekulargewicht 75 kD) und einer β-Kette (MG 55 kD) zusammengesetzt sind. Die Bindung von IL-2 an diesen Receptor induziert die klonale Expansion aktivierter T_4- und T_8-Lymphocyten und damit den weiteren Ablauf der Rejektion [1].

BT 563 ist ein neuentwickelter muriner monoklonaler Antikörper (MAK), der spezifisch gegen die IL-2 Receptoren gerichtet ist. BT 563 bindet nichtkompetitiv an die β-Kette des IL-2R und blockiert dadurch die Anbindung von IL-2 und hemmt damit sehr wirksam die klonale Expansion [2]. Im Gegensatz zu den bislang in der Klinik eingesetzten Immunsuppressiva hemmt BT 563 nur die durch Allogenantigenkontakt aktivierten T-Lymphocyten und beeinflußt kaum die ruhenden T-Lymphocyten. Dadurch können möglicherweise bestimmte Nebenwirkungen der konventionellen Immunsuppressiva wie erhöhte Infektionsbereitschaft oder vermehrte Incidenz maligner Tumoren vermieden werden.

BT 563 wurde bislang erfolgreich bei knochenmarkstransplantierten Patienten zur Behandlung einer GvH-Reaktion eingesetzt [3]. In einer Pilotstudie haben wir an bisher 18 Patienten die immunsuppressive Wirkung von BT 563 nach orthotoper Lebertransplantation (Ltx) überprüft.

Methode

Es wurden bislang 3 Patientengruppen behandelt. In der ersten Patientengruppe (Gruppe A; n = 6) wurde BT 563 kontinuierlich über 24 h mittels Perfusor in einer Dosierung von

10 mg/d, beginnend am Tag der Ltx bis zum 10. Tag postoperativ täglich und bis zum 20. Tag post op. alle 2 Tage, appliziert. Die zweite Gruppe (Gruppe B; n = 3) wurde nach demselben Schema, jedoch mit der halben BT 563-Dosis (5 mg/d), behandelt. In diesen beiden Gruppen erfolgte die BT 563 Gabe zusätzlich zur konventionellen Therapie mit Methylprednisolon (Mp), Azathioprin (Aza) und Cyclosporin A (CyA). Die konventionellen Immunsuppressiva wurden in folgenden Dosierungen appliziert: Intraoperativ wurden 50 mg Mp infundiert. Postoperativ wurde Mp innerhalb der 1. Woche von 1,5 mg/kg auf 0,5 mg/kg und in der 2. Woche auf 0,2 mg/kg reduziert. Azathioprin wurde 4 Wochen lang in einer Dosis von 1,5 mg/kg gegeben. Die CyA-Gabe wurde nach dem monoklonalen CyA-Blutspiegel eingestellt (1. Woche post Ltx 450 ng/ml, 2.–4. Woche 350 ng/ml, 5.–12. Woche 250 ng/ml, ab dann 150 ng/ml).

In der dritten Gruppe (Gruppe C; n = 9) erfolgte die Therapie mit BT 563 (10 mg/kg) nur bis zum 12. Tag nach der Transplantation, zusätzlich wurde die Dosierung der konventionellen Therapie deutlich reduziert (initial Mp 0,2 mg/d, Aza 0,75 mg/d und CyA in Erhaltungsdosis eingestellt auf einen monoklonalen Blutspiegel von 150 ng/ml).

Neben den üblichen Laborparametern wurde täglich der BT 563-Spiegel und ab dem 8. Tag post op. alle 2 Tage der Anti-BT 563-Antikörpertiter bestimmt. An den Tagen 7, 14 und 21 wurden außer einer Lymphocytentypisierung (CD3, CD4, CD8, CD22, CD25 und Mo2) sowie Messung löslicher CD25 auch Kontrollbiopsien des Transplantates durchgeführt.

Als Vergleichsgruppe (n = 6) dienten die zuletzt vor der Pilotstudie durchgeführten Lebertransplantationen mit konventioneller Immunsuppression.

In allen Gruppen wurde die akute Rejektion durch eine Cortikoidstoßtherapie (500 mg/d Mp über 3 Tage) und bei Therapieresistenz mit OKT_3 behandelt. Eine Rejektion wurde als behandlungsbedürftiger Anstieg der Leberwerte in Verbindung mit einem entsprechenden histologischen Befund definiert.

Ergebnisse

Tabelle 1. Anzahl der Abstoßungsreaktionen unter BT 563 Gabe im Vergleich zur Kontrollgruppe mit konventioneller Immunsuppression

	Kontrolle	Gruppe A	Gruppe B	Gruppe C
Anzahl der Patienten	6	6	3	9
Anzahl der Patienten mit Rejektionen	5	2	2	3
Anzahl der Rejektionen	6	2	3	3
Rejektionen innerhalb von 21 Tagen	5	1	2	2
Rejektionen nach 21 Tagen	1	1	1	1

In Gruppe A waren bislang 2 Rejektionen bei 2 Patienten, in Gruppe B sind 3 Rejektionen bei 2 Patienten und in Gruppe C bei insgesamt 9 behandelten Patienten nur 3

Abstoßungsreaktionen bei 3 Patienten aufgetreten. 2 von 18 mit BT 563 behandelten Patienten mußten wegen corticoidresistenter Rejektion mit OKT$_3$ behandelt werden.

Im selben Beobachtungszeitraum sind in der Kontrollgruppe 6 akute Rejektionen bei 5 Patienten behandelt worden, davon mußte eine Abstoßungsreaktion mit OKT$_3$ behandelt werden. Bei diesem Patienten entwickelte sich eine chronische Rejektion, an dieser der Patient letztendlich verstarb. Bei einem zweiten Patienten aus der Kontrollgruppe besteht zur Zeit der Verdacht auf eine chronische Abstoßung.

Insgesamt sind in der Kontrollgruppe 2 Patienten verstorben, neben dem oben erwähnten verstarb ein anderer Patient 5 Monate nach Ltx an einem Tumorrezidiv. In den mit BT 563 behandelten Gruppen ist ein Patient wegen Tumorrezidiv und ein anderer 3 Monate nach Ltx durch eine Sepsis, ursächlich bedingt durch eine Gallengangsleckage, verstorben (Beobachtungszeitraum 5–13 Monate nach Ltx). Nebenwirkungen durch BT 563 Gabe sind bislang noch nicht beobachtet worden. Insbesondere ist die Rate an postoperativen Infekten im Vergleich zur Vergleichsgruppe mit konventioneller Therapie nicht erhöht (Kontrollgruppe: 5 Infektschübe bei 3 Patienten; BT 563-Gruppen: 9 Infektionen bei 7 Patienten).

Zusammenfassung und Diskussion

In dieser Pilotstudie sollte erstmalig an lebertransplantierten Patienten der neue monoklonale Anti CD25-Antikörper BT 563 auf seine klinische Wirksamkeit hin überprüft werden. Nach den vorliegenden Ergebnissen handelt es sich bei BT 563 um ein sehr wirkungsvolles Medikament zur Prophylaxe akuter Rejektionen. Nebenwirkungen sind im Gegensatz zu den bisher in der Klinik eingesetzten polyklonalen oder monoklonalen Antikörpern unter BT 563 Medikation nicht aufgetreten. Es scheint sogar möglich zu sein, unter Gabe von BT 563 die konventionelle Immunsuppression und damit deren Nebenwirkungen deutlich zu reduzieren, ohne daß vermehrt Abstoßungen riskiert werden. Im Gegensatz dazu führt eine Reduktion von BT 563 auf 5 mg/d zu keiner Abnahme der Rejektionsfrequenz im Vergleich zur Kontrollgruppe. Auch eine Gabe von BT 563 über einen längeren Zeitraum erscheint nach unseren Messungen des BT 563 Blutspiegels wenig sinnvoll, da nach etwa 14 Tagen, durch die Bildung humaner Anti-Maus-Antikörper, der Blutspiegel deutlich absinkt. Dennoch sind bislang keine vermehrten Spätrejektionen, wie sie zum Beispiel gehäuft nach prophylaktischer Gabe von OKT$_3$ beobachtet wurden [4], bei den behandelten Patienten aufgetreten.

Welcher Stellenwert in der klinischen Organtransplantation BT 563 in Zukunft zukommen wird, müssen weitere randomisierte Studien zeigen.

Summary and Discussion

In this pilot study the immunosuppressive potency of a new monoclonal anti-CD25 antibody BT 563 was clinically tested. According to our results BT 563 administered prophylactically seems to be very effective in preventing acute rejection. In contrast to other polyclonal or monoclonal antibodies which have been used up to now in human organ transplantation, no side effects occur under BT 563 treatment. It even seems to be possible to reduce the dosages and therefore the side effects of conventional immunosuppressants under BT 563 administration, without risking more rejection crises. On the other hand, a reduction of the BT 563 dosage to 5 mg/day does not lead to a reduction of the frequency of rejections in comparison to the control group. The administration of BT 563 over a longer period is less effective because of a rising anti-mouse antibody level which decreases the BT 563 blood level significantly after 14 days. However, we did not observe a higher rate of late rejection episodes in our patients as has been described after prophylactic use of OKT_3 [4].

Further randomized clinical investigations will prove how effective BT 563 is in human organ transplantation.

Literatur

1. Robb RJ, Greene WC, Rusk CM (1984) J Exp Med 160:1126
2. Wijdenes J, Clement C et al (1989) In: Cellular Basis of Immune Modulation. Alan R Inc 551
3. Hervé P, Wijdenes J et al (1988) Lancet 1072
4. Millis JM, Mc Diarmid SV, Hiatt JR, Brems JJ et al (1989) Transplant 47:82–88

Dr. J.C. Thies, Chirurgische Universitätsklinik, Zentrum für Chirurgie, Im Neuenheimer Feld 110, W-6900 Heidelberg 1, Bundesrepublik Deutschland

Experimentelle Simulation von Transplantationsbedingungen in primären Leberzellkulturen
Simulation of Transplantation Conditions in Primary Hepatocyte Cultures

R. Viebahn[1], H. de Groot[2], W. Lauchart[1] und H.-D. Becker[1]

[1]Abt. f. Allgemeinchirurgie, Universität Tübingen
[2]Klin. Forschergruppe Leberschädigung, Institut f. Physiologische Chemie I, Universität Düsseldorf

Einleitung

Nachdem Daten zur Schädigung des Hepatocyten durch Hypoxie und Reoxygenierung vorliegen [2, 3], wurden Versuche mit Leberzellkulturen durchgeführt, um Fragestellungen aus der Konservierungsforschung zu überprüfen, ein reproduzierbares Schädigungsmuster zu erarbeiten sowie dessen Anwendungsmöglichkeiten zu erproben.

Methodik

Die vorliegenden Untersuchungen wurden an Hepatocytenkulturen von männlichen Wistar-Ratten durchgeführt. Die Leberzellgewinnung erfolgte nach der Präparationstechnik von Seglen [4] in der Modifikation nach Sies [5], es wurden Monolayerkulturen in Falcon-Gewebekulturflaschen angelegt. Zur Simulation von Konservierungsbedingungen wurden die Leberzellkulturen in normothermer Normoxie (37°C, $PO_2 > 70$ mmHg) und hypothermer Hypoxie inkubiert (4°C, $PO_2 > 0,1$ mmHg). Bei jeder Inkubationsbedingung wurden Euro Collins-Lösung (EC), University of Wisconsin-Lösung nach Belzer (UW) und Histidin-Tryptophan-Ketoglutarat-Lösung nach Bretschneider (KTK) als Inkubationsmedium verwendet; als Kontrollen galten Inkubationen in Krebs Henseleit Puffer.

In einer zweiten Versuchsreihe wurde nach kalter hypoxischer Inkubation unterschiedlicher Länge durch Medienwechsel (Abziehen des hypoxischen Medium und Austausch gegen warmen, normoxischen Krebs Henseleit Puffer) die Revaskularisierungsschädigung simuliert, wie sie beim Lebertransplantat ebenfalls auftritt. Zum Medienwechsel wurde Superoxiddismutase (SOD, 20 ng/ml) und Katalase (0,4 ng/ml) beigefügt.

Schließlich wurden die Leberzellkulturen vor einer sechsstündigen kalten Hypoxie einer definierten Vorschädigung ausgesetzt, indem sie in einem hyperosmolaren Henseleit Puffer (Na 165 mval/l) für zwei Stunden vorinkubiert wurden. Nach achtstündiger kalter hypoxischer Inkubation in normosmolarem Krebs Henseleit Puffer erfolgte die Reoxygenierung durch Wechsel der Gasphase in der Kulturflasche. Der Versuchsverlauf wurde durch die Viabilitätsbestimmung der Leberzellen mit Trypanblau dokumentiert, hierbei wurde die Trypanblauaufnahme in den Zellkern als Zeichen des irreversiblen Zelltodes gewertet.

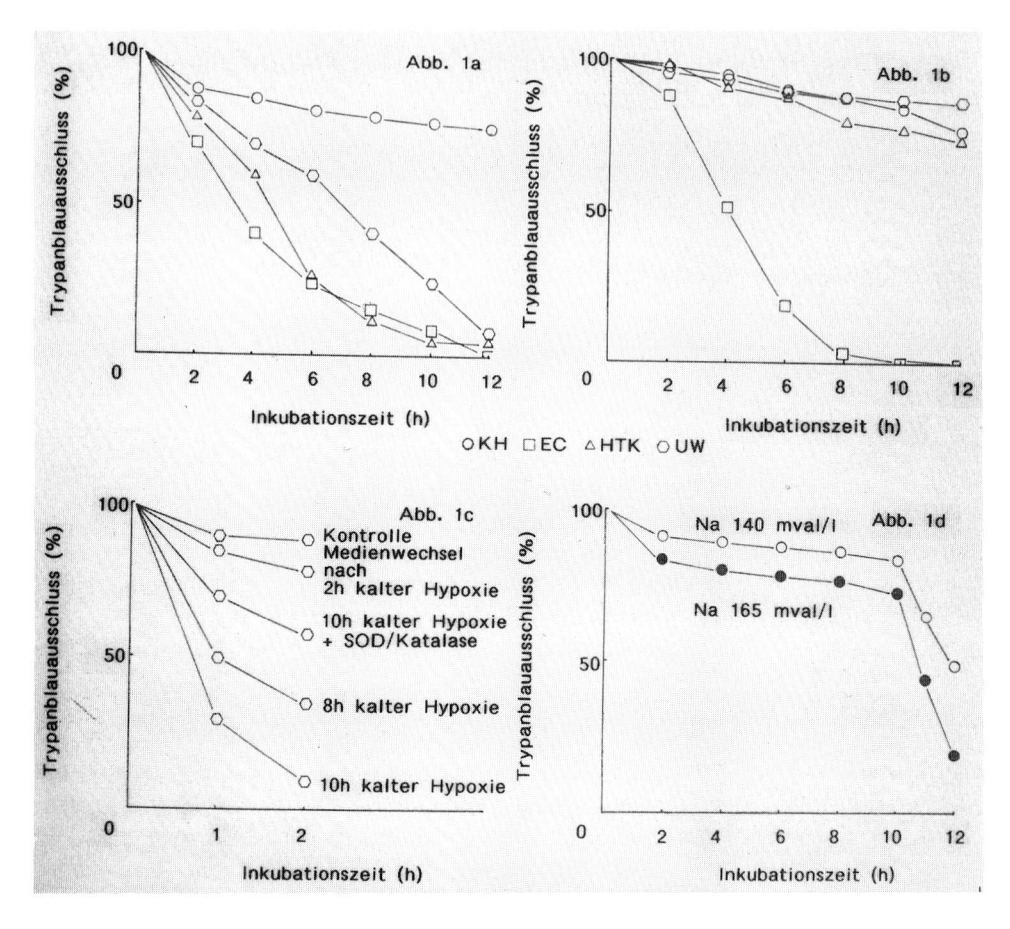

Abb. 1a-d. Absterbeverhalten von Leberzellkulturen unter verschiedenen Inkubationsbedingungen in Analogie zur Konservierung und Revascularisierung eines Lebertransplantats: Warme Normoxie (37°C, $PO_2 > 70$ mmHg) (**a**), kalte Hypoxie (4°C, $PO_2 < 0,1$ mmHg) (**b**), Reoxygenierung durch Medienwechsel nach unterschiedlich langer kalter Hypoxie (**c**) und Einfluß einer hyperosmolaren Vorschädigung der Hepatocyten (**d**)

Ergebnisse

Das Absterbeverhalten der Hepatocyten bei warmer normoxischer Inkubation geht aus Abb. 1a hervor. Lediglich in Krebs Henseleit Puffer als physiologischem Medium überleben die Zellen nahezu vollständig, in EC, HTK und UW Lösung sterben sie rasch ab. Im Gegensatz hierzu überleben die Hepatocyten in völlig stabiler Weise eine zwölfstündige hypoxische Inkubation bei 4°C, wenn sie sich in KH, HTK oder UW Lösung befinden, lediglich in EC sterben sie während der ersten sechs Stunden nahezu vollständig ab (Abb. 1b).

Werden, in Analogie zur Revascularisierung eines Lebertransplantats, nach unterschiedlich langer kalter Hypoxie die Zellkulturen durch Medienwechsel in warme Normoxie überführt, so tritt eine zusätzliche Schädigung auf. Das Ausmaß dieses Schadens ist hierbei abhängig von der Dauer der vorangegangenen Hypoxie, wie aus Abb. 1c ersichtlich, hier exemplarisch für den Wechsel von UW in kalter Hypoxie zu warmem normoxischen Krebs Henseleit Puffer gezeigt. Das Ausmaß dieser Schädigung ist durch den Zusatz von SOD und Katalase bei Medienwechsel nur zum Teil zu mindern.

Wird einer kalten hypoxischen Inkubation eine zweistündige warme, normoxische Inkubationsphase mit hyperosmolarem KH Puffer vorangeschaltet, so ist sowohl die hypoxische Zellschädigung als auch die Reoxygenierungsschädigung erheblich verstärkt (Abb. 1d).

Diskussion

Wie die vorliegenden Versuchsergebnisse zeigen, verhalten sich Leberzellkulturen analog zu Lebertransplantaten während Konservierung und Revascularisierung, insbesondere im Hinblick auf den Erhalt der Viabilität in den verschiedenen Konservierungslösungen. Ebenso bestätigen die Zellkulturen den aus der Klinik bekannten negativen Einfluß der zu warmen Konservierung [1]. Auch der Medienwechsel zeigt eine reproduzierbare schwere Schädigung, wie sie als Ischämiereaktion bekannt ist. Die Tatsache, daß dieser Schaden im Zellkulturmodell nur unvollständig durch SOD und Katalase gehemmt wird, legt den Schluß nahe, daß diese Schädigung eine Summation der Reoxygenierung, einer thermischen, biochemischen und mechanischen Komponente darstellt.

Es kann nachgewiesen werden, daß die nicht ausgeglichene Hyperosmolarität beim Organspender (etwa im Rahmen eines Diabetes insipidus) eine wesentliche zusätzliche Schädigung des Transplantats während Konservierung und Revascularisierung verursachen kann.

Insgesamt können mit geringem Aufwand an Versuchstieren in Hepatocytenkulturen Bedingungen der Lebertransplantation simuliert werden. Konservierungsmedien und pharmakologische Einflüsse sind an den Zellen der gleichen Leber miteinander vergleichbar. Bedingungen, die im Tiermodell schwierig einzuhalten sind (z.B. Diabetes insipidus), sind hier relativ einfach untersuchbar.

Zusammenfassung

In warmer Normoxie (37°C, $pO_2 > 70$ mmHg), kalter Hypoxie (4°C, $pO_2 < 0,1$ mmHg) sowie dem Wechsel zwischen beiden Bedingungen als Modell der Organkonservierung mit anschließender Revascularisierung verhalten sich primäre Leberzellkulturen männlicher Wistarratten analog zum Lebertransplantat, wenn die Inkubation in Krebs Henseleit Puffer (KH) oder gebräuchlichen Konservierungslösungen stattfindet. Nach Vorinkubation mit hyperosmolarem KH zur Simulation eines Diabetes insipidus des Spenders werden die Folgeschädigungen erheblich verstärkt. Die experimentelle Simulation von Transplantationsbedingungen in primären Leberzellkulturen stellt eine sinnvolle und wenige Versuchstiere erfordernde Ergänzung präklinischer Untersuchungsmodelle zur Lebertransplantation dar.

Summary

In order to simulate liver preservation and revascularisation primary hepatocyte cultures of male Wistar rats were incubated under warm normoxia (37°C, $pO_2 > 70$ mmHg) and cold hypoxia (4°C, $pO_2 < 0.1$ mmHg) and the conditions changed around. The survival of the cultures is similar to clinical conditions when incubated in Krebs Henseleit buffer (KH) and common preservation solutions. After preincubation with hyperosmolar KH (simulation of diabetes insipidus of the donor) hypoxic and revascularisation damage is accelerated. Simulation of transplantation conditions may be a worthwhile and animal saving aid in experimental liver transplantation research.

Literatur

1. Belzer FO, Southard JH (1988) Principles of solid organ preservation by cold storage. Transplant 45:673–676
2. Anundi I, de Groot H (1989) Hypoxic liver cell death: Critical PO_2 and dependence on glycolysis. Am J Physiol 257:658
3. De Groot H, Brecht M (submitted for publication) Reoxygenation injury in rat hepatocytes: Mediation by O_2^- – H_2O_2 liberated by sources other than xantinoxidase.
4. Seglen PO (1976) Preparation of isolated rat liver cells. Cell Biol 13:29–83
5. Siess H, Ackerboom TPM, Tager JM (1977) Mitochondrial and cytosolic NADPH systems and isocitrate dehydrogenase indicator metabolites during ureogenesis from ammonia in isolated rat hepatocytes. Eur J Biochem 72:301–307

Dr. R. Viebahn, Abt. f. Allgemeinchirurgie, Chirurgische Universitätsklinik,
Hoppe-Seyler-Str. 3, W-7400 Tübingen, Bundesrepublik Deutschland

III. Endokrinologie und Magen – Darm I

Mehrdrüsenerkrankung beim primären Hyperparathyreoidismus – "Matched Pair Analyse" prä- und intraoperativer Befunde
Multiple Gland Disease in Primary Hyperparathyroidism – 'Matched Pair Analysis' of Pre- and Intraoperative Findings

H.G. Seesko[1], H. Sitter[2], F. Meyer[1], Ch. Weyland[1], P.K. Wagner[1] und M. Rothmund[1]

[1]Klinik für Allgemein- und Abdominalchirurgie, Marburg
[2]Institut für Theoretische Chirurgie, Philipps Universität, Marburg

Einleitung

Die Mehrdrüsenerkrankung wird beim primären Hyperparathyreoidismus mit einer relativen Häufigkeit von 3,5 bis 23% beschrieben [1, 2, 3]. Wird diese Konstellation intraoperativ nicht erkannt, hat dies für die betroffenen Patienten meistens eine Reoperation mit deutlich erhöhtem Risiko postoperativer Komplikationen (Recurrensparese, Hypoparathyreoidismus) zur Folge. Ziel unserer Untersuchung war es herauszufinden, ob sich präoperativ bereits Hinweise auf eine Mehrdrüsenerkrankung aus anamnestischen Daten oder Laborkonstellationen ableiten lassen.

Material und Methodik

Wir überblicken 546 Patienten, die zwischen 1965 und 1990 wegen eines primären HPT (pHPT) operiert wurden (1965 bis 1986 Universität Mainz, seit 1987 Universität Marburg). Seit 1987 erfolgt die Datenerhebung prospektiv. In dem Kollektiv der 546 Patienten mit primärem HPT finden sich 65 Patienten, bei denen mehr als eine Drüse makroskopisch pathologisch vergrößert war (Mehrdrüsenerkrankung). Die Daten dieser Patienten wurden im Rahmen einer exakten Paarbildung einem Kontrollkollektiv gegenübergestellt. Dieses rekrutierte sich aus den Patienten, bei denen lediglich ein solitäres Adenom gefunden worden war. Paarbildungskriterien waren Geschlecht, Alter (5-Jahresintervalle) und Kreatininwert. Anamnestische Angaben und präoperative Befunde bildgebender Verfahren wurden als "Ja-Nein-Variablen" domukentiert und im McNemar's Test analysiert. Die präoperativen Laborbefunde sowie die Masse des resezierten Drüsengewebes wurden mit Hilfe des Mann-Whitney Tests im Rahmen einer explorativen Datenanalyse ausgewertet.

Ergebnisse

Anamnestisch fand sich in dem Kollektiv der Patienten mit Mehrdrüsenerkrankung häufiger die Angabe "Leistungsknick" (39,7% vs. 32,8%) sowie Depressionen (22,2% vs. 10,9%). Eine Vorgeschichte von Nephrolithiasis bestand bei den Patienten mit Mehrdrüsenerkrankung in 65,6%, im Kontrollkollektiv bei 55,6%. Operationen wegen Nephrolithiasis waren dementsprechend ebenfalls häufiger im Kollektiv der Patienten mit Mehrdrüsenerkrankung (45,3% vs. 30,8%). Die Incidenz von gastrointestinalen Ulcera bzw. Pankreatitis unterschied sich in beiden Kollektiven nicht. Der radiologische Nachweis knöcherner Veränderungen beim pHPT gelang bei den Patienten mit Mehrdrüsenbefall in 23%, im Kontrollkollektiv in 27,7%. In 9,5% der Fälle mit Mehrdrüsenbefall trat die Erkrankung im Rahmen einer MEN-Syndromes bzw. familiären pHPT auf. Alle diese Unterschiede sind nach den angewandten Testverfahren nicht signifikant.

An präoperativen Laborparametern wurden ausgewertet: Serumcalcium, Phosphat, Chlorid, Alkalische Phosphatase und Parathormon. Die dabei zu beobachtenden Differenzen waren im angewendeten Testverfahren ebenfalls nicht signifikant.

Median und Mittelwert der Gesamtmasse des resezierten Nebenschilddrüsengewebes fanden sich bei den Patienten mit Mehrdrüsenerkrankung erhöht, jedoch ebenfalls ohne signifikanten Unterschied.

Schlußfolgerungen

1. Eine sichere präoperative Aussage über das mögliche Vorliegen einer Mehrdrüsenerkrankung beim primären HPT aufgrund allgemeiner anamnestischer Daten oder Laborbefunde ist nicht möglich. Ausgenommen sind die Fälle, bei denen ein familiärer pHPT vorliegt, oder die Erkrankung im Rahmen einer multiplen endokrinen Neoplasie auftritt.
2. Zur Erkennung bzw. zum sicheren Ausschluß einer Mehrdrüsenerkrankung ist die intraoperative Darstellung aller Nebenschilddrüsen notwendig.

Zusammenfassung

Das Auftreten einer Mehrdrüsenerkrankung beim primären Hyperparathyreoidismus beobachten wir in unserem Krankengut in etwa 12% der Fälle. In der vorgestellten Untersuchung wurde der Frage nachgegangen, ob anamnestische Angaben der Patienten bzw. Laborbefunde einen Beitrag zur präoperativen Diagnosestellung "Mehrdrüsenerkrankung" leisten können.

Daten sowie prä- und intraoperative Befunde von 65 Patienten mit Mehrdrüsenerkrankung wurdem im Rahmen einer "matched pair Analyse" einem Kontrollkollektiv gegenübergestellt. Letzteres rekrutierte sich aus Patienten mit solitärem Nebenschilddrüsenadenom (Paarbildungskriterien: Geschlecht, Alter, Kreatinin). Anamnestische Angaben sowie prä- und intraoperative Befunde wurden analysiert. Dabei fanden sich keine statistisch signifikanten Unterschiede hinsichtlich der anamnestischen Angaben oder der präoperativ erhobenen Laborparameter (Serumcalcium, Parathormon, Alkalische Phosphatase, Chlorid, Phosphat). Die Mehrdrüsenerkrankung beim primären Hyperpatathyreoidismus kann lediglich intraoperativ durch Darstellung aller Epithelkörperchen ausgeschlossen oder diagnostiziert werden.

Summary

Multiple gland disease in primary hyperparathyroidism is seen in our clinic in about 12% of the cases. The recent study was designed as a matched pair analysis to answer the question whether or not preoperative data from the patient's history or laboratory findings can contribute to diagnosing multiple gland disease preoperatively. The control group consisted of patients with solitary parathyroid adenoma. Matching criteria included sex, age, and creatinine levels. Differences in the patients' history and the preoperative course of the disease as well as differences in preoperative laboratory findings of serum calcium, parathyroid hormone levels, alkaline phosphatase, phosphorous, and chloride were of no statistical significance. Thus the intraoperative visualization of all parathyroid glands is the only way to decide whether or not a patient suffers from multiple gland disease.

Literatur

1. Edis AJ, van Heerden JA, Scholz DA (1979) Results of subtotal parathyroidectomy for primary chief cell hyperplasia. Surgery 86:462–469
2. Wang CA, Castleman B, Cope O (1982) Surgical management of hyperparathyroidism due to primary hyperplasia. Ann Surg 195:384–392
3. Wells jr SA, Leight GS, Hensley M, Dilley WG (1985) Hyperparathyroidism associated with the enlargement of two or three parathyroid glands. Ann Surg 202:533–538

Dr. H.G. Seesko, Klinik für Allgemein- und Abdominalchirurgie, Philipps Universität Marburg, Baldingerstraße, W-3550 Marburg/Lahn, Bundesrepublik Deutschland

Experimentelle Allotransplantation von Rattennebenschilddrüsen: Nachweis der Langzeitfunktion ohne Immunsuppression[*]

Allotransplantation of Parathyroid Glands in Rats: Long-term Function Without Immunosuppression

Chr. Hasse, B. Stinner, P.K. Wagner und M. Rothmund

Klinik für Allgemeinchirurgie der Philipps-Universität Marburg (Leiter: Prof. Dr. M. Rothmund)

Einleitung

Aufgrund der vielfältigen Stoffwechselfunktionen des Parathormons ist die medikamentöse Therapie des permanenten Hypoparathyreoidismus von allen endokrinen Unterfunktionsstörungen am schwierigsten. Während die Autotransplantation von Epithelkörperchengewebe inzwischen klinisch erprobt ist (Brennan et al 1979; Saxe et al 1982), befindet sich die Allotransplantation ohne postoperative Immunsuppression noch im tierexperimentellen Stadium. Problematisch ist die Manipulation der Immunogenität, die einen langfristigen Transplantationserfolg bisher verhinderte (Roka et al 1982; Sollinger et al 1983). Von zentraler Bedeutung sollen die mittransplantierten immunkompetenten Zellen (Passenger-Leukocyten) sowie die Expression der Klasse-I-Antigene sein (Sollinger et al 1983).

Ziel unserer Untersuchungen war es zu prüfen, ob es mittels Gewebekulturpassage möglich ist, die Immunogenität des zu transplantierenden Nebenschilddrüsengewebes, durch Verminderung der Antigenexpression sowie Auswanderung von immunkompetenten Zellen, zu vermindern.

Material und Methoden

20 DA- und 20 LEWIS-Ratten wurden parathyreoidektomiert, die Explantate anschließend 21 Tage in einem RPMI-Medium bei 95% Luft, 5% CO_2 und 37°C kultiviert. Danach sind sie jeweils zur Hälfte iso- (Gruppe I) bzw. allotransplantiert (Gruppe II) worden. Bei einer dritten Gruppe, der Kontrollgruppe, wurde ohne Vorbehandlung (Gewebekultur) eine Allotransplantation durchgeführt.

Postoperativ wurden über 22 Wochen Serumcalcium- und Parathormonspiegel registriert. Als erfolgreiche Transplantation wurde ein Anstieg der Serumcalciumwerte von < 1,6 auf > 1,9 mmol/l definiert.

Alle Empfängertiere waren vor der Transplantation hypocalcämisch. Ihre Nebenschilddrüsen wurden den gleichen Kulturbedingungen unterworfen und nach 7, 14 und 21 Tagen histologisch aufgearbeitet, ebenso die Transplantate nach der Exsanguination am 21. Tag post transplantationem.

---

[*] Mit Unterstützung durch die Deutsche Forschungsgemeinschaft (Ro 519/4-1).

Es sind nur Meßergebnisse von den Ratten zur Auswertung gekommen, die mindestens 14 Wochen überlebten.

Mittels deskriptiver Statistik wurden die Häufigkeitsverteilungen aller Parameter erstellt. Danach sind die statistischen Maßzahlen berechnet worden. Der Vergleich der empirischen Verteilungen mit der Normalverteilung wurde mit Hilfe des Chiquadrat-Anpassungstests durchgeführt (Sachs 1984). Mit dem doppelten t-Test wurde untersucht, ob sich die Mittelwerte der Serumcalciumkonzentrationen prä- und posttransplantationem signifikant unterscheiden (Sachs 1984).

Ergebnisse

Die Einschlußkriterien der Studie konnten 40 (89%) der 45 Versuchstiere erfüllen.

Die Ergebnisse der Serumcalciumbestimmungen von 19 Ratten mit allotransplantierten Nebenschilddrüsen (Tabelle 1) nach drei Wochen Gewebekultur sind in Abb. 1 graphisch dargestellt.

Tabelle 1. Serumcalciumwerte (in mmol/l) von 19 Ratten vor Parathyreoidektomie (1), vor Allotransplantation (2) sowie 6 (3), 10 (4), 14 (5), 18 (6) und 22 Wochen (7) nach Allotransplantation

Rattenstamm und -nummer	1	2	3	4	5	6	7
Lewis 10	2,4	1,1	2,0	2,0	1,4	1,1	1,5
Lewis 12	2,3	1,1	1,3	1,8	1,1	1,3	1,4
Lewis 15	2,3	1,6	1,6	1,3	1,2	1,5	–
Lewis 16	2,4	1,5	1,0	1,6	1,5	1,5	1,4
Lewis 17	2,3	1,2	1,8	1,9	1,4	1,2	1,2
Lewis 18	2,4	1,2	1,3	1,9	1,1	–	–
Lewis 19	2,5	1,1	2,0	2,2	2,1	2,0	2,1
Lewis 31	2,6	1,0	1,2	1,4	1,6	–	–
Lewis 32	2,0	1,4	1,3	1,0	1,1	1,3	1,4
Lewis 34	2,2	1,1	1,2	2,2	1,3	1,2	1,4
Lewis 46	2,3	1,5	1,4	1,1	1,3	–	–
DA 10	2,3	1,4	2,3	2,3	2,2	2,2	2,1
DA 11	2,5	1,5	1,8	1,8	1,7	1,5	1,7
DA 13	2,3	1,3	1,5	1,5	1,5	1,3	1,6
DA 14	2,2	1,2	1,6	1,7	1,5	1,4	1,4
DA 17	2,2	1,2	1,6	1,5	1,4	1,4	1,4
DA 18	2,3	1,3	1,9	2,0	1,9	1,8	2,0
DA 19	2,3	1,4	1,4	1,5	1,4	1,4	1,4
DA 34	2,0	1,4	1,3	1,5	1,2	1,3	1,4

Den zeitlichen Verlauf der Serumcalciumkonzentrationen der 16 Versuchstiere mit isotransplantierten Nebenschilddrüsen nach dreiwöchiger Vorbehandlung stellt Abb. 2 dar, die einzelnen Meßergebnisse sind in Tabelle 2 zusammengestellt.

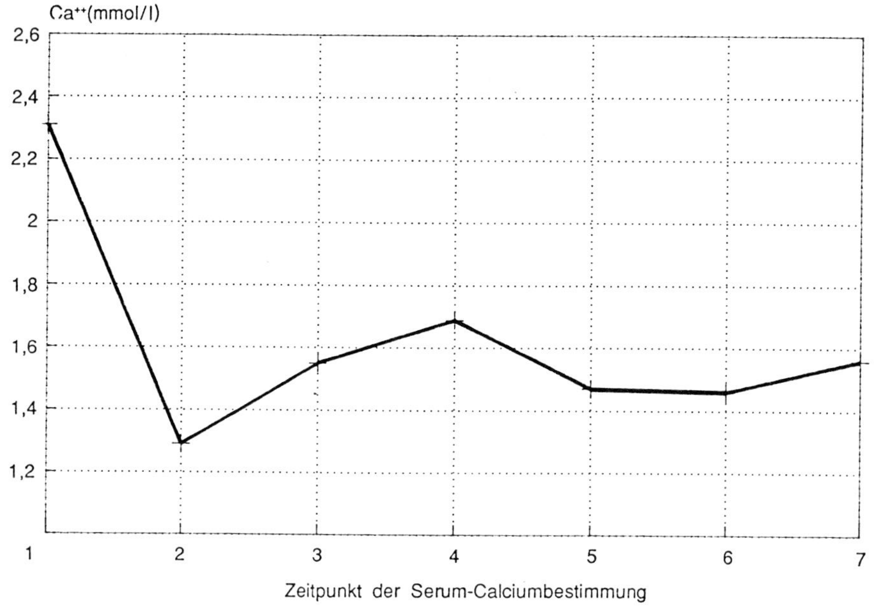

Abb. 1. Mediane der Calciumkonzentrationen (in mmol/l Serum) von 19 Ratten vor Parathyreoidektomie (1), vor Allotransplantation (2) sowie 6 (3), 10 (4), 14 (5), 18 (6) und 22 Wochen (7) nach Allotransplantation

Tabelle 2. Serumcalciumwerte (in mmol/l) von 16 Ratten vor Parathyreoidektomie (1), vor Isotransplantation (2) sowie 6 (3), 10 (4), 14 (5), 18 (6) und 22 Wochen (7) nach Isotransplantation

Rattenstamm und -nummer	1	2	3	4	5	6	7
Lewis 21	2,4	1,3	2,2	2,0	2,0	1,9	2,0
Lewis 22	2,4	1,4	1,6	1,6	1,5	1,4	1,6
Lewis 23	2,3	1,5	1,2	1,7	1,7	1,7	1,7
Lewis 29	2,5	1,1	1,1	1,8	1,5	1,4	1,2
Lewis 41	2,3	1,6	1,6	1,6	1,6	1,8	1,7
Lewis 42	2,3	1,4	2,0	1,9	1,9	2,1	1,9
Lewis 44	2,3	1,5	1,4	1,5	1,4	1,5	1,4
Lewis 45	2,2	1,6	1,7	1,7	1,7	1,8	1,8
DA 20	2,2	1,6	2,2	2,2	2,1	2,1	2,1
DA 21	2,4	1,3	1,4	1,5	1,4	1,2	1,3
DA 22	2,3	1,1	1,3	1,3	1,2	1,1	1,5
DA 23	2,2	1,4	2,2	2,3	2,2	2,2	2,2
DA 24	2,3	1,3	1,4	1,5	1,3	1,3	1,5
DA 41	2,3	1,6	2,2	2,2	2,1	2,3	2,1
DA 43	2,2	1,6	2,1	2,3	2,1	2,3	2,1
DA 45	2,3	1,5	1,3	1,5	1,4	1,6	1,6

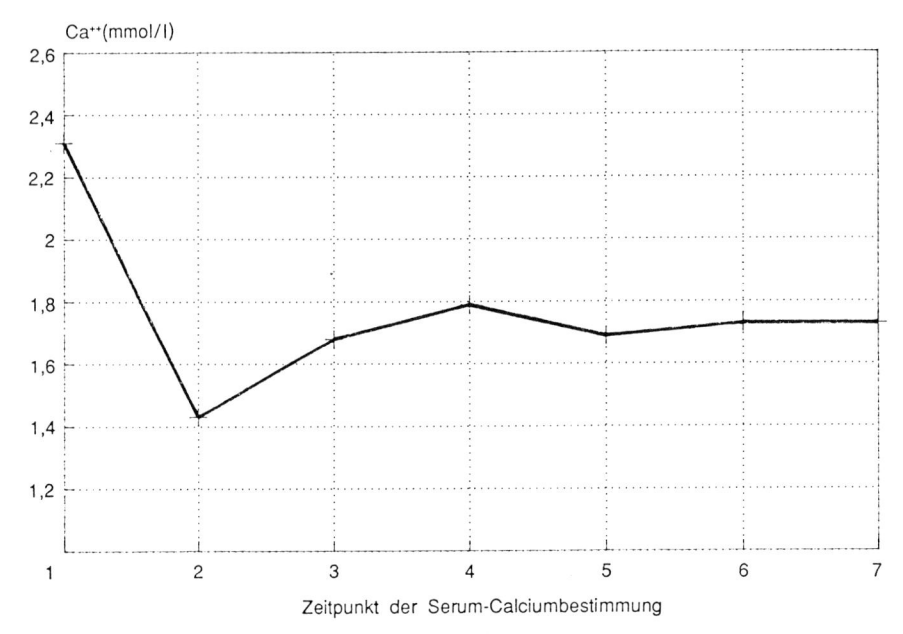

Abb. 2. Mediane der Calciumkonzentrationen (in mmol/l Serum) von 16 Ratten vor Parathyreoidektomie (1), vor Isotransplantation (2) sowie 6 (3), 10 (4), 14 (5), 18 (6) und 22 Wochen (7) nach Isotransplantation

Zu keinem Zeitpunkt erreichte eines der 5 Tiere mit Allotransplantation ohne Gewebekulturpassage Normocalcämie. Nach der Parathyreoidektomie kam es bei allen Versuchstieren zu einem signifikanten Abfall der Calciumkonzentration im Serum (Signifikanzniveau $p = 0{,}01$). Während noch 10 Wochen nach Transplantation 7 (37%) von 19 allotransplantierten Tieren normocalcämisch waren, verringerte sich die Zahl auf 3/15 (20%) in der 22. Woche. Die der normocalcämischen isotransplantierten Versuchstiere blieb über den gesamten Versuchszeitraum konstant: 6/16 (37,5%). Zwischen den Serumcalciumwerten der iso- und allotransplantierten Versuchstiere bestand zu keinem Zeitpunkt der Studie ein signifikanter Unterschied (Signifikanzniveau $p = 0{,}01$).

Die histologischen Untersuchungen nach Exsanguination ergaben übereinstimmend bei den funktionell erfolgreichen Transplantaten intaktes Drüsengewebe, ansonsten fibrosierte Drüsenreste.

Bei den nur explantierten und kultivierten Nebenschilddrüsen zeigte sich eine eindeutig zeitabhängige Gewebedestruktion.

Diskussion

Die Verwendung der Serumcalciumwerte als Beweis für das Überleben der Parathyreoideatransplantate ist allgemein akzeptiert und wird durch die hier nachgewiesene Korrelation zwischen erfolgreicher Transplantation (Normocalcämie) und histologisch intaktem Nebenschilddrüsengewebe bestätigt. Noch am 14. Tag nach Nebenschilddrüsentransplantation erfolgte bei allen Tieren ein deutlicher Calciumanstieg. Voraussetzung sollte ein erfolgreiches Ausschleusen von Parathormon aus dem transplantierten Epithelkörperchengewebe sein.

Wir fanden vielfache Literaturhinweise bestätigt, daß Transplantationen von nichtkultiviertem Nebenschilddrüsengewebe schon kurzfristig (6 Wochen) keine Aussicht auf Erfolg haben. Dagegen erscheint es prinzipiell möglich, mittels Gewebekulturpassage und ohne postoperative Immunsuppression, langfristig Vitalität und Funktion von allotransplantiertem Nebenschilddrüsengewebe besser zu erhalten. Dieser Versuchsserie wurden gleiche Kulturbedingungen zu Grunde gelegt. Die Ergebnisse der histologischen Kontrolluntersuchungen lassen den Schluß zu, daß sich mit der Festlegung einer optimalen Kulturdauer die Voraussetzungen für eine erfolgreiche Transplantation von Nebenschilddrüsengewebe noch verbessern lassen. Es gilt, die Zeitspanne herauszuarbeiten, in der die Immunogenität durch Gewebekultur suffizient vermindert, die Gewebsintegrität aber noch ausreichend erhalten ist.

Zusammenfassung

In einem kontrollierten Tierversuch mit 2 Testgruppen (je n = 20) und einer Kontrollgruppe (n = 10) wurde der Einfluß einer Gewebekulturpassage auf auto- und isotransplantiertes Nebenschilddrüsengewebe zuvor parathyreoidektomierter Ratten untersucht. Als Parameter für die Transplantatfunktion wurden das Serumcalcium sowie das Ausmaß der Gewebsintegrität in der Histologie herangezogen.

Als Ergebnis fand sich, daß ein Langzeitüberleben (22 Wochen) allotransplantierter Nebenschilddrüsen mit intakter Funktion mittels Gewebekulturpassage ohne postoperative Immunsuppression prinzipiell möglich ist.

Summary

The influence of a tissue culture passage on auto- and isotransplanted parathyroid glands was examined in a controlled trial with two test groups (n = 20 each) and one control group (n = 10) of rats. Serum calcium and histological findings were used as parameters for transplant function.

We found that long-term survival (22 weeks) for functioning allotransplanted parathyroid glands without postoperative immunosuppression is possible when tissue culture passages are used.

Literatur

1. Brennan MF, Brown EM, Spiegel AM, Marx SJ, Doppman JL, Jones DC, Aurbach GD (1979) Autotransplantation of cryopreserved parathyroid tissue in man. Ann Surg [Philadelphia] 189:78
2. Roka R, Niederle B, Fritsch A (1982) Die Transplantation der Nebenschilddrüse. Urban und Schwarzenberg, Wien München Baltimore
3. Sachs L (1984) Angewandte Statistik, 6. Aufl. Springer, Berlin Heidelberg New York Tokyo

4. Saxe AW, Spiegel AM, Marx SJ, Brennan MF (1982) Deferred parathyroid autografts with cryopreserved tissue after reoperative parathyroid surgery. Arch Surg [Chicago] 117:538
5. Sollinger HW, Mack E, Cook K, Belzer FO (1983) Allotransplantation of human parathyroid tissue without immunosuppression. Transplant [Baltimore] 36:599–602

Dr. Chr. Hasse, Zentrum für Operative Medizin I, Klinik für Allgemeinchirurgie der Philipps Universität, Baldingerstraße, W-3550 Marburg/Lahn, Bundesrepublik Deutschland

DNS-Hybridisierung – Eine Methode zur frühzeitigen Diagnose des medullären Schilddrüsencarcinoms in MEN II A Familien

DNA Hybridization – A Method for Early Detection of Medullary Thyroid Carcinoma in MEN II A Families

A. Frilling[1], B.A.J. Ponder[2] und H.-D. Röher[1]

[1]Abt. f. Allgemeine und Unfallchirurgie der Heinrich-Heine-Universität Düsseldorf
(Leiter: Prof. Dr. H.-D. Röher)
[2]Department of Pathology, University of Cambridge, England

Die multiple endokrine Neoplasie von Typ II A (MEN II A) weist einen autosomal dominanten Erbgang auf. Durch screening-Untersuchungen in MEN II A Familien wird angestrebt, durch Bestimmung des Tumormarkers Calcitonin das C-Zell-Carcinom bereits im okkulten Stadium zu diagnostizieren, da nur dann eine kurative chirurgische Therapie gewährleistet ist.

Die DNS-Diagnostik ermöglicht, die Genträger als Risikopersonen noch vor dem Auftreten des Tumors zu ermitteln [2, 3]. Obwohl die genaue DNS-Sequenz noch nicht bekannt ist, gelang es durch genetische Koppelungsuntersuchungen, das für die Erkrankung verantwortliche Gen in der pericentromeren Region auf dem Chromosom 10 zu lokalisieren [1, 4].

Durch die DNS-Hybridisierung wurde mit Hilfe von gekoppelten "Restriktions-Fragment-Längen-Polymorphismen" (RFLP) versucht, in uns bekannten MEN II A Familien die Genträger zu identifizieren.

Material und Methode

Es wurden 4 Familien (39 Individuen) mit MEN II A untersucht.

Die DNS-Extraktion erfolgte aus den Leukocyten des venösen Blutes mit Hilfe eines DNS-Extraktors nach der Phenol-Chloroform-Methode. Spektrophotometrisch wurde die DNS-Konzentration bestimmt. Je 5 μg DNS wurden mit den Restriktionsendonucleasen Taq 1 (10 U/μl) und Msp 1 (10 U/μl) während einer Inkubation bei 37°C über 12 h fragmentiert. Die DNS-Fragmente wurden in einem 0,8% Agarosegel und 0,08 M TRIS-Phosphat-Puffer entsprechend dem Molekulargewicht elektrophoretisch bei 5 V/cm (Laufzeit 12 h, Raumtemperatur) aufgetrennt und entsprechend der Methode von Southern [5] auf eine Nylonmembran aufgetragen. Durch eine UV-Bestrahlung konnten die DNS-Fragmente auf der Membran fixiert werden. Es folgte eine Hybridisierung der DNS-Fragmente mit den ^{32}P-markierten Sonden p203WIT1-1 und p203WIT3-4 bei 42°C über 16 h. Beide Sonden sind Subklone der MEN 203 Sonde. Anschließend wurden die Nylonmembranen in einem Puffer mehrfach ausgewaschen und bei -70°C für 1–7 Tage einer Autoradiographie zur Visualisierung der DNS-Fragmente unterzogen.

Wahrscheinlichkeit in %

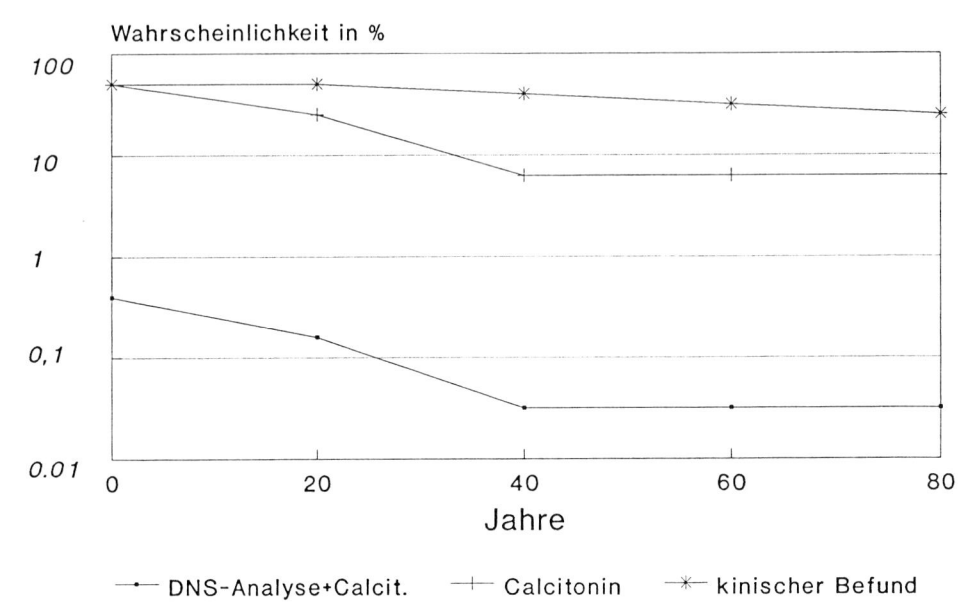

― DNS-Analyse+Calcit.   ― Calcitonin   ―*― kinischer Befund

Abb. 1. Die Wahrscheinlichkeit eines positiven Genträgerstatus bei negativer DNS-Analyse bzw. Calcitoninbestimmung in Abhängigkeit vom Lebensalter der Verwandten von erkrankten Personen weiblichen Geschlechtes

Die Koppelungsanalysen und die Berechnung der Genträger-Wahrscheinlichkeit konnten mit Hilfe von "Linkage" und "Mendel" Computerprogrammen unter der Berücksichtigung einer altersspezifischen Genpenetranz und einer Genfrequenz von 2×10^{-5} durchgeführt werden [2].

Ergebnisse

Die Rekombinationsfraktion für die MEN 203 Sonde beträgt 0,0 (Männer 0,0–0,07, Frauen 0,0–0,09). Dadurch weist diese Sonde einen hohen Koppelungsgrad mit dem MEN II A Gen auf.

Drei Familien waren für die p203WIT1-1 und p203WIT3-4 Sonde informativ. In einer Familie konnte aufgrund des homozygoten Genotyps der untersuchten Familienmitglieder das Vererbungsmuster des MEN II A Locus nicht verfolgt werden.

Beispiel: In der Familie 1 sind ein Allel A und ein Allel B des mit dem MEN II A gekoppelten Markers feststellbar. Der erkrankte Großvater weist einen homozygoten BB Genotyp auf. Einer seiner BB Allele muß mit dem MEN II A Gen gekoppelt sein und wurde an die ebenfalls erkrankte Tochter (AB Genotyp) vererbt. Da der Ehemann der Tochter AA homozygot ist, zeigt deren erkranktes Kind den AB Genotyp und deren gesundes Kind den AA Genotyp (Abb. 1).

Offensichtlich geht die Segregation des mutierten Gens mit dem Allel B einher, sodaß alle weiteren Allel B tragenden Kinder als Risikopersonen zu betrachten wären.

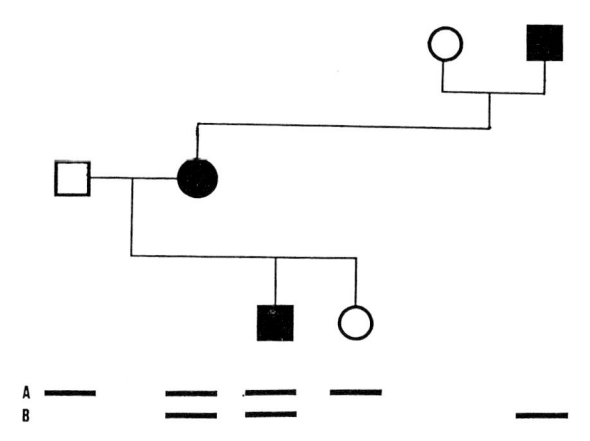

Abb. 2. Stammbaum der Familie 1 mit den dazugehörenden autoradiographisch dargestellten Markerallelen A und B

Zusammenfassung

Mit der DNS-Analyse bietet sich eine effektive prospektive Screening-Untersuchung der Risikopersonen in MEN II A Familien an. Da die genaue MEN II A Genstruktur noch nicht bekannt ist, muß die Genotypbestimmung indirekt durch einen Vergleich der RFLPs der erkrankten und gesunden Familienmitglieder erfolgen. Rekombinationsereignisse zwischen dem DNS-Marker und dem MEN II A Gen können die Ereignisse verfälschen. Homozygote Familien sind nicht informativ. In der Erfassung der präsymptomatischen Genträger ist die DNS-Analyse der Calcitoninbestimmung überlegen, wobei die Irrtumswahrscheinlichkeit etwa 2% beträgt. Wegen der möglichen Fehlinterpretation der DNS-Analyseergebnisse ergibt sich die höchste Sicherheit aus einer Kombination der DNS- und Calcitonindiagnostik (Abb. 2).

Summary

DNA analysis provides an effective prospective screening of relatives at risk in MEN II A families. Since the structure of the MEN II A gene is still unknown, RFLP linkage studies must be carried out in affected and unaffected family members. Recombination between the DNA marker and the gene can cause false test results. Families with several homozygous individuals for the marker tested are not informative. The use of DNA markers to predict whether asymptomatic subjects are gene carriers has a higher accuracy than calcitonin screening. The probability of false results is about 2%. At the present stage, an integrated screening of biochemical and DNA tests can be recommended (Fig. 2).

Literatur

1. Mathew CGP, Chin KS, Easton DF et al (1987) A linked genetic marker for multiple endocrine neoplasia type 2A on chromosome 10. Nature 328:527
2. Mathew CGP, Easton DF, Nakamura Y et al (1991) Presymptomatic screening for multiple endocrine neoplasia type 2A using linked DNA markers. Lancet (in press)

3. Ponder BAJ, Coffey R, Gagel RF et al (1988) Risk estimation and screening in families of patients with medullary thyroid carcinoma. Lancet II:397
4. Simpson NE, Kidd KK, Goodfellow PJ et al (1987) Assignment of multiple endocrine neoplasia type 2A to chromosome 10 by linkage. Nature 328:528
5. Southern EM (1975) Detection of specific sequences among DNA fragments separated by gel electrophoresis. J Mol Biol 98:503

Dr. Andrea Frilling, Abt. f. Allgemeine und Unfallchirurgie, Heinrich-Heine-Universität, Moorenstr. 5, W-4000 Düsseldorf, Bundesrepublik Deutschland

Verbesserte Früherkennung hereditärer C-Zellcarcinome durch immunoradiometrischen Nachweis von Calcitonin

Improvement of Early Diagnosis of Hereditary Medullary Thyroid Carcinoma Using an Immunoradiometric Assay for Serumcalcitonin

H. Meybier, M. Engelbach, F. Kallinowski und H. Schmidt-Gayk

Chirurgische Universitätsklinik Heidelberg (Direktor: Prof. Dr. Ch. Herfarth), Heidelberg

Einleitung

Für Frühdiagnose und Beurteilung des postoperativen Therapieerfolges von Patienten mit C-Zelltumoren der Schilddrüse stellen die Ergebnisse der Bestimmung stimulierter Serumcalcitoninkonzentrationen die entscheidenden Meßgrößen dar [3]. Radioimmunologische Meßmethoden für Calcitonin haben den Nachteil, daß nicht nur monomere (1–32)-Calcitoninmoleküle, sondern auch calcitoninähnliche Substanzen und Calcitoninfragmente in die Analyse einbezogen werden. Die Interpretation normaler oder nur geringfügig erhöhter Calcitoninkonzentrationen ist daher erschwert. Mit der Einführung der immunoradiometrischen Sandwich-Methode durch Motté (IRMA) ist es nunmehr möglich, ausschließlich die Konzentrationen des monomeren (1–32)-Calcitonin zu ermitteln [1]. Durch vergleichende Anwendung von RIA-CT und IRMA-CT wurde bei Probanden und Risikopatienten untersucht, ob durch die Anwendung des IRMA-CT eine Verbesserung der Diagnostik von C-Zelltumoren erreicht werden kann.

Patienten und Methoden

Basales und stimuliertes CT wurden an 11 gesunden Probanden und an 14 Risikopatienten (Familienscreening- und Follow-up-Untersuchungen) simultan immunradiometrisch und radioimmunologisch bestimmt. Die Stimulation der Calcitoninsekretion erfolgte mittels Calciumgluconat (2 mg/kg KG in 60 s i.v.) und Pentagastrin (0,5 μg/kg KG in 5 s i.v.). Die CT wurden vor, 2, 5, 7 und 10 min nach Stimulation im peripheren Venenblut bestimmt. Für den RIA stand ein kommerzielles Assaysystem zur Verfügung (Normbereich 30–110 pmol/l, untere Nachweisgrenze 10 pmol/l). Als IRMA wurde ein Two-Site-Sandwichassay nach Motté verwendet (Normbereich: 4–15 pmol/l, untere Nachweisgrenze 4 pmol/l). Die Meßresultate wurden zeitabhängig im gepaarten zweiseitigen Wilcoxon-Test verglichen.

Ergebnisse

I. Probanden: Während bei den elf Probanden basale und stimulierte RIA-CT unterhalb der Nachweisbarkeitsgrenze gemessen wurden, lagen die IRMA-CT im Normbereich (Medianwerte: vor Stimulation 5 pmol/l, 2', 5', 7', 10' nach Stimulation: 9, 11, 8, 7 pmol/l).

II. Risikopatienten: Vor Stimulation war ein Unterschied von RIA-CT und IRMA-CT nicht nachweisbar. Nach Stimulation ergab der Vergleich RIA vs IRMA bei 2' $p = 0{,}08$ (n.s.), bei 5' $p < 0{,}03$, bei 7' $p < 0{,}0001$, bei 10' $p < 0{,}01$. An neun Screeningpatienten wurden elf Stimulationsteste durchgeführt. In fünf Testen war weder radioimmunologisch noch immunoradiometrisch eine eindeutige Stimulation der CT nachweisbar, zwei Teste ergaben sowohl im RIA-CT als auch im IRMA-CT ein Ansteigen der Konzentrationen in den pathologischen Bereich, bei vier Testen war ein Anstieg der Konzentrationen in den pathologischen Bereich nur durch den IRMA-CT nachweisbar.

Tabelle 1. Calcitoninscreening: Vergleich RIA-CT/IRMA-CT (pmol/l)

Alter	basal / stimuliert		Ergebnis
	RIA	IRMA	
10 J.	nd/nd	4/22	Verdächtig
29 J.	nd/nd	4/5	unverdächtig
13 J.	nd/nd	nd/8	unverdächtig
12 J.	nd/nd	nd/6	unverdächtig
15 J.	nd/nd	nd/8	unverdächtig
16 J.	58/337	16/264	Operation: C-Zell-
	40/255	17/535	carcinom pT1b, pN0
10 J.	nd/nd	17/108	Operation geplant
14 J.	nd/nd	6/15	unverdächtig
12 J.	nd/nd	nd/18	verdächtig
	nd/nd	14/49	Operation geplant

nd nicht meßbar niedrig.

Aufgrund der Stimulation der IRMA-CT auf mehr als das Dreifache des oberen Normwertes konnte bei zwei Patienten die Operationsindikation gestellt werden.

Im postoperativen Follow-up wurden an sechs Patienten acht Stimulationsteste vorgenommen. Bei sechs an vier Patienten durchgeführten Testen ergaben sich keine sicheren Hinweise auf eine Tumorpersistenz (RIA-CT: nicht meßbar niedrige stimulierte Konzentrationen, IRMA-CT: im Normbereich liegende stimulierte Konzentrationen). Bei zwei Patienten wurden sowohl im RIA-CT als auch im IRMA-CT pathologische stimulierte Konzentrationen gemessen. Durch den IRMA-CT konnten Konzentrationszunahmen auf das 50fache beziehungsweise das 6,5fache des Basalwertes ermittelt werden, während im RIA-CT Anstiege auf das 39- beziehungsweise 2,6-fache der basalen Konzentrationen analysiert wurden.

Tabelle 2. Follow-up-Patienten: Vergleich RIA-CT/IRMA-CT (pmol/l)

	basal / stimuliert		
Pat.	RIA	IRMA	Ergebnis
1	nd/nd	nd/6	Op. kurativ
	nd/nd	nd/nd	
2	nd/nd	nd/4	Op. kurativ
3	nd/nd	nd/nd	Op. kurativ
4	nd/nd	9/11	Tumorpersistenz
	30/37	9/12	wahrscheinlich
5	30/1665	23/1160	Tumorpersistenz
6	nd/78	12/78	Tumorpersistenz

nd nicht meßbar niedrig.

Diskussion

Die Analyse stimulierter Serumcalcitoninkonzentrationen ist von entscheidender Bedeutung für die Diagnose klinisch occulter C-Zellcarcinome und die postoperative Beurteilung des Therapieerfolges [3]. Durch die immunoradiometrische Bestimmung monomerer (1–32)-CT kann davon ausgegangen werden, daß im Vergleich mit dem konventionellen RIA eine Verbesserung der Diagnostik von CT-Konzentrationen im Normbereich und nur gering erhöhter Konzentrationen eintritt [1, 2]. Der an elf Probanden durchgeführte Vergleich von IRMA-CT und RIA-CT beweist die diagnostische Überlegenheit des IRMA-CT in der Analyse von CT des Normbereiches. Die im Rahmen der Screeninguntersuchungen ermittelten Ergebnisse zeigen, daß bei drei untersuchten Personen nur durch den IRMA pathologische stimulierte CT diagnostizierbar waren. Die Indikation zur Operation konnte für zwei Patienten gestellt werden. Auch die Ergebnisse der postoperativen Stimulationsteste weisen auf eine Überlegenheit des IRMA-CT hin. Die wesentliche klinische Bedeutung der Analyse monomerer (1–32)-CT liegt in der besseren Differenzierung der CT des Normbereiches von pathologisch erhöhten CT. Wegen des geringen Umfanges müssen die Resultate in Studien mit größeren Stichproben validiert werden.

Zusammenfassung

Durch die Verwendung der immunoradiometrischen Analyse basaler und stimulierter (1–32)-Serumcalcitoninkonzentrationen nach Motté kann im Vergleich zur konventionellen radioimmunologischen Meßmethode eine Verbesserung der Sensitivität erreicht werden. Die klinische Bedeutung des IRMA-CT liegt in der besseren Differenzierung normaler von erhöhten Calcitoninkonzentrationen. Die Interpretation der Ergebnisse von Screeninguntersuchungen wird erleichtert. Es ist zu erwarten, daß Patienten mit occulten C-Zellcarcinomen zu einem früheren Zeitpunkt diagnostiziert und operiert werden können.

Summary

Immunoradiometric assays of basal and stimulated (1–32) serum calcitonin levels (IRMA-CT according to Motté) increase diagnostic accuracy compared with conventional radioimmunological techniques. The clinical relevance of IRMA-CT is obvious in the improved distinction between normal and pathologically elevated calcitonin. The interpretation of screening results is facilitated. Earlier diagnosis of patients with occult C-cell carcinomas can be expected.

Literatur

1. Motté P, Vauzelle P, Gardet P, Ghillani P, Caillou B, Parmentier C, Bohuon C, Bellet D (1988) Construction and clinical validation of a sensitive and specific assay for serum mature calcitonin using monoclonal anti-peptide antibodies. Clin Chim Acta 174:35–54
2. Perdrisot R, Bigorgne JC, Guilloteau D, Jallet P (1990) Monoclonal immunoradiometric assay for calcitonin improves investigation of familial medullary thyroid carcinoma. Clin Chem 36:381–383
3. Wells SA, Baylin SB, Linehan WM, Farrel RE, Cox EB, Cooper CW (1978) Provocative agents and the diagnosis of medullary carcinoma of the thyroid gland. Ann Surg 188:139–141

Dr. H. Meybier, Chirurgische Abteilung, St. Bernward Krankenhaus, Treibestr. 9, W-3200 Hildesheim, Bundesrepublik Deutschland

Ambulante Langzeitmanometrie des Oesophagus. Erste Ergebnisse des 2-Kanal Faseroptischen Motilitätssensors (FFP)*

Long-Term Ambulatory Esophageal Manometry Monitoring: Equipment Design and Early Results of the Two-Channel Fiber Fabry Perot Motility Sensor (FFP)

J. Schneider[1], N.P. Eggert[1], H. Wölfelschneider[2], H.D. Becker[1]

[1] Klinik und Poliklinik für Allgemeine Chirurgie der Universität Tübingen
[2] Fraunhofer-Institut für Physikalische Meßtechnik, Freiburg

Langzeituntersuchungen des Oesophagus unter Einbeziehung der Messung des unteren Oesophagussphincters (UOS) waren aufgrund meßtechnischer Fehler insbesondere während des Schluckaktes schlecht reproduzierbar. Bei wasserperfundierten Sleeve-Kathetern, die über eine Fläche Drucke detektieren, stellt das Transmittermedium Wasser ein Hindernis für die ambulante Messung dar.

Erste Messungen mit dem Faser-Fabry-Perot Sensor (FFP) zeigten die Möglichkeit, unabhängig von der Wasserperfusion Drucke der Speiseröhre direkt mit dem Laserstrahlsensor zu detektieren, der in der Lage ist, wie ein Sleeve-Katheter nach intraluminal gerichtete Kräfte über eine Fläche zu erfassen [1].

Material und Methode

Die Weiterentwicklung des von uns zunächst in Transmission konfektionierten FFP-Sensors zur Messung jetzt in Reflektion, führte sowohl zur Verbesserung des Katheterdesigns (mit Verminderung der Abmessungen auf 40 × 4,65 mm), als es auch die Hintereinanderschaltung von mehreren – bisher zwei – Sensoren ermöglichte. Um ein für Patienten tragbares Langzeitmanometriegerät zu erhalten, kombinierten wir Laserdiode und Auswerteelektronik mit einem 2 Megabyte großen Datenlogger, der aus einer Abtastrate von 50 Hz sechs Werte pro Sekunde und Kanal speichert (Abb. 1).

Das Prinzip der Messung beruht auf der Änderung der phasenabhängigen Intensität des am verspiegelten Faserende reflektierten Laserlichtes (790 nm) bei Variation der optischen Weglänge, die sich aus dem Produkt der geometrischen Weglänge der Faser und deren Brechungsindex ergibt. Die Längenänderung des FFP bewirkt das Katheterdesign – nahezu proportional in einem breiten Meßbereich – durch Ableiten der intraluminal gerichteten Kräfte der Oesophaguswand auf die Faser. Die digitalisierten Daten werden im Datenlogger gespeichert (6–8 h), nach Konnektierung mit einem normalen PC abgerufen und durch eine von uns erstellte Software weiter verarbeitet und graphisch dargestellt. Über einen

---

* Teile dieser Arbeit wurden aus Mitteln des Bundesministeriums für Forschung und Technologie unter dem Förderkennzeichen 07 06910 gefördert.

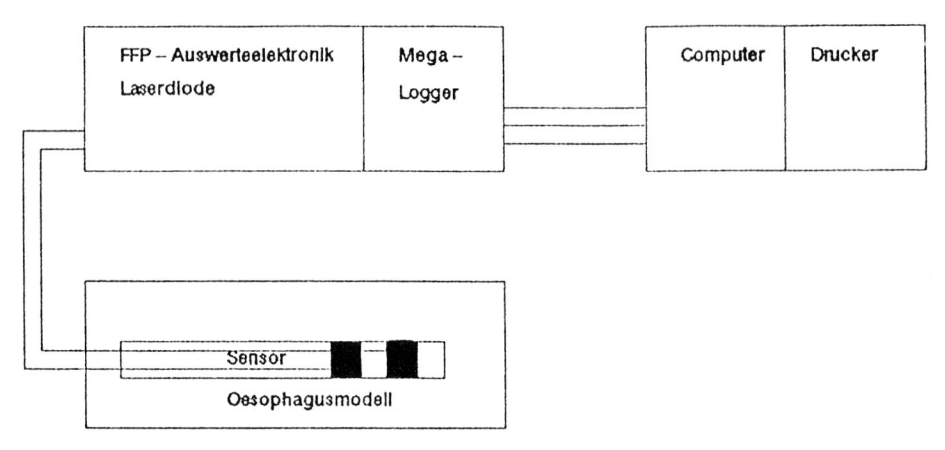

```
┌─────────────────────────────┬──────────┐   ┌──────────┬──────────┐
│ FFP – Auswerteelektronik    │  Mega –  │   │ Computer │  Drucker │
│ Laserdiode                  │  Logger  │   │          │          │
└─────────────────────────────┴──────────┘   └──────────┴──────────┘
```

Abb. 1. Schematische Darstellung der Meßkette der portablen Oesophagusmanometrie

Transputer sind auch direkte Online-Messungen (z.B. zur exakten Sensorpositionierung, Eichung, etc.) ohne Einbußen bei gleicher Abtastrate möglich.

In einem mechanischen Oesophagusmodell testeten wir unter definierten Bedingungen mit Hilfe eines Impulsgebers und Barometers physikalische Eigenschaften, wie Temperaturabhängigkeit, zeitliches Ansprechverhalten und Eigenfrequenz des Meßsystems.

Bei 15 gesunden Probanden wurde der Katheter, bestehend aus zwei Sensoren, unter optischer Kontrolle nasal eingeführt und im Magen plaziert, bis durch schrittweises Zurückziehen ein Sensor im distalen Oesophagus und der zweite in der Hochdruckzone des gastrooesophagealen Überganges lag. Alle Daten wurden mit der konventionellen 3-Punkt Manometrie im Sitzen und Liegen validiert.

Ergebnisse

In vitro Untersuchungen

Serien unterschiedlicher Amplituden von 0–200 mmHg wurden simultan, identisch und reproduzierbar in zwei Kanälen dargestellt (Abb. 2). Das Maximum von 200 mmHg wurde von verschiedenen FFP-Sensoren in 0,2 s erreicht. Die FFP-Sensoren reagierten bei Temperaturanstieg von 0,2 K mit einem Auslenken der Basallinie (Änderung der optischen Weglänge durch Temperaturabhängigkeit der Kernbrechzahl). Änderungen der vorgegebenen Druckamplituden wurden nicht beobachtet. Der FFP-Katheter zeigte keine Abweichungen bei Lageänderungen.

In vivo Messungen

Bei 15 gesunden Probanden beiderlei Geschlechts im Alter zwischen 18–27 Jahren wurde der Ruhedruck im UOS in der 3-Punkt Manometrie mit $27,2 \pm 5,9$ hPa (20,2 mmHg) und mit dem neuen Sensor mit $58,6 \pm 6,3$ hPa ermittelt.

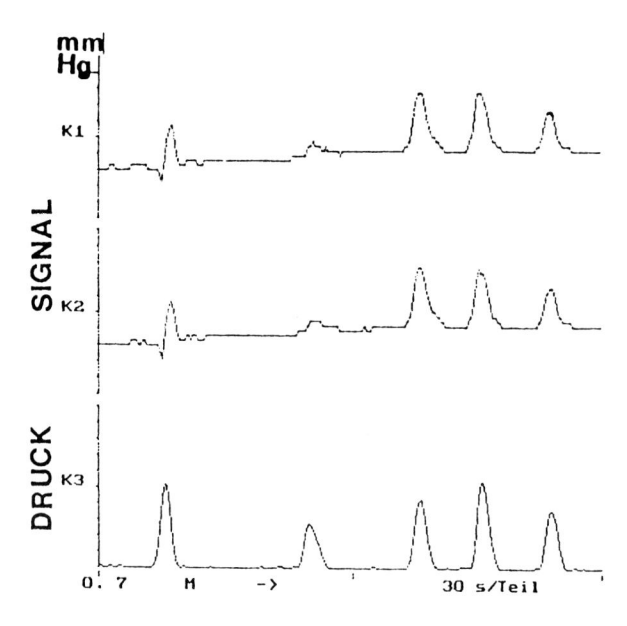

Abb. 2. Bei in vitro Versuchen wurden definierte Drucke (K3) unterschiedlicher Amplitudenhöhe und -frequenz mnit der Signalantwort des FFP-Sensors in K1 und K2 verglichen. Der FFP-Sensor detektiert die vorgegebenen Drucke simultan mit hoher Präzision

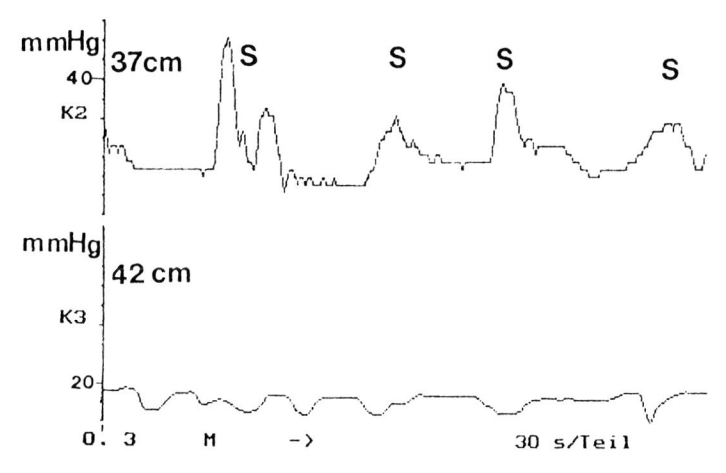

Abb. 3. Regelrechte schluckreflektorische Erschlaffung mit Schluckdrucken im tubulären Oesophagus bis 100 mmHg, Residualdruck im UOS 18 mmHg; 2-Kanal-FFP-Sensor

Schluckdruckamplituden im tubulären Oesophagus betrugen $73,9 \pm 5,0$ hPa (70 mmHg) und $93 \pm 8,1$ hPa mit dem FFP Sensor. Die Dauer der Amplituden zeigte keinen Unterschied in der 3-Punkt Manometrie und dem FFP-Sensor; sie betrug proximal $3,1 \pm 0,5$ s und distal $3,5 \pm 0,3$ s. Die Erschlaffungsdauer im UOS betrug in der 3-Punkt Manometrie

$7{,}3 \pm 0{,}6$ s und mit dem FFP-Sensor $8{,}2 \pm 0{,}3$ s, der Unterschied war mit $p < 0{,}05$ signifikant (Abb. 3).

Diskussion

Unsere Ergebnisse zeigen, daß neben der konventionellen wasserperfundierten Oesophagusmanometrie mit dem FFP Sensor ein Meßwertaufnehmer zur Verfügung steht, der sich für die ambulante Langzeitmanometrie besser eignet als die übrigen Manometriekathetersysteme. Als Ursache hierfür kann die Fähigkeit des FFP Sensors angeführt werden, wie die Sleeve Katheter Drucke über eine Fläche aufzunehmen [2], ohne jedoch vom Übertragungsmedium Wasser abhängig zu sein. Die Kombination von Lichtquelle, Datenlogger und Auswerteelektronik führt zur deutlichen Reduktion des personellen und apparativen Aufwandes des Oesophagusmanometrie und ermöglicht damit die ambulante Patientenführung. Die computergestützte Auswertung der Daten weist eine bessere Vergleichbarkeit und Reproduzierbarkeit statistisch ausgewerteter Daten auf [3].

An einer Weiterentwicklung durch eine 4 Kanal Version wird derzeit gearbeitet.

Zusammenfassung

Mit Hilfe des faseroptischen Fabry-Perot Motilitätssensors steht ein neuer Laserstrahlsensortyp zur Verfügung, der es ermöglicht, Langzeituntersuchungen der Motilität des Oesophagus bei ambulanten Patienten durchzuführen. In der vorliegenden 2-Kanal Version kommt es auch bei mehrstündigen Untersuchungen in vitro und in vivo an gesunden Probanden nicht zu Meßpunktdislokationen im UOS. Der Katheter wird vom Patienten gut toleriert und die Meßergebnisse weisen gegenüber der 3-Punkt Manometrie eine hohe Empfindlichkeit auf.

Summary

The new FFP sensor is able to detect esophagus motility over a longer period of examination. In comparison with water-perfused side-hole catheters the FFP sensor seems to be qualified for ambulatory motility examinations because the sensor avoids catheter dislocation during swallowing. The new FFP sensor is well tolerated by healthy volunteers and patients.

Literatur

1. Schneider J, Modler M, Kist K, Wölfelschneider H, Becker HD (1990) The Fibre Fabry Perot Sensor. A long term manometry sensor for quantitative intraluminal pressure measurement of the gastrointestinal tract. Clin Phys Physiol Meas 11:319–325
2. Dent J (1976) A new technique for continuous sphincter pressure measurement. Gastroenterol 71:263–7

3. Brendigk M, Smout AJ, Zouw C vd, Verwey H, Akkermanns C (1989) Microcomputer-based system for 24-hour recording of oesophageal motility and pH profile with automated analysis. Med Biol Engin Comput 41–46

Dr. J. Schneider, Klinik für Allgemeine Chirurgie, Universität Tübingen, Hoppe-Seyler-Straße 3, W-7400 Tübingen, Bundesrepublik Deutschland

Oesophagusmotilität bei gastrooesophagealem Reflux
Esophageal Motility in Gastroesophageal Reflux Disease

S.M. Freys, A. Selch, K.-H. Fuchs und A.-K. Eckstein

Chirurgische Universitätsklinik Kiel, Abt. Allgemeine Chirurgie (Direktor: Prof. Dr. H. Hamelmann)

Einleitung und Zielsetzung

Die Frage nach dem Zusammenhang von gastrooesophagealer Refluxkrankheit (GERD) und Motilitätsstörung des Oesophagus kann bis heute nicht suffizient beantwortet werden. Es existieren klare Hinweise [1], daß bei gesunden Probanden eine chronologische Beziehung zwischen Motilitätsereignissen und Refluxepisoden vorliegen. Durch saure gastrooesophageale Refluxepisoden werden v.a. Frequenz und Typ und nicht Amplitude und Dauer der Kontraktionen beeinflußt. Daneben zeigen andere Untersuchungen, daß mit zunehmendem Grad der Oesophagitis eine Verminderung der Kontraktionsamplituden und eine Zunahme pathologischer Kontraktionen [4] bzw. eine Häufung fehlerhafter Primärperistaltik oder hypotensiver Peristaltik im distalen Oesophagus [2] verbunden ist. Ein eindeutiger Trend bezüglich der Wechselwirkung der beiden pathophysiologischen Befunde Oesophagitis und Oesophagusmotilitätsstörung läßt sich aus diesen Untersuchungen nicht erkennen. Einen Schritt weiter gehen demgegenüber 2 Studien, die sich mit dem Verhalten der Oesophagusmotilität vor und nach Abheilung einer bestehenden Oesophagitis durch Omeprazol beschäftigen, hierbei jedoch zu genau gegensätzlichen Resultaten kommen: Einerseits konnte nach Abheilung der Oesophagitis eine Verbesserung der peristaltischen Kraft und der Clearance gezeigt werden, woraus gefolgert wird, daß Motilitätsstörungen auf einer entzündungsbedingten Dysfunktion des Plexus myentericus beruhen [5]; andererseits fand sich vor und nach Abheilung der Oesophagitis kein signifikanter Unterschied hinsichtlich der Kontraktionsamplituden, mit der Schlußfolgerung, daß die Motilitätsstörung ein primäres Phänomen und nicht Konsequenz der Säureschädigung ist.

In dieser prospektiven Studie wurde die Wechselwirkung von Oesophagitis und Oesophagusmotilitätsstörung im Rahmen der GERD untersucht. Ziel war es, Hinweise zu finden, ob die Oesophagusmotilitätsstörung Ursache oder Folge der Oesophagitis ist.

Material und Methode

Das Studienkollektiv setzte sich aus 10 Probanden und 58 Patienten zusammen, die zwischen dem 01.10.1987 und 01.10.1990 im Magenfunktionslabor der Chirurgischen Universitätsklinik Kiel untersucht wurden; bei allen Personen wurden die folgenden Befunde erhoben: 1. Anamnese und körperliche Untersuchung, 2. Oesophagus-Gastro-Duodenoskopie, 3. stationäre 5-Punkt-Durchzugs-Perfusionsmanometrie des Oesophagus unter Durchführung von 5 willkürlichen Wasserschlucks á 5 ml, 4. ambulante 24-h-Oesophagus-pH-Metrie (mit Datenspeicher und -auswertungssystem der Fa. Synectics).

Die Auswertung der Untersuchungen erfolgte
- bei der Oesophago-Gastro-Duodenoskopie gemäß der Oesophagitis-Stadien nach Savary-Miller
- bei der Oesophagus-Manometrie gemäß der Kriterien für Oesophagusmotilitätsstörungen nach Eypasch (1990) [2]:

pathologische Einzelkontraktion =
* Kontraktions-Amplitude   > 180 mmHg
* Kontraktions-Amplitude   < 20 mmHg
* Kontraktions-Dauer   >   7 s
* mehrgipflige o. repetitive Kontr. 30%

pathologischer Schluckakt =
* Progression > 20 cm/s
* Amplitude   < 10 mmHg

- bei der 24-h-Oesophagus-pH-Metrie gemäß der Kriterien für pathologische Säureexposition nach DeMeester (1984):
    * prozentualer Zeitanteil < pH 4 (gesamt, aufrecht, liegend)
    * maximale Reflux-Dauer < pH 4
    * Anzahl der Refluxepisoden < pH 4
    * Anzahl der Refluxepisoden < pH 4 und > 5 min

Nach Auswertung der Untersuchungen wurden die Probanden und Patienten gemäß der folgenden Kriterien konsekutiv in 7 Gruppen aufgenommen:

I: 10 gesunde Probanden
II: 10 "Oesophagus-gesunde" Patienten mit anderen Erkrankungen des GIT
III: 10 Patienten mit positivem Reflux-Score nach DeMeester ohne Oesophagitis und ohne Dysphagie
IV: 10 Patienten mit GERD (Oesophagitis-Stadium 1 oder 2) ohne Dysphagie
V: 10 Patienten mit GERD (Oesophagitis-Stadium 3 oder 4) ohne Dysphagie
VI: 10 Patienten mit GERD (mit peptischer Stenose) mit Dysphagie
VII: 8 Patienten mit GERD (ohne peptische Stenose) mit Dysphagie

Nach Zuordnung des Dysphagie-Status, des Oesophagitis-Stadiums und des reflux-Scores nach DeMeester waren die Zielkriterien dieser Studie 1. die Propulsionsgeschwindigkeit, 2. die Dauer und 3. die Amplitude der Kontraktionen sowie 4. der Anteil der pathologischen Kontraktionen. Die Medianwerte dieser Parameter wurden unter Zuhilfenahme des Wilcoxon-Rank-Testes für ungepaarte Stichproben (1.–3.) und des Fischer-Exact-Testes (4.) miteinander verglichen.

Ergebnisse

Bezüglich der Propulsionsgeschwindigkeit (s. Abb. 1) findet sich kein signifikanter Unterschied beim Vergleich aller 7 Gruppen.

Bei Betrachtung der Kontraktionsdauer (s. Abb. 1) besteht der einzige positive Befund in einem statistisch signifikant kleineren Wert bei der Gruppe IV gegenüber den Gruppen II und III.

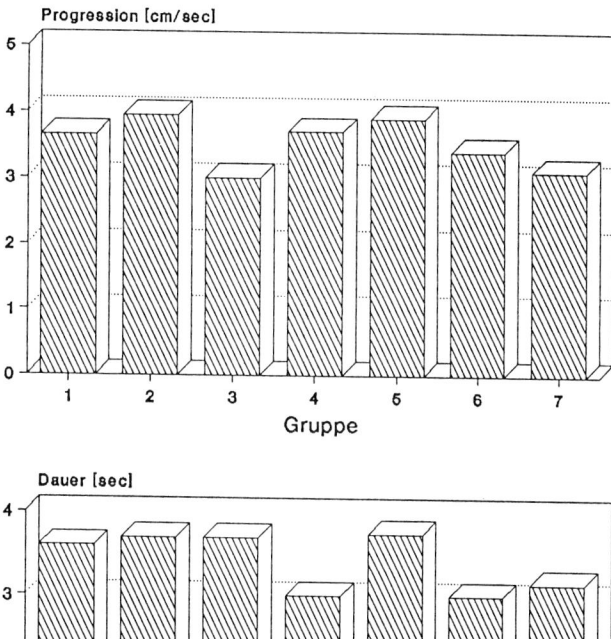

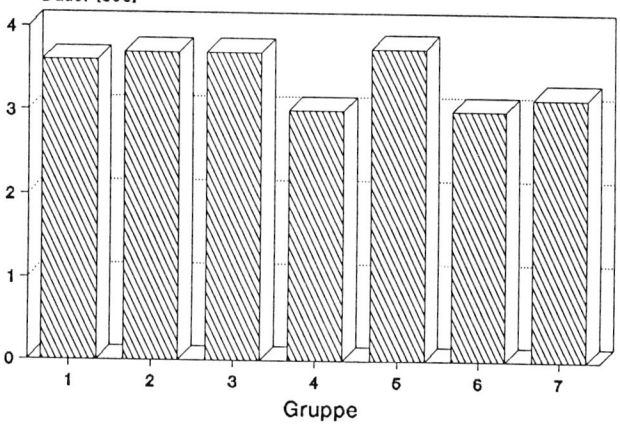

Abb. 1. Progression und Dauer der Kontraktionen

Der Verlauf der Medianwerte für die Kontraktionsamplituden (s. Abb. 2) zeigt einen deutlichen Trend, indem mit zunehmendem Grad der Oesophagitis eine Abnahme der Amplitudenhöhe erfolgt, beim Vergleich der einzelnen Gruppen findet sich ein signifikanter Unterschied zwischen den Gruppen I und VI & VII ($p < 0,02$), den Gruppen II und V, VI & VII ($p < 0,05$) und den Gruppen III und VI ($p < 0,005$).

Auch bei der Auswertung der Zahl der pathologischen Kontraktionen (s. Abb. 2) zeichnet sich ein recht deutlicher Trend ab: der größte Anteil pathologischer Kontraktionen findet sich in den Gruppen mit Dysphagie, die im Vergleich mit allen anderen 5 Gruppen Signifikanzniveau erreichen.

Diskussion

In Übereinstimmung mit den Untersuchungen von Walker et al [5] zeigen unsere Ergebnisse, daß mit zunehmendem Grad der Oesophagitis die Kontraktionsamplituden schwächer

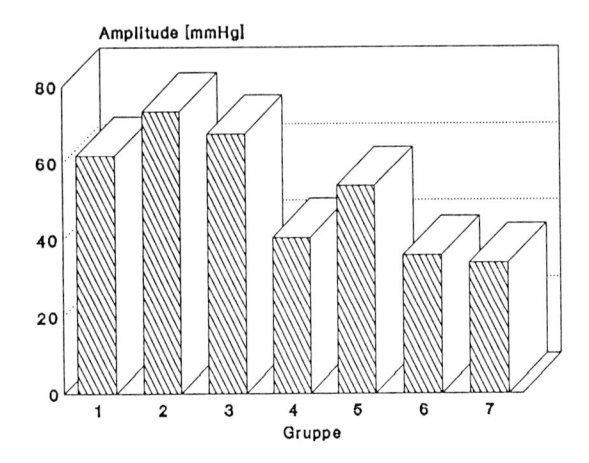

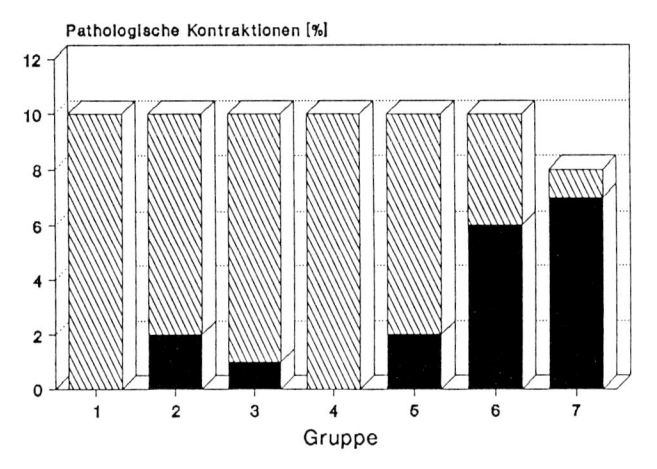

Abb. 2. Kontraktionsamplitude und Anteil pathologischer Kontraktionen

werden. Die Ergebnisse von Bumm et al [1] bestätigen dies nicht. Walker interpretierte die Zunahme der Amplitude bei geringen Graden der Oesophagitis als Ausdruck eines Kompensationsversuches der noch nicht zu stark geschädigten Oesophagus-Muskulatur. Wir werten die in unseren Ergebnissen höhere Kontraktionsamplitude bei Patienten mit pathologischem Säurereflux, aber ohne Oesophagitis als einen solchen Kompensationsversuch. In Übereinstimmung mit anderen Autoren [1, 3, 5, 6] treten bei zunehmendem Mucosaschaden pathologische Kontraktionen gehäuft auf. Bei der von uns durchgeführten weiteren Differenzierung der Mucosaschädigung zeigte sich, daß keine lineare Korrelation zwischen Oesophagitisgrad und Anteil der pathologischen Kontraktionen besteht. In der Gruppe 7 mit nur relativ geringen entzündlichen Veränderungen (2× Oesophagitis-Stadium 3, 4× Stadium 2, 2× Stadium 1) wurde die größte Anzahl pathologischer Kontraktionen festgestellt. Der Anteil von 88% pathologischer Kontraktionen in dieser Gruppe läßt sich nicht durch das Ausmaß des Mucosaschadens erklären wie in Gruppe 6, in der jeder Patient eine durch eine Stenose komplizierte Oesophagitis hat. Vielmehr scheint es sich hier –

gemäß der Ergebnisse von Singh et al [4] – um primäre Motilitätsdefekte mit sekundärer Oesophagitis zu handeln, die sich jedoch mit den benutzten Untersuchungsmethoden qualitativ nicht von sekundären Motilitätsdefekten unterscheiden lassen.

Insgesamt betrachtet, scheinen 2 ursächlich gegensätzliche pathophysiologische Mechanismen im Rahmen der GERD zu existieren: Einerseits kommt es über den Weg einer zunehmenden Schädigung der oesophagealen Mucosa zu sekundären Veränderungen des Motilitätsmusters, die im Sinne eines circulus vitiosus die Grundlage für eine fortschreitende Entzündungsreaktion darstellen. Andererseits können primär existente Motilitätsdefekte durch Reduktion der Clearance und verlängerte Exposition eine solche Entzündungsreaktion hervorrufen. Wir folgern aus diesen Ergebnissen, daß Oesophagusmotilitätsstörungen sowohl Folge einer zunehmenden Oesophagitis, als auch Ursache einer Oesophagitis durch Verschlechterung der Entleerungsfunktion sein können.

Der konservative Therapieansatz ist in beiden Situationen gleich: Förderung der Motilität durch Prokinetika (Cisaprid) und Reduktion der Säurebelastung durch H2-Blocker; bei Indikationsstellung zur chirurgischen Therapie muß bei Verdacht auf eine primäre Motilitätsstörung eine persistierende Entleerungsstörung berücksichtigt werden.

Zusammenfassung

In einer Untersuchung von 10 Probanden und 58 Patienten mit unterschiedlichem Ausmaß einer GERD ergaben sich im Rahmen einer prospektiven Studie zur Ermittlung des Verursachungsprinzips bei der Wechselwirkung von Oesophagitis und Oesophagusmotilitätsstörung bei GERD Hinweise für das Vorliegen zweier konträrer pathophysiologischer Mechanismen: Einerseits führt ein zunehmender Grad der Oesophagitis zur Abschwächung der Kontraktionsamplitude, andererseits scheinen primäre Motilitätsdefekte durch Häufung von pathologischen Motilitätsmustern die Grundlage für die Entstehung der Oesophagitis zu sein.

Summary

Ten volunteers and 58 patients with a varying extent of GERD were investigated in a prospective trial in order to evaluate the causal relationship between esophagitis and esophageal motility disorders in GERD. The results of this trial propose the existence of two opposing pathophysiologic mechanisms: while increasing degrees of esophagitis lead to a decrease in the contraction amplitude on the one hand, there is strong evidence that primary motility defects through an accumulation of pathologic motility patterns cause the development of inflammatory changes in the esophagus on the other hand.

Literatur

1. Bumm R, Feussner H, Emde C, Hölscher A, Siewert JR (1990) Interaction of gastroesophageal reflux and esophageal motility in healthy men undergoing combined 24-hour mano/pH-metry. In: Little AG, Ferguson MK, Skinner DB (eds) Diseases of the Esophagus, Vol 2: Benign Diseases. Futura Publishing Company Inc, Mount Kisco, NY
2. Eypasch EP, Stein HJ, DeMeester TR, Johannson KE, Barlow AP, Schneider GT (1990) A new technique to define and clarify esophageal motor disorders. Am J Surg 159:144–152

3. Kahrilas PJ, Dodds WJ, Hogan WJ, Kern M, Arndorfer RC, Reece A (1986) Esophageal peristaltic dysfunction in peptic esophagitis. Gastroenterol 91:897–904
4. Singh P, Adamopoulos A, Taylor RH, Colin-Jones DG (1990) Healing of esophagitis does not improve esophageal function. Gut 31:A1165
5. Walker SJ, Maiorana AM, Chakkaphak S, Ferguson MK, Skinner DB, Little AG (1990) Gastroesophageal reflux and esophageal body function: Correlation with severity of mucosal changes. In: Little AG, Ferguson MK, Skinner DB (eds) Diseases of the Esophagus, Vol. 2: Benign Diseases. Futura Publishing Company Inc, Mount Kisco, NY
6. Williams D, Thompson DG, Marples M, Mani V, Bate M, O'Hanrahan T, Bancewicz J (1990) Improvement in oesophageal function after healing of oesophagitis. Gut 31:A1165

Dr. S.M. Freys, Abt. Allgemeine Chirurgie, Chirurgische Universitätsklinik, Christian-Albrecht-Universität Kiel, Arnold-Heller-Str. 7, W-2300 Kiel 1, Bundesrepublik Deutschland

Gastro-oesophagealer Reflux und Speiseröhrenmotilität: Vergleichende Untersuchung von Refluxpatienten und Normalpersonen mit der ambulanten Langzeit-Mano/pH-metrie

Gastroesophageal Reflux and Esophageal Motility: A Comparative Study of Reflux Patients and Healthy Controls by Ambulatory Long-Term Mano/pH-metry

R. Bumm, K. Jörg, H. Feussner und A.H. Hölscher

Chirurgische Klinik der Technischen Universität München (Direktor: Prof. Dr. J.R. Siewert)

Zielsetzung

Obwohl Hinweise für Reflux-assoziierte Motilitätsstörungen der Speiseröhre bestehen [4], ist die Interaktion von gastrooesophagealem Reflux (GER) und Oesophagusmotilität ungeklärt, da bislang geeignete ambulante Meßmethoden zu deren Erfassung fehlten. Ziel der vorliegenden Studie war es, mit Hilfe der kürzlich entwickelten 24-stündigen kombinierten Mano-/pH-metrie (MP24; [3, 1]) die Oesophagusmotilität kurz vor und während Refluxperioden zu erfassen und die Unterschiede zwischen gesunden Kontrollpersonen und Patienten mit Refluxkrankheit herauszufinden. Im Vordergrund dieser prospektiven Studie stand die Beantwortung von zwei klinischen Fragen: (a) Gibt es Motilitätsereignisse der Speiseröhre, die GER induzieren? (b) Ist das Motilitätsmuster während GER von Normalpersonen und GER-Patienten unterschiedlich?

Material und Methoden

Die hier verwendete Meßtechnik erlaubt das ambulante, simultane digitale Aufzeichnen der Drücke und des pH der distalen Speiseröhre über einen Zeitraum von 24 h über einen vom Patienten mitgeführten Datenspeicher. Zur Anwendung kam ein 4 Mbyte Datenspeicher (CM-904, Autronic GmbH, Karlsruhe), eine Meßsonde mit drei intraluminalen Druckaufnehmern (MTC-P5F, Honeywell, PPG/Hellige, Freiburg) und einer pH-Glaselektrode (GK2801C, Radiometer, Kopenhagen). Die Abtastrate betrug für die Druckaufnehmer 10 Hz, für die pH-Elektrode 1 Hz; sämtliche Meßwerte für eine 24-stündige Untersuchung wurden im Datenspeicher ohne Datenreduktion digital aufgezeichnet und nach Beendigung der Untersuchung zur Analyse und permanenten Speicherung auf einen Hostrechner übertragen (Mega ST 4, Atari, Sunnyvale, USA; Betriebssystem OS-9 68000 V2.3, Cumana, Guildford, UK).

Studiendesign

Am Untersuchungstag wurde nach vorheriger manometrischer Lokalisation des unteren Speiseröhrensphincters (LES) die Meßsonde so plaziert, daß die pH-Elektrode 5 cm und die Druckmeßpunkte 5, 10 und 15 cm über dem LES zu liegen kamen. Die Messung erfolgte über 24 h ambulant mit standardisierten Mahlzeiten. 17 gesunde Kontrollpersonen (NORM) ohne Hinweise für eine Speiseröhrenfunktionsstörung und ohne vorangegangene Oberbauchchirurgie unterzogen sich einer MP24. Aus dieser Gruppe wurden 11 Personen (7 Männer, 4 Frauen, medianes Alter 29 J., range 24–33) mit mehr als 5 Refluxepisoden und mehr als 2% Refluxzeit in die Studie aufgenommen. Diese Auswahl war erforderlich, da Aussagen über GER-assoziierte Motilität bei Normalpersonen naturgemäß nur bei Auftreten von physiologischem Reflux zu treffen sind.

In das Patientenkollektiv (PAT) wurden 12 Personen mit endoskopisch und pH-metrisch gesicherter Refluxkrankheit (7 Männer, 4 Frauen, medianes Alter: 52 J., range 26–66) eingeschlossen.

Analyse und Statistik

Ein Abfall des pH unter 4,0 definierte den Beginn einer GER-Episode. Die Auswertung der Manometriedaten erfolgte durch drei der Autoren (H.F., K.J. und R.B.) einfachblind in randomisierter Reihenfolge der Untersuchungssubjekte. Dazu wurden sämtliche während der jeweiligen Untersuchung registrierten Refluxereignisse sequentiell auf dem Computerbildschirm dargestellt (Abb. 1). Als GER-assoziiert wurde die INDUCTION-Periode (30 s vor GER-Start) und die RESPONSE-Periode (GER-Dauer + 240 s) definiert (Abb. 1). Jede GER-Episode mit Ausnahme der während der Mahlzeiten registrierten Episoden wurde anhand der im oberen und mittleren Druckkanal auftretenden Speiseröhrenmotilität nach Tabelle 1 klassifiziert. Für jedes Versuchsobjekt entstand so eine typische Verteilung der Motilitätsklassen in den untersuchten GER-Episoden. Unterschiede zwischen den Studienkollektiven wurden mit dem nicht-parametrischen Mann-Whitney-U-Test (Signifikanzniveau 0,05) geprüft.

Tabelle 1. Schema der verwendeten Klassifikationstypen in der INDUCTION- und der RESPONSE-Periode. Simultane oder segmentale oder überlange Kontraktionen (> 6 sec) in der INDUCTION-Periode, sowie alle spastischen oder repetitiv verlaufenden Kontraktionen wurden als "irregulär" klassifiziert

Periode	Typ	Beschreibung der Speiseröhrenmotilität
INDUCTION	I	keine registrierten Kontraktionen
	II	peristaltische Kontraktionssequenz unmittelbar vor GER-Start
	III	irreguläre Kontraktion unmittelbar vor GER-Start
RESPONSE	A	weniger als 1/min peristaltische Kontraktionen
	B	mehr als 1/min Peristaltik mit gleichwertiger pH-Anhebung
	C	Nachweis von irregulären Kontraktionen

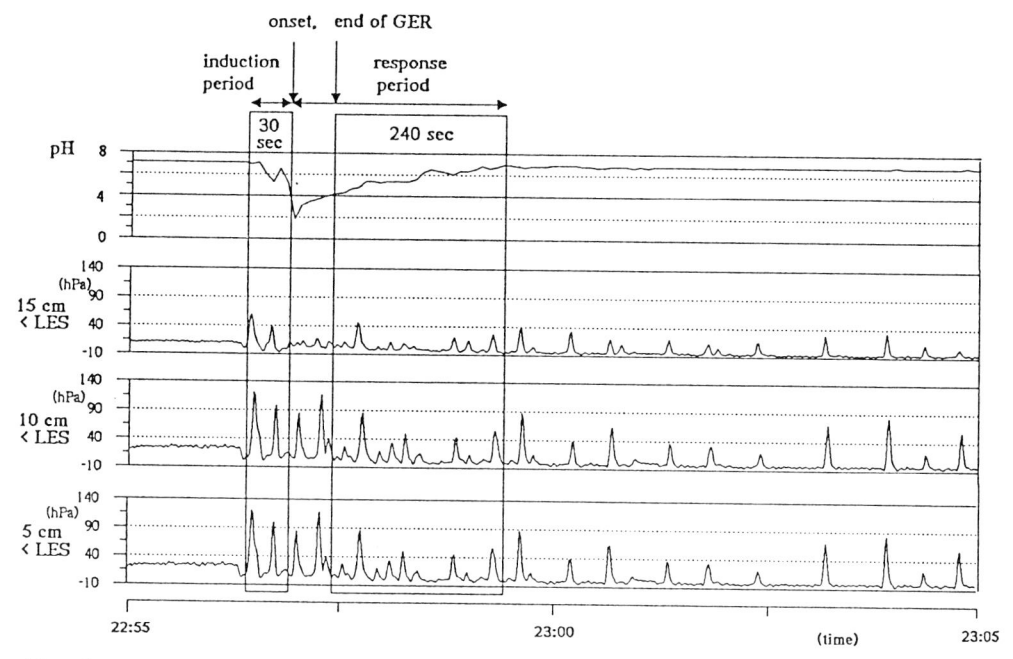

Abb. 1. Typisches MP24-Segment mit GER-Episode (*oben*) und simultaner 3-Kanalmanometrie (*darunter*). Es handelt sich um die abendliche 10 Minuten-Episode einer Kontrollperson. Kurz vor, während und nach GER dominiert normale Speiseröhrenperistaltik. Diese GER-Episode wurde Typ IIb klassifiziert. Markiert ist die INDUCTION- und RESPONSE-Periode sowie Start und Ende des GER

Ergebnisse

Insgesamt wurden 917 GER-Episoden in beiden Gruppen registriert (Tabelle 2), mit einer erwartungsgemäßen Häufung in der Patientengruppe (n = 593, median: n = 41 [PAT]; n = 324, median: 26 [NORM]; $p < 0,05$). In beiden Gruppen war dem GER häufig keine motorische Speiseröhrenaktivität vorausgegangen (Tabelle 2, Typ I: median 66% [PAT] vs. 70% [NORM]). Allerdings fanden sich während der INDUKTIONS-Periode in der Patientengruppe signifikant mehr Kontraktionen vom Typ III (Tabelle 2, median 23% [PAT] vs. 13% [NORM], $p < 0,05$). Während und kurz nach GER dominierte in der Kontrollgruppe Motilität vom Typ B (Clearanceperistaltik), die in der Patientengruppe deutlich vermindert war (Tabelle 2, 10% [PAT] vs. 47% [NORM], $p < 0,05$).

Diskussion

Die ambulante Langzeit-pH-metrie hat sich in den letzten Jahren neben der Endoskopie zu einem breit angewandten und wertvollen diagnostischen Instrument bei Verdacht auf das Vorliegen von gastrooesophagealem Reflux entwickelt.

Diese Studie liefert erstmals streng simultane Langzeitmessungen des intraoesophagealen Druck- und pH-Profils unter ambulanten Bedingungen in einer Gruppe von Refluxkranken

Tabelle 2. Mediane der GER-abhängigen Motilitätsklassen der INDUCTION-Periode (Typ 1–3) und der RESPONSE-Periode (Typ A–C) für GER-Patienten (n = 12) und Kontrollpersonen (n = 11). Angegeben sind die Gruppenmediane und die C25/C75 Perzentile. (*) markiert einen signifikanten Gruppenunterschied im Mann-Whitney-U-Test

Gruppe		GER-Epis. (n)	INDUCTION Typ (%)			RESPONSE Typ (%)		
			I	II	III	A	B	C
PAT	median	42	66	6	28	63	11	25
	C25/C75	20–77	61–75	3–18	18–31	49–72	2–20	14–30
NORM	median	24	70	21	13	32	47	15
	C25/C75	16–35	52–78	15–29	5–16	20–53	32–64	7–20
$p < 0,05$		(*)	n.s.	n.s.	(*)	n.s.	(*)	n.s.

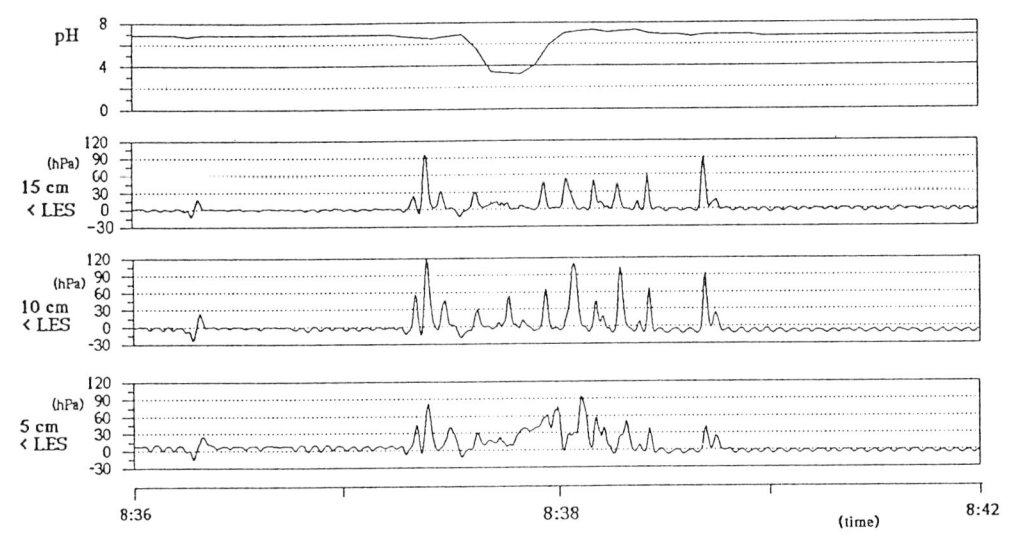

Abb. 2. Beispiel eines irregulären MP24-Segments mit GER-Episode (*oben*) und simultaner 3-Kanalmanometrie (*darunter*). Es handelt sich um die morgendlichen 5 Minuten Segmente eines GER-Patienten. Kurz vor und während GER dominiert spastische und repetitive Speiseröhrenmotilität. Diese GER-Episode wurde Typ IIIc klassifiziert

und Kontrollpersonen und ermöglicht so die exakte Analyse der (patho)physiologischen Abhängigkeiten dieser beiden Parameter. Es wird eine einfache Klassifikationsmethode von pH- und Manometriedaten beschrieben, die unabhängig vom Computer mit Hilfe der visuellen Analyse eine Erfassung der subjektspezifischen Refluxmotilität der distalen Speiseröhre erlaubt.

Die einleitend gestellten klinischen Fragestellungen konnten wie folgt beantwortet werden: (a) Neben dem bekannten Phänomen der inkompetenten Peristaltik mit einer inadäquaten Relaxation des LES [2] scheinen irreguläre Kontraktionen der distalen Speiseröhre zu existieren, die direkt zum Auftreten von GER führen (Beispiel: Abb. 2). Die Häufigkeit dieser Kontraktionen war bei GER-Patienten erhöht. (b) Physiologischerweise ist in Kontrollpersonen während und kurz nach GER Clearanceperistaltik nachweisbar. Dieser Motilitätstyp ist bei GER-Patienten vermindert.

Zusammenfassend zeigen die Daten dieser Studie eine bereits früher vermutete [4] refluxassoziierte Motilitätsstörung der Speiseröhre. Inwieweit dieser Befund abhängig vom vorliegenden Stadium der Refluxkrankheit ist, ob eine additive prokinetische Medikation ein therapeutischer Gewinn für diese Patientengruppe ist und ob eine bessere Patientenselektion für eine geplante chirurgische Refluxtherapie durch die MP24-Untersuchung ermöglicht werden kann, muß zukünftigen klinischen Studien mit größeren Fallzahlen vorbehalten werden.

Zusammenfassung

11 Normalpersonen und 12 GER-Patienten wurden mit der ambulanten Langzeit-Mano/pH-metrie untersucht. GER-Patienten hatten im Vergleich eine erheblich verminderte Peristaltik während und kurz nach dem GER. Die Häufigkeit irregulärer Speiseröhrenkontraktionen kurz vor einem GER war bei Patienten erhöht. Die Befunde sprechen für eine refluxassoziierte Motilitätsstörung mit deutlich gestörter Clearance-Funktion bei Patienten mit Refluxkrankheit.

Summary

Eleven healthy subjects and 12 GER patients underwent ambulatory long-term mano/pH-metry. The esophageal peristalsis during and shortly after GER was decreased in the patients, and the frequency of irregular esophageal contractions was increased as compared with the controls. The results suggest a GER-associated motility disorder with a diminished esophageal clearance function in GER patients.

Literatur

1. Bumm R, Feussner H, Emde C et al. (1990) Interaction of gastroesophageal reflux and esophageal motility in healthy men undergoing combined 24-hour mano/pH-metry. In: Little AG, Ferguson MK, Skinner DB (eds) Diseases of the Esophagus, Vol 2. Futura Publishing Company, Mount Kisco, NY, pp 101–112
2. Dent J, Dodds WJ, Friedmann RH et al. (1980) Mechanism of gastroesophageal reflux in recumbent asymptomatic subjects. J Clin Invest 65:256–267
3. Emde C, Armstrong D, Bumm R et al. (1990) Twenty-four hour continuous ambulatory measurement of oesophageal pH and pressure: a digital recording system and computer aided manometric analysis. J Ambul Monit 3 1:47–62
4. Kahrilas PJ, Dodds WJ, Hogan WJ, Kern M, Arndorfer RC, Reece A (1986) Oesophageal peristaltic dysfunction in peptic esophagitis. Gastroenterol 91:897–904

Dr. R. Bumm, Chirurgische Klinik, Technische Universität München, Ismaninger Str. 22, W-8000 München 80, Bundesrepublik Deutschland

Incidenz der gastroduodenalen Ulcusblutung – Ergebnisse einer prospektiven, multizentrischen und interdisziplinären Studie
Incidence of Gastroduodenal Ulcer Bleeding – Results of a Prospective Interdisciplinary Multicenter Study

H. Stöltzing[1], C. Ohmann[2], K. Thon[1] und die DÜSUK*-Studiengruppe

[1] Abt. f. Allgemeine und Unfallchirurgie
[2] Funktionseinheit Theoretische Chirurgie (Leiter: Prof. Dr. H.-D. Röher), Chirurgische Klinik und Poliklinik der Heinrich Heine Universität Düsseldorf

Für die Behandlung der Ulcuskrankheit stehen heute eine Reihe wirkungsvoller Medikamente, z.B. H2-Blocker oder Omeprazol, zur Verfügung. Nach übereinstimmender Auffassung in der Literatur ist jedoch trotz dieses therapeutischen Fortschritts ein Rückgang der Ulcuskomplikationen "Blutung" und "Perforation" nicht zu beobachten [1, 2]. Wir haben deshalb eine epidemiologische Studie mit dem Ziel durchgeführt, die Häufigkeit dieser Ulcuskomplikationen in einer definierten geographischen Region zu bestimmen und Risikofaktoren für deren Entwicklung zu identifizieren. Die vorliegende Arbeit beschränkt sich hierbei nur auf die Incidenz der Blutung.

Patienten und Methode

Die Untersuchung wurde als prospektive multizentrische und interdisziplinäre Incidenzstudie angelegt. 10 Kliniken im Stadtgebiet Düsseldorf (chirurgische und Innere Abteilungen) und 11 niedergelassene endoskopierende Internisten (nicht zufällige Stichprobe) nahmen hieran teil. Im Zeitraum vom 1.3.1989 bis 28.2.1990 wurden durch sie alle Patienten mit einem endoskopisch oder operativ nachgewiesenem Ulcus mit und ohne Komplikationen (Blutung/Perforation) registriert. Dabei wurden Patienten mit Streßulcera, mit Vor-Operationen am Magen und mit Magenausgangsstenose ausgeschlossen. Die Erfassung erfolgte durch anonymisierte EDV-gerechte Fragebögen. Zur Berechnung der jährlichen Incidenzen wurden nur Patienten mit Hauptwohnsitz in Düsseldorf und jeweils nur deren erste Blutungsepisode im Studienzeitraum berücksichtigt. Bei getrennter Auswertung nach Ulcuslokalisation (Magen, Duodenum) wurde dann der Einfluß der sozio-demographischen Risikofaktoren "Alter", "Geschlecht", "Familienstand", "Beruf" und "Nationalität" analysiert. Die zugehörigen Populationsdaten wurden der Volkszählung 1987 und der offiziellen Statistik der Stadt Düsseldorf 1988 entnommen.

---

* Düsseldorfer Studie zur Ulcus-Komplikation.

Ergebnisse

Insgesamt wurden 1446 Ulcuspatienten erfaßt, davon 1932 Patienten ohne Komplikation, 342 mit einer Blutung und 72 mit einer Perforation.

Bei 255 Patienten mit Ulcusblutung und Hauptwohnsitz in Düsseldorf ergab sich eine jährliche Incidenz von 45 Blutungen/100 000 Personenjahre (Ulcus venriculi: 22,5; Ulcus duodeni: 22,3); für Männer lag sie um nahezu 30% höher als bei Frauen (51,3 vs. 39,1/100 000 Personenjahre) (Tabelle 1). Die errechneten Incidenzen in Abhängigkeit vom Familienstand, Beruf und Nationalität zeigten zum Teil erhebliche Unterschiede. So fanden sich besonders hohe Incidenzen bei verwitweten Patienten und solchen ohne Erwerbstätigkeit (Tabelle 2).

Tabelle 1. Incidenz der Ulcusbildung in Abhängigkeit von Ulcuslokalisation und Geschlecht

Ulcuslokalisation	Incidenz (Fälle/100 000 Personenjahre)		
	Männlich	Weiblich	Gesamt
Ulcus ventriculi	25	19	23
Ulcus duodeni	26	20	22

Tabelle 2. Incidenz der Ulcusbildung in Abhängigkeit von weiteren soziodemographischen Faktoren (fehlende Daten n = 65)

Variable	Incidenz[a]
Familienstand	
– Ledig	13
– Verheiratet	42
– Geschieden	28
– Verwitwet	94
Beruf	
– Selbständig	40
– Beamter	14
– Arbeiter	35
– Erwerbslos	15
– Keine Erwerbstätigkeit	64
Nationalität	
– Deutsch	39
– Ausländer	29

[a] Fälle/100 000 Personenjahre.

Die Analyse in Abhängigkeit vom Alter zeigte einen ausgeprägten monotonen Anstieg der Incidenz von 16/100 000 Personenjahre bei Patienten unter 40 Jahren auf bis zu 225/100 000 Personenjahre bei Patienten über 80 Jahre (Abb. 1); dies entspricht einem nahezu linearen Anstieg um 25/100 000 Personenjahre bei Erhöhung des Alters um 10 Jahre.

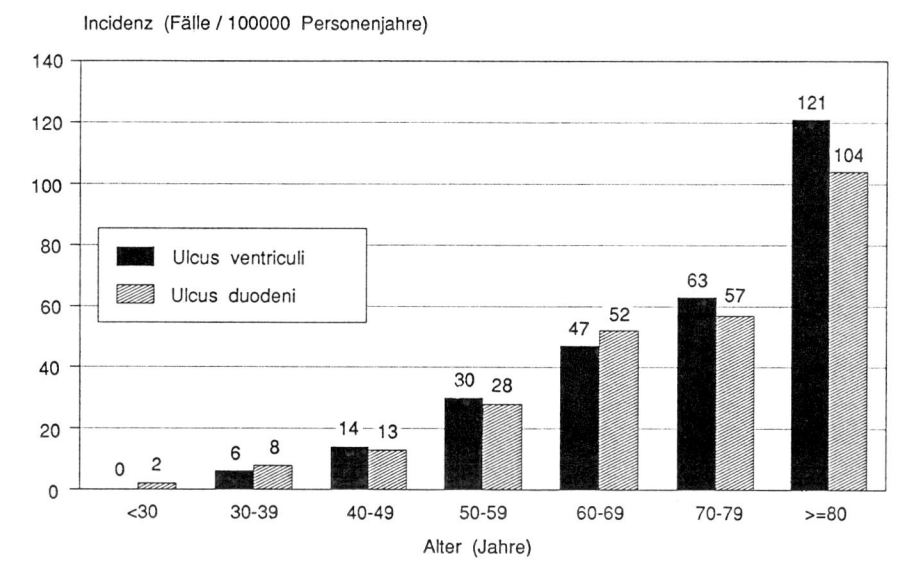

Abb. 1. Incidenz der Ulcusblutung in Abhängigkeit von Lebensalter und Ulcuslokalisation

Diskussion

Incidenz-Angaben zur Ulcusblutung schwanken in Abhängigkeit von Methodik und Zeitpunkt der Ermittlung, insbesondere aber der geographischen Region zwischen ca. 12 und 70/100 000 Personenjahre [2, 3, 4]. Die in der eigenen prospektiven Studie für 1989 ermittelte Incidenz von 45/100 000 Personenjahre liegt damit über ein Jahrzehnt nach Einführung effektiver Ulcusmedikamente unverändert hoch und ist gut mit der von Cutler 1978 für die Vereinigten Staaten geschätzten Incidenz von 53,5/100 000 Personenjahre vergleichbar [5]. Auch die für Männer ermittelte höhere Incidenz steht in Übereinstimmung mit anderen Berechnungen [3, 5]. Allerdings lag die Blutungsincidenz für das Ulcus duodeni in der eigenen Studie im Gegensatz zu den deutlich höheren Angaben in der Literatur [3, 4] nahezu vergleichbar hoch wie die des Ulcus ventriculi. Eine mögliche Erklärung hierfür könnte die von uns vorgenommene Zuordnung des präpylorischen Ulcus zum Ulcus ventriculi sein.

Für beide Ulcuslokalisationen findet sich ein ausgeprägter Anstieg der Blutungsincidenz in Abhängigkeit vom Alter um das 15 bis 20-fache, von dem die ebenfalls erhöhten Incidenzen verwitweter Personen und solcher ohne Erwerbstätigkeit nicht zu trennen sind. Eine vergleichbare altersabhängige Incidenz-Zunahme von 19,6/100 000 Personenjahre bei über 65jährigen wurde auch von Cutler et al. ermittelt [5]. Die trotz erheblicher Fortschritte der medikamentösen Ulcustherapie nahezu gleichbleibende Häufigkeit der Komplikation "Blutung" könnte somit vor allem durch den ständig zunehmenden Anteil Älterer an der Gesamtbevölkerung erklärt werden.

Zusammenfassung

In einer prospektiven epidemiologischen Studie wurden die Incidenz der gastroduodenalen Ulcusblutung für eine definierte geographische Region (Stadt Düsseldorf) bestimmt und soziodemographische Risikofaktoren untersucht. Mit 45 Blutungen/100 000 Personenjahre lag die Gesamt-Incidenz hoch. Risikogruppen bildeten männliche Patienten, verwitwete Personen und solche ohne Erwerbstätigkeit. Die Incidenz der Blutung zeigte aber insbesondere einen ausgeprägten altersabhängigen Anstieg von 16/100 000 bei Patienten unter 40 Jahren auf 225/100 000 bei Patienten über 80 Jahren. Die trotz effektiver medikamentöser Ulcustherapie gleichbleibende Häufigkeit der Blutung ist somit wahrscheinlich auf die Tatsache einer zunehmend älter werdenden Bevölkerung zurückzuführen.

Summary

In a prospective epidemiological study, the incidence and sociodemographical risk factors of gastroduodenal ulcer bleeding were investigated for a defined geographical region (city of Düsseldorf). Total incidence was high with 45 bleeds/100000 person-years. Risk groups were "male sex", "family status: widowed" and "no employment". Incidence rose distinctly with age from 16/100000 person-years in patients under 40 years, up to 225/100000 person-years in those over 80 years old. The constant frequency of ulcer bleeding, observed despite effective conservative treatment, can, therefore, probably be explained by the fact of an increasingly ageing population.

Literatur

1. Christensen A, Bousfield R, Christiansen J (1988) Incidence of perforated and bleeding peptic ulcers before and after the introduction of H2-receptor antagonists. Ann Surg 207:4
2. Bardhan KD, Cust G, Hinchcliffe RFC, Williamson FM, Lyon C, Bose K (1989) Changing pattern of admissions and operations for duodenal ulcer. Br J Surg 76:230
3. Johnston SJ, Jones PF, Kyle J, Needaham CD (1973) Epidemiology and course of gastrointestinal haemorrhage in North-east Scotland. Brit Med J II:655
4. Kurata JH, Honda GD, Frankl H (1982) Hospitalisation and mortality rates for peptic ulcers: a comparison of a large health maintenance organization and United States data. Gastroenterol 83:1008
5. Cutler JA, Mendeloff AI (1981) Upper gastrointestinal bleeding – nature and magnitude of the problem in the U.S. Dig Dis Sci 26/7:90S

Priv.-Doz. Dr. H. Stöltzing, Abt. f. Allgemeine und Unfallchirurgie, Chirurgische Klinik und Poliklinik, Heinrich-Heine Universität, Moorenstr. 5, W-4000 Düsseldorf 1, Bundesrepublik Deutschland

Der Einfluß des Säureblockers Omeprazol auf die Durchblutung des Magens. Eine tierexperimentelle Studie
The Influence of the Proton Pump Inhibitor Omeprazole on the Regional Blood Flow of the Stomach: An Experimental Study with Animals

S.O. Thees, C. Hottenrott, A. Encke und J. Doertenbach

Abt. f. Allgemein- und Abdominalchirurgie, Johann-Wolfgang-Goethe Universität Frankfurt
(Leiter: Prof. Dr. A. Encke)

Einleitung

Bei der Entstehung von Streßulcera des Magens wird ein Ungleichgewicht zwischen aggressiven und die Schleimhaut schützenden Faktoren angenommen. Mikrozirkulationsstörungen in der Magenschleimhaut wird hierbei eine wesentliche Bedeutung beigemessen. Mit dem substituierten Benzimidazol (Antra), das selektiv die Protonenpumpe der Parietalzelle hemmt [4], steht heute ein weiterer potenter Inhibitor der Magensäuresekretion zur Verfügung. Nachdem in klinischen Studien die Wirksamkeit der Substanz bei der Prophylaxe und Therapie von Ulcera ventriculi und duodeni gezeigt wurde [3], sollte in dieser Arbeit untersucht werden, ob mit der sicheren Reduktion des aggressiven Faktors Säure eine Änderung der Mikrozirkulation verbunden ist.

Material und Methodik

Als Versuchstiere wurden 8 männliche Kaninchen der Rasse Deutsche Riesen mit einem Gewicht von $2{,}7 \pm 0{,}3$ kg und 5 Bastardhunde mit einem Gewicht von $16 \pm 2{,}5$ kg ausgewählt. Nach Prämedikation wurden die Hunde orotracheal intubiert und über einen volumengesteuerten Respirator mit einem Lachgas-Sauerstoff-Gemisch sowie 1,5% Fluothane beatmet. Bei den Kaninchen erfolgte die Narkose durch Injektion von 60 mg Pentobarbital über eine Ohrvene, das zur Erhaltung der Narkosetiefe bei Bedarf nachinjiziert wurde. Zur Kontrolle der Narkose wurden neben einer kontinuierlichen Aufzeichnung von Puls und blutig gemessenem Blutdruck mehrfach Blutgasanalysen durchgeführt.

Die Messung des regionalen Blutflusses erfolgte mittels 8 µm radioaktiv markierter Microspheres (^{125}J, ^{141}Ce, ^{85}Cr, ^{46}Sc) [1, 2], die über einen dünnen Katheter, dessen Spitze über die Arteria carotis sinistra in den linken Ventrikel vorgeschoben wurde, injiziert wurden. Weitere Katheter in der Aorta thoracalis und Arteria iliaca dienten der Referenzblutentnahme. Die Lage der Katheterspitze im linken Ventrikel wurde während des gesamten Versuchs über einen angeschlossenen Druckwandler auf einem Bildschirm kontrolliert.

Gemessen wurde der regionale Blutfluß bei den Kaninchen vor, 1 h und 3 h nach Gabe von 1 mg/kg Körpergewicht Omeprazol i.v., bei den Hunden vor, 1 h und 4 h nach Omeprazolgabe. Nach Tötung der Tiere durch eine KCL Bolusinjektion in den li. Ventrikel Sektion und getrennte Präparation der Mucosa sowie der Muscularis und Serosa in den Magenarealen Fundus anterior und posterior, Corpus anterior und posterior, kleine Kurvatur, Antrum und Mageneingang.

Die Radioaktivitätsbestimmung der Gewebeproben erfolgte über einen Na-J Kristall mit nachgeschaltetem Vielkanalanalysator. Über eine rechnergestützte Entfaltung der Gammaspektren ließ sich aus dem Verhältnis der Aktivitäten der Referenzblutentnahmen und der Gewebeproben die regionale Magendurchblutung, die Durchblutung weiterer Organe sowie das HZV errechnen.

Ergebnisse

Sämtliche Tierversuche konnten komplikationslos beeendet werden. Eine Änderung der Kreislaufparameter über die mehr als 4 h dauernde Narkose war bei keinem Versuch festzustellen. Wie aus den Abb. 1 und 2 entnommen werden kann, unterscheidet sich die Verteilung des regionalen Blutflusses in der Mucosa zwischen Hund und Kaninchen. Der Mageneingang, die kleine Kurvatur und das Antrum sind beim Kaninchen gegenüber dem Fundus und Corpus geringer durchblutet, während beim Hund nur das Corpus gegenüber den anderen Magenarealen etwas höher durchblutet erscheint.

Nach Omeprazol in einer Dosierung von 1 mg/kg KG tritt beim Kaninchen eine im Mittel 17%ige Reduktion der Mucosadurchblutung ein. Diese ist in den verschiedenen Magenarealen uneinheitlich und liegt innerhalb der Meßunsicherheiten. In der Abb. 3 ist die Durchblutung der Muscularis und Serosa wiedergegeben. Diese ist im Vergleich zur Mucosa wesentlich kleiner. Aufgrund dieser kleinen Flüsse ist hier die Meßunsicherheit bedeutend höher.

Eine signifikante Änderung der totalen Magendurchblutung wurde bei beiden Tierarten nicht gefunden.

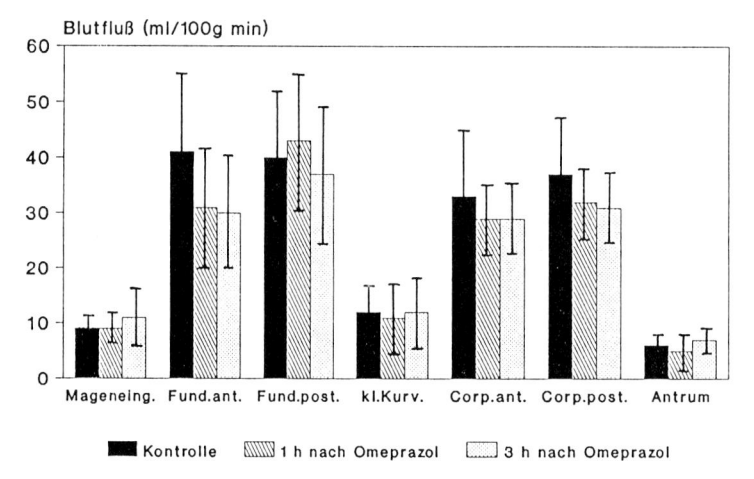

Abb. 1. Der regionale Blutfluß in der Mucosa verschiedener Magenareale bei Kaninchen vor, 1 h und 3 h nach Gabe von Omeprazol (n=8)

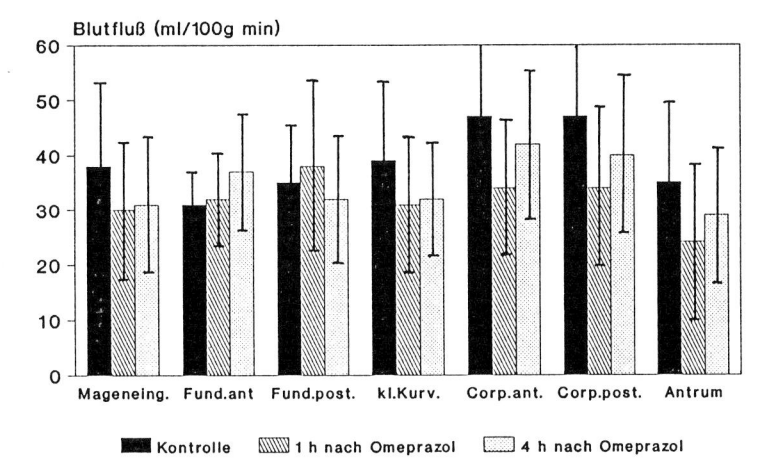

Abb. 2. Der regionale Blutfluß in der Mucosa verschiedener Magenareale bei Hunden vor, 1 h und 4 h nach Gabe von Omeprazol (n=5)

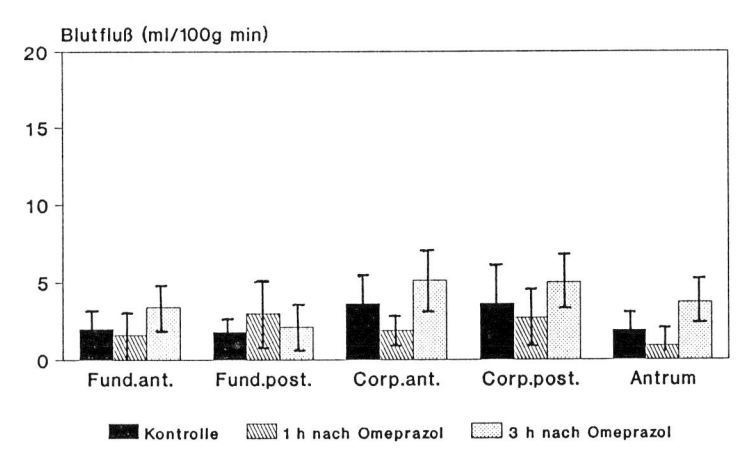

Abb. 3. Der regionale Blutfluß in der Muscularis und Serosa verschiedener Magenareale bei Kaninchen vor, 1 h und 3 h nach Gabe von Omeprazol (n=8)

Diskussion

Wie die vorliegenden Versuche zeigten, führt Omeprazol in einer Dosierung von 1 mg/kg KG bis zu 4 h nach Applikation zu keiner signifikanten Verringerung der Magendurchblutung. Da die Experimente an einer fleischfressenden und einer pflanzenfressenden Tierart vorgenommen wurden, lassen sich diese Tiermodelle mit hoher Wahrscheinlichkeit auf den Menschen übertragen.

Mit Omeprazol steht heute eine Substanz zur Verfügung, die den aggressiven Faktor Säuresekretion durch Blockade der Protonenpumpe vollständig unterdrücken kann. Durch die unveränderte Durchblutung nach Blockade des stark energie- und sauerstoffkonsumierenden Prozesses der Säuresekretion sollte die Magenschleimhaut in einen energetisch günstigeren Zustand versetzt werden. Obwohl die pharmakologischen Angriffspunkte von Cimetidine und Omeprazol verschieden sind, tritt unter Cimetidine [5] wie unter Omeprazol eine Dissoziation zwischen Säuresekretion und Magendurchblutung auf. Dies erscheint besonders bei Patienten im Schock mit verminderter Splanchnicusdurchblutung von Vorteil zu sein.

Zusammenfassung

In einer tierexperimentellen Studie wurde an Kaninchen und Hunden die regionale Durchblutung einzelner Magenareale nach Gabe von Omeprazol mit Hilfe von radioaktiv markierten Microspheres gemessen. Die Versuche zeigten, daß Omeprazol in einer Dosierung von 1 mg/kg KG zu keiner signifikanten Änderung der Magendurchblutung führt.

Summary

After application of omeprazole the regional blood flow in different areas in the stomach was measured in rabbits and dogs with radioactive microspheres. It is demonstrated that omeprazole in a dose of 1 mg/kg body weight does not alter the regional blood flow of the mucosa in the stomach.

Literatur

1. Archibald LH, Moody FG, Simons M (1975) Measurement of gastric blood flow with radioactive microspheres. J Appl Physiol 38:1051–1056
2. Buckberg GD, Luck JC, Payne DB, Hoffman JIL, Archie JP, Fixler DE (1971) Some sources of error in measuring regional blood flow with radioactive microspheres. J Appl Physiol 31:598–604
3. Classen M, Dammann HG, Domschke W, Hüttemann W, Londong W, Rehner M, Simon B, Witzel L, Berger J (1985) Omeprazol heals duodenal, but not gastric ulcers more rapidly than ranitidine. Results of two German multicentre trials. Hepato-gastroenterol 32:243–245
4. Fellenius E, Berglindh T, Sachs G, Olbe L, Elander B, Sjöstrand SE, Wallmark B (1981) Substituted benzimidazoles inhibit gastric acid secretion by blocking ($H^+ + K^+$)ATPase. Nature 290:159–161
5. Seufert RM (1978) Tierexperimentelle Untersuchungen zu Pathogenese, Prophylaxe und Therapie sog. "Stressulcera" des Magens. Habilitationsschrift 1978, Ruprecht-Karls-Universität, Heidelberg

Dr. S.O. Thees, Abt. f. Allgemein- und Abdominalchirurgie, Chirurgische Universitätsklinik, Theodor-Stern-Kai 7, W-6000 Frankfurt/Main 70, Bundesrepublik Deutschland

Gastrinfreisetzung durch Interleukine, Komplement und Mastzellmediatoren in einer Antrumzellsuspension der Ratte*

Gastrin Release by Interleukins, Complement, and Mast Cell Mediators in a Cell Suspension of the Rat Antrum

H.-J. Andreß[1], T. Hüttl[1], H.-J. Krämling[1], G. Enders[2] und F.W. Schildberg[1]

[1]Chirurgische Klinik und Poliklinik
[2]Institut für Chirurgische Forschung, Klinikum Großhadern, München

Nach systemischer Immunisierung und intragastraler Antigengabe (humanes Gammaglobulin) konnte eine Gastrinfreisetzung nachgewiesen werden [1]. Die mögliche Vermittlung dieser Immunantwort durch immunkompetente Zellen der Antrummucosa wurde diskutiert [2]. Eine lokale Immunstimulation durch intragastrale Antigengabe führte außerdem im Rattenmodell zu einer Ulcoprotektion [3], so daß möglicherweise immunkompetente Zellen des Magens und deren Mediatoren an der Genese von Ulcera beteiligt sind.

Ziel dieser Studie sollte es sein, im Rattenmodell immunkompetente Zellen (Leukocyten, Mastzellen) in der Antrummucosa der Ratte in situ und in einer Zellsuspension darzustellen. Weiterhin sollte untersucht werden, ob deren Mediatoren (Cytokine, Mastzellmediatoren) oder Komplement einen Einfluß auf die Gastrinfreisetzung zeigen.

Methodik

Immunhistochemische Färbungen (Peroxidase-Antiperoxidase-Färbung) dienten zum Nachweis von Leukocyten, Lymphocyten und Makrophagen in situ (Gefrierschnitt) wie auch in Cytospinpräparaten von Einzelzellsuspensionen des Antrums von Wistar-Ratten. Nach Fixierung in Aceton (Gefrierschnitte) bzw. Aceton/Methanol (Suspension) wurde zunächst mit einem monoklonalen Erstantikörper (Oxford Antikörper, Fa. Serotec) inkubiert. Dabei diente der Ox 1-Antikörper (Verdünnung 1:500 bzw. 1:400) zum Nachweis von Leukocyten, der Ox 19-Antikörper (Verdünnung 1:200 bzw. 1:100) zum Nachweis von T-Lymphocyten, der Ox 8-Antikörper (1:200) zum Nachweis von T-Suppressorzellen und der Ox 6-Antikörper (1:500) zur Darstellung von Ia-positiven Zellen. Anschließend erfolgte die Inkubation mit einem Hase-anti-Maus-Antikörper (Fa. Dako, 1:100) und schließlich mit dem Maus-PAP-Komplex (Fa. Dako, 1:100) mit nachfolgender Entwicklung in AEC. Mucosale Mastzellen konnten durch die Alzianblau (1% in 0,7 N HCl) und Safraninfärbung (0,5% in 0,125 N HCl), Granulocyten durch die May-Grünwald- und Giemsa-Färbung identifiziert werden. Der prozentuale Anteil positiver immunkompetenter Zellen wurde in den Cytospinpräparaten durch Auszählen von jeweils 1000 Zellen ermittelt. Die Gewinnung der Einzelzellsuspension erfolgte modifiziert nach Lewin [4]: Nach Entnahme des

---

* Diese Untersuchungen erfolgten mit Unterstützung der Deutschen Forschungsgemeinschaft (An 153/2-1).

Magens wurde dieser evertiert, an den Enden ligiert und mit Pronase gefüllt (5 mg/ml). Aus den so entstandenen Antrumsäckchen konnten die Zellen mechanisch in Medium abgelöst und Cytospinpräparate für die Färbungen (s.o.) und Einzelzellsuspensionen für die Messung der Gastrinfreisetzung hergestellt werden. Die Zellsuspension (Endkonzentration 1×10^6 Zellen/ml) wurde mit Makrophagenkulturüberstand (Zellinie P388 D1, American Type Culture Collection), rekombinantem Interleukin 1 alpha und beta (Fa. Boehringer Mannheim, 1000 U/ml), rekombinantem IL 2 (Fa. Boehringer Mannheim, 10000 U/ml), gamma-Interferon (Fa. Boehringer Mannheim, 100 000 U/ml), anti IgE (Fa. ICN), Ratten-Komplement (Fa. Sigma) und Leukotrien C4 (Fa. Sigma) in verschiedenen Konzentrationen inkubiert. Die Bestimmung von Gastrin erfolgte nach Zentrifugieren im Überstand mittels eines spezifischen Radioimmunoassays.

Ergebnisse

In den Gefrierschnitten des Rattenantrums konnten in der Lamina propria dieselben immunkompetenten Zellen wie in der Zellsuspension nachgewiesen werden. Von den im Mittel $18,7 \pm 4,2 \times 10^6$ Zellen pro Magenantrum mit einer Vitalität zwischen 85–95% waren fast 2% Leukocyten mit einem hohen Anteil an eosinophilen Granulocyten. Die nachgewiesenen T-Lymphocyten waren überwiegend vom Suppressor-cytotoxischen Typ und die Ia-positiven Zellen stellten sich morphologisch als typische große Makrophagen bzw. dendritische Zellen dar. Die Suspension enthielt zusätzlich einen hohen Anteil an mucosalen Mastzellen (1,5%), wobei sowohl größere als auch kleinere Zellen vorhanden waren (Tabelle 1). Nach 15minütiger Inkubation der Zellsuspension mit verschiedenen Mediatoren und Komplement wurde Gastrin im Überstand bestimmt. Der Zusatz von anti IgE diente dabei zur unspezifischen Mastzelldegranulation und Mediatorfreisetzung. Als Kontrollen wurden die Mucosazellen lediglich in Medium inkubiert, wobei die basale Hormonfreisetzung im Mittel bei 225 ± 104 pg/ml lag. Suspensionen mit einer geringen basalen Gastrinfreisetzung waren auch weniger hoch stimulierbar als solche mit einem hohen Basalwert. Aus diesem Grund ist die Gastrinfreisetzung prozentual angegeben.

Tabelle 1. Prozentuale Verteilung von Leukocyten, Lymphocyten, eosinophilen Granulocyten und Mastzellen in Antrumzellsuspensionen (n = 6, $\bar{x} \pm$ SD)

Ox 1$^+$ (Gesamtleukocyten)	$1,85 \pm 0,29\%$
Ox 19$^+$ (T-Lymphocyten)	$0,65 \pm 0,12\%$
Ox 8$^+$ (Suppressor-, cytotox. Zellen)	$0,40 \pm 0,12\%$
Ox 6$^+$ (Ia-positive Zellen)	$1,10 \pm 0,10\%$
Mastzellen	$1,50 \pm 0,16\%$
eosinophile Zellen	$1,10 \pm 0,20\%$

Weitere Kontrollen waren Suspensionen, die mit dem unspezifischen Stimulus Calciumionophor (10^{-4} M) inkubiert wurden und eine Zellyse (Inkubation mit flüssigem Stickstoff unter Zusatz von 1,5 M KCl-Lösung). Letztere zeigte im Mittel Gastrinkonzentrationen von 8946 ± 1484 pg/ml.

Im Vergleich zur Kontrolle war nur nach Inkubation mit Makrophagenkulturüberstand, anti-IgE, Komplement und Calciumionophor eine konzentrationsabhängige Gastrinfreisetzung meßbar. Rekombinantes Interleukin 1 und 2, gamma Interferon und Leukotrien C4 bewirkten keine Erhöhung des Gastrins (Tabelle 2).

Tabelle 2. Prozentuale Veränderung des Gastringehaltes im Überstand von Zellsuspensionen im Vergleich zur Kontrolle (1×10^6 Zellen/ml, $\bar{x} \pm$ SEM, jeweils 4 Proben in 3 Versuchen)

Zusatz zur Zellsuspension	Endkonzentration	Veränderung des Gastringehaltes
Calciumionophor		+ 2284 ± 387%
Makrophagenkultur-	1:10	+ 343 ± 115%
überstand	1:100	+ 124 ± 19%
anti-IgE	1:100	+ 128 ± 27%
	1:1000	+ 14 ± 15%
Komplement	1:100	+ 2281 ± 1056%
	1:1000	+ 1392 ± 1252%
rekombinantes IL 1α	1:10	− 2 ± 9%
	1:100	− 6 ± 5%
rekombinantes IL 1β	1:20	−68 ± 14%
	1:100	−20 ± 54%
rekombinantes IL 2	1:1000	+ 3 ± 11%
	1:10 000	− 6 ± 4%
γ-INF	1:100	+ 18 ± 14%
	1:1000	− 3 ± 5%
LTC$_4$	1:20	0 ± 11%
	1:100	+ 9 ± 11%

Diskussion

Dem Magenantrum scheint verglichen mit dem Corpus aufgrund der höheren Anzahl immunkompetenter Zellen eine wesentliche Bedeutung bei der Vermittlung immunologischer Vorgänge zuzukommen [5]. Ein durch die Magenmucosa aufgenommenes Antigen könnte diese zum Teil intraepithelial liegenden Zellen erreichen und durch Bindung an IgE beladene Mastzellen im Rahmen einer anaphylaktischen Reaktion Mastzellmediatoren freisetzen oder durch Bildung eines Antigen-Antikörper-Komplexes Komplement aktivieren. Sowohl Mastzellmediatoren als auch Komplement haben in der Antrumzellsuspension eine Gastrinfreisetzung bewirkt.

Andererseits könnte durch eine zellvermittelte Reaktion das Antigen über Makrophagen an T-Zellen präsentiert werden. Im Rahmen dieser Immunantwort kommt es zur Freisetzung verschiedener Cytokine. Der Makrophagenkulturüberstand, welcher vornehmlich Interleukin 1 enthält, führte ebenfalls zu einer Gastrinerhöhung, wobei allerdings IL 1 alpha und beta kein Gastrin freisetzen. Ursache hierfür könnte die humane und rekombinante Form dieser Cytokine sein. Dasselbe gilt für das verwendete IL 2 und gamma Interferon. Zusätzlich werden Cytokine von Makrophagen erst verzögert im Rahmen einer Immunantwort freigesetzt und dürften allenfalls bei chronischer Entzündung eine Rolle spielen, nicht jedoch bei der in vivo bereits nach 10 min meßbaren Gastrinfreisetzung [1].

Weitere Untersuchungen müssen zeigen, ob die Mediatoren dieser immunkompetenten Zellen oder Komplement im Rahmen einer Antigen-Antikörperreaktion eine Bedeutung bei der Gastritis oder Ulcusentstehung besitzen.

Zusammenfassung

Nach systemischer Immunisierung und intragastraler Antigengabe konnte eine Gastrinerhöhung im Serum beobachtet werden. Ziel dieser Untersuchung war es nachzuweisen, ob Mediatoren immunkompetenter Zellen oder Komplement Gastrin freizusetzen vermögen. Mit Hilfe immunhistochemischer und histologischer Färbungen konnten Lymphocyten und deren Subpopulationen, Makrophagen, Mastzellen und eosinophile Granulocyten in der Lamina propria des Antrums der Ratte identifiziert werden. Diese Zellen waren ebenfalls in einer enzymatisch gewonnenen Zellsuspension des Antrums nachweisbar. Nach Inkubation dieser Zellsuspension mit rekombinantem Interleukin 1 alpha und beta sowie Interleukin 2, gamma Interferon und Leukotrien C4 konnte keine Gastrinerhöhung gemessen werden. Der Überstand von Makrophagenkulturen, anti-IgE und Komplement führte jedoch zu einer konzentrationsabhängigen Freisetzung von Gastrin.

Die im Rahmen einer Immunantwort in der Antrummucosa freigesetzten Mediatoren von Mastzellen und Makrophagen sowie Komplement könnten deshalb für die in vivo beobachtete Serumgastrinerhöhung nach intragastraler Antigengabe verantwortlich sein.

Summary

Administration of antigens into the stomach causes a release of gastrin in immunized animals. The aim of this study was to show whether mediators of immunocompetent cells and complement might induce gastrin release. Lymphocytes and subpopulations, macrophages, mast cells and eosinophils were demonstrated in the lamina propria by immunohistochemical and histological stainings of sections as well as in single cell suspensions of the antrum. Following incubation of the cell suspension with recombinant interleukin-2, interferon-gamma, leukotriene C_4 and recombinant interleukin-1α and β, no gastrin release was measured. In contrast anti immunoglobulin E, complement, and the supernatant of macrophage cultures induces an increase of gastrin in this experiment. The administration of an antigen into the stomach might cause a mucosal immune response. This could be followed by activation of complement and the release of mediators from macrophages and mast cells, finally causing gastrin release.

Literatur

1. Teichmann RK, Andreß H-J, Gycha S, Seifert J, Brendel W (1983) Die immunologische Reaktivität des Antrum zur Stimulation von Verdauungsprozessen. Langenbecks Arch Chir [Suppl]. Springer, Berlin Heidelberg new York Tokyo, S 5–8
2. Teichmann RK, Andreß H-J, Liebich H, Seifert J, Brendel W (1984) Possible role of Ia positive cells in the antrum in gastrin secretion. Eur Surg Res 16:64–65

3. Krämling H-J, Merkle T, Merkle R, Enders G, Teichmann RK, Brendel W (1987) Immunologische Reaktivität des Magens – ein neuer Mechanismus der Ulkoprotektion. Langenbecks Arch Chir 372:942–943
4. Lewin M, Cheret AM, Soumarmon A, Girodet J (1974) Methode pour l'isolement et le tri des cellules de la muqueuse fundique de rat. Biol Gastroenterol 7:139–144
5. Andreß H-J, Krämling H-J, Enders G (1990) Possible role of the antrum in mediating immunological reactions in the stomach. In: Mac Donald TT, Challacombe SJ, Bland PW, Stokes CR, Heatley RV, Mowat AM (eds) Advances in Mucosal Immunology, pp 647–648

Dr. H.-J. Andreß, Chirurgische Klinik und Poliklinik, Klinikum Großhadern, Marchioninistr. 15, W-8000 München 70, Bundesrepublik Deutschland

Lebensqualtät von Ulcus-duodeni Patienten nach proximal gastrischer Vagotomie (PGV)

Quality of Life of Duodenal Ulcer Patients After Proximal Gastric Vagotomy (PGV)

E. Bollschweiler[1], A.H. Hölscher[1], C. Steidl[1] und M. Beutel[2]

[1]Chirurgische Klinik und Poliklinik
[2]Institut und Poliklinik für Psychosomatische Medizin, Medizinische Psychologie und Psychotherapie, Technische Universität München

Einleitung

Durch die Einführung von H2-Receptor-Antagonisten in die Therapie der Ulcus-duodeni Erkrankung hat sich die Zahl der jährlich durchgeführten PHV's in den letzten zehn Jahren um mehr als 50% verringert [1].

Gleichzeitig erschienen Studien, die nach Vagotomie hohe Rezidivraten im Verlauf von mehreren Jahren beobachteten. Somit kann der Eindruck entstehen, daß die rückläufige Operationsfrequenz auch durch schlechte Therapieergebnisse verursacht ist.

Ausschlaggebend für das Therapieergebnis sind aber nicht nur medizinische Untersuchungsparameter, wie die Rezidivrate, sondern auch die vom Patienten beurteilte Lebensqualität.

Ziel dieser Studie war es, anhand von klinischen Daten und Parametern der Lebensqualität den therapeutischen Wert der PGV für den Ulcus-duodeni Patienten zu evaluieren.

Studiendesign und Methoden

Patienten: In die Untersuchung aufgenommen wurden 140 Patienten, die vom 1.7.1982 bis 1.1.1988 in der Chirurgsichen Klinik der Technischen Universität München wegen Ulcus-duodeni Krankheit vagotomiert worden waren. Präoperativ und postoperativ wurden bei allen nicht notfallmäßig operierten Patienten außer der allgemeinen Anamneseerhebung eine endoskopische Untersuchung, Magensekretionsanalyse und intragastrale Langzeit-pH-Metrie samt Bestimmung des Serumgastrins durchgeführt. Standardmäßig wurden die Patienten nach 1, 2 und 5 Jahren oder bei Auftreten von aktuellen Beschwerden mit den genannten Methoden nachuntersucht.

Für die vorliegende Untersuchung wurden diese 140 Patienten erneut angeschrieben und zur Nachuntersuchung in die Klinik gebeten. Die Lebensqualität der Patienten wurde im Rahmen eines etwa 30minütigen Gesprächs anhand folgender Parameter erhoben:
– standardisierter Anamnesebogen
– Beschwerdeliste nach Zerssen
– Giessen-Test

- General-Well-Being-Schedule
- Fragen zur Lebenszufriedenheit.

Der Anamnesebogen enthält Fragen zum prä- bzw. postoperativen Krankheitsverlauf, wie Dauer der Krankheit, Häufigkeit der Rezidive, Komplikationen, Beschwerdemuster, Beeinträchtigung der Lebensaktivität, Rauch- und Trinkgewohnheiten. Weiterhin wurde das soziale Umfeld erfragt, insbesondere Änderungen, die postoperaziv auftraten, wie Pensionierung und Verlust des Arbeitsplatzes.

Außerdem wurde zum Vergleich mit anderen Studien die Visick-Klassifikation [2] erhoben. Es erfolgt dabei eine Beurteilung des operativen Erfolges durch den Chirurgen. Die Beschwerde-Liste nach Zerssen [3] erfaßt anhand von 24 Fragen, in denen die Stärke der Beschwerden mit eingeht, ein breites Spektrum gesundheitlicher Störungen. Vergleichswerte von Normalpersonen und verschiedenen klinischen Untergruppen liegen vor. Der General Well-Being-Schedule (GWB) ist ein kurzer, aber ein weites Feld umfassender Indikator für das subjektive Gefühl von psychologischem Wohlergehen und Gestörtsein [4]. Anhand von 18 Fragen werden die folgenden Unterthemen erfaßt: Ängstlichkeit, Depressivität, positives Wohlergehen, Selbstbeherrschung, Vitalität und allgemeine Gesundheit. Die Fragen zur Lebenszufriedenheit erfassen die Bedeutung und das Maß der Zufriedenheit mit den Lebensbereichen Freundschaft, Freizeitgestaltung, Gesundheit, Einkommen, Beruf, Wohnsituation, Familie und Partnerschaft.

Tabelle 1. Beschreibung des Krankengutes und präoperative Anamnese

PGV 1.7.1982–1.1.1988	140 Pat.
nachuntersucht	118 Pat.
Nachbeobachtungszeit (Median):	4,5 J.
(Min. – Max.)	(1–8 J.)
Alter (Median):	49,5 J.
Geschlecht: m : w =	2 : 1
Magenschmerzen seit (Median):	11,0 J.
(Min. – Max.)	(0–34 J.)
Ulcus duodeni primär diagnostiziert vor (Median):	6,0 J.
(Min. – Max.)	(0–32 J.)
Dauer der medikamentösen Behandlung: (Median):	54 Monate
(Min. – Max.)	(0–360 M)
Ulcusrezidive präoperativ halbjährlich oder häufiger:	80%
Hauptbeschwerden:	
Schmerzen:	94%
Völlegefühl:	31%
Sodbrennen:	51%
Erbrechen:	43%
Grund der Operation:	
Häufige Rezidive:	50%
Komplikationen (Blutung etc.):	29%
Medikamentenunverträglichkeit	6%
Anraten des Arztes	15%

Ergebnisse

Von den 140 Patienten konnte bei 118 (84%) der Gesundheitszustand im Verlauf erhoben werden (17 Pat. unbekannt verzogen, 5 Pat. meldeten sich nicht). Die Beschreibung der Patienten ist in Tabelle 1 dargestellt. Die meisten Patienten hatten eine jahrelange bestehende Ulcusanamnese mit Zunahme der Rezidivhäufigkeit in der letzten Zeit vor der Operation. Für die Hälfte der Patienten war dies der Grund zur Operation (Tabelle 1).

Klinische Parameter nach Vagotomie: In 24 Fällen konnten endoskopisch Rezidivulcera festgestellt werden. Dies entspricht einem Prozentsatz von 20% bezogen auf die Gruppe der Nachuntersuchten (n = 118). 14 Rezidive waren symptomatisch und mußten therapiert werden, während 6 Rezidive asymptomatisch blieben. Die asymptomatischen Rezidivulcera wurden durch die routinemäßige Endoskopie entdeckt. Im Median traten die Rezidive 25 Monate nach PGV auf (6–48 Monate). 4 Patienten sind im Untersuchungszeitraum verstorben (1× Herzversagen intraoperativ, 1× Lebercirrhose, 2× andere Ursache).

Die Beurteilung des Erfolges der PGV durch den Chirurgen im ersten Jahr nach OP anhand der Visick-Klassifikation ist in 36% sehr gut, in 39% gut, in 13% mäßig und 7% schlecht (5% nicht beurteilbar).

Zum Zeitpunkt der Nachuntersuchung ist die Beurteilung des Gesundheitszustandes (Anamnesebogen) durch den Patienten (n = 114) in 10% sehr gut, 34% gut, 14% normal und in 33% (= 38 Pat.) schlecht oder sehr schlecht. Ein schlechter oder sehr schlechter Gesundheitszustand war bei 6 Pat. durch ein zwischenzeitlich entstandenes Malignom (3× Mammaca., 1× Pankreasca., 1× M. Hodgkin, 1× Lebermetastasen bei unbekanntem Primärtumor) bedingt, bei 6 Pat. durch eine andere schwere Erkrankung (Autounfall, Herzerkrankung etc.), bei 12 Pat. durch Ulcus-Rezidiv und bei 8 Pat. durch Beschwerden, die auf Störungen der Magenmotilität zurückzuführen sein können.

Die Patienten beurteilten den Einfluß der PGV auf die Ausübung der normalen Lebensaktivität (Anamnesebogen) folgendermaßen: 10% der Befragten glaubten, die Einschränkung der normalen Lebensaktivität sei nach der Operation größer geworden als vorher, 25% sahen keine Unterschiede, während 65% eine eindeutige Verbesserung erkennen konnten. Die Unterschiede zwischen dem präoperativen Zustand und dem aktuellen Zustand sind in Abb. 1 dargestellt.

Anhand der Beschwerdeliste nach Zerssen wurden die für den Patienten relevanten Beschwerden erfaßt. Es ergaben sich ein Median von 10,3 mit unterer (UQ) bzw. oberer (OQ) Quartile von 5,60 bzw. 20,7 und ein Mittelwert von 12,9. Verglichen mit der Normalpopulation (Median = 11,5; UQ = 5,5; OQ = 20,5 und Mittelwert = 14,26) ergaben sich geringfügig bessere Werte. Während präoperativ die Magenschmerzen bei 94% der Patienten als Hauptbeschwerden angegeben werden, sind dies nach Vagotomie vor allem Beschwerden, die auf eine gestörte Magenmotilität zurückgeführt werden können. 31% geben Völlegefühl oder allgemein postprandiale Beschwerden als relevanteste Gesundheitsstörung an, wobei der Schweregrad variiert.

Für Patienten nach PGV sind Gesundheit, intaktes Familienleben und gesicherte Wohnsituation die wichtigsten Einflußfaktoren auf die Lebenszufriedenheit. 64% sind mit dem eigenen Gesundheitszustand zufrieden bis sehr zufrieden, 80% bis 90% sind mit den übrigen Lebensbereichen zufrieden. Etwa 85% sind zum Zeitpunkt der Befragung mit der Lebenssituation insgesamt zufrieden.

% der Patienten

praeoperativ   **nach Vagotomie**

keine leichte mittlere mäßige starke   keine leichte mittlere mäßige starke

Einschränkungen im normalen Lebensablauf

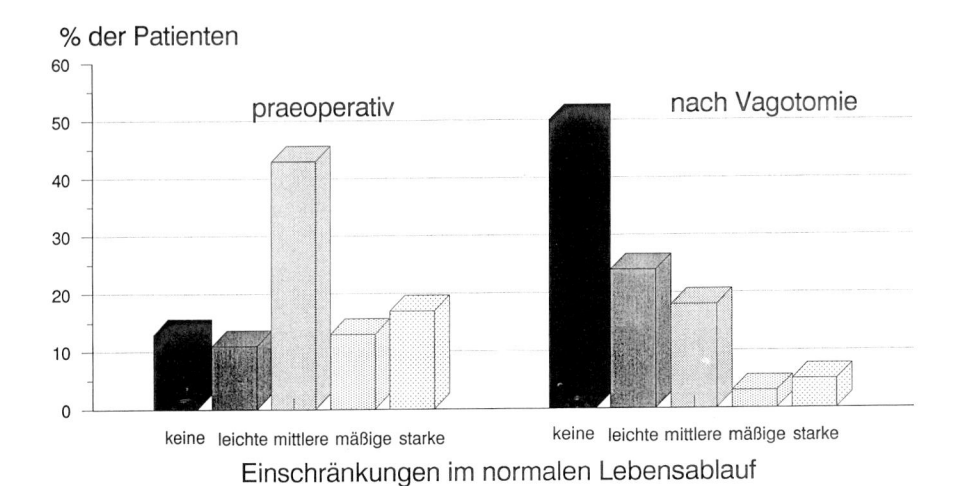

Abb. 1. Einschränkung der normalen Lebensaktivität durch bestehende Beschwerden

Das psychologische Wohlbefinden (GWB) ist bei 5% der Patienten stark gestört, 49% der Patienten empfinden es als etwas gestört und 46% geht es gut bis sehr gut. In der Normalbevölkerung erreichen 60 bis 70% der Befragten einen guten bis sehr guten Wert.

Diskussion

Die Visick-Klassifikation beschreibt das Therapieergebnis nach PGV anhand von klinischen Daten, wie Rezidiv, Schmerzen, Erbrechen oder sonstiger Probleme im Magen-Darm-Trakt. Diese Befunde lassen sich meist mit entsprechenden Untersuchungsmethoden (Endoskopie, Magensekretionsanalyse, intragastrale pH-Metrie usw.) nachweisen. Unberücksichtigt bleiben bei diesen Bewertungen der direkte Therapieerfolg im Vergleich zum präoperativen Zeitraum, der Einfluß der aufgeführten Befunde auf die normale Lebensaktivität des Patienten und Beschwerden, die durch andere Störungen hervorgerufen werden.

Die Untersuchung zeigt, daß Patienten mit schwerer Ulcus-duodeni Krankheit (häufige Rezidive, starke Schmerzen oder Komplikationen, jahrelange Medikamenteneinnahme) durch die PGV zu 75% in einen sehr guten bis guten Zustand bezüglich der Magen-Darm-Situation gebracht werden. Von den 24 Patienten mit Rezidiven im Verlauf hatten 10 keine Symptome oder nur kurzzeitige Störungen. Diese Patienten mit nur leichter Symptomatik waren nicht eingeschränkt in der Ausübung der normalen Lebensaktivitäten und waren mit ihrer Lebenssituation insgesamt zufrieden. Die klinisch relevanten Rezidive fühlten sich fast alle mehr oder weniger stark eingeschränkt in den normalen Aktivitäten und waren deutlich weniger zufrieden mit der Lebenssituation. Ein anderes Problem sind die Magenentleerungsstörungen, die ebenfalls unterschiedliche klinische Relevanz haben. Es zeigt sich aber auch, daß nicht alle Befragten mit dem Gesundheitszustand ganz zufrieden sind, was z.T. durch andere Erkrankungen mit hervorgerufen wird.

Die hier aufgeführten Untersuchungsmethoden (allgemeiner Gesundheitszustand, Endoskopie, Visick-Klassifikation, Beschwerdeliste, Einschränkung der Lebensaktivität (E-LA)

und Lebenszufriedenheit insgesamt (LZI)) ermöglichen eine Unterteilung der Patienten nach Vagotomie in vier Gruppen.

Gruppe I: (n = 66) 58%
allgem. Gesundheitszustand: sehr gut bis normal *und kein* Ulcus-Rezidiv
Visick: 1–2, Beschwerdeindex: niedrig; E-LA = 100% keine bis normal,
LZI = 85% sehr zufrieden bis normal.

Gruppe II: (n = 10) 9%
allgem. Gesundheitszustand: sehr gut bis normal
aber endoskopisch Ulcus-Rezidiv
Visick: 4; Beschwerdeindex: niedrig; E-LA = 90% keine bis normal
LZI = 90% sehr zufrieden bis normal.

Gruppe III: (n = 24) 21%
allgem. Gesundheitszustand: mäßig bis sehr schlecht, *kein* Ulcus-Rezidiv
Visick: 66% sehr gut bis gut, 34% mäßig bis schlecht (Entleerungsstörung)
Beschwerdeindex: höher als normal; E-LA = 58% keine bis normal
LZI = 76% sehr zufrieden bis normal.

Gruppe IV: (n = 14) 12%
allgem. Gesundheitszustand: mäßig bis sehr schlecht und Ulcus-Rezidiv
Visick: 4; Beschwerdeindex: hoch; E-LA = 50% etwas bis normal;
LZI = 50% zufrieden bis normal.

Zusammenfassung

Die Untersuchung zeigt, daß Patienten mit schwerer Ulcus-duodeni Krankheit nach PGV zu 75% in einen sehr guten bis guten Zustand bezüglich der Magen-Darm-Situation gebracht werden können. Durch Selbstbeurteilung der Patienten lassen sich zwei Gruppen unterscheiden: Patienten mit sehr gutem bis gutem (67%) und Patienten mit mäßigem bis schlechtem allgemeinen Gesundheitszustand (33%). Patienten ohne (58%) und mit (9%) endoskopisch diagnostiziertem Ulcus-Rezidiv ohne Symptome haben gleich gute Lebensqualitätsparameter. Ein schlechter Gesundheitszustand des Patienten läßt sich mit Hilfe von Endoskopie (12% Rezidive) und Erfassung von Anamnese, Beschwerdeliste und Lebensqualität weiter aufklären.

Summary

As many as 75% of patients with severe duodenal ulcer disease will have a very good or good result after PGV. With the help of self-diagnosis by the patients, we see two groups: patients with a very good or good state of health (67%) and patients with a worse or bad state of health (33%). Patients without (58%) and with (9%) endoscopically diagnosed relapsed ulcers without symptoms have the same good quality of life. A bad state of health if a patient can be explained by help of endoscopy (12% relapsed ulcers), registration of medical history, list of complaints, and parameters of quality of life.

Literatur

1. Siewert JR, Bollschweiler E, Hempel K (1990) Wandel der Eingriffshäufigkeit in der Allgemeinchirurgie. Der Chirurg (im Druck)
2. Visick AH (1948) A study of the failures after gastrectomy. Ann R Coll Surg Engl 3:266–284
3. v Zerssen D (1971) Die Beschwerde-Liste als Test. Therapiewoche 21:1908–1914
4. Ware JE Jr, Johnston SA, Davies-Avery A, Brock RH (1979) Conceptualization and measurement of health for adults in Health Insurance Study, Vol III. Mental Health, Santa Monica, California: Rand Corporation (Publication No. R-1987/3-HEW)

Dr. E. Bollschweiler, Chirurgische Klinik und Poliklinik, Technische Universität München, Ismaninger Str. 22, W-8000 München 80, Bundesrepublik Deutschland

IV. Onkologie

Verlängerte Tumorischämie und verstärkte Tumorregression durch Kombination von focussierten Stoßwellen und Hyperthermie*

Prolonged Tumor Ischemia and Intensified Tumor Regression Following Treatment with Focused High-Energy Shock Waves and Hyperthermia

M. Dellian, F. Gamarra, F.W. Spelsberg und A.E. Goetz

Institut für Chirurgische Forschung (Direktor: Prof. Dr. K. Meßmer), Klinikum Großhadern, München

Einleitung

Der Wärmeverlust über eine Steigerung der Durchblutung in der Tumorperipherie gilt als wesentliches Hindernis einer effektiven Behandlung von Tumoren durch Hyperthermie. Es resultiert eine sehr inhomogene Wärmeverteilung im Tumor, wobei der gut durchbluteten und vitalen Tumorperipherie die niedrigste Thermodosis zugeführt wird [1]. Unlängst haben wir mittels intravitalmikroskopischer Messungen an einem Tumor in der Hamsterrückenhautkammer sowie in kernspintomographischen Perfusionsmessungen an soliden Tumoren nachgewiesen, daß durch focussierte Applikation hochenergetischer Stoßwellen auf Tumoren deren Durchblutung rasch vermindert werden kann [2, 3]. Es war daher unser Ziel, die Effektivität der hyperthermen Tumortherapie durch vorausgehende focussierte Behandlung des Tumors mit Stoßwellen zu steigern. Wir haben deshalb die *Durchblutung* und das *Wachstum* von Tumoren nach submaximaler Hyperthermie oder einer äquivalent therapeutisch wirksamen Stoßwellenbehandlung bzw. nach Kombination von Hyperthermie und vorhergehender Stoßwellenapplikation gemessen.

Methodik

1. Durchblutungsmessung

Zur Durchblutungsmessung wurden Syrischen Goldhamstern mit einem mittleren Körpergewicht von 80 g 5 Millionen Zellen des amelanotischen Melanoms A-Mel-3 subcutan paravertebral jeweils in Höhe von Thorax und Lende implantiert. Bei Tumordurchmessern von 7–9 mm, entsprechend einem Tumorvolumen von 120 ± 6 mm^3 (MW $\pm$ SEM), wurde einer der Tumoren behandelt, der zweite diente als intraindividuelle Kontrolle und Referenz. Vor Behandlung wurden die 81 tumortragenden Tiere durch Randomisierung

---

* Mit Unterstützung der Kurt-Körber-Stiftung.

9 Gruppen zugeteilt: Ein Tumor des Hamsters wurde entweder mit Stoßwellen, Hyperthermie oder durch die Kombination von Stoßwellen und Hyperthermie behandelt, und 3, 12 oder 24 h später die Durchblutung in beiden Tumoren gemessen. Behandlung und Blutflußmessung erfolgten in Pentobarbitalnarkose (50 mg/kg KG intraperitoneal).

Zur Behandlung mit hochenergetischen, focussierten Stoßwellen diente der Lithotripter XL-1 (Dornier GmbH, Germering). 700 Stoßwellen wurden multifocal appliziert: 200 Stoßwellen wurden auf das Tumorzentrum und jeweils 100 Stoßwellen auf 5 symmetrisch am Tumorrand liegende Punkte gerichtet. Die Stoßwellen wurden durch Unterwasserfunkenentladung bei einer Kondensatorspannung von 18 kV und einer Kondensatorladung von 80 nF generiert. Die Entladungsfrequenz betrug 1,87 Hz. Zur lokalen Hyperthermiebehandlung wurde die Hautfalte mit dem zu behandelnden Tumor in ein Wasserbad (Thermomix UB; B. Braun GmbH, Melsungen) getaucht. Die Temperatur des Wasserbades lag bei 43,3°C, die Behandlungsdauer betrug 30 min.

Vorversuche hatten gezeigt, daß mit dieser submaximalen Hyperthermiedosis eine der Stoßwellenbehandlung entsprechende Verzögerung des Tumorwachstums erzielt wird. Zur kombinierten Behandlung erfolgte die Hyperthermie eine Stunde nach Applikation der Stoßwellen.

Für die autoradiographische Durchblutungsmessung in Anlehnung an das Vorgehen von Sakurada [4] wurden Katheter in Vena cava superior, Arteria carotis und Vena femoralis gelegt. Wir injizierten kontinuierlich über 30 s 40 μCi der radioaktiven Tracersubstanz 4-N-Methyl-^{14}C-Iodantipyrin (Du Pont-NEN GmbH, Dreieich) in die Vena cava superior. Parallel dazu wurden arterielle Blutproben entnommen und der arterielle Blutdruck kontinuierlich aufgezeichnet. 30 s nach Injektionsbeginn wurden die Tumoren durch einen Scherenschlag abgetrennt und rasch in flüßigem Stickstoff schockgefroren. Von den Tumoren wurden Kryostatserienschnitte für Durchblutungsmessung (20 μm) und Histologie (5 μm; HE-Färbung) angefertigt. Die Schnitte zur Messung der Durchblutung wurden 2 Wochen auf einen Röntgenfilm (NMC; Fa. Kodak) gelegt. Die entwickelten Filme wurden mit einer CCD-Kamera (Fa. Sony, Köln) aufgenommen und in einer Bildverarbeitungsanlage (IPS; Fa. Kontron GmbH, Eching) abgespeichert und densitometrisch ausgewertet. In die Berechnung der Durchblutung gingen zusätzlich der zeitliche Verlauf des Tracergehaltes im Blut, der Tumor-Gewebeverteilungskoeffizient für den Tracer und die Grauwerte von mitbelichteten Standards bekannter Radioaktivität (Fa. Amersham GmbH, Braunschweig) ein.

2. Tumorwachstumsmessung

Der Einfluß der 3 Behandlungsmethoden auf das Tumorwachstum wurde in einer separaten Versuchsreihe untersucht. Hierzu wurde 52 Hamstern jeweils ein Tumor implantiert. Die Tumoren mit Durchmessern von 7–9 mm wurden randomisiert einem der 3 unterschiedlichen Therapieverfahren oder einer Scheinbehandlung zugeteilt. Über den Zeitraum von 35 Tagen nach Behandlung wurde die Tumorgröße in zweitägigem Abstand gemessen und daraus das Tumorvolumen berechnet. Statistische Vergleiche erfolgten mit Rangsummentests.

Ergebnisse

Die Durchblutung der Kontrolltumoren unterschied sich zwischen den Versuchsgruppen nicht signifikant und lag im Median (Standardfehler des medians) bei 35 (2,9) ml/100g/min. Im Vergleich hierzu war der Blutfluß der korrespondierenden behandelten Tumoren zu allen 3 Zeitpunkten nach Stoßwellenbehandlung und nach kombinierter Behandlung mit Stoßwellen und Hyperthermie signifikant vermindert. Dabei war die Perfusion 12 und 24 h nach Behandlung bei der Kombination von Stoßwellen und Hyperthermie signifikant stärker reduziert als nach Stoßwellen oder Hyperthermie allein (Tabelle 1).

Tabelle 1. Wiedergegeben ist die Durchblutung der behandelten Tumoren als Medianwert ± SE in ml/100g/min

Meßzeitpunkt	3h	12h	24h
Stoßwellen	0,1 ± 0,2	2,8 ± 1,9	5,0 ± 0,6
Hyperthermie	3,0 ± 1,2	4,4 ± 2,2	13,8 ± 11,9
Stoßwellen und Hyperthermie	0,5 ± 0,3	0,0 ± 0,2	1,1 ± 1,2

Die Tumoren der scheinbehandelten Kontrollgruppe zeigten ein exponentielles Tumorwachstum. Demgegenüber wurde das Wachstum durch die einmalige Stoßwellenbehandlung um 4 Tage und durch die submaximale Hyperthermiebehandlung um 7 Tage verzögert. Die signifikant stärkste Wachstumsverzögerung fand sich in der Gruppe, die mit der Kombination von Stoßwellen und Hyperthermie behandelt wurde. Nach Tumorregression blieben 7 von 13 behandelten Tieren über den Beobachtungszeitraum von 35 Tagen rezidivfrei.

Diskussion

Die Tumortherapie mit lokaler Hyperthermie hat bisher, trotz aussichtsreicher experimenteller Voruntersuchungen, das Stadium der klinischen Erprobung nicht verlassen. Ein Grund hierfür liegt in der vergleichsweise niedrigen Thermodosis, die vom wachen Patienten toleriert wird. Weiterhin ist die kontrollierte und reproduzierbare Erwärmung der Tumoren durch einen quantitativ nicht erfaßbaren Wärmeabtransport vom Tumor erschwert [5]. Eine Unterbindung der Perfusion könnte daher diesen konvektiven Wärmeverlust verhindern und damit zur Steigerung der Effektivität der Hyperthermiebehandlung von Tumoren beitragen.

Unlängst konnte gezeigt werden, daß durch eine einmalige focussierte Stoßwellenapplikation die Tumorperfusion über wenige Stunden unterbrochen werden kann [2, 3]. Es war deshalb unser Ziel zu überprüfen, ob die Kombination von Hyperthermie mit vorausgehender Stoßwellenbehandlung praktikabel ist, und ob dies mit einer Verlängerung der Durchblutungsminderung im Tumor einhergeht und gleichzeitig den Erfolg in der Tumorbehandlung verbessert.

Anhand dieser Untersuchungen konnte nachgewiesen werden, daß durch alleinige Stoßwellentherapie eine über mindestens 3h andauernde Tumorischämie induziert werden kann. Damit ist die wesentliche Voraussetzung für eine stark verbesserte Hyperthermiebehandlung im Sinne der Verminderung des konvektiven Wärmeabtransportes aus den Tumorrandarealen gegeben. Diese Induktion einer homogenen Erwärmung des Tumors nach Stoßwellenapplikation müßte jedoch in einem geeigneteren Versuchsmodell überprüft und gemessen werden.

Die verbesserte Hyperthermiebehandlung von Tumoren durch vorausgehende Stoßwellen wird bereits anhand der vorliegenden Ergebnisse wahrscheinlich, da die Kombination einer focussierten Behandlung durch Stoßwellen mit lokaler, submaximaler Hyperthermie eine über mindestens 12h anhaltende Tumorischämie zu induzieren vermochte. Zudem konnte nach rascher Tumorregression in 54% der Tiere über den Beobachtungszeitraum von 35 Tagen kein Tumorrezidiv beobachtet werden. Dies ist insofern ein bemerkenswerter Therapieerfolg, da es sich bei dem A-Mel-3 des Hamsters um einen rasch wachsenden Tumor (Tumorvolumenverdoppelungszeit < 2 Tage) handelt.

Inwieweit dieses erfreuliche Behandlungsergebnis vorwiegend der akuten und andauernden Gefäßocclusion oder einer direkten behandlungsbedingten Cytotoxizität zuzuschreiben ist, kann nicht beantwortet werden. Die besondere Bedeutung der mikrovaskulären Effekte im Rahmen einer effektiven Hyperthermie ist unbestritten [5]. Da in den vorliegenden Experimenten die kombinierte Behandlung mit Stoßwellen und Hyperthermie die Perfusion am stärksten beeinträchtigte, wird angenommen, daß bei der kombinierten Therapie der ischämiebedingte Zelltod stärker ausgeprägt war. Andererseits lassen die unterschiedlichen Effekte auf die Perfusion nach der alleinigen Hyperthermiebehandlung im Vergleich zur Stoßwellenapplikation bei gleichsinnigem Behandlungserfolg folgenden Schluß zu: Die Hyperthermie bewirkt einen vorwiegend direkt cytotoxischen Effekt und die Stoßwellenbehandlung einen eher ischämiebedingten Zelltod. Bei der Kombination von Stoßwellen und Hyperthermie kommt es daher wahrscheinlich zur Überlagerung der beiden Komponenten.

Aus experimenteller Sicht scheint die einmalige Kombination von Stoßwellen und Hyperthermie eine neue, attraktive Form der Tumortherapie zu sein. Ihren Stellenwert für die Klinik festzustellen, erfordert weitere differenzierte Untersuchungen.

Zusammenfassung

Durch focussierte Behandlung von Tumoren mit Stoßwellen wird deren Durchblutung rasch vermindert. Um zu überprüfen, ob diese Perfusionsminderung zu einer effektiveren Hyperthermiebehandlung beitragen kann, wurden die Durchblutung und das Wachstum von Tumoren nach der Kombination einer Stoßwellenbehandlung mit einer nachfolgenden äquivalent therapeutisch wirksamen Hyperthermiebehandlung gemessen.

Zur *Messung der Durchblutung* wurden Syrische Goldhamster mit 2 subcutan paravertebral wachsenden amelanotischen Hamstermelanomen 9 unterschiedlichen Therapiegruppen zugeteilt. Jeweils einer der Tumoren wurde mit focussierten Stoßwellen, submaximaler Hyperthermie oder mit der Kombination von Stoßwellen mit nachfolgender Hyperthermie behandelt und der Blutfluß autoradiographisch nach 3, 12 oder 24 h gemessen. Der korrespondierende Tumor diente als intraindividuelle Kontrolle und als Referenz. In separaten Versuchen erfolgte die Messung des *Tumorwachstums* an 52 Tieren, die nur einen Tumor trugen. Die Tumoren wurden einer der 3 unterschiedlichen Behandlungsgruppen oder einer

Scheinbehandlung zugeteilt. Nach Behandlung wurde über den Zeitraum von 35 Tagen die Tumorgröße zweitägig gemessen und daraus das Tumorvolumen berechnet.

Die kombinierte Therapie mit focussierten Stoßwellen und submaximaler Hyperthermie verzögerte das Tumorwachstum signifikant stärker als eine einmalige Behandlung mit Stoßwellen oder Hyperthermie. Auch die Tumordurchblutung war nach kombinierter Therapie mit focussierten Stoßwellen und submaximaler Hyperthermie signifikant stärker und länger reduziert als nach alleiniger Applikation von Stoßwellen oder Hyperthermie. Nur nach kombinierter Therapie zeigten 54% der Tumoren eine komplette Regression. Damit verspricht die kombinierte Behandlung einen größeren Erfolg in der Tumortherapie.

Summary

High-energy shock wave treatment of tumors induces rapid tumor ischemia. To verify whether the shock wave-induced tumor ischemia might contribute to an increased effectiveness of hyperthermic tumor treatment, blood flow and tumor growth were measured after a combined therapy with focused shock waves and submaximum hyperthermia.

For *blood flow* measurements, Syrian Golden hamsters with two amelanotic melanomas implanted subcutaneously in the paravertebral region were randomized to nine groups. One of the tumors was treated with either focused high-energy shock waves, submaximum hyperthermia, of a combination of both. The corresponding tumor served as intraindividual control and reference. Tumor blood flow was measured autoradiographically after 3, 12, or 24 h. The effects on *tumor growth* were studied in separate experiments with 52 animals bearing one tumor only. Tumors were either treated with one of the three regimes described above or sham treated. Following treatment, tumor diameters were measured every 2 days over a period of 35 days, and tumor volumes were calculated.

The combination of submaximum hyperthermia and multifocally focused shock waves induced a stronger and longer-lasting reduction of tumor perfusion than hyperthermia or shock wave application alone. Tumor growth was significantly more reduced when shock waves and hyperthermia were combined. In all, 54% of the animals treated with the combined therapy showed complete tumor regression. Therefore, we conclude that the combined treatment might be more effective in tumor treatment.

Literatur

1. Gullino PM, Jain RK, Grantham FH (1982) Temperature gradients and local perfusion in mammary carcinoma. J Natl Cancer Inst 68:851–856
2. Goetz AE, Koenigsberger R, Feyh J, Lumper W (1987) Breakdown of tumor microcirculation induced by shock waves or photodynamic therapy. In: Baethmann/Meßmer (eds) Surgical Research. Recent Concepts and Results. Springer, Berlin Heidelberg New York London Paris Tokyo, S 83–93
3. Naegele M, Goetz AE, Gamarra F, Lumper W. Conzen PF, Hahn D, Brendel W, Lissner J (1989) Gd^+-DTPA-gestützte kernspintomographische Perfusionskontrolle von stoßwellentherapierten Tumoren. Fortschr Röntgenstr 150:602–605
4. Sakurada O, Kennedy C, Jehle J, Brown JD, Carbin Gwen L, Sokoloff L (1978) Measurement of local cerebral blood flow with iodo(^{14}C)antipyrine. Am J Physiol 234:H59–H66

5. Song CW (1984) Effect of local hyperthermia on blood flow and microenvironment: A review. Cancer Res 44:4721s–4730s

Dr. M. Dellian, Institut für Chirurgische Forschung, Ludwig-Maximilians-Universität, Klinikum Großhadern, Marchioninistr. 15, W-8000 München 70, Bundesrepublik Deutschland

Prognostische Bewertung von nicht kleinzelligen Bronchialcarcinomen mit Hilfe der Bestimmung des Ploidiestatus
Ploidy Status – A Prognostic Factor in Non-Small-Cell Lung Carcinoma

F. Liewald[1], G. Valet[2], K. Häussinger[3], H. Becker[4], L. Sunder-Plassmann[1] und F.W. Schildberg[1]

[1] Chirurgische Klinik und Poliklinik, Ludwig-Maximilian-Universität München, Klinikum Großhadern, München
[2] Max-Planck-Institut, Martinsried
[3] LVA Klinik, Gauting
[4] LVA Klinik, Heidelberg-Rohrbach

Einleitung

Die pathologisch-anatomische Klassifikation von Bronchialcarcinomen stützt sich bisher auf Parameter wie histologischer Tumortyp, Differenzierungsgrad und Stadieneinteilung (TSM, UICC). Diese Einteilung berücksichtigt nicht das biologische Verhalten und celluläre Eigenschaften eines Tumors. Mit Hilfe der Durchflußcytometrie kann der gesamte chromosomale DNS-Gehalt von Tumorzellen gemessen werden und somit der Ploidiestatus eines Tumors bestimmt werden. Ziel dieser Studie war die Erfassung des Ploidiestatus nicht kleinzelliger Bronchialcarcinome sowie deren Lymphknotenmetastasen. Die prognostische Bewertung des Ploidiestatus wurde in einer Langzeitstudie untersucht und könnte zu einer erweiterten Tumorklassifikation führen.

Material und Methode

Von 99 Patienten wurde jeweils 0,5 g Tumorgewebe von nicht kleinzelligen Bronchialcarcinomen durchflußcytometrisch untersucht. 70 Proben wurden als Frischzellpräparate mit Propidiumiodid zur Messung des DNS-Gehalts toter Zellen markiert. Um die Fallzahl kurativ operierter Patienten mit N_2 LK-Befall zu erhöhen, wurde bei 29 Tumoren eine Zellkernsuspension aus fixierten Paraffinblöcken des Primärtumors sowie der N_2 LK-Metastase hergestellt (Methode nach Hedley [1]).

Die Messungen erfolgten in einem Fluvo II Durchflußcytometer (Heka Elektronik), und die Meßergebnisse wurden mit einem neu entwickelten Computerprogramm [2] in einer selbstlernenden Datenbank-Datei ausgewertet. Die DNS-Verteilung wurde linksseitig und rechtsseitig des G_0/G_1 Peaks analysiert und dann als aneuploid gewertet, wenn ein zweiter DNS-Peak größer als 25% des Maximums des G_0/G_1 Peaks festgestellt wurde (Abb. 1).

Nach einer mittleren Beobachtungszeit von 48 Monaten wurde die Überlebenswahrscheinlichkeit nach dem statistischen Zeitmodell nach Kaplan-Meier berechnet. Mit einer multivariaten Regressionsanalyse (Cox Modell) wurde der Einfluß verschiedener

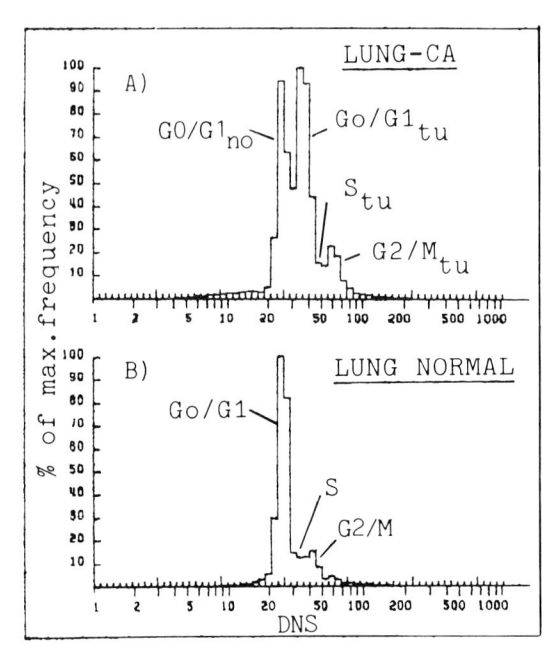

Abb. 1A,B. DNS-Verteilungskurve eines nicht kleinzelligen aneupl. Bronchialcarcinoms (**A**) und des benignen Lungenkontrollgewebes (**B**)

unabhängiger klinischer und pathologischer Variablen sowie der Ploidiestatus auf die Überlebensrate geprüft.

Ergebnisse

48 der 99 Tumoren zeigten einen zusätzlichen DNS-Peak als Ausdruck der G_0/G_1 Phase des Carcinoms und wurden somit als DNS-aneuploid bezeichnet. Patienten mit DNS-aneuploiden Tumoren zeigten eine signifikant kürzere Überlebenswahrscheinlichkeit ($p < 0,01$) als Patienten mit euploiden Tumoren (mediane Überlebenszeit MÜZ in Monaten, euploid: 33,8, aneuploid: 12,1). Diese prognostische Bewertung war unabhängig vom Tumorstadium. Im Stadium I (n = 25) waren 50% aller Patienten mit aneuploiden Tumoren nach 25,5 Monaten verstorben. Nach einer mittleren Beobachtungszeit von 48 Monaten lebten jedoch alle Patienten mit euploiden Tumoren ohne Rezidiv. Die medianen Überlebensraten betrugen in Monaten (Abb. 2):

Stadium II	(n = 18)	aneuploid: > 36	euploid: 14,5
Stadium III	(n = 50)	aneuploid: 16,5	euploid: 8,0
Stadium IV	(n = 6)	aneuploid: 22,0	euploid: 8,5

Alle Patienten im Stadium I bis III wurden unter einem kurativen Op-Anspruch operiert.

Aus einer selektionierten Untergruppe im Tumorstadium III wurde der Ploidiestatus von 29 Primärtumoren (PT) und deren N_2 LK-Filia bestimmt. Bei 7 dieser Patienten unterschieden sich der Ploidiestatus des PT und der der LK-Metastase. Der PT war hierbei

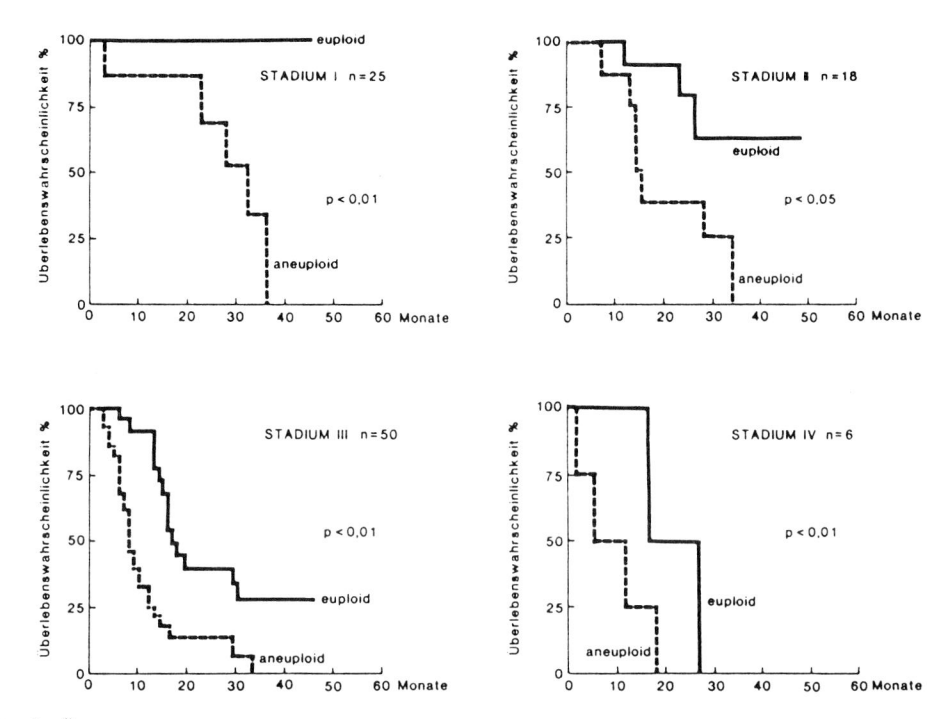

Abb. 2. Überlebensrate nach Kaplan-Meier bei Patienten mit euploiden und aneuploiden NSLC gemäß Tumorstadium I bis IV

stets aneuploid, die LK-Filia stets euploid. Patienten im Stadium III, deren PT und LK-Filia euploid waren, wiesen die beste Überlebensprognose auf (MÜZ: 17,0 Mon), gefolgt von Patienten, deren PT aneuploid und LK-Filia euploid war (MÜZ: 9,0 Mon). Die schlechteste Überlebensrate hatten Patienten mit aneuploidem PT und aneuploider LK-Filia (MÜZ: 5,0 Mon).

Histologischer Typ, pathologischer Differenzierungsgrad und Operationsverfahren hatten keinen Einfluß auf den Ploidiestatus und waren unabhängige Variable. Die multivariate Regressionsanalyse zeigte, daß die Überlebensrate überwiegend vom Tumorstadium und vom Ploidiestatus des Tumors abhängig war (Tabelle 1).

Tabelle 1. Überlebensraten und klinische/histopathologische Parameter, Proportional Hazard Modell von Cox

Variable	Regressionskoeffizient	p-Wert
Ploidiestatus	1,65	0,0001
Tumorstadium	1,10	0,0001
Geschlecht	0,99	0,009
Histologie	−0,19	0,29
Grading	0,20	0,35

Diskussion

Eine möglichst exakte prognostische Bewertung bestimmt das Therapiekonzept bei Patienten mit nicht kleinzelligen Bronchialcarcinomen. Die Erfassung des Ploidiestatus eines Tumors ermöglicht auf cellulärer Ebene zusätzliche Informationen über die Prognose des Patienten. Die unterschiedlichen DNS-Verteilungen bestimmen das biologische Verhalten und die Aggressivität eines Tumors. In dieser Langzeitstudie konnte gezeigt werden, daß unabhängig vom Tumorstadium Patienten mit euploiden Tumoren eine signifikant bessere Überlebenswahrscheinlichkeit aufwiesen als Patienten mit aneuploiden Tumoren. Im Falle von Lymphknotenmetastasen muß auch der Ploidiestatus des Lymphknotens untersucht werden, da nur so eine genaue prognostische Bewertung erfolgen kann. In einer multivariaten Analyse nach dem Cox Modell konnte gezeigt werden, daß der Ploidiestatus neben dem Tumorstadium der wichtigste unabhängige prognostische Parameter darstellt. Eine erweiterte Tumorklassifikation könnte daraus resultieren.

Summary

The preoperative and postoperative therapeutic management of patients with lung cancer depends on accurate prognostic information. The measurement of the ploidy status of a tumor provides additional information about the prognosis of a patient. The different DNA values reflect the varying biological behaviour and aggressivity of a tumor. In this long follow-up study, we could demonstrate that independent of tumor stage, patients with euploid tumors survived significantly longer than patients with aneuploid tumors. Only the simultaneous measurement of the ploidy status of the primary tumor and of the lymph node metastasis allows an accurate prognostic evaluation. Using the Cox regression analysis model, the ploidy status and the tumor stage were shown to represent the most important parameters for prognosis. These findings could lead to an extended tumor classification.

Literatur

1. Hedley DW, Friedlander ML, Taylor JW, Rugg CA, Musgrove EA (1983) Method for analysis of cellular DNA content of paraffin embedded pathological material using flow cytometry. J Histochem Cytochem 31:1333–1335
2. Valet G (1987) Automated diagnosis of malignant and other abnormal cells by flow cytometry using newly developed DIAGNOS1 program system. In: Burger G, Ploem B, Goerttler K (eds) Proc Int Symp Clin Cytometry and Histometry. Academic Press, London, pp 58–65

Dr. F. Liewald, Chirurgische Klinik und Poliklinik, Klinikum Großhadern,
Marchioninistr. 15, W-8000 München 70, Bundesrepublik Deutschland

Die intraoperative Pleuralavage beim Bronchialcarcinom
Intraoperative Pleural Lavage in Bronchogenic Carcinoma

J. Buhr[1], K.H. Berghäuser[2], H. Morr[3], R. Schäffer[2], J. Dobroschke[4] und K. Schwemmle[1]

[1]Klinik für Allgemein- und Thoraxchirurgie, Justus-Liebig-Universität Gießen
[2]Institut für Pathologie, Justus-Liebig-Universität Gießen
[3]Klinik für Lungen- und Bronchialerkrankungen Waldhof-Elgershausen, Greifenstein
[4]Krankenhaus der Barmherzigen Brüder, Regensburg

Nach der TMN-Klassifikation eines Bronchialcarcinoms entspricht der maligne Pleuraerguß einem T4-Tumor. Als Kriterium gilt der cytologische Nachweis von malignen Zellen [5]. Normalerweise ergibt sich daraus Inoperabilität, auf jeden Fall aber eine verschlechterte Prognose.

Es gibt in der Literatur Hinweise, daß auch ohne klinisch nachweisbaren Erguß Tumorzellen im Pleuraspalt zu finden sind [4, 6]. In diesen beiden Arbeiten wurde eine Pleuralavage nur nach der Resektion eines Bronchialcarcinoms durchgeführt. Ob die Tumorzellen nicht sekundär, d.h. durch chirurgische Manipulationen in die Pleurahöhle kamen, wurde in diesen Studien nicht geprüft.

Wir stellen die Ergebnisse einer prospektiven Studie vor, bei der intraoperativ eine Pleuralavage vor und nach der Resektion des Bronchialcarcinoms durchgeführt wurde.

Patienten und Methoden

In die Studie aufgenommen wurden 104 Patienten, die seit Januar 1986 wegen eines Bronchialcarcinoms operiert wurden. Als Ausschlußkriterium galten ein weiteres Malignom in der Anamnese, ein vorbehandeltes Bronchialcarcinom (Chemo- oder Radiotherapie). Patienten, bei denen präoperativ eine transthorakale Punktion erfolgte, wurden ebenfalls ausgeschlossen. Keiner der Patienten hatte intraoperativ einen Pleuraerguß.

Als Kontrollgruppe galten 39 Patienten mit einem postoperativ histologisch gesicherten nicht-malignen Rundherd der Lunge.

Nach anterolateraler Thoracotomie wurde vor jeder weiteren Manipulation am Lungenparenchym die Pleurahöhle mit 300 ml physiologischer Kochsalzlösung aufgefüllt. Nach 1 min wurde die Lavageflüssigkeit abgesaugt und mit 1000 IE Heparin und 50 ml Ebnerscher Lösung [1, 2] zur Vorfixierung versetzt (= LAVAGE I). Nach der Resektion des Tumors und anschließender Lymphknotendissektion wurde der gleiche Vorgang wiederholt (= LAVAGE II). Die gesamte Lavageflüssigkeit wurde nach Anfertigung von Cytozentrifugaten und Schnitten des Sedimentes cytologisch begutachtet [1, 2]. Die pTNM-Klassifizierung wurde nach den Regeln der UICC [5] durchgeführt. Zur Berechnung der Überlebensraten wurde die "actuarial method" nach Cutler und Ederer [3] angewandt. Weitere statistische Prüfungen erfolgten mit dem Chi-Quadrat-Test.

Resultate

Untersucht wurden 104 Patienten (87 Männer und 17 Frauen) mit einem Durchschnittsalter von 60,6 Jahren. Nach der neuesten pTNM-Klassifikation wurden 63 Patienten dem Stadium I (60,6%), 10 Patienten dem Stadium II (9,6%), 29 dem Stadium III (27,9%) und 2 dem Stadium IV (1,9%) zugeordnet.

Bei 39 Patienten mit einem nicht-malignen Rundherd der Lunge war in keinem Fall ein positiver cytologischer Tumorzellnachweis möglich, d.h. ein falsch-positiver Befund wurde nicht erhoben.

Bei 39 Patienten (37,5%) war ein cytologischer Tumorzellnachweis in Lavage I möglich. Bei diesen Patienten war in 35 Fällen auch in Lavage II ein positiver Befund er erheben. Bei 3 Patienten (2,9%) war die Begutachtung nur in Lavage II positiv. Alle 42 Patienten (40,4%), bei denen cytologisch ein Tumorzellnachweis gelang, wurden in die Gruppe "positive Lavage" eingeordnet. Dabei zeigte sich, daß Verzögerungen in der Verarbeitung oder ein Auslassen der Vorfixierung zu nicht validen cytologischen Ergebnissen führte.

Korrelierte man die cytologischen Ergebnisse mit dem Lymphknotenaufbau, der Tumorhistologie und dem Sitz des Tumors (zentral/peripher), so ergaben sich keine statistisch signifikanten Unterschiede. Erwartungsgemäß war hingegen in höherem Tumorstadium die Pleuralavage positiv ($p < 0,05$ bei Stadium I vs. Stadium II–IV). Wurde die kumulative Überlebensrate für die kurativ resezierten nicht-kleinzelligen Bronchialcarcinome im Stadium I (n = 63) berechnet, aufgeteilt nach positiver und negativer Pleuralavage, ergab sich folgendes Ergebnis: Die Drei-Jahres-Überlebensrate bei 22 Patienten mit positiver Lavage betrug 24,9%, bei 41 Patienten mit negativer Lavage 62,8% ($p > 0,05$) (Abb. 1).

Untersuchte man die Anzahl der Todesfälle der Patienten im Stadium I, ließen sich ebenfalls statistisch signifikante Unterschiede ($p < 0,05$) feststellen. Von den Patienten mit negativer Pleuralavage, die länger als 2 Jahre nachkontrolliert wurden (n = 22), verstarben

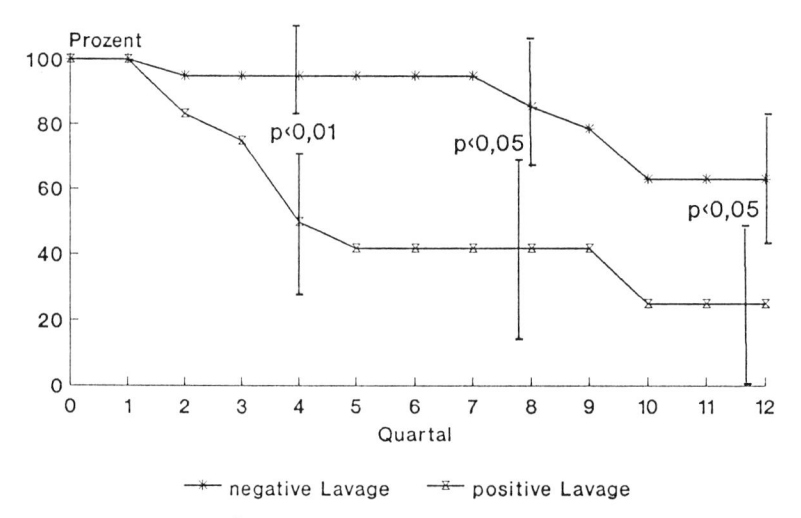

Abb. 1. Kumulative Überlebensrate der kurativ resezierten nicht-kleinzelligen Bronchialcarcinome im Stadium I, aufgeteilt nach "positiver" und "negativer Lavage" ($p < 0,05$)

nur 2 Patienten (n = 6) an den Folgen des Bronchialcarcinoms. Bei den Patienten mit positiver intraoperativer Pleuralavage (n = 12) verstarben alle bis auf einen Patient (n = 7) an den Folgen des Bronchialcarcinoms.

Diskussion

Die jetzt vorliegenden Ergebnisse bei der intraoperativen Pleuralavage beim kurativ resezierten Bronchialcarcinom bestätigen erste eigene an einer kleineren Fallzahl gewonnenen Daten [1, 2]. So konnte nachgewiesen werden, daß schon vor der Resektion des Bronchialcarcinoms eine Tumorzellkontamination der Pleurahöhle vorgelegen hatte. Der positive cytologische Tumorzellnachweis in der intraoperativen Pleuralavage stellt somit einen Parameter für das Ausbreitungsverhalten auch früher Stadien des Bronchialcarcinoms dar. Um diesen zuverlässig zu bestimmen, muß die Lavageflüssigkeit mit Ebnerscher Lösung vorfixiert und sofort verarbeitet werden. Unsere Ergebnisse haben sowohl theoretische als auch klinisch-praktische Konsequenzen. Die intraoperative Pleuralavage muß bei der endgültigen Festlegung des Tumorstadiums der Patienten mit einem kurativ resezierbaren Bronchialcarcinom berücksichtigt werden. Werden Tumorzellen in der Pleuralavage gefunden, so ist die Prognose dieser Patienten bedingt durch eine erhöhte Rezidiv- und Metastasierungsrate signifikant schlechter. Der positive cytologische Tumorzellnachweis in der intraoperativen Pleuralavage ist als Indikator für ein generalisiertes Tumorgeschehen beim Bronchialcarcinom anzusehen. Ein positives Ergebnis der Pleuralavage sollte entsprechend dem malignen Pleuraerguß als pT4 klassifiziert werden.

Die Ursache für die Ausbreitung des scheinbar begrenzten Bronchialcarcinoms (pT1,pT2 N0 M0) in den Pleuraspalt muß durch weitere Untersuchungen geklärt werden. Infrage kommen einerseits eine ungünstige Immunitätslage der Patienten, die ein Überleben aus dem Verband abgelöster einzelner Tumorzellen ermöglicht, andererseits ein Unterschied im biologischen Verhalten der Tumorzellen selbst. Eine Abklärung dieser Fragen ist die Voraussetzung für eine spezifische adjuvante postoperative Tumortherapie.

Zusammenfassung

In einer prospektiven Studie wurde bei 143 Patienten (104 Patienten mit einem histologisch gesicherten Bronchialcarcinom, als Kontrollgruppe 39 Patienten mit einem nicht-malignen Rundherd der Lunge) intraoperativ jeweils vor (= Lavage I) und nach (= Lavage II) der Resektion eine Pleuralavage mit 300 ml physiologischer Kochsalzlösung durchgeführt. Die gesamte Lavageflüssigkeit wurde nach Anfertigung von Cytozentrifugaten und Schnitten des Sedimentes zytologisch begutachtet. Bei 39 Patienten mit einem Bronchialcarcinom war ein Tumorzellnachweis in Lavage I möglich, davon bei 35 Patienten auch in Lavage II. In 34,9% der bisher im Stadium I klassifizierten Fällen war die Lavage positiv. In der Kontrollgruppe war in keinem Fall ein Tumorzellnachweis möglich. Die kumulative Drei-Jahresüberlebensrate nicht-kleinzelliger Bronchialcarcinome im Stadium I (n = 63) betrug 24,9% bei positiver Lavage (n = 22) und 62,8% bei negativer Lavage (n = 41) ($p < 0,05$). Die Ergebnisse zeigen, daß ein positives Ergebnis der Pleuralavage als pT4-Klassifikation eingestuft werden sollte und mit ähnlich schlechter Überlebensrate korreliert ist.

Summary

In a prospective study, pleural lavage with 300 ml physiological saline solution was done at thoracotomy before (lavage I) and after (lavage II) resection of bronchogenic carcinoma. A total of 143 patients (104 patients with bronchogenic carcinoma and 39 patients with nonneoplastic lung disease) underwent pleural lavage. The lavage fluid was totally centrifugated and the sediment was embedded in paraffin for cytological examination. Tumor cells were found in lavage I in 39 patients, and in 35 of them also in lavage II. Among the previously classified stage I bronchigenic carcinoma, tumor cells were demonstrated in 22 patients (34.9%). All controls were negative. The cumulative 3 year survival rate of curative resected non-small-cell bronchogenic carcinoma in stage I was 24.9%, if lavage was positive, 62.8%, if negative, ($p = 0.05$). The detection of tumor cells in intraoperative pleural lavage corresponds to a pT4 stage of bronchogenic carcinoma with a poor life expectancy.

Literatur

1. Buhr J, Berghäuser KH, Morr H, Dobroschke J (1989) Prognosebestimmung beim Bronchialkarzinom durch die intraoperative Pleuralavage. Dtsch Med Wochenschr 114:1597–1601
2. Buhr J, Berghäuser KH, Morr H, Dobroschke J, Ebner HJ (1990) Tumor cells in intraoperative pleural lavage – An indicator for the poor prognosis of bronchogenic carcinoma. Cancer 65:1801–1804
3. Cutler SJ, Ederer F (1958) Maximum utilization of life table method in analyzing survival. J Chron Dis 8:699–712
4. Eagan RT, Bernatz PE, Payne WS, Pairolero PC, Williams DE, Goellner JR, Piehler JM (1984) Pleura lavage after pulmonary resection for bronchogenic carcinoma. J Thorax Cardiovasc Surg 88:1000–1003
5. Hermanek P, Scheibe O, Spiessl B, Wagner G (1987) TNM-Klassifikation maligner Tumoren, 4. Aufl. Springer, Berlin Heidelberg New York London Paris Tokyo
6. Spjut HJ, Hendrix V, Ramirez GA, Roper CI (1958) Carcinoma cells in pleural cavity washings. Cancer 112:1222–1225

Dr. J. Buhr, Klinik für Allgemein- und Thoraxchirurgie, Justus-Liebig-Universität Gießen, Klinikstr. 29, W-6300 Gießen, Bundesrepublik Deutschland

Endosonographisches Staging beim Oesophaguscarcinom. Ein prospektiver Vergleich mit herkömmlichen bildgebenden Verfahren

Endosonographic Staging of Esophageal Cancer in Comparison with CT and MRI

G. Schüder[1], B. Koch[1], G. Seitz[2], U. Hildebrandt[1], K.W. Ecker[1] und G. Feifel[1]

[1]Chirurgische Universitätsklinik Homburg/Saar, Abt. f. Allgemeine Chirurgie, Abdominal- u. Gefäßchirurgie (Direktor: Prof. Dr. G. Feifel)
[2]Institut für Allgemeine und Spezielle Pathologie (Direktor: Prof. Dr. K. Remberger)

Einleitung

Die Operationsplanung beim Oesophaguscarcinom wird entscheidend bestimmt von seiner Lokalisation und vom Ausmaß der Tumorinfiltration. Unerläßlich ist deshalb ein exaktes präoperatives Staging. Zur Erfassung der Ausdehnung von Oesophaguscarcinomen stehen uns eine Reihe diagnostischer Verfahren zur Verfügung. Die Oesophagoskopie mit Biopsie und die Thoramataufnahme mit Breischluck erlauben eine Aussage zum Grad der Stenose, zur Lokalisation, zur Morphologie und Differenzierung, also dem Typing und Grading. Das Staging durch Erfassung von Infiltrationstiefe und Lymphknotenstatus gelingt nur mit dem Computertomogramm, Kernspintomogramm und der Endosonographie. In bisherigen Untersuchungen wurden je 2 dieser diagnostischen Verfahren einander gegenübergestellt (Tabelle 1). Ziel unserer prospektiven Studie war es, erstmalig alle Methoden gleichzeitig an einem Patientenkollektiv zu vergleichen.

Material und Methodik

Seit Mitte 1988 wurde an unserer Klinik bei allen Patienten mit Oesophaguscarcinom routinemäßig ein Computertomogramm, Kernspintomogramm sowie eine endoskopische Ultrasonographie gemacht. Danach erfolgte bei allen Patienten eine primäre Thoracotomie rechts mit Oesophagektomie und mediastinaler Lymphknotendissektion. Nach Umlagerung wurde laparotomiert und cervicotomiert und nach Schlauchbildung über die große Kurvatur des Magens eine cervicale Oesophagogastrostomie angelegt. Alle Präparate wurden dem Pathologen im OP-Saal übergeben und von diesem entfaltungsfixiert. Die feingewebliche Untersuchung in Großflächenserienschnitten des OP-Präparates war Referenz für die Beurteilung der richtigen oder falschen Vorhersage des Primärtumorstadiums und des Lymphknotenbefalls durch die einzelnen Methoden. Zur EUS verwenden wir das Olympus Aloka EU M2 mit einer Schallfrequenz von 7,5 MHz in einem rotierenden Schallkopf. Die Stadieneinteilung der Infiltrationstiefe geschah nach dem neuen TNM-System von 1987. Lymphknoten, die echoarm oder echogleich wie der Primärtumor waren, einen scharfen Randsaum aufwiesen und einen echoreichen Reflexstreifen auf der dem Schallkopf ge-

Tabelle 1. Literaturübersicht vergleichender Untersuchungen zwischen Endosonographie, Computertomographie und Kernspintomographie bei Oesophaguscarcinomen

		Richtige Vorhersage [%]					
		Tiefeninfiltration [T]			Lymphknotenbefall [N]		
		EUS	CT	NMR	EUS	CT	NMR
Tio et al.	1989	89	59		80	51	
Hirner et al.	1989	91	37				
Ide et al.	1988	88			89		
Striegel et al.	1988	75			25		
Kijima et al.	1988		<40	<40		27	70
Lehr et al.	1988		−50	55		−60	−50
Kouzu et al	1988	80					
Laas et al.	1988		−55−80		25		
Francioni et al.	1988	87			90		
Murata et al.	1987	84			89		
Takemoto et al.	1987	80			60		
eigene Ergebnisse Homburg/Saar		86	60	48	80	54	46

genüberliegenden Seite besaßen, wurden als metastatisch infiltriert eingestuft. Diese von Tio 1986 aufgestellten Kriterien entsprachen unseren eigenen Erfahrungen.

Ergebnisse

Von 52 Patienten mit Oesophaguscarcinom konnten 35 schließlich der Operation zugeführt werden. Dies entspricht einer Operationsquote von 67%. Davon gelang wiederum bei 97% die Resektion. Die geringste Treffsicherheit besaß die Kernspintomographie mit einer richtigen Vorhersage des Tumorstadiums von 48% und des Lymphknotenstadiums von 46%. Die Computertomographie lag mit 60 und 54% leicht darüber. Die endoskopische Ultrasonographie konnte die Tiefeninfiltration in 86% richtig bestimmen, die Lymphknotenmetastasen in 80%. Die Unterschiede waren signifikant. Computertomogramm und Kernspintomogramm neigten deutlich zum Understaging. Dies insbesondere bei gerade beginnenden Wandüberschreitungen sowie beim Erkennen metastatisch infiltrierter Lymphknoten mit einer Größe unter 1 cm. Die EUS setzte das Ausmaß der Tumorinfiltration im Grenzbereich eher zu hoch an, während sehr kleine infiltrierte Lymphknoten nicht erkannt werden konnten. Die Sensitivität und Spezifität der EUS, das T-Stadium exakt zu definieren, beläuft sich auf 86 und 66%. Bei 24% aller bisher untersuchten Patienten gelang die Passage nicht, meistens konnte jedoch bis zum Erreichen der Stenose bereits eine Tumorwandüberschreitung diagnostiziert werden. In den statistischen Berechnungen der Studie wurde diese Gruppe jedoch nicht berücksichtigt.

Diskussion

Früher diente die Achsenfehlstellung beim Oesophagusbreischluck in der Beurteilung nach Akiyama als Inoperabilitätskriterium. Der zu erwartende Lymphknotenbefall und somit die Prognose wurden aus der Längsausdehnung des Tumors gefolgert. Einen ersten Fortschritt brachte die Verwendung des Computertomogramms, das erstmals direkt die Tumorausdehnung zeigen konnte. Seitdem jedoch die endoskopische Ultrasonographie auch im oberen Gastrointestinaltrakt aus dem Experimentalstadium herausgetreten ist, sehen sich beide Verfahren ebenso wie das Kernspintomogramm zunehmend dem direkten Vergleich ausgesetzt. Unsere Literaturübersicht zeigt die bedeutende Überlegenheit der Endosonographie, die auch in unseren eigenen Zahlen zum Ausdruck kommt. Welchen Gewinn ziehen wir nun aus dieser verbesserten Diagnostik? Nach Siewert haben über 90% der Patienten mit T1- oder T2-Tumoren einen Lymphknotenstatus von N0 oder N1, d.h. bei Kenntnis des Primärtumorstadiums kann mit einigermaßen großer Sicherheit auf den Lymphknotenbefall geschlossen werden. Daraus ergeben sich diagnostische und therapeutische Konsequenzen, denn immerhin 90% der Patienten im Stadium T1,2 und N0,1 haben eine 4-Jahresüberlebensrate von 54% allein durch chirurgische Therapie. Die erweiterte Oesophagusresektion mit Lymphadenektomie spielt hier eine große Rolle. Der endoluminäre Ultraschall ist das geeignete Verfahren zur Differenzierung der verschiedenen T-Stadien, sofern eine Passage noch möglich ist. Er hilft, die günstigeren Primärtumorstadien zu erfassen, für die sich ein großer operativer Aufwand lohnt, und er gibt Entscheidungshilfe für den alleinigen präoperativen Einsatz der Strahlentherapie.

Zusammenfassung

In einer prospektiven Studie werden alle herkömmlichen bildgebenden Verfahren beim präoperativen Staging des Oesophaguscarcinoms in Bezug auf die richtige Vorhersage des Tumor- und Lymphknotenstadiums miteinander verglichen. Referenz war das von einem Pathologen entfaltungsfixierte und in Großflächenstufenschnitten aufgearbeitete Präparat, das durch eine erweiterte Oesophagusresektion mit Lymphadenektomie gewonnen worden war. Die Achsenfehlstellung im Oesophagusbreischluck kann nicht zur Beurteilung der Inoperabilität herangezogen werden. Die Oesophagoskopie trägt lediglich etwas zum Typing und Grading nach Biopsie bei. Bezüglich der Voraussage der Tumorinfiltrationstiefe erreichte die Kernspintomographie eine Treffsicherheit von 48%, das CT von 60% und die Endosographie von 86%. Der Lymphknotenbefall wurde von NMR und CT um die 50%, von der EUS zu 80% richtig bestimmt. Der endoluminäre Ultraschall ist das geeignetste Verfahren zur Differenzierung der verschiedenen T-Stadien und nimmt somit Einfluß auf die therapeutische Verfahrenswahl.

Summary

A total of 35 esophageal cancers were staged by three imaging modalities, endosonography (ES), computer tomography (CT), and magnetic resonance imaging (MRI). Staging included the assessment of the tumor penetration depth and the evaluation of lymph nodes.

In comparison with the postoperative pathohistological examination of the specimen we gained the following results: The T stage was correctly predicted by ES in 86%, by CT in 60%, and by MRI in 48% of 35 esophageal cancers. Lymph node involvement was correctly predicted by ES in 80%, by CT in 54%, and by MRI in 46%. In conclusion, ES is more accurate than CT and MRI in the preoperative classification of esophageal cancer. ES provides accurate criteria to define a tumor group (T1/T2, N1) which will profit from wide surgical excision. In the other hand, it contributes to define less favorable tumors which are better treated by alternative procedures.

Literatur

1. Tio TL, Tytgat GNJ (1986) Endoscopic ultrasonography in analysing periintestinal lymph node abnormality. Scand J Gastroenterol 21 [Suppl 123]:158–163
2. Akiyama H, Kogure T, Hag J (1972) The esophageal axis and its relationship to the resectability of the carcinoma of the esophagus. Am Surg 176:30
3. Siewert JR, Roder JD (1987) Chirurgische Therapie des Plattenepithelcarcinoms des Oesophagus – erweiterte Radikalität. Langenbecks Arch Chir 372:129–139

Danksagung

Wir bedanken uns herzlich bei den Kollegen der Radiologie für die Überlassung der Befunde.

Dr. G. Schüder, Abt. f. Allgemeine Chirurgie, Abdominal- u. Gefäßchirurgie, Chirurgische Universitätsklinik, W-6650 Homburg/Saar, Bundesrepublik Deutschland

Prognostische Relevanz der AJCC-R-Klassifikation beim fortgeschrittenen Magencarcinom

Prognostic Significance of the R Classification of the AJCC in Advanced Gastric Cancer

R. Kirchner[1], H. Stützer[2], U. Hellerich[3] und E.H. Farthmann[1]

[1] Abteilung für Allgemeine Chirurgie mit Poliklinik (Direktor: Prof. Dr. E.H. Farthmann), Chirurgische Universitätsklinik Freiburg
[2] Institut für Medizinische Dokumentation und Statistik der Universität zu Köln (Direktor: Prof. Dr. P. Bauer)
[3] Pathologisches Institut, Universität Freiburg (Direktor: Prof. Dr. H.E. Schaefer)

Einleitung

Die neue TNM-Klassifikation (UICC 1987) hat durch Einführung von 6 statt bisher 4 Tumorstadien und die Bewertung von pN_3 als pM_1 ihre prognostische Aussage verbessert [2, 5]. Ziel unserer Untersuchung war, anhand der Daten der inzwischen abgeschlossenen Deutschen TNM Magencarcinom-Studie zu ermitteln, inwieweit die R-Klassifikation der AJCC eine zusätzliche Verbesserung der prognostischen Aussage erlaubt [1]. Aus klinischer Sicht stand insbesondere der Nachweis oder Ausschluß prognostischer Unterschiede zwischen R0- und R1 Operationen in den einzelnen Tumorstadien im Mittelpunkt, weil R1 Operationen durch intraoperative Schnellschnittuntersuchungen zumindest zum Teil vermeidbar sind.

Patienten und Methoden

Im Zeitraum vom 1.4.1982 bis 31.10.1984 wurden unter Beteiligung von 22 Kliniken 1420 Patienten mit histologisch gesichertem Magencarcinom in die Deutsche TNM Magencarcinom-Studie aufgenommen. Diese Studie ist eine prospektive Beobachtungsstudie zur Validierung des TNM-Systems [4]. 85 Patienten konnten wegen einer anderen Krebserkrankung und 60 wegen fehlender Angaben zum posttherapeutischen R-Status nicht in dieser Analyse berücksichtigt werden. Damit kam eine Stichprobe von 1275 Patienten zur Auswertung. Die Tumorstadieneinteilung erfolgte nach der neuen TNM-Klassifikation (UICC 1987) [2]. Die Radikalität der Operation wurde mit der R-Klassifikation der AJCC bestimmt [1]. Für die Tumorstadien II, IIIA, IIIB und IV wurden die kumulierten Überlebensraten (Kaplan-Meier) jeweils aufgeschlüsselt nach dem R-Status der AJCC ermittelt. In den Stadien IA und IB betrugen die Raten R0-Klassifizierter 99% bzw. 91%, so daß ein Vergleich mit den übrigen R-Stadien nicht sinnvoll war.

Ergebnisse

Nach der TNM-Klassifikation (UICC 1987) war die Tumorstadienverteilung bei den 1275 Patienten dieser Stichprobe wie folgt: IA/B 20,2%, II 12,7%, IIIA 14,4%, IIIB 8,9%, IV 43,8%. Die Rate der potentiell kurativ operierten Patienten betrug R0 = 48,7%. Von den palliativen Operationen wurden 13,5% als R1 und 37,8% als R2 eingestuft. Die kumulierten Überlebensraten in den Tumorstadien II bis IV unter Berücksichtigung des R-Status der AJCC stellt Abb. 1 dar. In den Stadien II und IIIA ergeben sich deutliche prognostische Unterschiede für die verschiedenen R-Stadien, während sich die Überlebensraten in den Stadien IIIB und IV infolge der insgesamt schlechter werdenden Prognose zunehmend angleichen. Die direkte Gegenüberstellung der 5-Jahres-Überlebensraten nach R0 und R1 Operationen zeigt prognostische Unterschiede in den Tumorstadien II–IIIB (Tabelle 1). Im Stadium IV dagegen ist die Differenzierung nach dem R-Status infolge der insgesamt schlechten Prognose kaum noch relevant.

Tabelle 1. 5 Jahre-Überlebensraten nach R0- und R1-Operationen in den Tumorstadien II–IV

Stadium	R0-Operation	R1-Operation
II	37%	28%
III A	30%	12%
III B	18%	6%
IV	7%	2%

Diskussion

Die Ergebnisse dieser Untersuchung spiegeln neben der in fortgeschrittenen Tumorstadien ungünstigen Prognose des Magencarcinoms die prognostische Relevanz der neuen TNM-Klassifizierung wider. Darüberhinaus zeigen sie, daß die AJCC-R-Klassifikation für die Tumorstadien II bis IIIB eine zusätzliche prognostische Information ermöglicht, während sie im Stadium IV infolge der insgesamt schlechten Prognose nicht mehr relevant ist.

Anhand der Ersterhebungsdaten der Deutschen TNM Magencarcinom-Studie ermittelten wir, daß 12,4% der intraoperativ R0-Klassifizierten nach definitiver histologischer Untersuchung der Resektate tumorbefallene Resektionsränder (R1) aufwiesen bei einer Rate intraoperativer Schnellschnittuntersuchungen von nur 1% [3]. Der Nachweis einer deutlich ungünstigeren Prognose nach R1-Operationen im Vergleich zu R0-Operationen bedeutet für die Praxis, im Zweifel durch intraoperative Schnellschnittuntersuchung der Resektionsränder eine R1-Resektion zu vermeiden.

Zusammenfassung

Anhand der Daten der Deutschen TNM Magencarcinom-Studie, die auch unsere Patienten einschließt, wurde die prognostische Relevanz der R-Klassifikation der AJCC für fortgeschrittene Tumorstadien untersucht. Eine Stichprobe von 1275 Patienten kam zur Auswer-

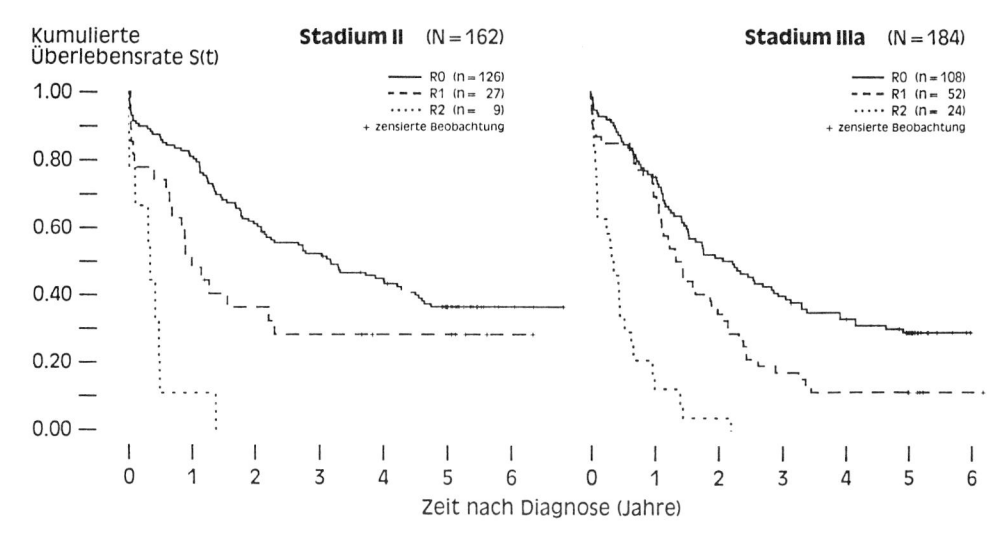

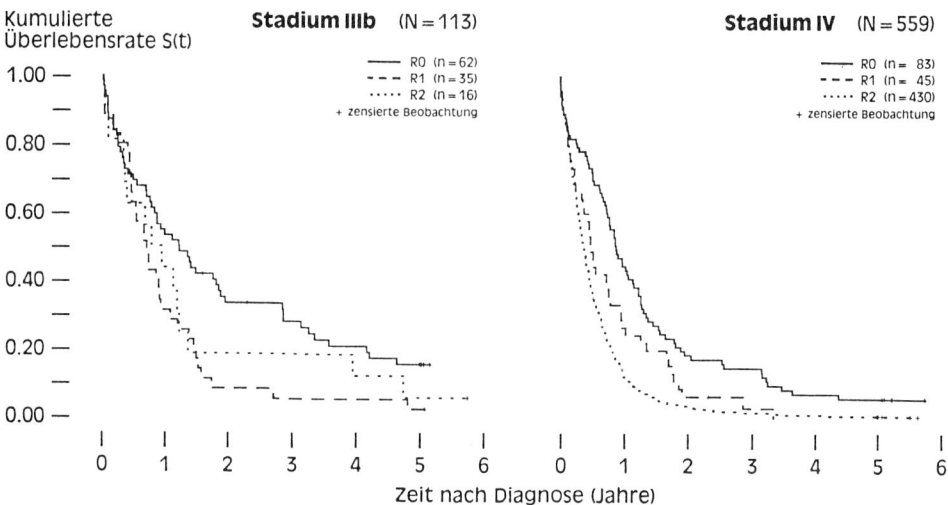

Abb. 1. Kumulierte Überlebensraten (Kaplan-Meier) für die Tumorstadien II, IIIA, IIIB und IV jeweils aufgeschlüsselt nach dem R-Status der AJCC

tung. Für die Tumorstadien II, IIIA, IIIB und IV wurden die kumulierten Überlebensraten (Kaplan-Meier) jeweils aufgeschlüsselt nach dem R-Status ermittelt.

Insbesondere der Vergleich von R0- mit R1-Operationen zeigt, daß die AJCC-R-Klassifikation für die Tumorstadien II bis IIIB eine zusätzliche prognostische Information ermöglicht. Dagegen ist sie im Stadium IV infolge der insgesamt schlechten Prognose kaum noch relevant. Für die klinische Praxis bedeutet dies, im Zweifel durch intraoperative Schnellschnittuntersuchung der Resektionsränder eine R1-Resektion zu vermeiden.

Summary

Based on data obtained from the German Cooperative Study on Gastric Cancer, which includes our own patients, the prognostic significance of the AJCC-R classification in advanced tumor stages was investigated. A random sample of 1275 patients was analyzed. For tumor stages II, IIIA, IIIB, and IV cumulative survival rates were determined, taking the R classification of the AJCC into account. Comparing R0 with R1 operations in particular the AJCC-R classification gives additional prognostic information for tumor stages II to IIIB. This information is not useful though in stage IV because of the poor prognosis in general. As for clinical practice, to avoid R1 resections, frozen sections of tissue at the surgical margins should be used when in doubt.

Literatur

1. Beahrs OH, Myers MH (1987) AJCC manual for staging of cancer, ed 3. JB Lippincott, Philadelphia, pp 67–69
2. Hermanek P, Scheibe O, Spiessl B, Wagner G (1987) TNM Klassifikation maligner Tumoren (UICC), 4. Aufl. Springer, Berlin Heidelberg New York London Paris Tokyo, S 45–48
3. Kirchner R, Henke W, Wittekind C, Farthmann EH (1987) The surgeon's estimation of radicality and results of pathologic examination at margins of resection in gastric cancer surgery. Scand J Gastroent 22 [Suppl 133]:72–75
4. Rohde H, Gebbensleben B, Bauer P, Stützer H, Zieschang J (1989) Has there been any improvement in the staging of gastric cancer? Findings from the German Gastric Cancer TNM Study Group. Cancer 64, 12:2465–2481
5. Schlag P, Buhl K, Schwarz V, Möller P, Herfarth Ch (1989) Die neue TNM-Klassifizierung in ihren Auswirkungen auf die chirurgische Behandlung des Magencarcinoms. Chirurg 60:8–15

Prof. Dr. R. Kirchner, Chirurgische Universitätsklinik Freiburg, Hugstetter Str. 55, W-7800 Freiburg i.Br., Bundesrepublik Deutschland

Lymphknotendissektion beim Magencarcinom – Eine uni- und multivariate Analyse im Hinblick auf prognoserelevante Faktoren

Lymph Node Dissection in Gastric Carcinoma – A Uni- and Multivariate Analysis with Special Regard to Prognostic Factors

J. Jähne[1,2], H.J. Meyer[2], M.H. Shiu[1], H. Maschek[3], E. Bruns[2] und R. Pichlmayr[2]

[1]Department of Surgery, Memorial Sloan-Kettering Cancer Center, New York
[2]Klinik für Abdominal- und Transplantationschirurgie und
[3]Institut für Pathologie, Medizinische Hochschule Hannover

Einleitung

Obwohl retrospektive Studien die Bedeutung der Lymphknotendissektion in der chirurgischen Therapie des Magencarcinoms zeigen konnten [2], ist das Ausmaß der Lymphadenektomie ohne eine genaue pathohistologische Befundung der resezierten Lymphknoten (LK) von chirurgischer Seite allein nur schwer zu bestimmen, andererseits jedoch sowohl im Hinblick auf das Staging als auch die Prognose von entscheidender Bedeutung. Deshalb führten wir eine prospektive chirurgisch-pathologische Studie zur Quantifizierung der Lymphadenektomie beim Magencarcinom unter besonderer Berücksichtigung prognoserelevanter Faktoren hinsichtlich des Lymphknotenbefalls durch.

Patienten und Methodik

Zwischen 4/86 und 12/89 wurden insgesamt 193 Resektionen wegen eines Magencarcinoms durchgeführt (Gastrektomie: n = 166; subtotale, distale Resektion: n = 23; proximale Resektion: n = 4; Gesamtletalität: 2,5%). Intraoperativ erfolgte neben der Resektion des Primärtumors eine systematische Lymphadenektomie der Kompartments I und II, fakultativ auch III. Nach Fixierung der Resektate in aufgespanntem Zustand erfolgte ohne Anwendung von Aufhellungstechniken die Präparation und histologische Beurteilung sämtlicher resezierter LK. Das Staging bzw. die histologische Einteilung des Primärtumors wurde nach den UICC-Kriterien [3] bzw. der Lauren-Klassifikaiton [1] durchgeführt. Die Zahl der resezierten und befallenen LK wurde im Hinblick auf die Kompartments, den histologischen Typ, die Tumorlokalisation, das Tumorstadium, das Operationsverfahren und die Qualität der Resektion (kurativ-palliativ) ausgewertet. Die Überlebenszeiten wurden uni- und multivariat (Cox-Modell) analysiert.

Ergebnisse

Bei Überwiegen der proximalen Tumoren (n = 89) sowie der Carcinome vom intestinalen Typ (n = 108) wurden insgesamt 7112 LK reseziert, von denen 1935 (27,2%) metastatisch befallen waren. Die Mehrzahl der resezierten und befallenen LK wurde in Kompartment I gefunden (Tabelle 1), wobei hier mit 37,2% die Lymphknotenstation an der kleinen Kurvatur am häufigsten befallen war. Demgegenüber konnten in Kompartment II und III deutlich weniger LK gefunden werden. Diese deutlichen Unterschiede zwischen den jeweiligen Kompartments (resezierte LK Kompartment I versus II: 90,0% versus 7,4%) waren unter Betrachtung des N-Stadiums weniger ausgeprägt (N1 versus N2: 65,6% versus 31,8%). Während im Hinblick auf den histologischen Typ und die Lokalisation des Primärtumors keine signifikanten Unterschiede in der Zahl resezierter und befallener LK bestanden, korrelierte die Zahl der positiven LK streng mit dem Tumorstadium. Hinsichtlich des Operationsverfahrens erlaubte die Gastrektomie eine ausgedehntere Lymphadenektomie als die subtotale, distale Resektion, wobei letztere jedoch mehrheitlich in frühen Tumorstadien durchgeführt wurde (resezierte LK Gastrektomie vs. subtotale, distale Resektion: $38,7 \pm 15,8$ vs $24,8 \pm 12,4$). Unter Berücksichtigung der Resektionsqualität zzeigten R0-Resektionen (n = 158) in 22,5%, R1- (n = 7) und R2- (n = 28) Resektionen dagegen in 46,8% bzw. 50% der Fälle einen Lymphknotenbefall bei gleicher Anzahl resezierter LK. Der Vergleich des intraoperativen mit dem pathohistologischen Staging zeigte in je 11,9% intraoperativ falsch zu niedrige bzw. zu hohe Ergebnisse.

Tabelle 1. Anzahl resezierter und befallener Lymphknoten unter Berücksichtigung der Kompartments bzw. des N-Stadiums (n = 193 Resektionen)

Kompartment	Resezierte LK[a] N	Positive LK[a] N
I	6403	1795
II	527	87
III	182	53
N-Stadium		
1	4669	1510
2	2262	372
3 (= M1)	182	53

[a]LK = Lymphknoten.

Die 1-, 2- und 3-Jahresüberlebenszeiten betrugen für alle Patienten 75%, 56% und 53%. In der univariaten Analyse erwiesen sich das Tumorstadium ($p < 0,0001$) und das N-Stadium ($p < 0,005$) als die entscheidenden Faktoren. Daneben hatten distale Karzinome eine bessere Prognose als proximale bzw. fortgeschrittene Tumoren (3-Jahresüberlebenszeit: 49% vs. 35%; $p < 0,005$), wobei jedoch bei den distalen Carcinomen mehrheitlich frühere Tumorstadien vorlagen. Demgegenüber zeigten das Geschlecht und das Alter der Patienten, die histologische Klassifizierung gemäß Lauren sowie das Operationsverfahren keine signifikanten Unterschiede. In der multivariaten Studie wurden alle univariat getesteten Faktoren analysiert. Zusätzlich wurden hinsichtlich der infiltrierten LK Subgruppen gebildet: Gruppe A = keine befallenen LK, Gruppe B = 1–5, Gruppe C = 6–10 und Gruppe D = > 10 positive LK. Neben dem Tumorstadium ($p < 0,001$) und der R-Klassifikation ($p < 0,05$) zeigte sich, daß sich die Gruppen C/D signifikant von den Gruppen A/B unterschieden ($p < 0,05$; Abb. 1).

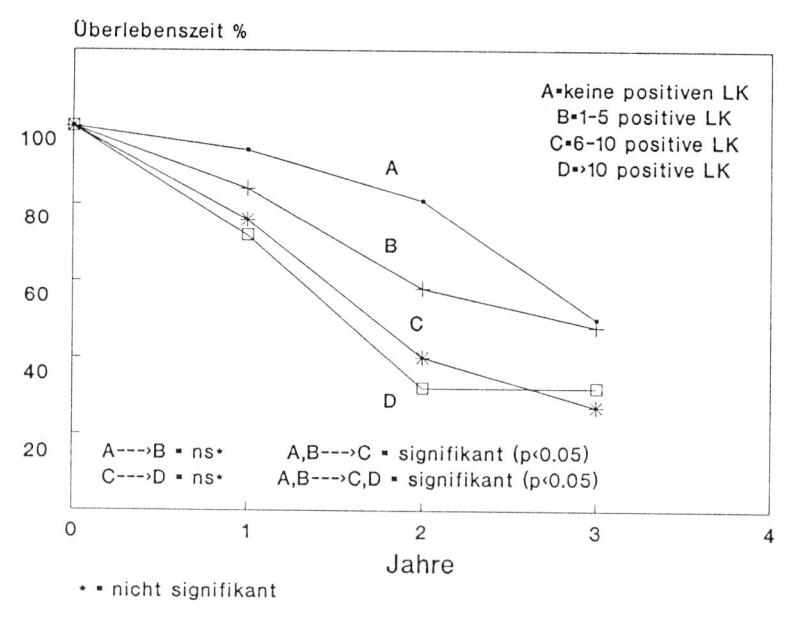

Abb. 1. Überlebenszeiten beim Magencarcinom (n = 193) in Abhängigkeit von der Anzahl positiver Lymphknoten

Schlußfolgerungen und Diskussion

Wie die hier vorliegende Studie zeigt, ist die systematische Lymphadenektomie beim Magencarcinom unabhängig vom Resektionsausmaß ohne eine Erhöhung der postoperativen Letalität möglich, wobei ca. 30 LK reseziert werden sollten, um eine hinreichende Sicherheit beim Staging zu erhalten. Dies kann jedoch nur durch eine exakte pathohistologische Aufarbeitung der Resektate erreicht werden. Wie die Zahlen besonders für das Kompartment I zeigen, kann die Zuordnung der LK zum N1- bzw. N2-Stadium schwierig sein, zum einen sicherlich bedingt durch die en-bloc Resektion, zum anderen aber auch durch die fixierungsbedingte Schrumpfung des Resektates, die dann keine klare Zuordnung gemäß den UICC-Kriterien [3] erlaubt. Hinsichtlich der Überlebenszeiten scheint neben den bekannten prognostischen Faktoren wie Tumorstadium und Resektionsqualität jedoch auch die Zahl der befallenen LK von entscheidender Bedeutung zu sein. Wie die multivariate Analyse zeigte, unterschied sich die Prognose von Patienten mit bis zu 5 positiven LK nicht von den N0-Fällen, während die Prognose bei 6 und mehr befallenen LK deutlich schlechter wurde. Während die erste Gruppe also ganz offensichtlich durch die Lymphadenektomie prognostische Vorteile erhält, sind bei einem ausgedehnten Lymphknotenbefall multimodale Therapiekonzepte zu erwägen.

Zusammenfassung

In einer prospektiven Studie wurde das Ausmaß der Lymphadenektomie beim Magencarcinom quantifiziert und hinsichtlich prognoserelevanter Faktoren analysiert. Insgesamt wurden bei 193 Resektionen 7112 LK reseziert, von denen 1935 (27,2%) metastatisch befallen waren. Die Mehrzahl der LK wurde in Kompartment I gefunden (n = 6403), wobei hier die 3. Lymphknotenstation am häufigsten (37,2%) befallen war. Die Zahl der befallenen LK korrelierte streng mit dem Tumorstadium. In der multivariaten Analyse zeigten Patienten mit maximal 5 positiven LK eine ähnliche Prognose wie die N0-Fälle, während bei mehr befallenen LK die Prognose deutlich schlechter war. Neben dem Tumorstadium scheint somit auch die Zahl der LK von entscheidender prognostischer Bedeutung zu sein, wobei die Lymphadenektomie offensichtlich prognostische Vorteile für Patienten mit bis zu 5 positiven LK bringt.

Summary

In a prospective study the extent of lymphadenectomy in gastric carcinoma was quantified and analyzed in terms of prognostic factors. In 193 resections 7112 lymph nodes were resected and 1935 (27.2%) has metastatic disease. The majority of lymph nodes were found in compartment I ($n = 6403$) where the third station was mostly affected (37.2%). The number of invaded lymph nodes showed a strong correlation with the tumor stage. Multivariate analysis showed patients with up to five positive nodes to have a prognosis similar to those with stage N0 disease while patients with more positive nodes had a worse prognosis. Apart from the tumor stage the number of positive nodes had independent prognostic significance and lymphadenectomy seems to be of therapeutic benefit in patients with a maximum of five positive nodes.

Literatur

1. Lauren P (1965) The two histological main types of gastric carcinoma: diffuse and so-called intestinal type carcinoma. Acta Pathol Microbiol Scand 64:31–49
2. Soga J, Ohyama S, Miyashita K, Suzuki T, Nashimoto A, Tanaka O, Sasaki K, Muto T (1988) A statistical evaluation of advancement in gastric cancer surgery with special reference to the significance of lymphadenectomy for cure. World J Surg 12:398–405
3. UICC (1987) TNM Classification of malignant tumors, 4th ed. Springer, Berlin Heidelberg New York London Paris Tokyo

Danksagung

Herrn Dipl. Math. H. Geerlings, Abtlg. Biometrie der MHH, sei für die Durchführung der statistischen Auswertungen gedankt.

Dr. J. Jähne, Klinik für Abdominal- und Transplantationschirurgie, Medizinische Hochschule Hannover, Konstanty-Gutschow-Str. 8, W-3000 Hannover 61, Bundesrepublik Deutschland

Verbesserte Bestimmung der Perfusion von Leber- und Metastasengewebe durch $H_2^{15}O$

Improved Assessment of Perfusion of Liver Tissue and Metastatic Lesions by Means of $H_2^{15}O$

P. Hohenberger[1], S. Frohmüller[2], A. Dimitrakopoulou[3], M. Dueck[2], L.G. Strauß[3] und P. Schlag[2]

[1]Chirurgische Universitätsklinik, Heidelberg
[2]Sektion Chirurgische Onkologie
[3]Institut f. Radiologie und Pathophysiologie des Deutschen Krebsforschungszentrums, Heidelberg

Problemstellung

Die Bestimmung der Perfusion von normalem Lebergewebe oder intrahepatischen Tumoren erfolgt durch Angio- oder Szintigraphie mit Eiweißen bzw. Makroalbuminaggregaten (MAA). Die Kolloidalität von Kontrastmitteln bzw. die Capillarocclusion der Albuminaggregate begrenzen die Einschätzung der realen Durchblutung. Korrelationen zwischen Metastasendurchblutung und Ansprechen auf eine Chemotherapie sind bisher nicht sicher nachgewiesen worden [1, 2]. Die Verwendung von mit O-15 markiertem Wasser ist eine Methode, die eine den Fließeigenschaften des Blutes entsprechende Beurteilung der Durchblutungssituation ermöglichen kann.

Zielsetzung der Untersuchungen

1. Stellen Lebermetastasen gegenüber originärem Lebergewebe tatsächlich eine "hypovasculäre" Zone dar?
2. Liegen im gesunden Lebergewebe unterschiedliche Perfusionsverhältnisse nach intraarterieller und intravenöser Infusion vor?
3. Ist in Lebermetastasen nach intraarterieller Infusion eine verbesserte Perfusion gegenüber intravenöser Gabe zu erzielen?

Methode

Für die O-15 PET Untersuchungen wurde im Cyclotron erzeugtes O15-H_2O verwendet, das eine Halbwertszeit von 2 min besitzt. 100 mCi wurden als Bolusinjektion intraarteriell über ein implantiertes Portsystem verabreicht. Die intravenöse Gabe erfolgte entweder über eine periphere Verweilkanüle oder ein zentralvenös implantiertes Portsystem. Für die Untersuchungen wurde ein Positronen-Emissions-Tomograph (PET) der Fa. Scanditronix (PC 2048-7 WB) verwendet [3].

Die Messungen erfolgten 5 min nach Ende einer intraarteriellen Gabe bzw. 10 min nach Ende der intravenösen Applikation, wenn von einer kompletten Durchmischung der verabreichten Substanz mit dem Blutvolumen ausgegangen werden kann. Die Meßzeit betrug 5 min mit 5 Acquisitionen pro Minute. Im Anschluß daran wurden die Summationsbilder ausgewertet, wobei die quantitative Auswertung über "Regions of Interest" (ROI) im Zielgebiet (Metastase) sowie im normalen Leberparenchym erfolgte.

Zur Auffindung der ROI wurden computertomographisch Metastasenlokalisationen ausgewählt und markiert. Aus den durch die PET gelieferten Aktivitätskonzentrationen wurden durch Quotientenbildung aus Konzentration und Dosis × Körpervolumen SUV-Werte (Standardized Uptake Values) berechnet.

Patienten

Bei 37 Patienten mit Lebermetastasen colorectaler Carcinome wurde die Perfusion von Leber- und Metastasengewebe durch intravenöse und/oder intraarterielle O-15 Gabe bestimmt. Computertomographisch wurden Metastasenareale als Zielgebiete definiert, in denen die Tracerakkumulation mit der des gesunden Lebergewebes verglichen werden konnte.

Ergebnisse

1. Die gemessenen SUV Werte für Leber- und Metastasengewebe liegen unter *intravenösen* Meßbedingungen nur geringgradig verschieden. Für die Leber liegt der Medianwert bei 2,24 (1,52–2,93), der Medianwert für Lebermetastasen beträgt 1,55 (0,22–16,89). Beim Vergleich der SUV-Werte für Leber und Metastasen zeigt sich nur bei 2 Patienten eine

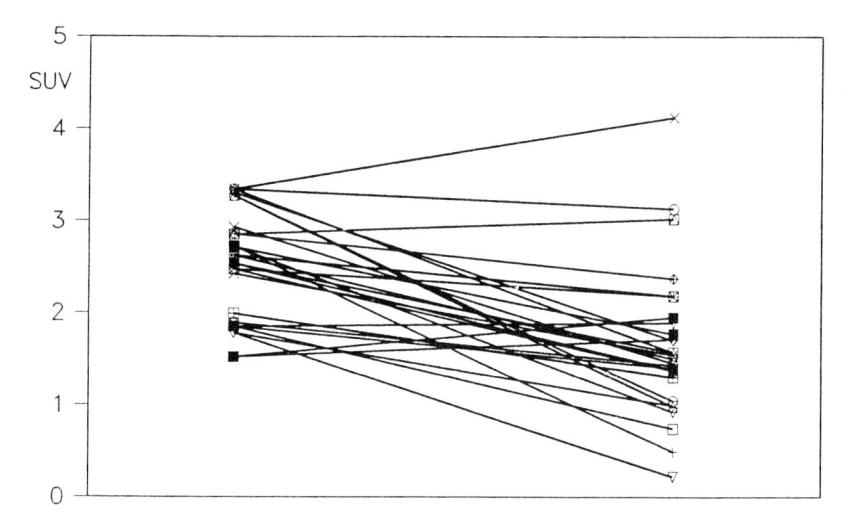

Abb. 1. Perfusionsvergleich von Leber- und Metastasengewebe unter intravenöser Gabe von O15-H_2O. SUV-Werte der Leberperfusion links, der Metastasen rechts dargestellt. Insgesamt deutliche Tendenz zu geringerer Durchblutung des Metastasengewebes

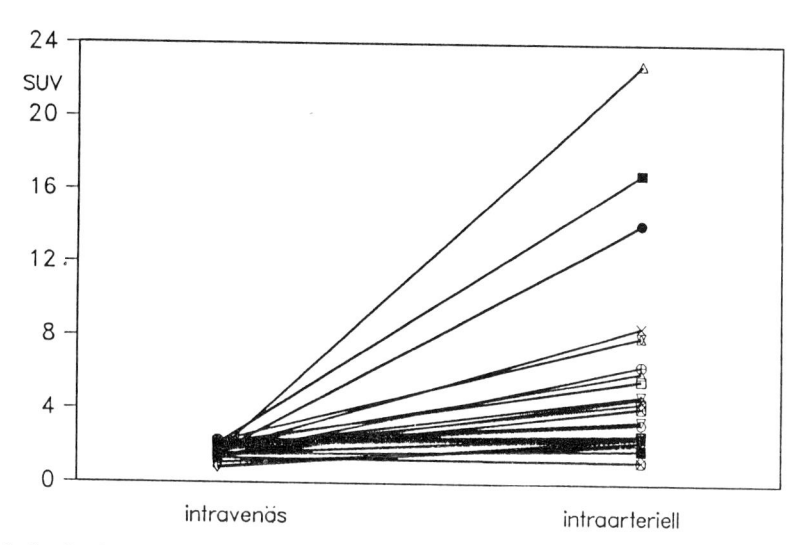

Abb. 2. Vergleich der Perfusion einzelner Lebermetastasen unter intravenöser (links) und intraarterieller (rechts) Applikation von O15-H$_2$O. Bei allen Patienten geringere Durchblutung unter i.v. Bedingungen mit teilweiser exzessiver Zunahme der Perfusion unter i.a. Applikation

verbesserte Perfusion der Metastase, bei sechs Patienten eine annähernd identische, jedoch bei 21 Patienten eine Minderperfusion der Metastasen (Abb. 1).

Unter *intraarteriellen* Bedingungen liegt der Median der SUV-Werte der Leber unwesentlich geringer bei 2,12 (1,31–2,86); für Metastasen beträgt er allerdings 4,79 (1,23–22,98). Beim Vergleich der SUV-Werte für Leber und Metastasen zeigt sich bei lediglich einem Patienten eine identische, jedoch bei 16 Patienten eine teilweise exzessiv höhere Perfusion (Faktor 2–10) verglichen mit nicht tumorbefallenem Lebergewebe.

2. Die gemessene Perfusion der Leber ist unter intravenöser und intraarterieller O-15 Bestimmung nur gering verändert. Neben den annähernd identischen Medianwerten von 2,24 (i.v.) bzw. 2,12 (i.a.) zeigen sich auch beim Vergleich der einzelnen Patienten nur geringe Schwankungen. Lediglich in 2 Fällen ließ sich eine starke Perfusionsveränderung nachweisen: bei einem Patienten von einer durchschnittlichen SUV von 1,52 zu einer Verbesserung unter i.a. Gabe auf 2,86; bei einem weiteren Patienten verminderte sich eine unter i.v. Bedingungen bestehende Hyperperfusion von 2,71 zu einem SUV von 1,3 unter i.a. Applikation. Bei den anderen Meßvergleichen lagen die i.a. SUV-Werte innerhalb von ± 15% der i.v. Ergebnisse.

3. Ein völlig anderes Bild zeigt sich hinsichtlich der Perfusion von Lebermetastasen. Der Median der SUV-Werte steigt von 1,55 unter i.v. Bedingungen auf 4,79 bei i.a. Applikation. Bei 20 Patienten zeigten sich teilweise exzessive Durchblutungsverbesserungen bis hin zum Faktor 10 gegenüber periphervenöser Gabe (Abb. 2). Bei 4 Patienten veränderten sich die Werte innerhalb der Streuung des Mittelwerts der i.v. Gabe nicht.

Diskussion

Die bisherigen Methoden der Bestimmung der Durchblutung von Lebergewebe bzw. intrahepatischen Tumoren sind an die Gabe öliger oder wässriger Kontrastmittel gebunden, deren zum Blut differente Viscosität einer exakten Bestimmung der intrahepatischen Blutverteilung Grenzen setzt. Zusätzlich ist nur eine Beurteilung der Summationsdurchblutung in der Gesamtleber möglich, so daß regionale Perfusionsveränderungen durch Überlagerung anderer Abschnitte verdeckt werden können. Szintigraphisch läßt sich diese inhomogene Leberdurchblutung durch die Verwendung von SPECT Perfusions Untersuchungen objektivieren [4]. Hiermit und durch PET Untersuchungen mit 13-N wird versucht, den portalvenösen Durchblutungsanteil zu quantifizieren [2]. Eine Unterscheidung der Organ- bzw. Tumordurchblutung in der Leber erfolgt allerdings nur in Kategorien von "hyper"-, "iso-" und "hypovasculär".

Die Perfusionsbestimmung mittels O15-H_2O ermöglicht eine bessere Annäherung an die Fließeigenschaften des Blutes als von corpusculären Teilen durchsetztem intravasalen Wasser. Durch die Berechnung von Aktivitätskonzentrationen über zuvor festgelegten Gewebearealen kann eine Quantifizierung der Perfusion erfolgen. Dies läßt Vergleiche unterschiedlicher Regionen zu, als auch die Bestimmung von Perfusionsänderungen unter verschiedenen Infusionsarten oder pharmakologischen Manipulationen (z.B. Vasoconstrictiva). Allerdings wird eine Trennung von portal-venösem und arteriellem Durchblutungsanteil nicht vorgenommen.

Nach Beurteilung der intravenös erhobenen Perfusionsbestimmungen sind Lebermetastasen colorectaler Carcinome geringer durchblutet als Lebergewebe. Dies deckt sich mit angiographischen und computertomographischen Untersuchungen, nach intravenöser Kontrastmittelgabe. Allerdings ist unter intraarterieller Kontrastmittelgabe damit zu rechnen, daß Metastasen gegenüber dem Lebergewebe eher hyperperfundiert erscheinen [5]. Dies sollte bei diagnostischer CT-Abklärung zur Anwendung von Kontrastmitteln auf intraarteriellem Weg genutzt werden.

Die Perfusionsverbesserung von Metastasen gegenüber dem normalen Lebergewebe wurde auch durch Verwendung von 13N-markierten Aminosäuren mittels der PET-Technik nachgewiesen, wobei die Extraktion der Aminosäuren in Metastasen nach intraarterieller Gabe doppelt so hoch wie nach intravenöser Applikation war [2]. Dies untermauert auch unsere Perfusionsbefunde als Argument für eine günstigere Effektivität einer intraarteriellen Chemotherapie.

Schlußfolgerung

Die Bestimmung der Durchblutung von Leber- bzw. Metastasengewebe mit O-15 markiertem Wasser läßt eine wesentlich verbesserte Bestimmung der Leberdurchblutung zu, die eine Quantifizierung der Perfusion über das Maß "hyper-", "iso-" und "hypovasculär" hinaus erlaubt. Dies wird durch die Analyse von (CT-ähnlichen) Querschnittschichten im Gegensatz zum Summationseffekt von Angiographie oder herkömmlicher Szintigraphie ermöglicht.

Entsprechend unseren Untersuchungen weisen Lebermetastasen gegenüber dem gesunden Lebergewebe nach intravenöser Infusion eher eine geringere Perfusion auf; unter intraarterieller Infusion läßt sich jedoch eine ganz wesentlich verbesserte Perfusion verglichen mit nicht tumorbefallenem Lebergewebe nachweisen. Dies läßt eine verstärkte Cytostaticaakkumulation unter intraarterieller Chemotherapie gegenüber einer systemischen O15-H_2O-Behandlung erwarten. Vor allem könnte die Bestimmung der Metastasenperfusion mit O15-H_2O diejenigen Patienten herausfinden helfen, die auf eine intraarterielle Chemotherapie eher ansprechen als auf eine systemsiche Behandlung.

Zusammenfassung

Bei 37 Patienten wurde unter intraarterieller und intravenöser Applikation von O15-H_2O die Perfusion von Lebergewebe und Lebermetastasen colorectaler Carcinome ermittelt. Die verwendete Positronenemissionstomographietechnik (PET) ermöglichte eine Quantifizierung der Durchblutung und den Vergleich zuvor definierter Regionen in der Leber unter verschiedenen Infusionsbedingungen.

Es zeigte sich, daß Lebermetastasen im Vergleich zu Lebergewebe geringer durchblutet sind, im Gegensatz zum Lebergewebe jedoch unter intraarterieller Gabe von O15-H_2O exzessive Verbesserungen der Durchblutung bis um den Faktor 10 aufweisen können.

Dies spricht für die Durchführung einer intraarteriellen Chemotherapie, deren Effektivität günstiger und deren Toxizität niedriger sein sollte, als die einer intravenösen Behandlung. Es bieten sich jedoch auch neue Möglichkeiten der Bestimmung der Organdurchblutung, die für die Beurteilung nach Transplantation und die Überwachung der Effekte vasoaktiver Medikamente genutzt werden können.

Summary

The perfusion of liver tissue and colorectal liver metastases was assessed by means of $H_2^{15}O$ in 37 patients. Positron emission tomography enabled a quantification of perfusion and the comparison of predefined regions of interest under different infusion modes.

In general, it was shown that liver metastases were less perfused than surrounding liver tissue, but that was greatly improved after intraarterial infusion. This might be why intraarterial infusion chemotherapy is less toxic and more effective than intravenous routes of administration are. The technique can be used to select patients for intraarterial chemotherapy, to assess organ perfusion after transplantation, and to examine the effects of vasoactive drugs on liver perfusion.

Literatur

1. Lehner B, Kretschmar U, Bubeck B, Hölting T, Schlag P (1988) Results of liver angiography and perfusion scintigraphy do not correlate with response to hepatic artery infusion chemotherapy. J Surg Oncol 39:73–78
2. Ridge JA, Bading JR, Gelbard AS, Benua RS, Daly JM (1987) Perfusion of colorectal hepatic metastases. Cancer 59:1547–1553
3. Dimitrakopoulou A, Frohmüller S, Strauss IG, Schlag P (1989) Positronenemissionstomographie (PET) trägt zur Individualisierung einer regionalen Tumortherapie bei Patienten mit colorectalen

Lebermetastasen bei. Langenbecks Arch [Suppl] Chir Forum. Springer, Berlin Heidelberg New York London Paris Tokyo, S 497–502
4. Aeberhard P, Bissat A, Koella Ch, Seybold K (1989) Non-homogeneous intrahepatic drug distribution in intraportal infusional chemotherapy demonstrated by Tc99m-MAA perfusion SPECT. Eur J Surg Oncol 15:119–123
5. Flentje M, Hohenberger P, Adolph J, Kober B (1986) Intraarterielle dynamische Computertomografie in der Charakterisierung von Lebermetastasen kolorektaler Karzinome. Fortschr Röntgenstr 145(3):263–267

Dr. P. Hohenberger, Chirurgische Universitätsklinik, Im Neuenheimer Feld 110, W-6900 Heidelberg, Bundesrepublik Deutschland

Intraoperative invasive Gewebe pO$_2$ Messung bei Leberteilresektionen und Ligatur der A. hepatica
Intraoperative Invasive Tissue pO$_2$ Measurement in Partial Liver Resections and Ligature of the A. hepatica dextra

E. Rembs[1], R. Ernst[1], K.H. Bauer[1], V. Zumtobel[1] und W. Isselhard[2]

[1]Chir. Klinik der Ruhr-Universität Bochum (St. Josef-Hospital)
[2]Institut für Experimentelle Medizin der Universität Köln

Einleitung

Bis zum heutigen Tage gibt es wenig harte Daten über die Toleranzzeit der menschlichen Leber bei warmer Ischämie und die Auswirkungen auf den Stoffwechsel im Rahmen der Leberchirurgie.

Mit der neuen Methode der direkten und invasiven Gewebe pO$_2$ Messung untersuchten wir das Verhalten des pO$_2$ im menschlichen Lebergewebe bei Leberteilresektionen. Der Gewebe pO$_2$ wurde untersucht als ein Parameter der Gewebeperfusion und der Auswirkungen der Ischämie und Reperfusion. Diese Daten wurden mit klinischen Parametern und Stoffwechseluntersuchungen der Intermediärprodukte der Glykolyse verglichen.

Methodik

Der Gewebe pO$_2$ wurde bei 13 Patienten mit Lebermetastasen colorectaler Carcinome mit einem Alter von 47–74 Jahren gemessen und zwar vor und während des Abklemmens des Lig. hepatoduodenale und in der anschließenden Reperfusionsphase. Als Meßgerät verwandten wir den Sigma pO$_2$ Histograph/KIMOC (Fa. Eppendorf, Hamburg). Mit einer Einstichelektrode wurde direkt im Lebergewebe der pO$_2$ gemessen. Die Nadelelektroden arbeiten nach dem polarographischen Prinzip und sind sterilisierbar. Die Einstellzeit ist kurz, der Nadeldurchmesser beträgt 300 μm. Die pO$_2$ Sonde wird mit ruckartigen Schrittbewegungen vorwärts bewegt (Pilgerschritt). Bevor der Hypoxieartefakt um die Sondenspitze einsetzt, ist die lokale Punktmessung beendet. Um einen repräsentativen Mittelwert zu erhalten, werden üblicherweise 100–200 Meßwerte ermittelt. Eine komplette Messung dauert ca. 5 min.

Gewebeproben der Leber wurden mit der Gefrierstoptechnik vor, am Ende der Ischämie und nach 30 min Reperfusion gewonnen.

Ergebnisse

Bei den Patienten zeigten die Laborwerte keine signifikanten Unterschiede mit einem Ansteigen der Transaminasen mit Peak zwischen dem 1. und 3. postoperativen Tag und einer "quasi" Normalisierung nach 10–14 Tagen. Es ergaben sich keine Unterschiede in Abhängigkeit des intraoperativen Blutverlustes, Transfusionen etc.

Der durchschnittliche pO$_2$ im Lebergewebe betrug 41 mmHg bei lebergesunden Patienten. Vor dem Abklemmen des Lig. hepatoduodenale hatten die Patienten mit einer Leberteilresektion hiervon keine wesentliche Abweichung. Nach Unterbrechung des Blutflusses beobachteten wir einen schnellen Abfall auf durchschnittlich 7 mmHg. Nach einer Ischämieperiode von 30 min und anschließender 30 min Reperfusion zeigten sich nahezu wieder die Ausgangswerte.

Als Beispiel demonstriert ein Original Meßdiagramm in Abb. 1 den Verlauf bei einem Patienten unmittelbar nach Abklemmen des Lig. hepatoduodenale. Abbildung 2 zeigt das Verhalten des Gewebe pO$_2$ nach 30 min Ischämie und anschließender Reperfusion. Bei allen untersuchten Patienten war das Verhalten des Gewebe pO$_2$ ähnlich und zeigte jeweils eine Normalisierung nach 30 min Reperfusion. Diese Ergebnisse waren in Übereinstimmung mit dem weiteren klinischen Verlauf, ohne das Auftreten eines postoperativen Leberversagens. Komplikationen von Seiten der Messung, z.B. Blutung, haben wir nicht beobachtet.

Vor der Ischämie betrug der ATP Gehalt der menschlichen Leber 1,28 μmol/g FG, am Ende der 30 min andauernden Ischämieperiode kam es zu einer Abnahme auf 0,39. Nach 30 min Reperfusion war der Ausgangswert mit 1,05 μmol/g FG nahezu wieder erreicht. Auf der anderen Seite zeigten ADP und AMP einen signifikanten Anstieg nach 30 min Ischämie und Normalisierung in der Reperfusion.

Die Veränderungen im Glykogengehalt zeigten einen dramatischen Abfall von 65 auf 18 μmol/g FG und eine Normalisierung auf 54 μmol/g FG nach Reperfusion. Lactat stieg deutlich von 1,86 μmol/g FG auf 17,2 μmol/g FG am Ende der Ischämieperiode und betrug nach 30 min Reperfusion 3,61 μmol/g FG.

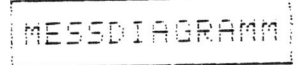

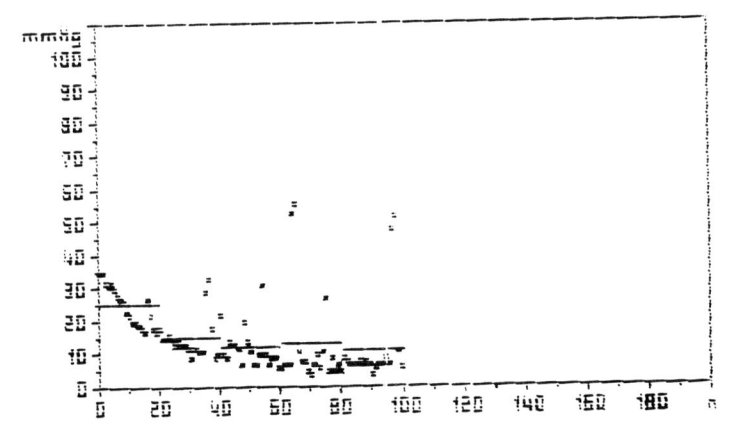

Abb. 1. Gewebe pO$_2$ der Leber unmittelbar nach Abklemmen des Lig. hepatoduodenale

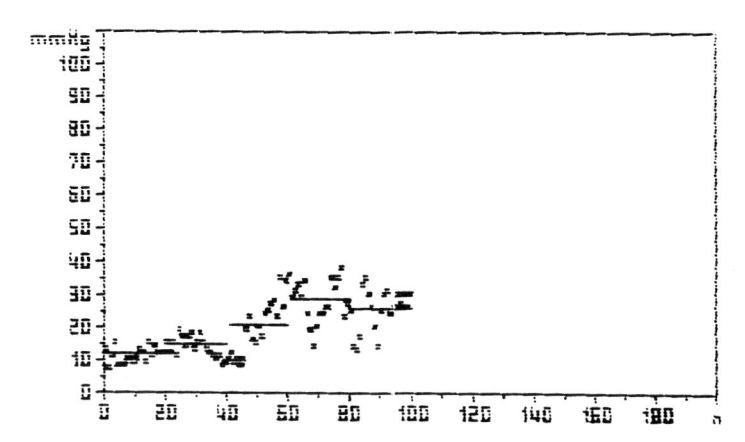

Abb. 2. Gewebe pO$_2$ der Leber nach 30 min Ischämie und anschließender Reperfusion

Bei iatrogener Verletzung der A. hepatica dextra fanden wir keinen wesentlichen Unterschied im Gewebe pO$_2$ zwischen rechten und linken Leberlappen (34 bzw. 31 mmHg).

Nach Ligatur der A. hepatica dextra wegen einer großen inoperablen Lebermetastase wurde der Ausgangswert nach kurzfristigem Abfall wieder erreicht (31 mmHg).

Diskussion

Die direkte Gewebesauerstoffmessung insbesondere im M. tibialis ant. mit Nadelelektroden ist heute in der Klinik ein etabliertes Verfahren [1]. Sauerstoff ist für die Aufrechterhaltung eines ausreichenden aeroben Stoffwechsels unerläßlich. Das Sauerstofftransportsystem ist von vitaler Bedeutung für die celluläre Integrität.

Die intraoperative Blutung ist das Hauptrisiko während Leberresektionen.

Die vasculäre hepatische Occlusion führt zur Ischämie, sowie den sekundären Folgen der Ischämie, wie Akkumulation toxischer Stoffwechselprodukte etc.

Das Versagen des Energiestoffwechsels spielt die primäre Rolle in den Veränderungen, die während der Ischämie entstehen, und die Rolle des Energiestoffwechsels wird als kausales Glied zum irreversiblen Schaden angesehen. Die Unterbrechung des Blutflusses der Leber verursacht eine Abnahme des Gewebesauerstoffgehaltes und führt zur Anaerobiose, mit relativ insuffizienter ATP Bereitstellung.

Viele Untersuchungen – insbesondere für den Herzmuskel – fanden eine Korrelation zwischen ATP Gehalt und Überlebensfähigkeit, aber es ist umstritten, ob Stoffwechselbestimmungen einen Vorhersagewert darstellen [2].

In unserer Untersuchung konnten wir anhand der Gewebesauerstoffmessungen und der Stoffwechselbestimmungen sehen, daß die menschliche Leber sicher eine normotherme Ischämie von 30 min toleriert.

Bei unseren Patienten mit Ligatur der A. hepatica dextra sahen wir keinen wesentlichen Unterschied des pO_2 zwischen rechten und linken Leberlappen. Dies ist möglicherweise eine Erklärung für das Versagen der Behandlung mit Ligatur oder Embolisation der A. hepatica bei inoperablen Lebermetastasen.

Zusammenfassung

Die intraoperative pO_2 Messung bietet in Korrelation mit den Stoffwechselanalysen eine zuverlässige Aussage – bereits intraoperativ – über Perfusion, Funktion und Erholung der Leber bei Leberteilresektionen während und nach normothermer Ischämie.

Summary

Intraoperative pO_2 measurement – in correlation with metabolism measurements – is a valuable method of assessing liver tissue oxygen levels and allows a reliable statement on the perfusion and recovery of the liver after normothermic ischemia to be made during surgery.

Literatur

1. Ehrly AM, Fleckenstein W, Hauss J, Huch R (eds) (1990) Clinical oxygen pressure measurement II. Blackwell Ueberreuter Wissenschaft, Berlin
2. Lambotte L (1982) Liver preservation. In: Toledo-Pereyra (ed) Organ, Procurement, Perfusion, and Preservation. Academic Press, New York, p 225

Dr. E. Rembs, Chirurgische Klinik, Ruhr Universität Bochum, St. Josef-Hospital, Gudrunstr. 56, W-4630 Bochum 1, Bundesrepublik Deutschland

31P-NMR-Spektroskopie nach lokaler Chemotherapie und Chemoembolisation bei malignen focalen Leberläsionen
31P-Magnetic Resonance Spectroscopy Follow-Up After Local Chemotherapy in Focal Malignant Liver Lesions

G. Berger[1], A. Schilling[2], B. Gewiese[2], D. Stiller[2], U. Gallkowski[1] und R. Häring[1]

[1] Chirurgische Klinik, Universitätsklinikum Steglitz, Berlin
[2] Abteilung für Röntgendiagnostik, Universitätsklinikum Steglitz, Berlin

Einleitung

In dieser Studie sollen die unter locoregionärer Chemotherapie und Chemoembolisation auftretenden Veränderungen im Tumorstoffwechsel von Lebermetastasen und primären Lebertumoren in den 31P-MR-Spektren untersucht und quantifiziert werden. Dabei soll überprüft werden, ob die 31P-MR-Spektroskopie ein geeignetes Verfahren zur Therapiekontrolle ist, bzw. eine Aussage frühzeitig nach Therapiebeginn über Ansprechen oder Nichtansprechen eines Therapieverfahrens möglich ist. Eine frühzeitige Abschätzung der Therapieeffizienz ist für die Patienten von großer Bedeutung, da belastende, aber ineffiziente Behandlungsverfahren schon in der Anfangsphase durch andere ersetzt werden könnten.

Material und Methode

Untersucht wurden 10 Patienten mit Lebermetastasen colorectaler Carcinome. In 6 Fällen wurde eine locoregionäre Cytostase und in 4 Fällen eine Chemoembolisation durchgeführt. Bei 6 Patienten mit primärem Leberzellcarcinom wurde eine Chemoembolisation des Tumors vorgenommen.

Das Alter der 6 weiblichen und 10 männlichen Patienten lag zwischen 37 und 79, im Mittel bei 53 Jahren.

Bei der locoregionären Chemotherapie wurde über ein operativ in die A. gastroduodenalis implantiertes Port-A-Cath-System 5-Fluoruracil (5-FU) appliziert.

Die Chemoembolisation wurde über ein implantiertes Port-A-Cath-System oder über einen in Sedingertechnik plazierten Angiographiekatheter durchgeführt. Die Tumorgefäße werden bei dieser Technik supraselektiv temporär mit Mikrospheren (Spherex) oder mit Gelatinepartikel (Gelfoam) embolisiert. Zusammen mit dem Embolisat wird ein Cytostaticum (Farmorubicin oder Mitomycin C) in den Tumor appliziert.

Die Untersuchungen wurden in einem 1,5 T Kernspintomographen (Magnetom, Siemens) durchgeführt. Als Sende- und Empfangsspule wurde eine doppelt abstimmbare

Oberflächenspule von 12 cm Durchmesser, eine Eigenentwicklung nach Chang und Schnall, verwendet.

Um die Volumenselektion zu erleichtern, wurden in dieser Studie nur Patienten mit großen, oberflächennah gelegenen Tumoren aufgenommen. Zur Positionskontrolle wurden vor der spektroskopischen Untersuchung MR-Bilder in transversaler und sagitaler Schichtorientierung aufgenommen.

Anschließend wurde die 31-P-NMR-Spektroskopie mit der FROGS-Technik durchgeführt. Diese Technik ermöglicht die selektive Unterdrückung der Signale einer Schicht. Durch Positionierung der Oberflächenspule direkt über dem Tumor und Unterdrückung der Signale aus den zwischen Tumor und Spule liegenden Gewebeschichten können ausschließlich Signale aus dem Tumor detektiert werden.

Das erste 31P-NM-Tumorspektrum wurde vor Beginn der Therapie erstellt, 2 bis maximal 4 h nach Therapie das 2. Spektrum, 12 bis 16 h das 3. und 3 bis 4 Tage nach Therapiebeginn das 4. Spektrum. Sämtliche spektroskopischen Untersuchungen fanden im nüchternen Zustand statt, was sich in früheren Untersuchungen als sehr wichtig herausgestellt hatte. Die Prozessierung erfolgte nach der Convolution-Difference-methode und anschließender Gauss-Multiplikation. Die Signalflächen wurden mit Hilfe des Marquardtfits, einem iterativen Verfahren zur Linienanpassung bestimmt. Die Signifikanz der verschiedenen Veränderungen wurde mit dem Wilcoxon-Test für gepaarte Beobachtungen auf dem 5%-Niveau getestet.

Ergebnisse

In Abb. 1 und Abb. 2 werden die mittleren individuellen Änderungen (in %) der Signalanteile nach Chemoembolisation und locoregionärer Chemotherapie dargestellt.

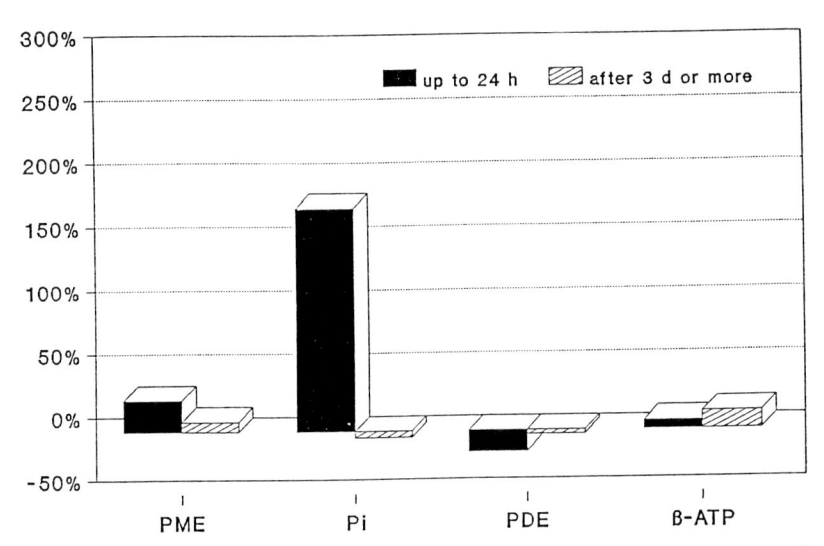

Abb. 1. Mittlere individuelle Änderungen (in %) der Signalanteile nach 5-FU-Therapie über ein Port-A-Cath-System

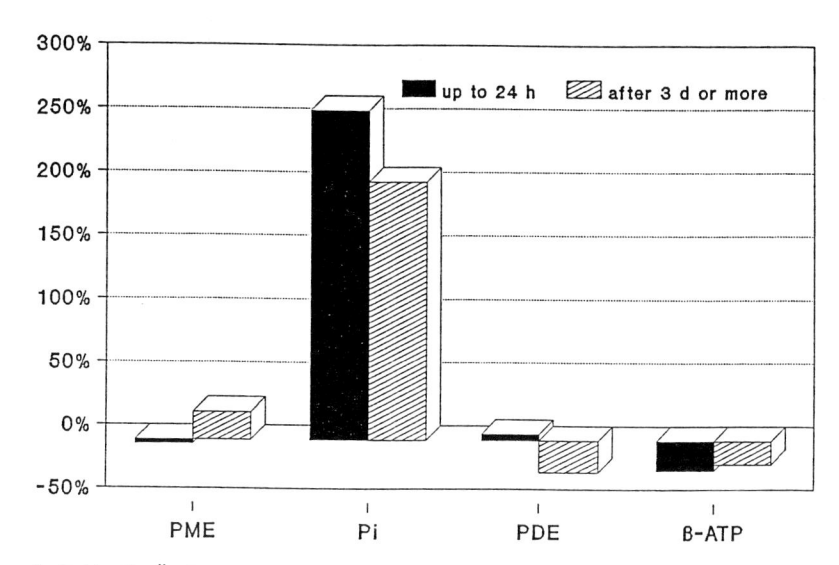

Abb. 2. Mittlere individuelle Änderung (in %) der Signalanteile nach Chemoembolisation

Nach beiden Therapieformen fällt der Phosphomonoester-(PME-)-Anteil in den ersten 4 h ab, um dann im weiteren Verlauf auf Werte zu steigen, die bis zu 10% über dem Ausgangswert liegen.

Die gegenläufige Tendenz zeigt der Phosphodiester-(PDE-)-Anteil, der in den ersten 4 h um ca 5% ansteigt, anschließend aber auf Werte weit unter den prätherapeutisch ermittelten abfällt.

Der deutlichste Effekt ließ sich, wie erwartet, am anorganischen Phosphat (Pi) beobachten. Der Pi-Anteil, der sich vor Therapie kaum von dem bei dem Normalkollektiv ermittelten Werten unterschied, steigt sofort nach Therapie stark an und bleibt bei der Chemoembolisation über den gesamten Beobachtungszeitraum deutlich höher, wohingegen bei der 5-FU-Therapie sich das Pi-Signal nach 3 oder mehr Tagen wieder zurückbildet.

Die relativen Signalanteile von β-ATP fielen in den ersten 24 h etwas ab, um im weiteren Verlauf wieder den Ausgangswert zu erreichen.

Die Signaländerungen sind im Wilcoxon-Test für gepaarte Beobachtungen signifikant.

Bei einem Patienten, der mit Chemoembolisation behandelt wurde, ließen sich nach Therapie keine Veränderungen im 31P-Tumorspektrum feststellen. Vier Wochen später fand sich eine deutliche Tumorprogression.

Diskussion

Schon innerhalb der ersten 4 h nach einer Chemoembolisation bzw. einer locoregionären Cytostase lassen sich signifikante Veränderungen im 31P-Tumorspektrum feststellen.

Der sehr starke Anstieg der Pi-Fraktion erklärt sich aus der Reduktion des Energiestoffwechsels im Rahmen des Zellunterganges nach Therapie, ebenso wie der Anstieg des PDE-Anteils Ausdruck vermehrter Membranabbauprodukte ist. Umgekehrt deutet der

PME-Anstieg im weiteren Verlauf auf eine verstärkt einsetzende Membransynthese hin. Eine weitergehende Klärung dieser beobachteten Effekte könnte durch eine bessere Linienaufspaltung mit Hilfe von Entkoppelungstechniken ermöglicht werden. Durch den hohen Eisengehalt der Leber ist die Anwendung solcher Techniken in diesem Organ aber fragwürdig.

Die beschriebenen Veränderungen der Membransynthese, bzw. des -abbaus, sowie die relativ schnelle Erholung der ATP-Fraktionen sind Beweis für eine wieder vollständige Reperfusion des Tumors, da die verwendeten Embolisate nur eine temporäre Occlusion der Tumorgefäße verursachen, bzw. sind Zeichen für eine schnelle Erholung der Stoffwechselleistung des Tumors nach 5-FU-Gabe.

Dies bedeutet, daß die 31P-MRS ein geeignetes Verfahren werden könnte, um die Dauer und möglicherweise die Effizienz einer Chemoembolisation, bzw. die Wirkungsdauer eines Cytostaticums zu beurteilen.

Zusammenfassung

In dieser Studie wurde der Energiestoffwechsel von Lebertumoren nach locoregionärer Chemotherapie und Chemoembolisation mit der 31P-MRS untersucht und quantifiziert. Bereits in den ersten Stunden nach den beiden Therapieformen zeigt sich ein deutlicher Anstieg von anorganischem Phosphat und ein Abfall der alpha- und beta-ATP-Signalanteile. Im weiteren Verlauf stiegen die Phosphomonoesterasesignale signifikant an, während die Phosphodiesterasesignale leicht abnahmen. Inwiefern diese Veränderungen prognostische Aussagen über die Effizienz der Therapie erlauben, ist bei der geringen Fallzahl und der kurzen Nachbeobachtungszeit noch unsicher. Auf der anderen Seite könnte die spektroskopische Verlaufskontrolle das geeignete Verfahren sein, um innerhalb der ersten 24 h nach Therapiebeginn Responder und Nonresponder zu unterscheiden und so vielen Patienten die Fortführung einer für sie nicht effizienten, aber belastenden Therapie zu ersparen.

Summary

The effect of local chemotherapy and chemoembolisation on the 31P-magnetic resonance spectra of local liver lesions is evident even 2–4 h after treatment. But it is presently uncertain whether 31P-magnetic resonance spectroscopy (MRS) will allow good predictions about the efficiency of the therapy. Long-term follow-ups are necessary, although our first results are promising. 31P-MRS might render it possible to replace inefficient chemotherapeutic agents before tumor progression occurs. Moreover, 31P-MRS is a good method for controlling the duration of the embolisation and promises to be very useful in estimating the therapeutic effect.

Dr. G. Berger, Abt. f. Allgemein-, Gefäß- und Thoraxchirurgie, Chirurgische Klinik und Poliklinik, Universitätsklinikum Steglitz, Hindenburgdamm 30, W-1000 Berlin 45, Bundesrepublik Deutschland

Tenascin – ein neuer immunhistologischer Marker für Tumorinvasion und Lymphknotenmetastasierung beim colorectalen Carcinom

Tenascin – A New Immunohistological Marker for Tumor Invasion and Lymph Node Metastases in Colorectal Carcinoma

St. Riedl[1], P. Möller[2], A. Faissner[3], K. Koretz[2] und P. Schlag[1]

[1] Sektion f. Chirurgische Onkologie (Leiter: Prof. Dr. P. Schlag), Chirurgische Universitätsklinik Heidelberg (Direktor: Prof. Dr. Ch. Herfarth)
[2] Pathologisches Institut, Universität Heidelberg (Direktor: Prof. Dr. H.F. Otto)
[3] Institut für Neurobiologie, Universität Heidelberg (Leiter: Prof. Dr. M. Schachner-Camartin)

Zielsetzung

Das invasive Wachstum und die Metastasierung maligner Tumoren setzt eine Interaktion der Tumorzellen mit umgebender extracellulärer Matrix und benachbarten Fibrocyten voraus. Tenascin ist ein von Fibrocyten gebildetes Protein der Extracellularsubstanz. Es ist 190 kDa bis 260 kDa schwer und besteht aus 6 gleichen Untereinheiten, die im Zentrum des Moleküls mit jeweils einem Ende verbunden sind.

Während Tenascin in der Embryogenese in vielen Geweben vorkommt, ist es in reifen Geweben nur in geringer Menge und sehr lokalisationsspezifisch nachweisbar [1].

Die Induktion von Tenascin durch epitheliale Wachstums- und Differenzierungsvorgänge in der Embryogenese, aber auch nach Verletzungen und bei epithelialen Neoplasien läßt eine besondere Bedeutung des Tenascin für die Epithel-Mesenchym-Interaktion vermuten, die beim Tumorwachstum von besonderer Bedeutung ist [2, 3]. Wir untersuchten die immunhistologische Verteilung von Tenascin in normaler Colonmucosa, bei Kolitiden sowie colorectalen Adenomen und Carcinomen, letztere unter besonderer Berücksichtigung der Tumorinvasion und Lymphknotenmetastasierung.

Methodik

Untersucht wurden Proben von 38 colorectalen Adenomen (11 tubuläre, 24 tubulovillöse Adenome und 1 villöses Adenom) und 52 kurativ operierten Carcinomen (3 Tumoren mit Stadium T_1N_0, 12 Tumoren mit T_2N_0, 1 Tumor mit T_2N_1 und T_2N_3, 21 Tumoren mit T_3N_0, 8 Tumoren mit T_3N_1, 3 Tumoren mit T_3N_2, 2 Tumoren mit T_3N_3 und ein Tumor mit T_4N_0). Als Negativkontrolle dienten 26 Proben normaler Colonmucosa, 15 Proben von Kolitiden (8 Fälle von Colitis ulcerosa, 5 Fälle von Morbus Crohn, 1 Fall einer ischämischen Colitis und 1 Fall einer chronischen Diverticulitis, 2 hyperplastische Polypen). Repräsentative Proben der operativ gewonnenen Frischgewebe wurden in

Flüssigstickstoff gefroren und bei −70°C aufbewahrt. Die luftgetrockneten und acetonfixierten Gefrierschnitte wurden eine Stunde mit affinitätsgereinigtem polyklonalem Tenascinantikörper KAF10 (Kaninchen) [4] überschichtet. Der Antikörpernachweis erfolgte mit einer Peroxidasemethode und AEC(3-Amino-9-ethylcarbazol) als Chromogen. Die Gegenfärbung wurde mit Hämalaun durchgeführt. Die statistische Auswertung wurde mit dem Chi^2-Test durchgeführt.

Ergebnisse

In normaler Colonmucosa war Tenascin in den oberflächennahen Anteilen der Basalmembran als breites glattes Band nachweisbar, das in den Krypten der Mucosa dünner wurde, Lücken zeigte und im unteren Drittel der Krypten völlig fehlte. Eine leichte fibrilläre Anfärbung des Bindegewebes fand sich in den oberflächennahen Anteilen der Lamina muscularis mucosae. Ferner stellte sich die glatte Muskulatur von Lamina muscularis mucosae, Tunica muscularis und Gefäßwänden Tenascin-positiv dar (Abb. 1).

Die verschiedenen Fälle von Colitis zeigten eine unterschiedliche Verstärkung der Tenascinanfärbung, wobei in Basalmembran und Lamina propria Stärke und Ausdehnung des Tenascinnachweises zunahmen und die oberflächenorientierte Polarität des Verteilungsmusters erhalten blieb (Abb. 1). Nur zwei hyperplastische Polypen zeigten eine durchgehend Tenascin-positive Basalmembran. Entzündliche Infiltrate führten zu keiner nachweisbaren Tenascininduktion.

Bei allen 38 Adenomen bestand eine ausgeprägte Tenascininduktion mit Verlust der Oberflächenorientierung im Tenascinmuster. Die Basalmembran war durchgehend Tenascin-positiv. Ihre Tenascinanfärbung erschien bei 24 Adenomen glatt, bei 4 Adenomen höckrig und bei 10 Adenomen regional höckrig. Bei 33 Adenomen war die Basalmembran kontinuierlich, während 5 Adenome eine feine Lückenbildung in der Basalmembran zeigten. Die Lamina muscularis mucosae war in allen Adenomen ausgeprägt Tenascin-positiv und stellte ohne Ausnahme eine Grenzstruktur für die Tenascininduktion durch das Adenom dar (Abb. 1).

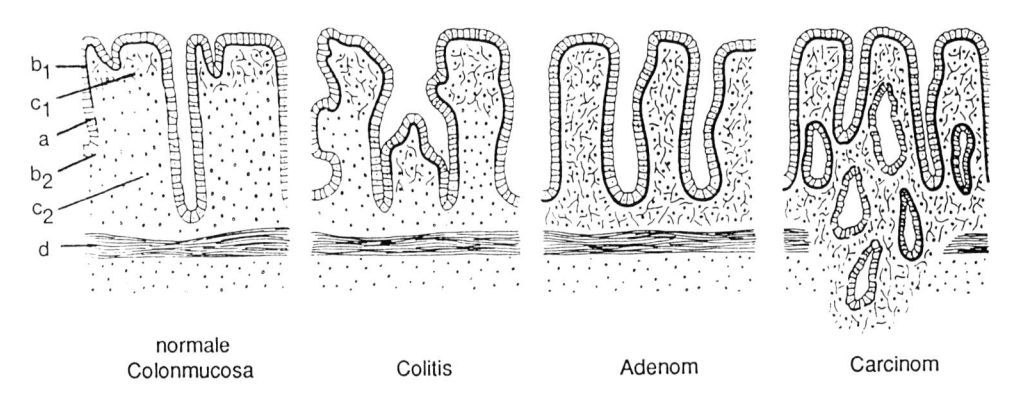

Abb. 1. Veränderung des Tenascinmusters normaler Colonmucosa bei Colitis, Adenom und Carcinom; *a* Lamina mucosae, *b* Basalmembran (b_1 Tenascin-positiv, b_2 Tenascin-negativ), *c* Lamina propria mucosae (c_1 Tenascin-positiv, c_2 Tenascin-negativ), *d* Lamina muscularis mucosae

Auch die 53 colorectalen Carcinome zeigten eine ausgeprägte Tenascininduktion ohne Oberflächenorientierung. Das gesamte Bindegewebe im Tumorbereich war Tenascin-positiv. Einzelne Krypten in der Nähe der Tumoren zeigten eine Induktion von Tenascin im Bereich der angrenzenden Fibrocyten. Die Basalmembran war in allen Bereichen Tenascinpositiv. In nur 17 Fällen war die Tenascinanfärbung der Basalmembran glatt, in 20 Fällen bestanden regional höckrige Bereiche, in 15 Fällen zeigte sich eine überwiegend höckrige Basalmembran. Die Ausbildung feiner Lücken war bei 27 von 53 Carcinomen nachweisbar (Abb. 1). Damit haben Carcinome signifikant häufiger eine höckrige und durchbrochene Basalmembran als Adenome (p = 0,012 bzw. p = 0,0006). Carcinome mit Lymphknotenmetastasen (Dukes C) zeigen häufiger eine höckrige und durchbrochene Basalmembran als Carcinome ohne Lymphknotenmetastasen (Dukes B) (p = 0,021 bzw. n.s.) (Tabelle 1).

Tabelle 1. Basalmembranveränderungen bei Adenomen und Carcinomen unter Berücksichtigung der Lymphknotenmetastasierung

Basalmembranveränderungen		glatt	kombiniert	höckrig	kont.	durchbr.
Adenome	n = 38	24	10	4	33	5
Carcinome	n = 52	17	20	15	27	25
Carcinome Dukes B	n = 22	12	6	4	12	10
Carcinome Dukes C	n = 15	2	4	9	5	10

Diskussion

Die Lokalisationsspezifität des Tenascinnachweises in der reifen Colonmucosa deutet auf eine spezielle physiologische Funktion des Moleküls an der Mukosa hin. Wegen der Antagonisierung der durch Fibronectin vermittelten Zelladhäsion wird vermutet, daß Tenascin bei der an der Oberfläche der Mucosa anlaufenden Abschilferung der Mucosazellen mitwirkt [1, 4].

Die unveränderte Oberflächenpolarität des Tenascinmusters sowie seine fehlende Beeinflussung durch entzündliche Infiltrate bei Colitiden betonen die Spezifität der andererseits bei Adenomen und Carcinomen nachweisbaren Veränderungen des Tenascinmusters. Die Induktion von Tenascin im Stroma von allen Adenomen und Carcinomen ist Ausdruck einer sehr sensitiven carcinomzellinduzierten Veränderung des Bindegewebes [1, 2].

Die Lamina muscularis mucosae, Grenze des invasiven Wachstums von Carcinomen, ist ebenfalls Grenzstruktur für die Induktion von Tenascin, was die biologische Bedeutung der Tenascininduktion für das Tumorwachstum unterstreicht und bei der Frühdiagnostik eines invasiven Carcinoms nützlich sein kann. Die Korrelation der Häufigkeit von Basalmembranveränderungen mit invasivem Wachstum und dem Auftreten von Lymphknotenmetastasen ist möglicherweise eine Basis zur Risikoabschätzung der Malignität eines Coloncarcinoms. Dies ist Gegenstand derzeit laufender Untersuchungen.

Zusammenfassung

Tenascin ist ein von Fibrocyten gebildetes lokalisationsspezifisch in der Colonmucosa nachweisbares Protein der Extracellularsubstanz. Während Colitiden nur zu einer geringgradigen Veränderung der Tenascinverteilung führen, bewirken Adenome und Carcinome eine sehr ausgeprägte Tenascininduktion mit Veränderung des Verteilungsmusters. Das Auftreten höckriger und durchbrochener Basalmembranveränderungen beim Tenascinnachweis korreliert mit Invasion und Lymphknotenmetastasierung der malignen Colontumoren.

Summary

Tenascin is a protein of the extracellular matrix which is produced by fibrocytes and detectable in certain areas of the mucosa. Various forms of colitis only cause minor alterations in this pattern, but adenomas and carcinomas show a strong tenascin induction with alterations of the tenascin pattern. Certain carcinoma-associated changes show a statistically significant correlation with invasion and lymph node metastases of colon carcinomas.

Literatur

1. Ericson HP, Bourdon MA (1989) Tenascin: an extracellular matrix protein prominent in specialized embryonic tissues and tumors. Annu Rev Cell Biol 5:71–92
2. Mackie EJ, Chiquet-Ehrismann R, Pearson CA (1987) Tenascin is a stromal marker for epithelial malignancy in the mammary gland. Proc Natl Acad Sci 84:4621–4625
3. Mackie EJ, Halfter W, Liverani D (1988) Induction of tenascin in healing wounds. J Cell Biol 107:2757–2767
4. Faissner A, Kruse J (1991) J1/tenascin is a repulsive substrate for central nervous system neurons (in press)

Dr. St. Riedl, Sektion f. Chirurgische Onkologie, Chirurgische Universitätsklinik, Im Neuenheimer Feld 110, W-6900 Heidelberg, Bundesrepublik Deutschland

Nucleolus organisierende Regionen (NOR) – ein neuartiges, prognostisch relevantes Diagnostikum beim colorectalen Carcinom

Nucleolar Organizer Regions (NORs) – A New Prognostically Significant Method in Colorectal Carcinoma

P. K. Wagner, J. Rüschoff, P. Schneidewind und P. Schmitz-Moormann

Chirurgische Universitätsklinik und Medizinisches Zentrum für Pathologie,
Philipps-Universität Marburg

Einleitung

Die Prognose des colorectalen Carcinoms wird im wesentlichen von der Operabilität, dem histopathologischen Typ und Ausbreitungsstadium sowie vom Alter des Patienten bestimmt. Die Aussagekraft des DNA Ploidiestatus ist hingegen umstritten [3].

In jüngster Zeit haben Crocker und Mitarb. [1] zeigen können, daß sich mit Hilfe der Silberfärbung Nucleolus organisierender Regionen (AgNOR) gut- und bösartige Neubildungen voneinander unterscheiden lassen. Als Nucleolus organisierende Regionen werden im Nucleolus gelegene Gene bezeichnet, die für die Ribosomensynthese einer Zelle verantwortlich sind (rDNA). Die Aktivität dieser Gene läßt sich mit einer Ein-Schritt Silberfärbung darstellen: Zahl, Größe und Verteilung der im Zellkern nachweisbaren silberschwarzen AgNORs sind mit der Zellproliferation [2] und so auch mit der Dignität und dem Malignitätsgrad von Tumoren korreliert. Die Untersuchungsmethode ist unmittelbar an Formalin fixiertem und Paraffin eingebettetem Gewebe durchführbar und deshalb für die histopathologische Tumordiagnostik von besonderem Interesse.

In der vorliegenden Studie wird die prognostische Bedeutung der AgNOR Analyse im Vergleich mit einer Reihe morphologischer Tumorparameter untersucht.

Material und Methodik

Die Studie umfaßte 70 Patienten mit kurativ reseziertem Sigma- (n = 25) oder Rectumcarcinom (n = 45), 35 Männer und 35 Frauen mit einem mittleren Alter von 68 bzw. 66 Jahren. Während der klinischen Nachbeobachtungszeit von mindestens 5 Jahren (61–80 Monate) verstarben 43 Patienten.

Die Silberfärbung Nucleolus organisierender Regionen (AgNOR) erfolgte in Anlehnung an Ploton et al. [4] mit einer mittleren Inkubationszeit von 27 min. Alle Präparate wurden mittels digitaler Bildanalyse (Cue-2 System, Fa. Olympus, Hamburg) vermessen, wobei die mittlere AgNOR Zahl pro Zelle (N) und die mittlere Größe eines AgNOR Partikels (A) an jeweils 100 Tumorzellen bestimmt wurden. 25 Biopsate aus normaler Dickdarmschleimhaut dienten als Kontrolle.

Am Resektat wurden makroskopisch die Lokalisation, Größe und Form (n. Borrmann) der Tumoren sowie histologisch der Differenzierungsgrad (G1–G3) und das Ausbreitungsstadium nach dem UICC-Schema (1987) bestimmt, wobei Tumorgroßschnitte und eine spezielle Aufhellungstechnik zur Darstellung von Lymphknoten eingesetzt wurden [5].

Zur statistischen Auswertung (SAS, V. 6,03) wurden Überlebenskurven nach Kaplan-Meier sowie multivariate Analysen (Cox' Modell) durchgeführt. Einfache Gruppenvergleiche erfolgten mit dem Wilcoxon Test, die Signifikanzgrenze lag bei $p < 0,05$.

Ergebnisse

AgNOR versus Dignität, Grading und Staging
Die AgNOR Analyse deckte einen hochsignifikanten Unterschied zwischen normaler und carcinomatös entarteter Dickdarmschleimhaut auf. In Zellkernen gehörigen Dickdarmschleimhautepithels fanden sich relativ wenige und große AgNORs ($N = 2,4 \pm 0,9$, $A = 0,34 \pm 0,2 \mu m^2$), in Carcinomgewebe hingegen zahlreiche kleine silberschwarze NOR Partikel ($N = 7,3 \pm 2,3$, $A = 0,16 \pm 0,06 \mu m^2$; $p < 0,001$). Innerhalb der Carcinome zeigte sich mit steigendem Malignitätsgrad und Ausbreitungsstadium (pT und pN) ein statistisch jedoch nicht signifikanter Trend zu höheren AgNOR Werten.

Morphologische Tumorparameter und Überlebensrate
Von den untersuchten morphologischen Tumorparametern erwiesen sich der Lymphknotenstatus und die AgNOR Zahl als die bedeutsamsten ($p < 0,001$) Prädiktoren der

Tabelle 1. Prognostisch relevante morphologische Tumorparameter beim colorectalen Carcinom ($N = 70$)

Variable		Pat.Zahl	5-JÜLR	$p <$
AgNOR No	≤ 7	36	63,8	0,001
	> 7	34	23,5	
AgNOR Area	$\leq 0,16 \mu m^2$	41	34,1	0,05
	$> 0,16 \mu m^2$	39	58,6	
pN Status	pN0	34	64,7	0,001
	pN1	23	39,1	
	pN2	10	0,0	
	pN3	3	0,0	
pT Status	pT1	3	100,0	0,05
	pT2	34	47,1	
	pT3	26	38,5	
	pT4	7	28,6	
Mal. Grad	G1	2	50,0	0,05
	G2	27	55,6	
	G3	41	36,6	
Entz. Zellgehalt (n/6HPF)	< 20	10	30,0	0,05
	20–30	44	38,6	
	> 30	16	68,8	

5-ÜLR: 5-Jahresüberlebensrate in [%]; *HPF:* high power field ($\times 400$).

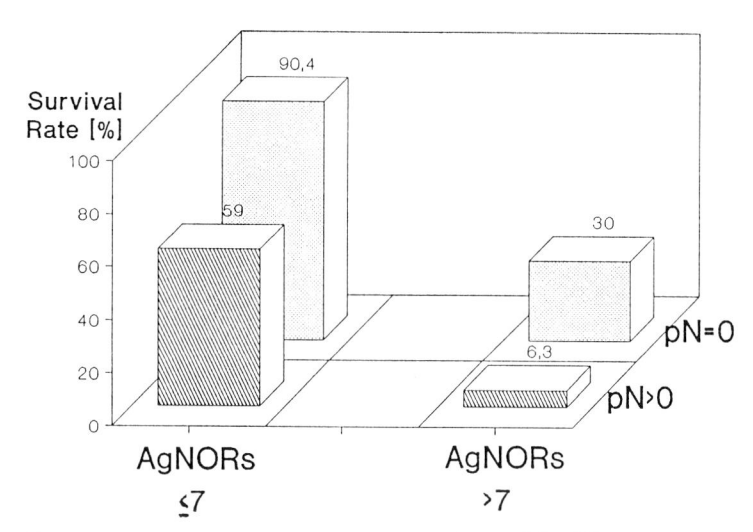

Abb. 1. AgNORs und pN Stadium. Prognose des sigmorectalen Carcinoms (N = 70)

Überlebenswahrscheinlichkeit beim colorectalen Carcinom (Abb. 1). Insgesamt konnten in der multivariaten Analyse mit 5 Variablen alle signifikanten Korrelationen zwischen Morphologie und Überlebensrate abgedeckt werden: pN und pT Status sowie mittlere AgNOR Zahl pro Zelle jeweils mit $p < 0,01$ und der Gehalt an Entzündungszellen sowie dem maximalen Entdifferenzierungsgrad mit $p < 0,05$ (Tabelle 1).

Diskussion

Die Analyse Nucleolus organisierender Regionen mittels Silberfärbung (AgNOR) hat sich als ein diagnostisch und prognostisch relevantes Untersuchungsverfahren in der histopathologischen Tumordiagnostik herausgestellt. Beim colorectalen Carcinom ist der prädiktive Wert der AgNOR-Bestimmung vergleichbar mit der Aussagekraft des Lymphknoten-Stagings. Am Biopsiematerial wird so bereits präoperativ die Bestimmung des biologischen Verhaltens von Tumoren möglich. Dies dürfte in Zukunft nicht ohne Einfluß auf die weitere Therapieplanung bleiben.

Zusammenfassung

In 70 kurativ operierten primären Adenocarcinomen des Sigmas (n = 25) und des Rectums (n = 45) wurden die Nucleolus organisierenden Regionen mit Hilfe einer Ein-Schritt Silberfärbetechnik (AgNOR) untersucht. Als besonders relevante Prädiktoren des Überlebens beim colorectalen Carcinom stellten sich die mittlere AgNOR Zahl und der Lymphknotenstatus heraus ($chi^2 = 18,8$ resp. $10,8$, $p < 0,001$). Mit Hilfe der AgNOR Untersuchung läßt sich bereits präoperativ die Malignität von Dickdarmtumoren abschätzen, was in Zukunft nicht ohne Einfluß auf die weitere Therapieplanung bleiben dürfte.

Summary

Tissue sections of routinely processed biopsies taken from 70 curative resected primary adenocarcinomas of the colon sigmoid ($n = 25$) and rectum ($n = 45$) have been investigated by means of the silver stained nucleolar organizer regions (AgNORs). Our study indicates that the mean AgNOR number per cell and the lymph node stage are the most important morphologic variables predicting death from colorectal carcinoma ($chi^2 = 18.8$ and 10.8, $p < 0.001$). Thus AgNOR analysis is a prognostic criterion in these carcinomas and may be used in future for pre- and postoperative management.

Literatur

1. Crocker J (1990) Nucleolar organizer regions. Curr Topics Pathol 82:91–149
2. Derenzini M, Pession A, Trerè D (1990) Nucleolar silver-stained proteins is related to proliferating activity in cancer cells. Lab Invest 63:137–140
3. Moran K, Cooke T, Forster G, Gillen P, Sheehen S, Dervan P, Fitzpatrick JM (1989) Prognostic value of nucleolar organizer regions and ploidy values in advanced colorectal cancer. Br J Surg 76:1152–1155
4. Ploton D, Menager M, Jeannesson P, Himber G, Pigeon F, Adnet JJ (1986) Improvement in the staining and the visualization of the argyrophilic proteins of the nucleolar organizer region at the optical level. Histochem J 18:5–14
5. Rüschoff J, Bittinger A, Neumann K, Schmitz-Moormann P (1990) Prognostic significance of nucleolar organizing regions (NORs) in carcinomas of the sigmoid colon and rectum. Path Res Pract 186:85–91

Dr. P. K. Wagner, Chirurgische Universitätsklinik und Medizinisches Zentrum für Pathologie, Philipps-Universität, Baldingerstraße, W-3550 Marburg, Bundesrepublik Deutschland

V. Transplantation II mit Herz – Lunge – Gefäße

Charakterisierung des hepatischen Exkretionssystems im frühen Verlauf nach Lebertransplantation mittels Bilirubinfraktionen und Gesamt-Gallensäuren

Characterization of the Hepatic Excretory System by Serum Bilirubin Fractions and Total Bile Acids in the Early Course After Orthotopic Liver Transplantation

K. Kohlhaw[1], R. Hoeft[1], B. Ringe[1], O. Sonntag[2], M. Oellerich[2] und R. Pichlmayr[1]

[1] Klinik für Abdominal- und Transplantationschirurgie, Medizinische Hochschule Hannover
[2] Abt. Klinische Chemie, Medizinische Hochschule Hannover

Einführung

Die Leberfunktionsstörung in Form einer ikterischen Cholestase ist eine häufige Komplikation im Frühverlauf nach einer Lebertransplantation (LTX) [1]. Als ätiologische Faktoren kommen im wesentlichen die primäre Organ-Nichtfunktion, die Transplantatabstoßung, Medikamenteninteraktionen, Infektionen und die Thrombose die Leber versorgender Gefäße in Betracht. Zur Früherkennung bzw. Abklärung werden laborchemische Parameter (Leberenzyme, Bilirubin) und/oder auch die Leberpunktion verwendet. Das konjugierte Bilirubin ist ein spezifischer und sensitiver Parameter für hepato-biliäre Erkrankungen [2], die Serum-Gallensäuren sind ebenfalls sensitive Parameter für Leberfunktionsstörungen, auch nach experimenteller LTX [3]. Ziel dieser Studie war die Charakterisierung des hepatischen exkretorischen Systems bei unterschiedlichen Störungen im Frühverlauf nach LTX mittels Gesamt-Gallensäuren und Bilirubin-Fraktionen im Serum.

Material und Methoden

Patienten

30 konsekutive lebertransplantierte Patienten wurden in diese Studie aufgenommen. Die Immunsuppression wurde mit Cyclosporin (Ci) 1–2 mg/kg KG (Ziel-Vollblutspiegel: 120–200 ng/ml (monokl. spezifischer RIA) und Ci-Metabolite < 1250 ng/ml (monokl. unspezifischer RIA)), Azathioprin 1–2 mg/kg KG, Anti-Thymocyten-Globulin (Fresenius AG) 5 mg/kg KG für 7 Tage und Prednisolon beginnend mit 1 mg/kg KG und langsam absenkend auf 0,15 mg/kg KG durchgeführt. Bei Verdacht auf eine akute Abstoßung an-

hand der klinischen Symptomatik wurde die Diagnose mittels Leberbiopsie und Feinnadel-Aspirationscytologie bestätigt. Die Abstoßungsbehandlung erfolgte zunächst mit $3 \times 0,5$ g Methyl-Prednisolon, im Falle des Nichtansprechens auf Steroide (nach Kontroll-Biopsie) gaben wir 7×5 mg OKT 3 (Cilag AG).

Insgesamt hatten 7 Patienten einen komplikationsfreien Verlauf, 15 Patienten entwickelten eine akute Abstoßungsepisode, 13 davon verliefen ikterisch, 3 waren Steroid-resistent. 3 Patienten hatten einen septisch toxischen catecholaminpflichtigen Kreislaufschock, 5 Patienten hatten eine Episode von Ci Toxicität, 4 Patienten hatten eine Cholestase unklarer Ursache.

Analytik

Die Gesamt-Gallensäuren im Serum wurden mittels eines enzymatisch-fluorimetrischen Testes (Sigma AG) bestimmt. Die Bilirubin-Fraktionen unkonjugiertes, konjugiertes Bilirubin sowie der Bilirubin-Komplex wurden im Ektachem-Autoanalyzer (Kodak AG) gemessen. Alle anderen Serum-Werte wurden im Rahmen der klinischen Routineversorgung bestimmt. Die Ci Konzentrationen wurden als 12 h Vollblut Talspiegel mittels monoklonal spezifischem RIA (Muttersubstanz) und monoklonal unspezifischem RIA (Muttersubstanz und Metabolite) bestimmt.

Ergebnisse

Bilirubin-Fraktionen

Eine Hyperbilirubinämie wurde in allen Patienten nach der Transplantation beobachtet, die aus dem konjugierten Bilirubin bestand. 7 Patienten hatten einen komplikationsfreien Verlauf, aber innerhalb der ersten 6 postoperativen Tage einen Anstieg des konjugierten Bilirubins auf maximal 12–60 μM.

Bei 24 der 30 Patienten mit Komplikationen traten insgesamt 22 Episoden einer schweren Hyperbilirubinämie auf, die bei allen aus dem konjugierten Bilirubin bestand. 13 Patienten hatten eine akute Abstoßung, davon waren 3 Steroid-resistent. Der Anstieg begann 1–4 Tage vor Diagnosestellung und war $3 \pm 1,3$-fach gegenüber den Vorwerten (Max.: 80–370 μM). Bei allen Patienten mit Steroid-sensitiver Abstoßung fielen die Werte sofort und immer während der Abstoßungstherapie in den Bereich der Vorwerte, während sie bei den 3 Patienten mit Steroid-resistenter Abstoßung nahezu unverändert blieben und erst nach Beginn der OKT3 Therapie abfielen. Bei zwei Patienten kam es zu je einer nicht-ikterischen Abstoßung ohne Bilirubin- und Gallensäuren-Anstieg.

Bei 3 weiteren Patienten folgte der Anstieg des konjugierten Bilirubins direkt auf einen catecholaminpflichtigen septischen Schock. Weitere 4 Patienten hatten einen Anstieg des konjugierten Bilirubins ohne erkennbare Ursache bei ausgeschlossener Durchblutungsstörung oder Abstoßung.

Ein Anstieg des konjugierten Bilirubins parallel mit einem entgleisten Ci Metabolismus (Ci Metabolit-Spiegel > 1250 ng/ml, Muttersubstanzspiegel < 150 ng/ml, Ratio $> 1:8$) wurde in 5 Patienten beobachtet. Hier fielen die Werte nach Unterbrechung der Ci Therapie mit nachfolgender Reduktion der Ci Muttersubstanz- und Metabolit-Spiegel. Eine Abstoßung, Cholangitis oder Durchblutungsstörung waren ausgeschlossen worden.

Gallensäuren

Bei allen untersuchten Patienten nach Lebertransplantation lagen die Spiegel der Gesamt-Gallensäuren im Serum über dem angegebenen Referenzbereich des Testes ($< 7 \ \mu M$).

Die 7 Patienten mit komplikationsfreiem Verlauf nach Transplantation hatten innerhalb der ersten 6 postoperativen Tage maximale Gallensäuren Spiegel von 15–25 μM. In den 24 Patienten mit Komplikationen und Hyperbilirubinämie verhielten sich die Gallensäurenspiegel unterschiedlich.

Bei Patienten mit akuter Abstoßung (n=13) stiegen die Gallensäuren auf das $4\pm 2,5$-fache (42–236 μM) an, wie beim konjugierten Bilirubin begann der Anstieg 1–4 Tage vor der Diagnosestellung. Die Relation konjugiertes Bilirubin/Gallensäuren lag im Mittel bei 2,5 (0,5–5). Die Gallensäuren fielen bei erfolgreicher Abstoßungstherapie ebenfalls in wenigen Tagen wieder in den Bereich der Vorwerte, bei den 3 Patienten mit Steroid-resistenter Abstoßung erst nach OKT3 Therapie. In den beiden Patienten mit nicht-ikterischer Abstoßung kam es zu keinem Anstieg der Gallensäuren.

Ein catecholaminpflichtiger septischer Schock (n=3) führte zu einem deutlichen Anstieg der Gallensäuren parallel mit dem konjugierten Bilirubin auf Werte von 70–160 μM, jedoch immer erst nach dem Ereignis des Schocks.

Bei den 5 Patienten mit der konjugierten Hyperbilirubinämie in Zusammenhang mit entgleistem Ci Metabolismus wurde nur ein geringer Gallensäureanstieg auf bis zu 35 μM beobachtet, die Relation konjugiertes Bilirubin/Gallensäuren lag bei 8–12 und damit deutlich über der bei einer akuten Abstoßung.

Diskussion

Die frühe Erkennung und die Differentialdiagnose hepatischer Funktionsstörungen sind ein häufiges Problem nach einer Lebertransplantation. Im frühen postoperativen Verlauf sind routinemäßige Labortests aufgrund unspezifischer Leberzellschäden häufig verändert [4] und schwierig zu interpretieren.

Das Serum Bilirubin besteht aus mehreren Fraktionen: dem unkonjugierten, mono- und di-konjugierten Bilirubin sowie dem Bilirubin-Protein-Komplex. Dieser Komplex besteht aus kovalent an Albumin gebundenem konjugierten Bilirubin; es entsteht während eines Ikterus und hat im Vergleich zu den anderen Fraktionen die längste Halbwertszeit. Bei Lebererkrankungen steigt zunächst das konjugierte Bilirubin und erst sekundär der Bilirubin-Protein-Komplex an. Die Bestimmung der einzelnen Fraktionen ergab daher eine höhere Sensitivität und Spezifität bei chronischen Lebererkrankungen [2], wie auch bei Komplikationen nach Lebertransplantation gegenüber der Bestimmung des Gesamt-Bilirubins. Im Rahmen der experimentellen Lebertransplantation [5] konnte die Bedeutung der Gallensäuren als Parameter für Transplantat-Funktionsstörungen gezeigt werden [3].

Im Rahmen dieser Studie konnte gezeigt werden, daß die Hyperbilirubinämie nach Lebertransplantation aus konjugiertem Bilirubin besteht. Damit besteht der dringende Verdacht auf eine Funktionsstörung des exkretorischen Systems und nicht auf einen hepatocellulären Konjugationsdefekt. Da das konjugierte Bilirubin bei allen klinischen Störungen erhöht ist, ist es ein sensitiver Parameter. Zur Differentialdiagnose dieser Funktionsstörungen kann das unterschiedliche Verhalten der Gallensäuren einen wesentlichen Beitrag leisten.

Im Rahmen einer akuten Abstoßung wurde bei 13 von 15 Patienten ein gleichsinniger Anstieg von konjugiertem Bilirubin und Gallensäuren gefunden, der bereits 1–4 Tage vor der Diagnosestellung begann. Bei erfolgreicher Therapie sanken die Werte wieder in den Bereich der Vorwerte oder darunter, was eine Ausheilung des bestehenden Schadens anzeigt. Bei den Patienten mit Steroid-resistenter Abstoßung fielen die Werte bei der Urbason Therapie nicht ab, sondern erst nach der Therapie mit OKT3. Ein ähnliches Verhalten wurde auch für Patienten nach einem septisch toxischen Kreislaufschock gefunden. Die Ursache dafür könnte darin liegen, daß im Rahmen einer Abstoßung der hepatische Blutfluß deutlich reduziert ist, ähnlich wie bei einem Schockgeschehen. Der Mechanismus für die Veränderungen im Bilirubin- und Gallensäuren Stoffwechsel kann nicht voll erklärt werden, es ist aber bekannt, daß das hepatische Exkretionssystem sehr anfällig für Ischämien ist und ein Zusammenhang zwischen perioperativen hypotensiven Perioden und postoperativer Cholestase besteht. Die Tatsache, daß zwei Patienten mit Abstoßung keine Cholestase entwickelten und 4 weitere Patienten eine Cholestase zeigten ohne eindeutige Zeichen einer Abstoßung, impliziert, daß auch mit diesen Parametern keine eindeutige Diagnostik einer Abstoßung möglich ist.

Das unterschiedliche Verhalten von konjugiertem Bilirubin und Gallensäuren im Rahmen einer Ci Toxizität (hohes konjugiertes Bilirubin bei fast unveränderten Gallensäuren) zeigt eine spezifische Interaktion von konjugiertem Bilirubin mit den Ci Metaboliten, wahrscheinlich auf der Ebene der Exkretion.

Die im Vergleich sehr leichten Anstiege von konjugiertem Bilirubin und Gallensäuren bei den Patienten ohne klinische Komplikationen in der sehr frühen Phase nach der Transplantation ist am ehesten auf einen Ischämieschaden zurückzuführen.

Die hier vorgestellten Ergebnisse zeigen, daß das konjugierte Bilirubin ein sensitiver Parameter für eine Leberfunktionsstörung nach Transplantation ist. Die Bestimmung der Gallensäuren kann zusätzlich zur Differentialdiagnose einer Hyperbilirubinämie nach Lebertransplantation beitragen, insbesondere in der Früherkennung einer Abstoßung und dem Monitoring der Abstoßungsbehandlung.

Zusammenfassung

Das hepatische exkretorische System wurde im Frühverlauf nach Lebertransplantation mittels Bilirubin-Fraktionen und Gesamt-Gallensäuren untersucht. Ursächlich für die Hyperbilirubinämie im Rahmen von klinischen Störungen war das konjugierte Bilirubin. Bei Abstoßung stieg es 1–4 Tage vor Diagnosestellung bis 3-fach gegenüber den Vorwerten an, war aber auch bei Patienten nach septischem Kreislaufschock und bei Ci Toxizität erhöht. Die Bestimmung der Gallensäuren kann zur Differentialdiagnostik beitragen, da sie bei Patienten mit Abstoßung ebenfalls 1–4 Tage vorher deutlich (bis 4-fach) anstiegen und bei Ci Toxizität nahezu unverändert blieben. Der Therapieerfolg einer Abstoßungsbehandlung kann mittels Bestimmung von konjugiertem Bilirubin und Gallensäuren beurteilt werden, da die Werte immer und nur bei erfolgreicher Therapie wieder abfielen.

Summary

The hepatic excretory system functon was studied using the endogenous parameters of bilirubin fractions and total bile acids in liver-grafted patients. The observed hyperbilirubinemia observed in patients with clinical complications was due to the conjugated fraction. In rejection episodes, the increase was evident 1–4 days before the diagnosis was made, and levels increased about threefold to pre-episode levels. Elevated conjugated bilirubin was also found in patients with Ci toxicity and following a septic shock. Determination of bile acids is helpful for differential diagnosis since bile acids were found to increase in parallel with conjugated bilirubin before a rejection, but after a septic shock, and never in patients with Ci toxicity. Conjugated bilirubin and total bile acids are useful to monitor antirejection treatment, as levels decreased only and always after successful antirejection treatment.

Literatur

1. Williams JW, Vera S, Peters TG et al (1986) Cholestatic jaundice after hepatic transplantation. Am J Surg 151:65–69
2. Muraca M, Fevery J, Blanckaert N (1988) Analytic aspects and clinical interpretation of serum bilirubins. Sem Liv Dis 8:137–147
3. Visser JJ, Bom-van Noorloos AA, Meijer et al (1984) Serum total bile acids monitoring after experimental liver transplantation. J Surg Res 36:147–153
4. Sankary HN, Williams JW, Foster PF (1988) Can serum liver function tests differentiate rejection from other causes of liver dysfunction after hepatic transplantation? Transplant Proc 20, Nr 1 [Suppl 1]:669–670
5. Wu TW, Levy GA, Ylu S, Au JX, Greig PD, Strasberg SM, Ettles M, Abecassis M, Superina A, Langer B, Blendis LM, Philips MJ, Taylor BR (1990) Delta and conjugated bilirubin as complementary markers of early rejection in liver-transplant patients. Clin Chem 36/1:9–14

Dr. K. Kohlhaw, Klinik f. Abdominal- und Transplantationschirurgie am Department Chirurgie der Medizinischen Hochschule Hannover, Konstanty-Gutschow-Straße 8, W-3000 Hannover 61, Bundesrepublik Deutschland

Blutspiegelbestimmungen des Coagulations-Inhibitors Antithrombin III (AT III) und Indikation zur Substitutionstherapie nach Lebertransplantationen

Blood Level Determinations of the Coagulation-Inhibitor Antithrombin III and Requirement for Substitution During the Course of Liver Transplantation

C. Allers, B.H. Markus, H.J.C. Wenisch, C. Hottenrott und A. Encke

Klinik für Allgemein- und Abdominalchirurgie, Johann Wolfgang Goethe-Universität, Frankfurt/M.
(Leiter: Prof. Dr. med. A. Encke)

Einleitung

Eine Thrombosierung z.B. der A. hepatica nach erfolgter Lebertransplantation ist eine sehr schwerwiegende Komplikation. Verschiedene Studien haben den Effekt von Heparin, Dextran und/oder Acetylsalicylsäure zur Verhütung von thrombo-embolischen Prozessen untersucht [1]. Die Bedeutung des Antithrombin III (AT III) im Rahmen der Lebertransplantation wurde vormals nur kurz beschrieben [2, 3]. In einer anderen Untersuchung wurde gezeigt, daß AT III-Spiegel bei Patienten mit chronisch aktiver Hepatitis erniedrigt sind, nicht aber bei Patienten mit primär biliärer Cirrhose oder primär sklerosierender Cholangitis [4]. Hierbei muß jedoch an die unterschiedlichen Ausprägungsstadien der Lebersyntheseeinschränkung bei der Zirrhose gedacht werden.

Schon länger ist bekannt, daß AT III für die coagulations-inhibierende Funktion des Heparins notwendig ist und daß eine Heparin-Therapie ohne adäquate AT III-Spiegel insuffizient ist [5].

Material und Methoden

Um die Bedeutung des AT III bei der Lebertransplantation zu untersuchen, wurden die AT III-Blutspiegel unmittelbar peri- und postoperativ und dann täglich sowie der Substitutionsbedarf bei 21 Lebertransplantationspatienten analysiert.

Transplantiert wurden 12 männliche und 9 weibliche Patienten mit einem Durchschnittsalter von 43,8 Jahren. Eine Patientin mußte wegen einer massiven Abstoßungsreaktion retransplantiert werden. Die Indikationen umfaßten sklerosierende Cholangitis, primär biliäre Cirrhose, Budd-Chiari-Syndrom, Autoimmunhepatitis, virale Hepatitis, Leberzellcarcinom, Metastasen nach colorectalem Carcinom und Morbus Wilson.

Da die perioperative AT III-Substitution in unserer Klinik bei allen abdominalchirurgischen Eingriffen nach Maßgabe der AT III-Blutspiegelbestimmungen durchgeführt wird, wurde initial auch für die Lebertransplantationspatienten unser Standardprotokoll angewandt: 80 minus aktueller AT III-Wert [% des Normalwertes] multipliziert mit dem

Körpergewicht [kg] = AT III Tagesmenge. Diese Tagesdosis wurde in 2 bis 4 Gaben aufgeteilt, welche als intravenöse Kurzinfusion gegeben wurden (Kybernin HS, Behringswerke AG). Die Dosierung wurde im weiteren Verlauf angepaßt, um AT III-Spiegel von 80% zu erhalten. Die jeweils am Morgen ermittelten Blutspiegel reflektierten dabei die eigene Lebersyntheseleistung plus das exogen zugeführte AT III.

Gleichzeitig wurde eine Substitution von Gerinnungsfaktoren nach Thromboplastinzeit- (TPZ) und partieller Thromboplastinzeit (PTT) Bestimmung sowie entsprechender Faktorenanalyse durchgeführt. Hierfür wurden je nach Ausgangslage entweder Substitutionspräparate des Prothrombinkomplexes (PPSB, Biotest oder Beriplex HS, Behringswerke AG) oder gefrorenes Frischplasma verwandt. Bei Gabe von Frischplasma wurde die AT III Dosierung angepaßt, um den AT III Anteil im Frischplasma mit zu berücksichtigen. In jedem Falle wurde darauf geachtet, daß die AT III-Substitution vor der Gabe der Gerinnungsfaktoren erfolgte.

Heparingaben in der frühen postoperativen Phase wurden nicht durchgeführt. Bei erschwerter Mobilisierung wurde jedoch nach weitgehender Restitution der Lebersyntheseleistung in der Regel im weiteren postoperativen Verlauf niedermolekulares Heparin (0,3 ml Fraxiparin) verabreicht.

Resultate

Die mittleren präoperativen AT III-Werte waren bei Patienten mit hepatocellulären Erkrankungen signifikant erniedrigt und reichten von 19% bis 60% des Normalwertes. Dieses galt auch für Patienten mit biliärer Cirrhose.

Die präoperativen AT III-Werte korrelierten deutlich mit dem klinischen Status der Patienten. Solche mit weiter fortgeschrittener Erkrankung wiesen deutlich niedrigere Blutspiegel auf (Tabelle 1).

Tabelle 1. Mittlere AT III-Werte im Rahmen der Lebertransplantation

	Vor LTx ohne Leberinsuffizienz (Carcinom)	Vor LTx mit Leberinsuffizienz -Dringlich-	Vor LTx mit Leberinsuffizienz -Elektiv-	Nach LTx Tag 1–3	Nach LTx Tag 6–8	Nach LTx Tag 12–14
AT III Werte	67,5%	35,6%	54%			
Patienten mit Substitution						
Patientenzahl				21 (100%)	9 (43%)	7 (33%)
AT III Werte				95,3%	101%	104%
Tagesdosis				3000 E	2300 E	2500 E
Patienten ohne Substitution						
AT III Werte					81%	81,3%

Die peri- und postoperativen Werte waren bei allen 21 Patienten signifikant erniedrigt, sodaß eine AT III-Substitution notwendig wurde (n = 21). Bei den 21 untersuchten Patienten betrug die AT III-Substitution sofort nach der Lebertransplantation im Mittel 3000

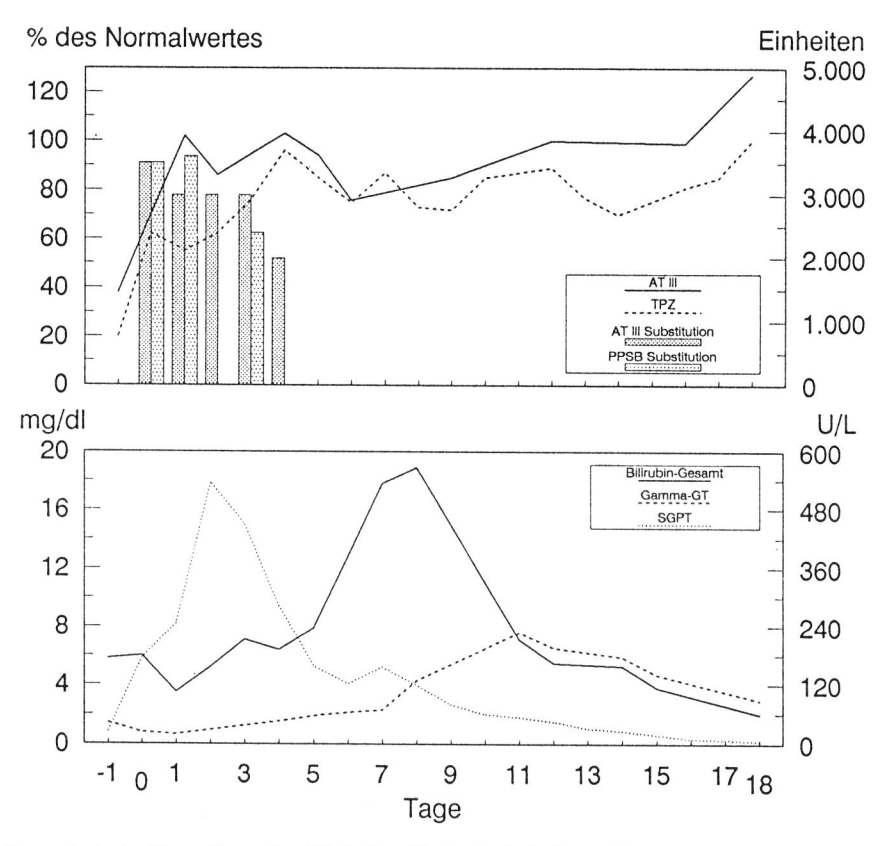

Abb. 1. Exemplarische Darstellung des klinischen Verlaufes bei einer 29jährigen Patientin, welche wegen eines progredienten Leberversagens im Rahmen eines Morbus Wilson transplantiert wurde. Bei dieser Patientin erholte sich die Lebersyntheseleistung rasch, sodaß die AT III Substitution nur für 4 Tage durchgeführt werden mußte

Einheiten täglich während der ersten drei postoperativen Tage. Damit wurden mittlere AT III-Blutspiegel von 95% erreicht. Nach den Laborergebnissen wurde die AT III-Gabe später stufenweise reduziert und angepaßt, um Blutspiegelwerte um 80% zu erhalten. Vom postoperativen Tag 6 bis 8 erhielten nur noch 43% der Patienten im Mittel 2300 Einheiten AT III, womit Blutspiegel von 101% erreicht wurden. Von Tag 12–14 erhielten nur noch 33% der Patienten weitere AT III-Gaben. Diese Patienten hatten zum Teil erschwerte postoperative Verlaufsformen. Die mittlere Gabe bei diesen Patienten betrug 2500 Einheiten täglich. Blutspiegel von weniger als 70% wurden konsequent substituiert. Abbildung 1 stellt den unkomplizierten Verlauf bei einer 29jährigen Patientin dar, die wegen einem deutlich progredienten Leberversagen bei einem Morbus Wilson transplantiert wurde. Da die Leberfunktion sich schnell erholte, mußte die AT III-Substitution nur für kurze Zeit durchgeführt werden.

In Zeiten einer reduzierten Leberfunktion, z.B. während akuter Abstoßungskrisen, mußte die AT III-Substitution häufig erhöht werden, teilweise wieder bis zu 4000 E pro Tag. Der Verlauf der AT III-Blutspiegelwerte korrelierte dabei deutlich mit dem Verlauf anderer Lebersyntheseparameter, wie z.B. der TPZ.

Diskussion

Keiner der untersuchten Lebertransplantationspatienten (n = 21), noch ein Patient, welcher ein Clustertransplantat en-bloc von Leber, Pankreas und Duodeno-Jejunum erhielt, und ein zusätzlicher Patient, dessen Leber ex-situ wegen Lebermetastasen reseziert wurde, entwickelten Zeichen einer Leberarterienthrombose oder anderer thromboembolischer Geschehen. Dies deutet darauf hin, daß die AT III-Substitution eine effektive Methode ist, um in Zeiten der Lebersyntheseinsuffizienz mit endogen bedingtem AT III-Mangel oder bei vermehrtem Verbrauch das Coagulationsgleichgewicht zu erhalten und thrombo-embolischen Prozessen vorzubeugen.

In der frühen postoperativen Periode wurden täglich zusätzlich einzelne Coagulationsfaktoren bestimmt und gegebenenfalls in Form des PPSB Komplexes ersetzt. Gefrorenes Frischplasma wurde in Kombination mit Erythrocytenkonzentraten gegeben zum Ersatz für direkte Blutverluste. Eine zusätzliche Heparin- oder Dextrantherapie wurde in dieser Zeit nicht durchgeführt. Eine niedrigmolekulare Heparinprophylaxe wurde erst dann begonnen, wenn die Coagulationsfaktoren wieder vollständig endogen produziert wurden und auch nur gegeben, wenn der Patient noch nicht mobilisiert war.

Zusammenfassung

21 Patienten erhielten nach Lebertransplantation Antithrombin III als thromboembolische Prophylaxe. Bei keinem dieser Patienten zeigte sich eine Thrombose der A. hepatica oder ein klinischer Verdacht auf eine Beinvenenthrombose. Die Substitution mit AT III erwies sich als eine wirksame Methode zur Vorbeugung gegen Thrombosen nach Lebertransplantation. Die Verabreichung erfolgt nach täglicher Kontrolle des Blutspiegels, um einen vorübergehenden Mangel in der postoperativen Phase zu überbrücken.

Summary

Twenty-one patients with liver transplantation were given antithrombin III (AT III) as prophylaxis against thrombotic events. None of these patients developed a thrombosis of the hepatic artery or any clinical signs of deep vein thrombosis. Substitution therapy with AT III proved to be a successful method of preventing thrombosis after liver transplantation. Administration of AT III is given after daily blood level analysis in order to overcome periods of intermittent deficiency of this anticoagulant factor in the postoperative period.

Literatur

1. Mazzaferro V, Esquivel CO, Makowka L, Belle S, Kahn D, Koneru B, Scantlebury VP, Stieber A, Todo S, Tzakis A, Starzl TE (1989) Hepatic artery thrombosis after pediatric liver transplantation – A medical or surgical event? Transplant 47:971–977
2. Lohse W, Winkler H, Wolff H (1985) Zur Bedeutung des Antithrombin III bei klinischen Lebertransplantationen. Zbl Chirurgie 110:803–810
3. Lewis JH, Bontempo FA, Ragni MV, Starzl TE (1989) Antithrombin III during liver transplantation. Transplant Proc 21:3543–3544
4. Ritter DM, Owen CA jr, Bowie EJ, Rettke SR, Cole TL, Tastwell HF, Ilstrup DM, Wiesner RH, Krom RA (1989) Evaluation of preoperative hematology – Coagulation screening in liver transplantation. Mayo Clin Proc 64(2):216–223
5. Rosenberg R, Damus P (1973) The purification and mechanism of action of human antithrombin-heparin cofactor. J Biol Chem 248:6490

Dr. C. Allers, Klinik für Allgemein- und Abdominalchirurgie, Johann Wolfgang Goethe-Universität, Theodor-Stern-Kai 7, W-6000 Frankfurt am Main 70, Bundesrepublik Deutschland

Reaktive Sauerstoffspecies und energiereiche Phosphate bei experimenteller Mehrorganentnahme und Lebertransplantation
Reactive Oxygen Species and High Energy Phosphates During Multiple Organ Removal and Liver Transplantation

I. Schumacher[1], W. Gäbel[1], J. Hauss[2], H.-U. Spiegel[3], U. Zimmermann[1] und D. Kranz[4]

[1]Klinik für Chirurgie, Ernst-Moritz-Arndt-Universität Greifswald
  (Direktor: Prof. Dr. med. D. Lorenz)
[2]Klinik für Abdominal- und Transplantationschirurgie, Medizinische Hochschule Hannover
  (Direktor: Prof. Dr. med. R. Pichlmayr)
[3]Klinik für Chirurgie, Westfälische Wilhelms-Universität (Direktor: Prof. Dr. med. H. Bünte)
[4]Institut für Pathologie, Humboldt-Universität (Charité) (Direktor: Prof. Dr. med. H. David)

Reaktive Sauerstoffspecies (O_2, H_2O_2) entstehen nach Literaturangaben vor allem während der postischämischen Reperfusionsphase in Endothel- und Parenchymzellen. Darüberhinaus sind in der Mikrostrombahn fixierte neutrophile Granulocyten potentielle Radikallieferanten (respiratory burst) [2, 3]. Reagieren diese Superoxidanionen und Wasserstoffperoxid mit Übergangsmetallen, werden Hydroxylradikale gebildet, die Nucleinsäuren, Proteine und Membranlipide attackieren. Es resultieren DNA-Strangbrüche, Proteolysen und Lipidperoxidationen – bei Überlastung der antioxidativen Mechanismen – Zerstörung von Biomembranen und damit der Zellintegrität [5].

Eintretende Endothelläsionen und adhärente Phagocyten potenzieren dabei durch Mikrozirkulationsstörungen (no-reflow Phänomen) den Parenchymschaden. Insgesamt kennzeichnen diese Vorgänge das Reperfusionssyndrom – einen Initiator des frühen postoperativen Transplantatversagens bzw. Grundstein späterer komplikationsreicher Verläufe [1, 2, 4].

Fragestellungen

Wir führten Tierexperimente unter folgenden Fragestellungen durch:

1. Wie stellt sich die Radikalkinetik während Organentnahme, Konservierung und Transplantation dar, und wird diese durch die Art der Konservierungslösung beeinflußt?
2. Korreliert der in der Reperfusionsphase der Leber hypothetisch angenommene Radikalanstieg mit einer Zunahme adhärenter Neutrophiler in der sinusoidalen Endstrombahn und dem ATP-Abfall während der Organkonservierung?

Methodik

Bei 15 Bastardhunden erfolgte unter kontrollierter Beatmung in Neuroleptanalgetik (Fentanyl, Droperidol) eine Mehrorganentnahme von Leber, Pankreas und Nieren in der von Starzl (1987) angegebenen rapid-technique. Die Organe wurden in situ via Aorta (PD: 120

cm WS; PV: 1–5 l) und via Pfortader (PD: 30 cm WS; PV: 1–5 l) perfundiert und danach 3 h bei 4°C lagerungskonserviert. Drei Versuchsgruppen wurden unterschieden:
Gruppe 1 (n = 5): EC-Konservierung
Gruppe 2 (n = 5): HTK-Konservierung
Gruppe 3 (n = 5): UW-Konservierung
Anschließend wurden die Lebern auf 15 weitere Tiere orthotop transplantiert und nach 2 h Leberperfusion der Versuch beendet.

Die reaktiven Sauerstoffspecies, also Superoxidanionen und Wasserstoffperoxid, erfaßten wir mittels Chemiluminescenz oxidierten Luciginins im stabilisierten, deproteinisierten Blutplasma des Spenders bzw. Empfängers sowie im Perfusat nach 3 h Kaltlagerung. Gemessen wurde gegen einen inneren H_2O_2-Standard (10^{-4} Mol/l). Die ATP-Bestimmung im Lebergewebe erfolgte enzymatisch (Boehringer) nach Donorlaparotomie, in situ Perfusion, Lagerungskonservierung und 2 h Leberreperfusion. Zu diesen Zeiten, zusätzlich 10 min nach Reperfusionsbeginn, wurden Leberbiopsien durchgeführt und nach Fixation und HE-Färbung lichtmikroskopisch untersucht.

Ergebnisse

Schon Organentnahme und in situ Perfusion führten in allen 3 Versuchsgruppen zu einem Abfall der ATP-Spiegel im Lebergewebe – in Gruppe 1 um 70% und in Gruppe 2 und 3 ungefähr um 20%. Während der 3stündigen Lagerungskonservierung ging der ATP-Gehalt des Lebergewebes bei EC- und HTK-Konservierung um die Hälfte, bei UW-Konservierung

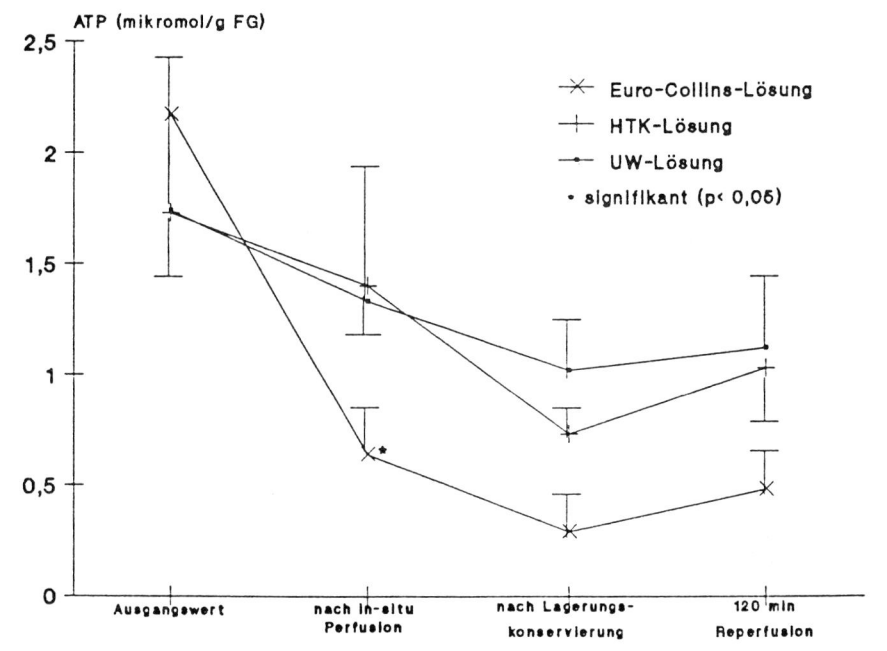

Abb. 1. ATP im Lebergewebe

nur um ein Viertel des zu Beginn der Kaltlagerung gemessenen Wertes zurück. Nach Transplantation, also in der Phase der Leberreperfusion, stiegen die ATP-Spiegel in allen 3 Versuchsgruppen, erreichten aber nur bei HTK- und UW-Konservierung 60–70% des Ausgangswertes (Abb. 1).

Die Donorpräparation verdreifachte die reaktiven Sauerstoffspecies im Spenderplasma. Die anschließende Konservierung mit HTK- bzw. UW-Lösung fing diese gebildeten Radikale ab, so daß sie im Nachperfusat nicht mehr nachweisbar waren. Dieser Effekt ist sicherlich auf die in beiden Lösungen enthaltenen Scavanger zurückzuführen. Während der Leberreperfusion kam es dann in der EC-gruppe zu einem fast 40fachen Anstieg der reaktiven O_2-Species im Blutplasma des Empfängers. Deutlich niedriger lagen die Gipfelwerte bei HTK- und UW-Konservierung (Abb. 2).

Eine Regressionsanalyse zwischen dem Radikalanstieg bei Leberreperfusion und dem ATP-Abfall während der Organkonservierung in der EC-Gruppe ergibt den dargestellten signifikanten Zusammenhang (Abb. 3).

Die histologische Untersuchung der in der frühen Reperfusionsphase entnommenen Leberbiopsien erbrachte in allen 3 Versuchskollektiven eine Zunahme adhärenter Neutrophiler in den Sinusoiden.

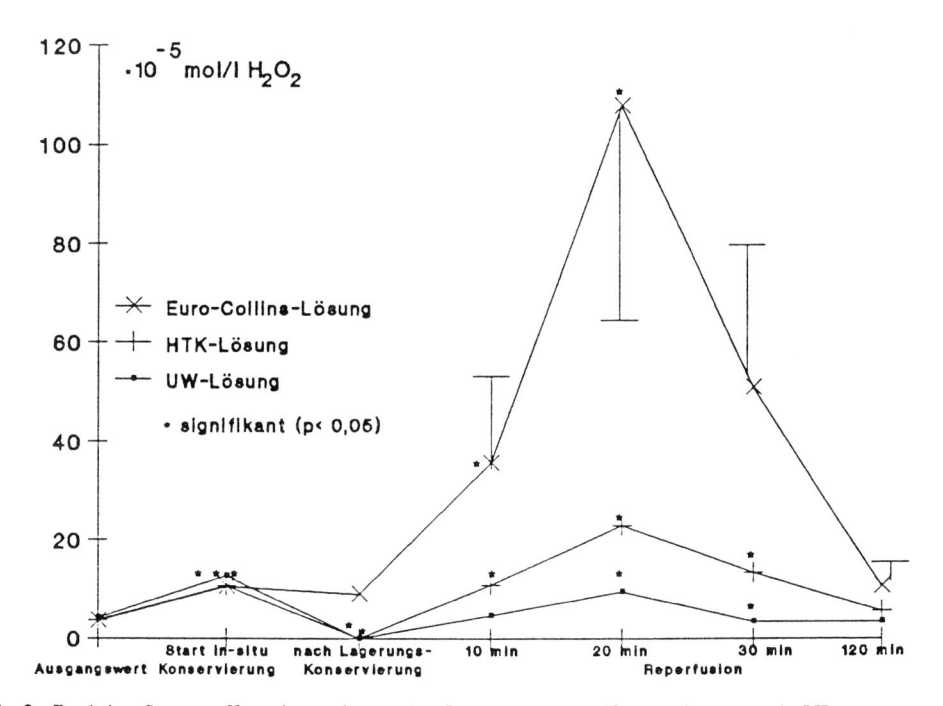

Abb. 2. Reaktive Sauerstoffspecies während der Organentnahme, Konservierung und oLTx

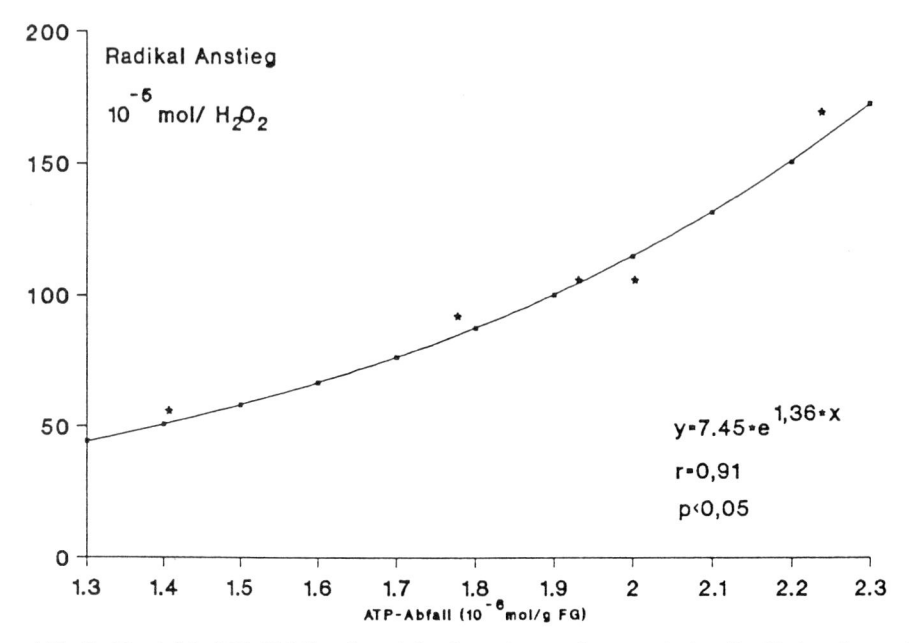

Abb. 3. Vergleich ATP-Abfall während der Organkonservierung mit dem Radikalanstieg nach oLTx

Schlußfolgerungen

Reaktive Sauerstoffspecies ließen sich vor allem während der Leberreperfusion vermehrt in Empfängerplasma nachweisen. Die gute Korrelation ($r = 91\%$, $p < 0,05$) zum ATP-Abfall während der Organkonservierung unterstreicht die in der Literatur häufig zitierte Hypoxanthin-Xanthinoxidase-Quelle und die Notwendigkeit einer ATP-Protektion auch aus dieser Sicht [2, 3]. Potentielle Radikalbildner sind in der Reperfusionsphase darüberhinaus aktivierte Sternzellen und adhärente neutrophile Granulocyten. Für die Praxis ergibt sich daraus ein Einsatz von Xanthinoxidasehemmern in der Konservierungslösung und von Scavangern beim Empfänger.

Zusammenfassung

Bei 15 Bastardhunden wurden unter Verwendung verschiedener Konservierungslösungen (EC, HTK, UW) die reaktiven O_2-Species während Organentnahme, Konservierung und OLTX gemessen. Gleichzeitig erfolgte eine ATP-Bestimmung im Lebergewebe sowie die histologische Beurteilung entnommener Biopsien. Hohe Radikalspiegel (40fache des AW) ließen sich im Empfängerplasma nach EC-Konservierung nachweisen. Diese korrelierten zum ATP-Abfall während der Organkonservierung und zur Zunahme neutrophiler Granulocyten in den reperfundierten Sinusoiden.

Summary

Using various preservation solutions (EC, HTK, UW), reactive oxygen species were measured in 15 mongrel dogs during organ removal, preservation and OLTX. At the same time an ATP analysis was conducted on the liver tissue, together with a histological evaluation of the specimens taken. High free radical levels (40 times the initial rate) were found in the recipient plasma after EC preservation. There is a correlation between the levels of ATP decrease during organ preservation and the increase in neutrophilic granulocytes in the reperfused sinusoids.

Literatur

1. Howard TK, Klintmalm GB, Cofer JB, Husberg BS, Goldstein RM, Gonwa TA (1990) The influence of preservation injury on rejection in the hepatic transplant recipient. Transplant 49:103–107
2. Inauen W, Suzuki M, Granger DN (1989) Mechanisms of cellular injury: Potential sources of oxygen free radicals in ischemia/reperfusion. Microcir Endoth Lymphatics 5:143–155
3. McCord JM (1985) Oxygen derived free radicals in postischemic tissue injury. New Eng J Med 312:159–163
5. Schönberg MH, Younes M, Sellin D, Fredholm BB, Berger HG, Haglund U (1986) In: Elstner EF, Bors W, Wilmans W (Hrsg) Reaktive Sauerstoffspezies in der Medizin. Springer, Berlin Heidelberg New York London Paris Tokyo
5. Sies H (1986) Biochemie des oxidativen Stress. Angew Chemie 98:1061–1075
6. Starzl ThE, Miller Ch, Broznick B, Makowka L (1987) An improved technique for multiple organ harvesting. Surg Gynecol Obstet 165:343–348

Dr. I. Schumacher, Klinik für Chirurgie, Ernst-Moritz-Arndt-Universität, Friedrich-Loeffler-Str. 23, O-2200 Greifswald, Bundesrepublik Deutschland

Bestimmung des kompensatorischen Collateralkreislaufs bei einseitigen Carotisstenosen: Vergleich zwischen selektiver Carotisangiographie und transkranieller Dopplersonographie (TDS)

Assessment of Compensatory Intracerebral Cross Flow in Patients with Internal Carotid Artery Disease: Comparison Between Selective Carotid Angiography and Determination of Cerebral Vasomotor Reactivity

H. Fürst[1], W.H. Hartl[1], L. Lauterjung[1], B. Fink[2], W. Bauer[2] und F.W. Schildberg[1]

[1]Chirurgische Klinik und Poliklinik, Universität München, Klinikum Großhadern
[2]Radiologische Klinik München, Klinikum Großhadern

Einleitung

Die Carotisdesobliteration stellt einen prophylaktischen Eingriff zur Verhinderung eines Schlaganfalls dar. Dementsprechend ist diese Operation v.a. bei den Patienten indiziert, die ein erhöhtes Risiko haben, wegen einer Carotisstenose einen Schlaganfall zu erleiden [1]. Es gibt zwei verschiedene Ursachen für einen Schlaganfall, aus denen sich zwei Risikogruppen ableiten [2].

Die häufigste Ursache ist die Mikroembolisation, ausgehend von der Carotisstenose. Die Diagnostik hierfür stützt sich auf die Erkennung von komplizierten Plaques, die mit der Duplex oder Farbdopplersonographie erkannt werden können [1, 3].

Die zweithäufigste Ursache eines Schlaganfalls ist der kritische Abfall des cerebralen Perfusionsdruckes, verursacht durch die Carotisstenose. Das Gehirn verfügt über zwei Möglichkeiten, einen solchen Druckabfall zu kompensieren.

1. Die cerebrale Autoregulation. Bei Abfall des cerebralen Perfusionsdruckes wird die Perfusion durch Vasodilatation aufrechterhalten. Somit ist die Diagnose einer cerebralen Vasodilatation ein Zeichen für einen bereits abgefallenen Perfusionsdruck.

2. Der Circulus Willisii. Dieser gleicht eine einseitig abgefallene Durchblutung über die Gegenseite aus. Patienten mit hochgradigen Carotisstenosen sind besonders schlagfallgefährdet, wenn die Stenose nicht durch intracerebrale Collateralen kompensiert werden kann [4]. Es ist bisher nicht möglich, die Patienten zu erkennen, die eine eingeschränkte Funktion des Circulus Willisii haben [1].

Methodik

Die Reaktionsfähigkeit (R) des Gefäßbettes der A. cerebri media (MCA) kann durch Dopplerkurvenanalyse der MCA bei verschiedenen arteriellen CO_2-Konzentrationen bestimmt werden. Dabei wird die prozentuale Veränderung eines Widerstandsindex P (Vmax − Vmin/Vmax) in Hyper- und Hypokapnie berechnet und zu ΔCO_2 in Beziehung gesetzt ($\Delta P\%/Vol\%CO_2$) [4]. Eine Verminderung bzw. Aufhebung von R weist auf einen reduzierten cerebralen Perfusionsdruck hin. Bei reduziertem cerebralen Perfusionsdruck ist R vermindert oder aufgehoben, was auf eine kompensatorische cerebrale Vasodilatation hinweist [5].

Bei 18 Patienten (15 Männer, 3 Frauen; 63 ± 2 Jahre) mit einseitigen hochgradigen Carotisstenosen wurde der intracerebrale Crossflow über den Circulus Willisii direkt durch selektive Angiographie der kontralateralen A. Carotis bestimmt. Zusätzlich wurde der periphere Gefäßwiderstand in beiden Hemisphären mittels transkranieller Dopplersonographie der A. cerebri media ermittelt. Ein einseitig erniedrigter peripherer Gefäßwiderstand weist auf mangelhafte intracerebrale Collateralen hin, da er als kompensatorische Reaktion auf eine einseitig unzureichende Durchblutung anzusehen ist. In diesem Fall findet sich eine große Differenz von R beider Hemisphären. Besteht eine gute intracerebrale Collateralisation, ist die Reaktivität beider Hemisphären ausgeglichen, d.h. diese Interhemisphären-Differenz ist gering.

Durch Bildung der Interhemisphären-Differenz ΔR (R Stenoseseite − R Gegenseite) verglichen wir die Reaktivität beider Hemisphären.

Als Kontrollgruppe untersuchten wir 37 altersentsprechende gesunde Personen (30 Männer, 7 Frauen; 65 ± 3,5 Jahre) in gleicher Weise.

Ergebnisse der Angiographie

Bei 9 Patienten konnte eine collaterale Versorgung der betroffenen Hemisphäre über die gegenseitige A. Carotis nachgewiesen werden, bei 9 Patienten konnte eine solche Collateralversorgung nicht gezeigt werden.

Ergebnisse der transkraniellen Dopplerkurvenanalyse

Bei den Patienten ohne angiographisch nachweisbare intracerebrale Collateralisation fanden wir eine negative Seitendifferenz ($-7,94 \pm 1,8$ %/Vol%CO_2). D.h., hier war R auf der betroffenen Hemisphäre stark eingeschränkt im Vergleich zur nicht betroffenen Gegenseite.

Bei den Patienten mit angiographisch nachgewiesenen intracerebralen Collateralen dagegen war die Interhemisphären-Differenz positiv ($+4,73 \pm 1,7$ %/Vol%CO_2). D.h., bei diesen Patienten war R auf der betroffenen Hemisphäre besser als auf der Gegenseite. Dies deutet auf einen Stealeffekt von der gesunden zur betroffenen Seite hin.

In der Kontrollgruppe fand sich ebenfalls eine positive ($+1,55 \pm 0,3$ %/Vol%CO_2) und eine negative ($-1,65 \pm 0,27$ %/Vol%CO_2) Interhemisphären-Differenz. Diese war jedoch jeweils signifikant ($p < 0,001$) kleiner als in der Patientengruppe. Die Interhemisphären-Differenz der beiden Patientengruppen unterschied sich ebenfalls signifikant ($p < 0,001$) voneinander (Abb. 1).

Positive Interhemisphären-Differenz ΔR = guter intracerebraler Collateralfluß.
Negative Interhemisphären-Differenz ΔR = schlechter intracerebraler Collateralfluß.

ΔR
%/Vol%CO2

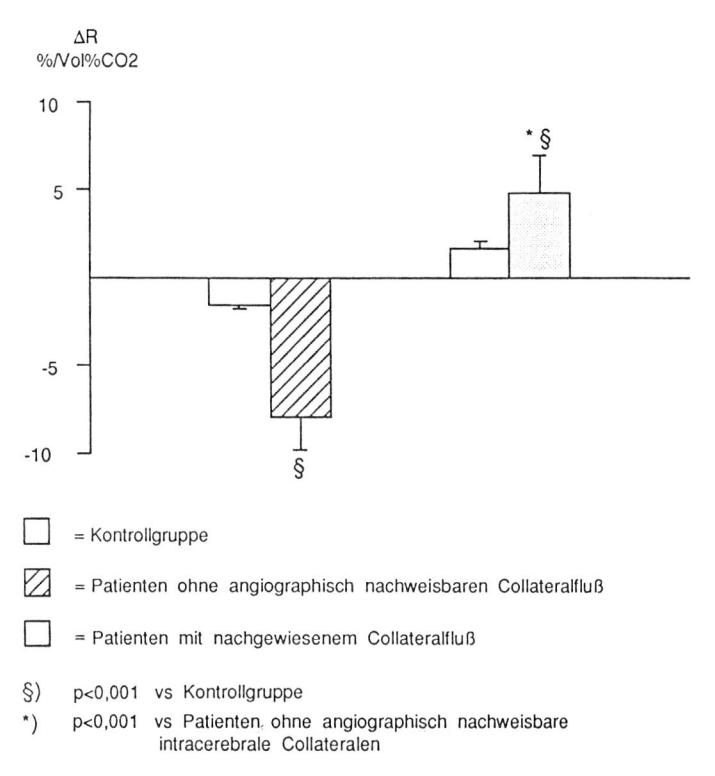

Abb. 1. Patienten mit einseitigen, hochgradigen Carotisstenosen, bei denen angiographisch die intracerebrale Collateralisation dargestellt wurde (n = 18). Vergleich der Interhemisphären-Differenz ΔR von Patienten mit (n = 9) und ohne (n = 9) angiographisch nachweisbaren intracerebralen Collateralfluß

☐ = Kontrollgruppe
▨ = Patienten ohne angiographisch nachweisbaren Collateralfluß
☐ = Patienten mit nachgewiesenem Collateralfluß

§) $p<0{,}001$ vs Kontrollgruppe
*) $p<0{,}001$ vs Patienten ohne angiographisch nachweisbare intracerebrale Collateralen

Schlußfolgerung

Die bisher übliche Stadieneinteilung der cerebrovasculären Insuffizienz erlaubt es nicht, Risikogruppen prospektiv zu erfassen. Gleiche anatomische Veränderungen (einseitige Carotisstenosen) führen nicht zu gleichen pathophysiologischen intracerebralen Veränderungen. Mit der transkraniellen Dopplersonographie kann über die CO_2-Ansprechbarkeit der Gehirngefäße das Ausmaß der kompensatorischen Vasodilatation bestimmt werden (R). Der Vergleich beider Hemisphären (Interhemisphären-Differenz) erlaubt einen sicheren Rückschluß auf die Fähigkeit des Circulus Willisii, eine einseitige Minderdurchblutung collateral zu kompensieren. Die TDS stellt somit ein neues nicht-invasives Verfahren zur Identifizierung von Risikopatienten mit Carotisstenosen dar und kann eine wertvolle Hilfe bei der Indikationsstellung sein [1].

Zusammenfassung

In der vorliegenden Studie wurde ein etabliertes invasives Verfahren (Angiographie) mit einem neuen nicht-invasiven Verfahren (transkranielle Dopplersonographie, TDS) zur Erkennung eines insuffizienten Collateralflusses bei Patienten mit einseitigen Carotisstenosen verglichen. Die TDS der A. cerebri media erlaubt die Erkennung einer kompensatorischen cerebralen Vasodilatation als Ausdruck eines abgefallenen cerebralen Perfusionsdruckes. Bei Patienten mit einseitigen Carotisstenosen führt mangelhafter Crossflow zu einer einseitigen Verminderung des peripheren Gefäßwiderstandes, was im Vergleich beider Hemisphären erkannt werden kann (negative Interhemisphären-Differenz ΔR). Guter intracerebraler Crossflow führt zu einem Stealeffekt von der gesunden zur betroffenen Hemisphäre (positive Interhemisphären-Differenz ΔR). Die transkranielle Dopplerkurvenanalyse erlaubt die Erkennung der Patienten, bei denen eine intracerebrale Collateralisation nur ungenügend möglich ist, mit hoher Sensitivität und Spezifität.

Summary

In the present study we compared an accepted invasive procedure (angiography) with a new, noninvasive procedure (transcranial Doppler sonography, TDS) with regard to their capability of diagnosing insufficient intracerebral collateral flow in patients with unilateral high-grade carotid artery stenosis. TDS of the middle cerebral artery allows the identification of a compensatory cerebral vasodilation, which indicates a reduced cerebral perfusion pressure. In patients with unilateral carotid artery stenosis an insufficient cross flow leads to an unilateral reduction of peripheral vascular resistance. This reduction may be recognized by comparing the hemodynamics of both hemispheres (negative interhemispheric difference ΔR). Adequate intracerebral cross flow results in a steal phenomenon, shunting blood from the unaffected to the affected hemisphere (positive interhemispheric difference ΔR). TDS allows the identification of patients who show a poor intracerebral cross flow with high sensitivity and specifity.

Literatur

1. Fürst H, Hartl WH, Lauterjung L, Schildberg FW (1990) Die arteriosklerotische Insuffizienz der A. carotis interna (ACI). II: Diagnostik und Indikation zur gefäßchirurgischen Therapie. Münch Med Wochenschr 132:575–578
2. Fürst H, Hartl WH, Lauterjung L, Schildberg FW (1990) Die arteriosklerotische Insuffizienz der A. carotis interna (ACI). I: Pathophysiologie und Risikogruppen. Münch Med Wochenschr 132:563–566
3. Fürst H, Sutter T, Steitz HO, Lauterjung L, Schildberg FW (1989) Color flow imaging (CFI) of the internal carotid artery (ICA). Circulation 80:II 564
4. Fürst H, Trautvetter D, Jansen I, Schildberg FW (1990) Transkranielle Dopplerkurvenanalyse. Zur Pathophysiologie einseitiger Karotisstenosen. Der Chirurg 61:178–182
5. Fürst H, Hartl WH, Jansen I, Sutter T, Lauterjung L, Schildberg FW (1990) Relevance of cerebral vasomotor reactivity to prospects for successful endarterectomy. Lancet 335:166–167

Dr. H. Fürst, Chirurgische Universitätsklinik, Klinikum Großhadern, Marchioninistr. 15, W-8000 München 70, Bundesrepublik Deutschland

Morphologische Reaktionsmuster nach experimenteller Laseranastomosierung kleiner Blutgefäße – mikroskopische und immunfluorescenzmikroskopische Befunde

Pattern of Morphological Reactions of Small Blood Vessels After Experimental Laser-Assisted Anastomosis: Microscopical and Immunfluorescence Microscopical Results

W. Knopp[1], G. Dasbach[2], B. Voss[3], W. Marek[3], G. Muhr[1] und K.-M. Müller[2]

[1]Chirurgische Klinik und Poliklinik der Berufsgenossenschaftlichen Krankenanstalten "Bergmannsheil", Universitätsklinik Bochum (Dir.: Prof. Dr. G. Muhr)
[2]Institut für Pathologie an den Berufsgenossenschaftlichen Krankenanstalten "Bergmannsheil", Universitätsklinik Bochum (Dir.: Prof. Dr. K.-M. Müller)
[3]Berufsgenossenschaftliches Institut für Arbeitsmedizin (Dir.: Prof. Dr. X. Bauer), Bochum

Zielsetzung

Zu klären waren die Fragen, ob die Laseranastomosierung technisch in der Mikrochirurgie routinemäßig anwendbar ist, ob thermische Narben die Thrombosegefahr reduzieren und der Eingriff vereinfacht und das Risiko gesenkt werden können.

Methodik

Es wurden an der A. carotis und der V. cava weiblicher Wistar-Ratten End zu End Anastomosen in drei Techniken durchgeführt: Bei der laserunterstützten Anastomose wurden die Schnittränder mit drei Haltefäden adaptiert und die dazwischenliegenden Gefäßsegmente mit einem CO_2-Laser "verklebt", bei der isoliert gelaserten Anastomose wurden die drei Haltefäden nach der "Gewebeverklebung" mit dem CO_2-Laser wieder entfernt. In der dritten Gruppe erfolgte eine Anastomosierung in konventioneller Nahttechnik. Die durchschnittliche Energiedichte belief sich bei den laserunterstützten Arterienanastomosen auf 1279 J/cm^2 ± 110 J/cm^2, bei den laserunterstützten Venenanastomosen auf 1097 J/cm^2 ± 142 J/cm^2 und bei den ausschließlich gelaserten Arterienanastomosen auf 1088 J/cm^2 ± 85 J/cm^2. Eine isolierte Laserung der arteriellen Gefäßwand ohne Anastomosierung am kontralateralen Gefäß bildete die Kontrollgruppe. Die Narkose wurde mit Ketamin, Xylazin und Atropin durchgeführt. Diese laserunterstützten, isoliert gelaserten und konventionellen Arterienanastomosen sowie die Venenanastomosen wurden nach einem Zeitraum von einer Stunde bis 90 Tagen histologisch untersucht. Die Gefäßpräparate wurden in HE- und van Gieson-Färbungen untersucht. Die Bestandteile der Extracellularmatrix (Kollagen Typ I und Typ III) wurden mit der indirekten Immunfluorescenz-Mikroskopie nachgewiesen und ihre Verteilung analysiert. Die Gesamtzahl der operierten Tiere belief sich auf 69, wovon 9 Tiere postoperativ verstarben.

Morphologische Ergebnisse

Thrombenbildungen: Okklusive Thrombenbildungen oder Intimaproliferationen zeigen in dieser Untersuchung weder die konventionellen noch die laserunterstützten oder isoliert gelaserten Arterienanastomosen, lediglich eine konventionelle Venenanastomose zeigte eine okklusive Thrombenbildung. Flache, oberflächliche Thrombenbildungen an der Anastomose ohne pathologische Bedeutung sind bei 11 (46%) von 24 konventionellen und bei 10 (42%) von 24 laserunterstützten Anastomosen nachzuweisen.

Gefäßwandalteration: Eine Wandnekrose im Bereich der vereinigten Schnittränder besteht in beiden Gruppen. Die laserunterstützte oder ausschließlich gelaserte Anastomose zeigt nach thermischer Einwirkung eine fokale Nekrose, während die Nahtanastomose eine disseminierte Nekrose aufweist. Im Gegensatz zu konventionellen Arterienanastomosen zeigen einige laserunterstützte oder ausschließlich gelaserte Arterienanastomosen bereits nach drei Tagen konfluente Endothelzellauskleidungen. Nach sieben Tagen sind alle durch Lasertechnik verbundene Arterienanastomosen mit Endothelzellen ausgekleidet, während die Nahtgruppe noch Endothelzelldefekte aufweist. Die geringere Endothelzellschichtalteration zeigt die verminderte Gefäßwandschädigung bei laserunterstützten oder ausschließlich gelaserten Arterienanastomosen. Elastische Fasern sind offenbar ein wirksamer Schutz gegen die laserbedingte Nekrosenausdehnung.

Reparationsmuster: Der Defektspalt der Arterienanastomosen wird in allen Gruppen mit Ablagerungen aus Eiweiß, Fibrin und Zelldetritus überbrückt. Fibrinablagerungen im Defektspalt und celluläre Infiltrationen der Coagulationsnekrose im Bereich der Adventitia und des perivasculären Gewebes sind die ersten Reparationsleistungen (Neblett und Mitarb. 1986). Die Naht- und Lasergruppen sind hinsichtlich des cellulären Infiltrates an den Defekträndern vergleichbar. Die geschädigten Muskelzellen der Lasergruppe zeigen schon nach drei Tagen eine Regenerationstendenz, die in diesem Ausmaß in der Nahtgruppe nicht zu beobachten ist. Nach sieben Tagen bildet sich bei allen Gruppen ein frisches Organisationsgewebe aus, das auch eine Nivellierung von Stufenbildungen zwischen den Schnitträndern einleitet. Der umgebende Weichteilmantel zeigt eine Hyperämie und Neovascularisation. Nach konventioneller Anastomosierung ist es durch das Nahtmaterial zur Ausbildung einer chronischen Fremdkörperreaktion mit mehrkernigen Fremdkörper-Riesenzellen gekommen. Die laserunterstützten Anastomosen haben bei geringerer Fremdkörperimplantation eine reduzierte Fremdkörperreaktion. Nach 28 Tagen besteht ein weitgehend übereinstimmendes Reparationsmuster bei der konventionellen und laserunterstützten Arterienanastomose: ein feinfaseriges Kollagennetz überbrückt vollständig den ehemaligen Defektspalt. Die elastische Faserschicht der Media bleibt unterbrochen. Dieses feinfaserige Kollagennetz gleicht auch Niveauunterschiede der Gefäßränder aus. In der Nahtgruppe persistiert die Fremdkörper-Riesenzellen-Reaktion. Die Anzahl der Fremdkörper-Riesenzellen nimmt weiterhin zu. Die Reißfestigkeit nach alleiniger "Gewebeverklebung" mit dem CO_2 Laser reicht nicht aus. Das histomorphologische Substrat der nicht belastungsfähigen Gefäßwandadaptation sind alte Blutungsresiduen aus dem ehemaligen Defektspalt, die von einem Fremdkörpergranulom umgeben sind. Zwar zeigen die Arterienanastomosen in allen Gruppen eine geringe Dehiscenz der anastomosierten Gefäßränder, jedoch weisen die ausschließlich gelaserten Arterienanastomosen nach siebentägiger Versuchsdauer eine signifikante Zunahme der Dehiscenz der anastomosierten Gefäßränder auf. Der Abstand der Schnittränder ist bei den isoliert gelaserten Arterienanastomosen (213 μm ± 65 μm) im Vergleich zu den laserunterstützten Arterienanastomosen (22 μm ± 5 μm) und den konventionellen Arterienanastomosen (32 μm ± 10 μm) statistisch signifikant vergrößert (p < 0,01). Die Aneurysmarate beträgt bei den isoliert gelaserten Arterienanastomosen (4,8%), wohingegen die laserunterstützten Anastomosen keine Aneurysmabildung zeigen. Auch zeigen die nur gelaserten Arterienanastomosen im Vergleich zu den laserunterstützten und den konventionellen Arterienanastomosen ein gleichartiges Reparationsmuster, jedoch ist dieses neugebildete, feine Kollagenfasernetz allein nicht fest genug, um eine zunehmende Anastomosendehiscenz mit Aneurysmabildung zu verhindern. Die Reparationszone des neugebildeten mesenchymalen Interponates erhält bei isoliert gelaserten Arterienanastomosen offensichtlich zu wenig Kollagen Typ I- und III-Fasern, die für die Reißfestigkeit zuständig sind. Laserunterstützte oder konventionelle Arterienanastomosen weisen zwischen den ehemaligen Schnitträndern ein mesenchymales Interponat mit einem relativ dichten Netz aus Kollagen Typ I- und III-Fasern auf. Im Zentrum dieses neugebildeten Fasernetzes ist bei isoliert gelaserten Arterienanastomosen dagegen nur wenig Kollagen Typ I und III nachzuweisen. Es resultieren instabile Reparationszonen, die aneurysmatische Aussackungen und Dehiscenzen ermöglichen.

Zusammenfassung

In einer vergleichenden tierexperimentellen Untersuchung an 69 Wistar-Ratten wurden konventionelle Nahttechniken und Lasertechniken bei der mikrochirurgischen Anastomosierung der A. carotis und der V. cava gegenübergestellt. Laserunterstützte und konventionelle Arterienanastomosen wiesen ein ähnliches Reparationsmuster auf. Nach 28 Tagen war die Anastomosenüberbrückung mit der Ausbildung eines feinfaserigen mesenchymalen Fasernetzes weitgehend abgeschlossen. Isoliert gelaserte Anastomosen zeigten eine instabile Reparationszone. Nach einer siebentägigen Versuchsdauer traten bei den ausschließlich gelaserten Arterienanastomosen zunehmende Dehiscenzen der ehemaligen Schnittränder auf. Die Anzahl kleinerer, luminaler Thromben war bei den Arterienanastomosen nach konventioneller Technik und Lasertechnik vergleichbar. Die laserunterstützte Anastomose ist aufgrund dieser Untersuchungen für die Mikrochirurgie ein technisch vorteilhaftes Verfahren.

Summary

The respective healing pattern of conventional, laser-assisted suture techniques and pure lasered anastomoses were compared using an experimental model with 69 Wistar rats. Microsurgical anastomoses were carried out on arteria carotis and vena cava. Anastomoses of the arteries exhibited quite a similar reaction pattern, either with laser-assisted or conventional sutures. The bridging of anastomoses was completed after 28 days by formation of a thin-fibered mesenchymal network. Pure lasered anastomoses had a instable reparation zone. Thus, arterial dehiscences at the cut borders were observed after 7 days. The number of small luminal thrombi was the same with the conventional as with the laser-assisted technique. The present investigation supports the idea that the laser-assisted anastomosis is an advantageous technique in microsurgery.

Literatur

Neblett CR, Morris JR, Thomsen S (1986) Laser.assisted microcsurgical anastomosis. Neurosurgery 19:914–934

Dr. W. Knopp, Chirurgische Universitätsklinik, BG-Krankenanstalten "Bergmannsheil Bochum", Gilsingstraße 14, W-4630 Bochum 1, Bundesrepublik Deutschland

Einsatz verschiedener Lasertypen in der Herzchirurgie – Vergleichende experimentelle Untersuchungen am Ventrikelmyokard, histologische Auswirkungen und klinische Anwendungsmöglichkeiten

Use of Various Types of Laser in Heart Surgery – A Comparative Experimental Study on Ventricular Myocardium, Histological Effects and Possible Clinical Application

T. Topalidis[1], H. Häusler[2], J. Ennker[3], G. Biamino[2], R. Berlien[2] und R. Hetzer[3]

[1]Chirurgische Klinik, Universitätsklinikum Rudolf Virchow, Standort Charlottenburg, Berlin
[2]Laser Medizinzentrum, Berlin
[3]Deutsches Herzzentrum Berlin

Die Anwendung von Laserenergie in der Behandlung von unterschiedlichen Erkrankungen hat insbesondere in den verschiedenen Gebieten der Chirurgie bereits Eingang gefunden [2].

Erste Studien in der Anwendung von Laserenergie in der Herzchirurgie, z.B. bei der Ablation von arrhythmogenen Bezirken sind bereits veröffentlicht [3, 4, 5].

Systematische Untersuchungen verschiedener Lasertypen unter simulierten chirurgischen OP-Bedingungen sind jedoch noch nicht ausreichend durchgeführt worden.

Ziel unserer Arbeit war es zu untersuchen, welche Wirkung verschiedene Lasertypen auf das Myokard haben, welche histologischen Veränderungen auftreten und welche möglichen klinisch-chirurgischen Anwendungsmöglichkeiten sich daraus ableiten lassen.

Material und Methodik

Anhand von einhundertzwanzig frisch gewonnenen Rindermyokardpräparaten wurden die Effekte von folgenden Lasertypen untersucht: CO_2, Nd:YAG (1,06), Argon-Ion-Laser sowie des gepulsten Lasers (Excimer). Alle Typen bis auf den CO_2-Laser wurden über optische Fasern verabreicht. Der CO_2-Laser benötigt einen Spiegelgelenkarm. Es wurden bei unterschiedlichen Intensitäts- bzw. Energiedichten und unterschiedlichen Schnitt- bzw. Führungsgeschwindigkeiten des Lasers, die Ablations- bzw. Schnittiefe und die Coagulations- bzw. Verletzungszone stereomikroskopisch gemessen. Die Messungen wurden immer unter standardisierten Bedingungen durchgeführt. Die Temperatur des Myokards betrug bei allen Untersuchungen 20–22°C.

Anschließend wurden die Präparate formalinfixiert, in Paraffin eingebettet und nach Hämatoxylin-Eosin-Färbung lichtmikroskopisch untersucht und erneut das Ausmaß der Gewebsschädigung gemessen.

Ergebnisse

Eine der Fragestellungen unserer Studie war, ob die makroskopisch sichtbare Coagulationszone auch histologisch mit einer irreversiblen Myokardzellschädigung einherging. Die Ergebnisse wurden für alle Lasertypen verglichen. Traten mehr als 3 der nachfolgenden Kriterien auf, wurde das Myokard als irreversibel geschädigt eingestuft:

- Myokardzellhyperchromasie,
- Zellmembranschädigung,
- Kernpyknose,
- Fragmentierung der Myokardzellfasern,
- Cytoplasmavacuolisierung,
- Capillarschädigung mit und ohne intravasaler Erythrocytendegeneration.

Bei allen angewendeten Lasertypen fand sich bis auf den Nd:YAG-Laser ein prinzipiell gleichartiger zonaler Aufbau des bestrahlten Gebietes (von zentral nach peripher). Der Nd:YAG-Laser zeigte nicht diese zonale Struktur. Aus diesem Grunde wurden die oben beschriebenen Kriterien erstellt und angewendet:

1. Carbonisation
2. schmaler amorpher Coagulationssaum mit Vacuolenbildung
3. hyperchromatische Zone mit Fragmentation der Muskelfasern bei weitgehend unauffälligen Zellkernen
4. blasse Zone mit blasiger Cytoplasmadegeneration und deutlicher Kernpyknose
5. in den Zonen 2–4 Capillarschädigung mit intra- und extravasaler Erythrocytendegeneration.

Der Vergleich zwischen den stereomikroskopischen und den lichtmikroskopischen Messungen zeigte für die Abtragungstiefe wie auch für den Coagulationssaum nur geringfügige Abweichungen. Sie lag im Mittel bei 17,6%. Dies ist am ehesten auf die Methode zurückzuführen (z.B. Schrumpfung des Gewebes während der Fixation).

Das bedeutet, daß das makroskopisch als coaguliert eingestufte Gewebe auch histologisch als nekrotisch einzustufen ist. Alle Messungen wurden zweifach durchgeführt, einmal mit und einmal ohne Endokard.

Die folgende Tabelle 1 zeigt die Abtragungstiefen und Coagulationssäume der verschiedenen Lasertypen bei unterschiedlichen Energien und Schnittgeschwindigkeiten.

Tabelle 1. Abtragungstiefe und Coagulationssäume der verschiedenen Lasertypen bei unterschiedlichen Energien und Schnittgeschwindigkeiten

Lasertyp	Leistung (W) (Hz)	Abtragungstiefe (mm)	Coagulationssaum (mm)	Schnittgeschw. (mm/s)
CO_2[a]	5–20	0,3–5	0,1–4	2,5–10
Nd:YAG[a]	20–80	0,0–2	0,3–3	1,0–2,5
Argon[a]	1–7	0,1–2	0,4–0,7	1,0–5
Excimer[a]	20–100	0,7–3	0,2–0,25	1

[a] 1 × mit, 1 × ohne Endokard.

Der CO_2-Laser und der Excimer-Laser zeigten die beste Schnittqualität, gefolgt vom Argon-Laser. Der Nd:YAG-Laser verursacht einen breiten Coagulationssaum im Gewebe.

Zusammenfassung

Bis auf den Nd:YAG-Laser zeigten die anderen Laser einen gleichartigen zonalen Aufbau in den histologischen Gewebsveränderungen. Die makroskopisch sichtbaren Coagulationssäume wurden auch histologisch als nekrotisch eingestuft. Im Hinblick auf eine klinische Anwendung erscheint der Excimer-Laser die besten Ergebnisse zu liefern. Er kann über optische Fasern appliziert werden und bietet über die Pulsfrequenz eine leichte Steuerungsmöglichkeit.

Summary

In principal CO_2, argon and Excimer lasers showed the same zonal structure in the areas exposed to radiation. The Nd:YAG laser did not show this. The comparison of stereoscopic and light microscopic measurements demonstrates only minimal deviations. This means that tissue which macroscopically appears to be coagulated must also be considered necrotic. With regard to clinical application the Excimer laser appears to give best results. It can be applied via optic fibers, shows good cutting qualities and there is easy control over frequency adjustment of pulses.

Literatur

1. Abela GS, Seeger FM, Barbieri E, Franzini D, Feneck A, Pepine CJ, Conti CR (1986) Laser angioplasty with angioscopic guidance in humans. J Am Coll Cardiol 8:184–92
2. Dinstl K, Fscher PL (1981) Der Laser – Grundlagen und klinische Anwendung. Springer, Berlin Heidelberg New York
3. Saksena S, Hussain SM, Gielchinski I, Gadhoke A, Pantopoulos D (1987) Intraoperative mapping-guided Argon laser ablation of malignant ventricular tachycardia. Am J Cardiol 59:78–83
4. Saksena S, Hussain SM, Gielchinski I, Pantopoulos D (1987) Intraoperative mapping-guided Argon laser ablation of supraventricular tachycardia in the Wolff-Parkinson-White syndrome. Am J Cardiol 60:196–199
5. Svenson RH, Gallagher JJ, Selle JG, Zimmern SH, Fedor JM, Robicsek F (1987) Neodym: YAG laser photocoagulation: a successful new map guided technique for the intraoperative ablation of ventricular tachycardia. Circulation 76:1319–1328

Dr. T. Topalidis, Chirurgische Klinik, Universitätsklinikum Rudolf Virchow, Standort Charlottenburg, W-1000 Berlin, Bundesrepublik Deutschland

Beteiligung zirkulierender Leukocyten an der pulmonalen Hypertension nach Heparin-Protamin Interaktion

Contribution of Circulating Leukocytes to Pulmonary Hypertension Following Heparin-Protamine Interaction

H. Habazettl[1], P. Conzen[2], E. Yekebas[1], B. Vollmar[1] und K. Peter[2]

[1]Institut für Chirurgische Forschung, Klinikum Großhadern, Universität München
[2]Institut für Anästhesiologie, Klinikum Großhadern, Universität München

Einleitung

Im Anschluß an Operationen unter Einsatz der Herzlungenmaschine sowie nach vielen gefäßchirurgischen Eingriffen muß die Wirkung von Heparin durch die Injektion von Protamin aufgehoben werden. Dabei kann es zu lebensbedrohlichen Kreislaufreaktionen kommen, in deren Mittelpunkt eine massive pulmonale Hypertension steht. Frühere Studien unserer Arbeitsgruppe haben gezeigt, daß dieser Reaktion eine massive Thromboxanfreisetzung zugrunde liegt. Sowohl durch Hemmung der Cyclooxygenase mit Indomethacin [1], als auch durch spezifische Blockade allein der Thromboxanreceptoren [2] konnte die pulmonale Hypertonie nach Heparin-Protamin vollständig unterbunden werden. Dagegen wurden sowohl Histamin als auch Platelet-Activating-Factor als potentielle Mediatoren dieser Reaktion ausgeschlossen [3]. Unter einer Vielzahl gleichzeitig auftretender cellulärer und humoraler Reaktionen wird der regelmäßig beobachteten Sequestrierung und der damit vermutlich einhergehenden Aktivierung zirkulierender Leukocyten eine Schlüsselrolle für die Freisetzung von Arachidonsäuremetaboliten und die pulmonale Hypertension zugesprochen [4, 5]. Wir überprüften deshalb in einem neu etablierten Tiermodell, ob zirkulierende Leukocyten tatsächlich kausal an der pulmonalen Hypertension nach Heparin-Protamin beteiligt sind.

Methodik

Zur Induktion einer experimentellen Leukopenie wurde acht Schweinen über einen zentralvenösen Katheter 30 mg/kg/d Cyclophosphamid für 6–7 Tage infundiert. Das Blutbild wurde täglich kontrolliert. Die Untersuchungen wurden am 6. oder 7. Tag, bei Leukocytenzahlen von 400–900/mm^3 und einem Anteil von Granulocyten von < 1% vorgenommen. Die Narkose wurde mit Ketamin und Flunitrazepam i.m. eingeleitet und mit Fentanyl i.v. und Enfluran in der Einatemluft aufrechterhalten. Katheter in der Vena cava inferior, der Aorta abdominalis, der Vena pulmonalis und im linken Ventrikel dienten der Infusion von Elektrolytlösung, der Bestimmung von Blutdrucken und Herzminutenvolumen, sowie der Gewinnung von Blutproben. Nach Erfassung der Ausgangswerte wurden 250 IE/kg Heparin injiziert und alle Messungen nach 10 min wiederholt. Anschließend wurden 100

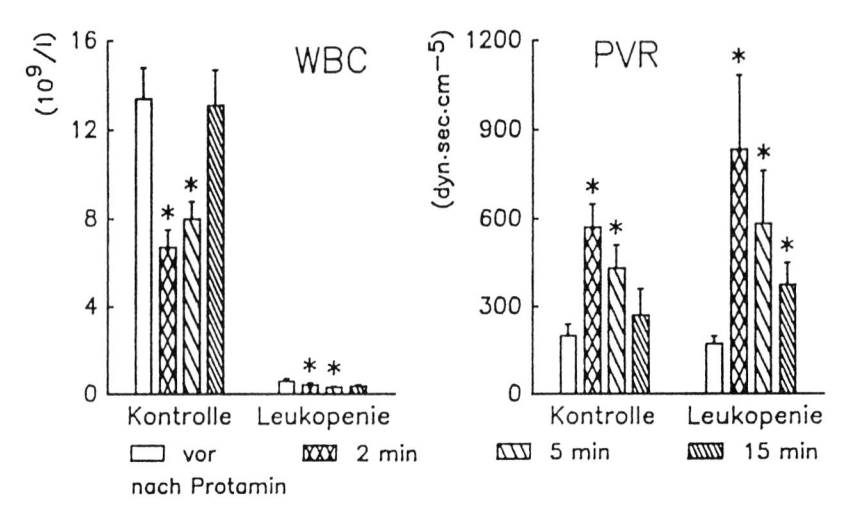

Abb. 1. Leukocytenzahlen (WBC) und pulmonalvasculärer Widerstand (PVR) bei Kontrolltieren und bei leukopenischen Tieren unmittelbar vor, sowie zwei, fünf und fünfzehn Minuten nach Protamin. Mittelwert ± SEM; *p < 0,05 gegenüber dem Wert vor Protamin. Zwischen beiden Gruppen ergab sich kein signifikanter Unterschied

mg Protamin über 2 min infundiert und Messungen nach 2, 5 und 15 min durchgeführt. Acht Kontrolltiere wurden nach dem gleichen Protokoll, jedoch ohne Vorbehandlung, mit Cyclophosphamid untersucht. Mittelwerte ± Standardfehler sind angegeben, Unterschiede wurden mit der Rang-Varianzanalyse nach Friedman, bzw. mit dem U-Test geprüft.

Ergebnisse

Die Kontrollgruppe (KON) und die vorbehandelte Versuchsgruppe (CYC) unterschieden sich vor der Protamininjektion allein im Blutbild (KON 13400 ± 1400 Leukocyten/μl, 54% Granulocyten; CYC 590 ± 130 Leukocyten/μl, 0,6% Granulocyten). Die Veränderung der Leukocytenzahl nach Protamin ist für beide Gruppen in der Abbildung dargestellt. Heparin führte in keiner der beiden Gruppen zu signifikanten Reaktionen. Bereits während der Protamininfusion begann der pulmonalarterielle Druck in beiden Gruppen zu steigen und erreichte nach 2 min 33 mmHg in der Kontrollgruppe und 28 mmHg bei den leukopenischen Tieren. Der pulmonalvasculäre Widerstand war zum gleichen Zeitpunkt um 185% (KON) bzw. 384% (CYC) (Abb. 1), die Thromboxan B_2 Plasmakonzentration um 56% (KON) und 42% (CYC) erhöht; die Unterschiede zwischen beiden Gruppen waren nicht signifikant. Gleichzeitig fiel die Zahl der Leukocyten im Blut von 13400 ± 1400 auf 6700 ± 800 [Zellen/mm^3] (KON) bzw. von 590 ± 130 auf 420 ± 90 [Zellen/mm^3] (CYC) ab. 15 min nach Protamin unterschieden sich in der Kontrollgruppe Blutbild und hämodynamische Parameter nicht mehr von den Ausgangswerten. Bei den leukopenischen Tieren waren zu diesem Zeitpunkt pulmonalarterieller Druck und pulmonalvasculärer Widerstand noch erhöht.

Schlußfolgerung

Die massive Reduktion der Zahl zirkulierender Leukocyten durch Vorbehandlung mit Cyclophosphamid hatte keinen Einfluß auf das Ausmaß der pulmonalen Hypertension nach Heparin-Protamin, sondern führte zu einem Persistieren des pulmonalen Hochdrucks. Wir schließen daraus, daß zirkulierende Leukocyten an der pulmonalen Hypertension nach Heparin-Protamin nicht wesentlich beteiligt sind, und das bei der Reaktion freigesetzte Thromboxan nicht aus dieser Zellpopulation stammt. Im Rahmen der Heparin-Protamin Reaktion stellt die Sequestrierung der zirkulierenden Leukocyten offensichtlich nur ein Epiphänomen dar.

Zusammenfassung

Unter den möglichen Ursachen der Thromboxan A_2 induzierten pulmonalen Hypertension nach Heparin-Protamin Interaktion wird der regelmäßig beobachteten Sequestrierung und vermutlichen Aktivierung zirkulierender Leukocyten eine Schlüsselrolle zugesprochen. Die kausale Beteiligung der Leukocyten bei dieser Reaktion wurde in einem Tiermodell geprüft. Zur Induktion einer experimentellen Leukopenie wurden 8 Schweine mit Cyclophosphamid vorbehandelt, 8 Schweine dienten als Kontrolle. In beiden Gruppen führte die Antagonisierung von Heparin durch Protamin zur Freisetzung von Thromboxan und zu einer akuten pulmonalen Hypertension. Das Ausmaß der Reaktion unterschied sich nicht zwischen leukopenischen und Kontrolltieren. Wir schließen, daß die Sequestrierung der Leukocyten im Rahmen der pulmonalen Hypertension nach Heparin-Protamin ein Epiphänomen darstellt.

Summary

Sequestration and the presumed activation of circulating leukocytes is regularly observed during thromboxane A_2 induced pulmonary hypertension following heparin-protamine interaction and is said to play a major role in this reaction. The actual contribution of leukocytes to the heparin-protamine reaction was studied in an animal model. Eight pigs were pretreated with cyclophosphamide to induce experimental leukopenia, and eight pigs served as controls. In both groups heparin reversal by protamine induced thromboxane release and acute pulmonary hypertension. The severity of the reaction was not different among leukopenic and control groups. We conclude that sequestration of leukocytes does not contribute to pulmonary hypertension following heparin-protamine interaction.

Literatur

1. Hobbhahn J, Conzen PF, Zenker B, Goetz AE, Peter K, Brendel W (1988) Beneficial effect of cyclooxygenase inhibition on adverse hemodynamic responses after protamine. Anesth Analg 67:253–260
2. Conzen PF, Habazettl H, Gutmann R, Hobbhahn J, Goetz AE, Peter K, Brendel W (1989) Thromboxane mediation of pulmonary hemodynamic responses after neutralization of heparin by protamine in pigs. Anesth Analg 68:25–31

3. Habazettl H, Conzen PF, Vollmar B, Yekebas E, Gutmann R, Brendel W, Peter K. Pulmonary hypertension following heparin-protamine: roles of left-sided infusion, histamine and platelet activating factor. Anesth Analg (in press)
4. Horrow JC (1985) Protamine: a review of its toxicity. Anesth Analg 64:348–361
5. Morel DR, Lowenstein E, Nguyenduy T, Robinson DR, Repine JE, Chenoweth DE, Zapol WM (1988) Acute pulmonary vasoconstriction and thromboxane release during protamine reversal of heparin anticoagulation in awake sheep. Circ Res 62:905–915

Dr. H. Habazettl, Institut für Chirurgische Forschung, Klinikum Großhadern, Marchioninistr. 15, W-8000 München 70, Bundesrepublik Deutschland

Stellenwert der chirurgischen Therapie von Lungenmetastasen
Value of Surgical Treatment of Pulmonary Metastases

M. Walter, H. Erasmi und H. Pichlmaier

Chirurgische Universitätsklinik Köln-Lindenthal (Dir.: Prof. Dr.Dr. H. Pichlmaier), Köln

Einleitung

Das Auftreten von Lungenmetastasen muß nach wie vor als Zeichen der hämatogenen Aussaat und damit als prognostisch ungünstiger Hinweis auf ein fortgeschrittenes Tumorleiden gewertet werden [1]. Der angestrebte Maximaleffekt der Resektionsbehandlung ist die Verlängerung des Lebens ohne Leiden, seltener gar die "Heilung". Sind Indikation und strenge Erfüllung der vorgenannten Kriterien der Operabilität gegeben, so vermag kein anderes Verfahren wie Strahlen- oder Chemotherapie alleine oder in Kombination einen Herd maligner Zellen so sicher und so schonend für den Gesamtorganismus zu entfernen, wie die Resektion. Wenngleich *retrospektiv* erarbeitete Erfolgskriterien nicht in jedem Fall übertragbar sind, kann derzeit nur durch ihre Durchführung eine Standortbestimmung versucht werden. Anhand des eigenen Patientengutes der vergangenen 10 Jahre werden daher die Ergebnisse der chirurgischen Behandlung pulmonal metastasierter Malignome dargestellt.

Patientengut und Methode

In die vorliegende Untersuchung gingen 71 Patienten ein, die im Zeitraum von 1.1.1980 bis 31.12.1989 in unserer Klinik wegen Lungenmetastasen operiert wurden. Unter den Primärtumoren führte das Sarkom mit 29,6% (n=21), gefolgt vom Nierencarcinom mit 26,8% (n=19), malignem Melanom mit 19% (n=14), Ovarial- und Hodentumoren mit 12,6% (n=9) und Dickdarmcarcinom mit 7,0% (n=5). In jeweils einem Fall handelte es sich um Tochtergeschwülste eines Speiseröhren-, Mundboden- und eines Larynxcarcinoms. Eine Resektion erfolgte nur bei Erfüllung der in Tabelle 1 aufgeführten und heute einheitlich anerkannten Kriterien der Operabilität. In 51 Fällen gelang die Entfernung der Metastasen mittels atypischer Keilresektion, 18 mal war eine Lobektomie erforderlich. Einmal erfolgte die Lappenexstirpation in Form einer "erweiterten Resektion" unter Mitnahme infiltrierter Thoraxwand- und Zwerchfellanteile. In einem Fall wurde die Metastase eines colorectalen Carcinoms unter der Diagnose eines Hamartoms in Form einer Segmentresektion entfernt (Abb. 1).

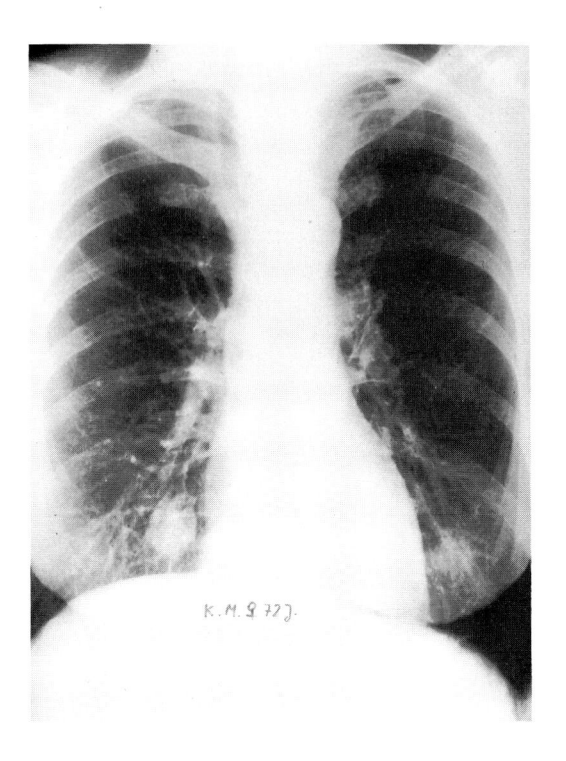

Abb. 1. Metastase eines colorectalen Carcinoms im rechten Lungenunterlappen

Tabelle 1. Voraussetzungen zur Resektion von Lungenmetastasen

Primärtumor unter Konrolle, bzw. resektabel
Resektion anatomisch möglich
Resektion funktionell möglich
Fehlen extrapulmonaler Metastasen
Fehlen gleichwertiger, nicht-operativer Behandlungsmodalitäten

Ergebnisse

Während uns bis 1984 die antero-laterale Thoracotomie als Standardzugang diente, bevorzugen wir seit 1985 die mediane Sternotomie wegen der Möglichkeit der Exploration beider Lungen in einer Sitzung. Lediglich beim Metastasennachweis im linken Lungenunterlappen führen wir die quere Sternotomie [2] zur simultanen Exploration und allfällig erforderlichen Resektion durch. Gegebenenfalls kann bei Patienten mit eingeschränkter kardio-respiratorischer Kapazität auch die zweizeitige antero-laterale Thoracotomie von Vorteil sein.

Zweimal zwangen Nachblutungen zur Re-Thoracotomie. Diskrete postoperative Lungenfisteln, die spontan abheilten, wurden 5 mal beobachtet. Wir verloren lediglich einen Patienten innerhalb der ersten 30 postoperativen Tage. Es handelt sich hierbei um eine Patientin mit erweiterter Unterlappenresektion links. Die Klinikletalität liegt somit bei 0,7%. Die Berechnung der Überlebenszeiten erfolgte unter Einschluß der Klinikletalität

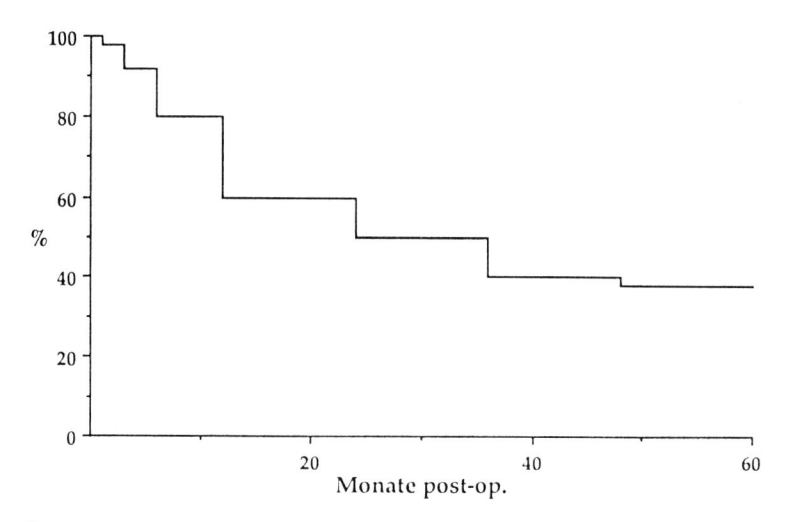

Abb. 2. Kumulative Überlebenskurve nach Kaplan-Meier unter Einschluß der Kliniksletalität 1980–1989 (n=71)

nach der von Kaplan und Meier 1958 angegebenen Methode, wobei nicht zwischen tumorbedingten und -unabhängigen Todesursachen unterschieden wurde (Abb. 2). Es handelt sich somit um unkorrigierte Überlebensdaten. Die 1-Jahresüberlebensrate beträgt 60%, die 3-Jahresüberlebensrate 40%. Nach 5 Jahren waren noch 27 Patienten am Leben. Dies entspricht einem 5-Jahresüberleben von 38%.

Diskussion

Die Fortschritte in der Diagnostik und die Weiterentwicklung auf dem Gebiet der interdisziplinären onkologischen Therapieformen besonders in den vergangenen 20 Jahren waren Anlaß zur wiederholten Bestimmung des Stellenwertes chirurgischer Maßnahmen im Rahmen pulmonal metastasierter Malignome [1, 3, 4, 5]. Die 5-Jahresüberlebensraten der Resektionsbehandlung von Lungenmetastasen werden im Mittel um 30% angegeben [3, 5]. Diese Zahlen bedürfen jedoch einer weiteren Aufschlüsselung, in erster Linie nach der Art des Primärtumors. Am besten schneiden chemotherapiesensible Geschwülste wie Hodentumoren oder osteogene Sarkome ab. Sie werden gefolgt von Tumoren der Niere und des männlichen Uro-Genitaltraktes. Nach übereinstimmender Meinung ist die Prognose für das Mammacarcinom und colorectale Tumoren deutlich ungünstiger. Die schlechteste Prognose wird dem metastasierten malignen Melanom zugeschrieben [5]. In den vergangenen 3 Jahrzehnten wurde wiederholt versucht, prognostische Faktoren für pulmonal metastasierte Tumoren zu erarbeiten [3, 4, 5]. Die Ergebnisse dieser Untersuchungen werden kontrovers diskutiert. Unumstritten ist lediglich der Einfluß der Tumorbiologie selbst.

Die Einführung differenzierter bildgebender Verfahren hat die Diagnostik deutlich verbessert. Durch sie gelingt auch der Nachweis von Metastasen, die sich aufgrund ihrer Lokalisation der konventionellen Röntgenuntersuchung entziehen. Die Ausschöpfung dieser Möglichkeiten ist daher nach unserer Auffassung im Rahmen der Nachsorge obligat.

Darüber hinaus sind Lokalisation und Anzahl der Metastasen für differentialtherapeutische Überlegungen und zur Operationsplanung von größter Bedeutung. Erfahrungsgemäß gelingt trotz Nutzung der heute zur Verfügung stehenden Möglichkeiten die präoperative Bestimmung der Metastasenanzahl nur in 50–60% der Fälle [4]. Die Entscheidung zur Operation fällt mehr aufgrund der Vorbefunde als auf dem histologischen Metastasennachweis.

Seit Mitte der 80-iger Jahre wird heute mehrheitlich die mediane Sternotomie zur simultanen Exploration beider Lungen empfohlen [2]. Uns dient sie seit Anfang 1985 als Standardzugang. Lediglich bei Metastasen im linken Lungenunterlappen bevorzugen wir die quere bi-laterale Sternotomie, die im Grunde die Kombination zwischen querer Brustbeindurchtrennung und beidseitiger antero-lateraler Thoracotomie darstellt. Lediglich bei Einschränkungen der kardio-respiratorischen Leistungsbreite bevorzugen wir ein zweizeitiges Vorgehen.

Bei peripher gelegenen Herden hat sich die atypische Keilresektion allgemein bewährt. Die Lobektomie, ggf. unter Ausnutzung aller plastischen Maßnahmen an Bronchial- und Lungengefäßbaum, stellt nach unserer Auffassung bereits das ausgedehnteste Verfahren dar. Die Resektion von Lungenmetastasen ist heute nur noch mit einer Letalität von 0–3,3% behaftet. Im eigenen Krankengut beträgt sie 0,7%. Die 5-Jahresüberlebensraten liegen um 30%, während ohne chirurgische Therapie maximal 8% der Patienten 5 Jahre überleben. Im vorliegenden Krankengut überlebten 38% der Erkrankten 5 Jahre.

Die operative Entfernung von Lungenmetastasen ist heute fester Bestandteil der onkologischen Chirurgie und aus dem interdisziplinären Behandlungskonzept nicht mehr wegzudenken. Die Diskussion geht heute nicht mehr um das *warum*, vielmehr muß im Rahmen eines onkologischen Konsils über die *Indikation* bei Stellung der Diagnose sofort entschieden werden. Dies gilt auch für Tumoren mit ungünstiger Gesamtprognose wie dem malignen Melanom, da der Spontanverlauf im Einzelfall gerade hier meist nicht abgeschätzt werden kann.

Zusammenfassung

Von 1.1.1980 bis 31.12.1989 wurden an der Chirurgischen Universitätsklinik Köln 71 Patienten wegen Lungenmetastasen operiert. Unter den Primärtumoren führte das Sarkom mit 29,6% (n=21), gefolgt vom Nierencarcinom mit 26,8% (n=19), malignem Melanom mit 19% (n=14), Ovarial- und Hodentumoren mit 12,6% (n=9) und Dickdarmcarcinom mit 7,0% (n=5). In jeweils einem Fall handelte es sich um Tochtergeschwülste eines Speiseröhren-, Mundboden- und eines Larynxcarcinoms. In 51 Fällen gelang die Entfernung der Metastasen mittels atypischer Keilresektion, 19 mal war eine Lobektomie erforderlich. In einem Fall wurde die Metastase eines colorectalen Carcinoms unter der Diagnose eines Hamartoms in Form einer Segmentresektion entfernt. Die Klinksletalität betrug 0,7%. Die kumulativen Überlebenszeiten ergaben für alle Patienten eine 1-Jahresüberlebensrate 60%, eine 3-Jahresüberlebensrate 40% und eine 5-Jahresüberlebensrate 38%.

Summary

Between January 1, 1980 and December 31, 1989, 71 patients underwent lung resection for pulmonary metastases. In 21 cases, the primary tumors were sarcoma, in 19 cases carcinoma of the kidney, and in 14 cases melanoma. There were 9 cases of testicular carcinoma, 5 of colorectal carcinoma, and in 1 case each larynx, oesophagus, and oral cavity carcinoma. In 51 patients, we could perform an atypical wedge resection; lobectomy was carried out in 19 patients. One patient underwent segmental resection. Hospital mortality was 0.7%. For all patients, the cumulative survival rates revealed an 1 year actuarial survival rate of about 60%, a 3-year actuarial survival rate of 40%, and a 5-year actuarial survival rate of 38%.

Literatur

1. Drings P (1987) Die Therapie von Lungenmetastasen im interdisziplinären Konzept. Dt Ärztebl 84:237–239
2. Meyer WH, Schell MJ, Mahesh Kumar AP, Rao BN, Green AA, Champion J, Pratt CB (1987) Thoracotomy for pulmonary metastatic osteosarcoma. Cancer 59:374–379
3. Pichlmaier H (1987) Zugangswege in der Thoraxchirurgie. Chirurg 58:505–510
4. Swoboda L, Toomes H (1986) Die mediane Sternotomie als Zugangsweg in der Lungenmetastasenchirurgie. Helv Chir Acta 53:531–535
5. Vogt-Moykopf I, Meyer G (1986) Surgical technique in operations on pulmonary metastases. Thorac Cardiovasc Surgeon 34:125–132

Priv.-Doz. Dr. M. Walter, Chirurgische Universitätsklinik Köln, Chirurgisches Kreislauflabor, Joseph-Stelzmann-Straße 9, W-5000 Köln 41, Bundesrepublik Deutschland

VI. Traumatologie II (Schwerpunkt Frakturheilung)

Vergleich des Einbauverhaltens von allogener Knochenmatrix mit autogener Spongiosa am Defektmodell der Hundetibia

Comparison of Autogenous Cancellous Bone Grafts and Demineralized Bone Matrix in a Tibia Defect Model in Dogs

F.W. Thielemann[1], U. Schmid[1], U. Holz[1] and G. Herr[2]

[1] Katharinenhospital Stuttgart, Abteilung für Unfall- und Wiederherstellungschirurgie (Ärztl. Direktor: Prof. Dr. U. Holz), Stuttgart
[2] Osteologisches Forschungslabor der Orthopädischen Universitätsklinik Tübingen (Prof. Dr. W. Küsswetter), Tübingen

Einleitung

Autogene Spongiosa ist nach wie vor das wirksamste Material zur Behandlung von Knochendefekten [1]. Ihr Wert beruht auf der transplantatvermittelten Knochenbildung. Osteoinduktive Implantate sind ebenfalls in der Lage, im Empfänger eine lokale Knochenneubildung auszulösen. Solche osteoinduktiven Implantate sind demineralisierte Knochenmatrix, sogenannte Knochengelatine und dissoziativ extrahierte, gereinigte Knochenmatrix-Bestandteile [2], deren biologische Wirksamkeit bei Nagetieren (Mäuse, Ratten, Meerschweinchen, Kaninchen) eindeutig nachgewiesen ist. Vor einem Einsatz der osteoinduktiven Implantate beim Menschen sollte jedoch ihre biologische Wirksamkeit bei höheren Tieren nachgewiesen werden.

Zielsetzung

An einem standardisierten Defektmodell sollte unter Beachtung der Rahmenbedingungen für ein ungestörtes Ablaufen der Osteoinduktion ein Vergleich der demineralisierten Knochenmatrix mit der autogenen Spongiosa durchgeführt werden. Damit soll die Frage nach dem klinischen Wert osteoinduktiver Implantate beantwortet werden.

Versuchsaufbau

16 erwachsene Schäferhunde (2,3 Jahre Durchschnittsalter) mit 20 ± 5 kg Körpergewicht wurden randomisiert auf zwei Gruppen aufgeteilt:

- *Gruppe I:* Defektfüllung mit autogener Spongiosa
- *Gruppe II:* Defektfüllung mit demineralisierter Knochenmatrix.

Bei allen Tieren wurde ein standardisierter segmentaler Defekt von 3 cm Länge an der Tibia durch eine Kontinuitätsresektion des Knochens und des Periosts geschaffen. Die Tibia wurde anschließend mit einer Brückenplatte wieder stabilisiert. Zur Defektauffüllung wurde autogene Spongiosa vom gleichseitigen Beckenkamm entnommen (n=8) bzw. demineralisierte Knochenmatrix (n=8) verwendet.

Dieses Material war zuvor nach der eigenen Laborvorschrift [3] durch Zerkleinerung, Reinigung, Entfettung und Entkalkung hergestellt und nach Lyophilisation und Gamma-Sterilisation zur Implantation bereitgehalten worden.

Die Operation erfolgte in Intubationsnarkose mit einem Halothan-Lachgas-Sauerstoffgemisch. Postoperativ erhielten die Tiere für eine Woche eine antibiotische Abdeckung mit Penicillin G und Schmerzmittel nach Bedarf. Sie durften postoperativ sofort die operierte Extremität belasten.

Die Tiere der Knochenmatrix erhielten zur Unterdrückung der gegen die Knochenmatrix gerichteten cellulären Abwehrreaktion Cyclosporin A in einer Dosierung von 5 mg pro KG Körpergewicht i.v. für 6 Wochen.

Der Heilungsverlauf wurde über 12 Wochen verfolgt: Regelmäßige Röntgenkontrollen und eine polychrome Sequenzmarkierung mit Fluorescenzfarbstoffen diente zur Verfolgung des Knochenanbaus und der Defektauffüllung (Tabelle 1).

Tabelle 1. Schematische Darstellung der Versuchsdurchführung und der Auswertung

Durchführung

Transplantation	x						
Implantation	x						
Cyclosporingabe	> > > > > > > > >						
Röntgen	x	x	x	x	x	x	x
Fluorescenzlabel		‹ XO ›	‹ CG ›	‹ AZ ›		‹ TC ›	
Wochen	OP	2	4	6	8	10	12

Auswertung

Röntgen	x	x	x	x	x	x	x
Färben							x
Mikroskop							x
Sequenzmarkierung							x

XO = Xylenolorange CG = Calceingrün
AZ = Alizarin TC = Tetracyclin

Als Wirksamkeitskriterium für die Implantate wurde eine Überbrückung des Defektes auf der gesamten Länge mit mindestens 1/3 der Schaftbreite festgelegt.

Ergebnisse

Die Ergebnisse des Heilungsverlaufs und der Defektauffüllung bei den einzelnen Tieren jeder Gruppe sind in Tabelle 2 enthalten. 6 Tiere der Spongiosagruppe und 1 Tier der Matrixgruppe erfüllten das gesetzte Arbeitsziel.

Tabelle 2. Ergebnisse der Verlaufsbeobachtung und der Defektauffüllung

	Matrix (n=8)	Spongiosa (n=8)
Klinischer Verlauf		
auswertbar	7/8	8/8
primäre Wundheilung	7/7	8/8
Instabilität	0/7	0/8
Schraubenlockerung	0/7	1/8
Radiologischer Verlauf		
Knochenheilung an den Defektenden	7/7	8/8
Knochenbildung im Defektbereich	0/7	8/8
> 80% Auffüllung	2/7	8/8
< 59% Auffüllung	4/7	0/8
< 20% Auffüllung	3/7	0/8

Die radiologische Beurteilung der Knochenneubildung ergab in der Matrixgruppe eine Knochenneubildung an den Defektenden, die der Spontanregeneration von Leerdefekten im stabilen Defektmodell glich. Die halbkugelförmig von dem Defektende ausgehende Knochenbildung und teilweise Auffüllung der Defektzone betrug im Mittel 6 mm. Lediglich bei einem Tier kam es zu einer Überbrückung der gesamten Defektzone mit Knochengewebe.

In der Spongiosagruppe zeigte sich in der radiologischen Verlaufsbeurteilung eine Einheilung der Spongiosatransplantate mit einer Knochenapposition an die transplantierte Spongiosa, die ab der 6. postoperativen Woche deutlich erkennbar wurde und bis zum Versuchsende kontinuierlich zunahm.

Lichtmikroskopisch zeigten die Matrixtiere einen metaplastisch gebildeten Knochen an den Defekträndern und in der unaufgefüllten Defektzone nicht resorbierte Matrixpartikel. Histologische Zeichen einer cellulären Abwehrreaktion gegen die implantierten Matrixpartikel ließen sich nicht nachweisen. In der Spongiosagruppe war eine rege Knochenneubildung in der gesamten Defektzone zu sehen. Die transplantierte Spongiosa war voll in das neue Knochengewebe integriert.

Fluorescenzmikroskopisch zeigten die Matrixtiere ein von dem Defektende ausgehendes Knochenwachstum, das schalenförmig um die Defektenden herum angeordnet war. Die Spongiosatiere zeigten im gesamten Defektbereich ein von den transplantierten Spongiosapartikeln ausgehendes Knochenwachstum. Dabei war die Verteilung der Fluorchrome gleichmäßig im gesamten ehemaligen Defektbereich (Abb. 1).

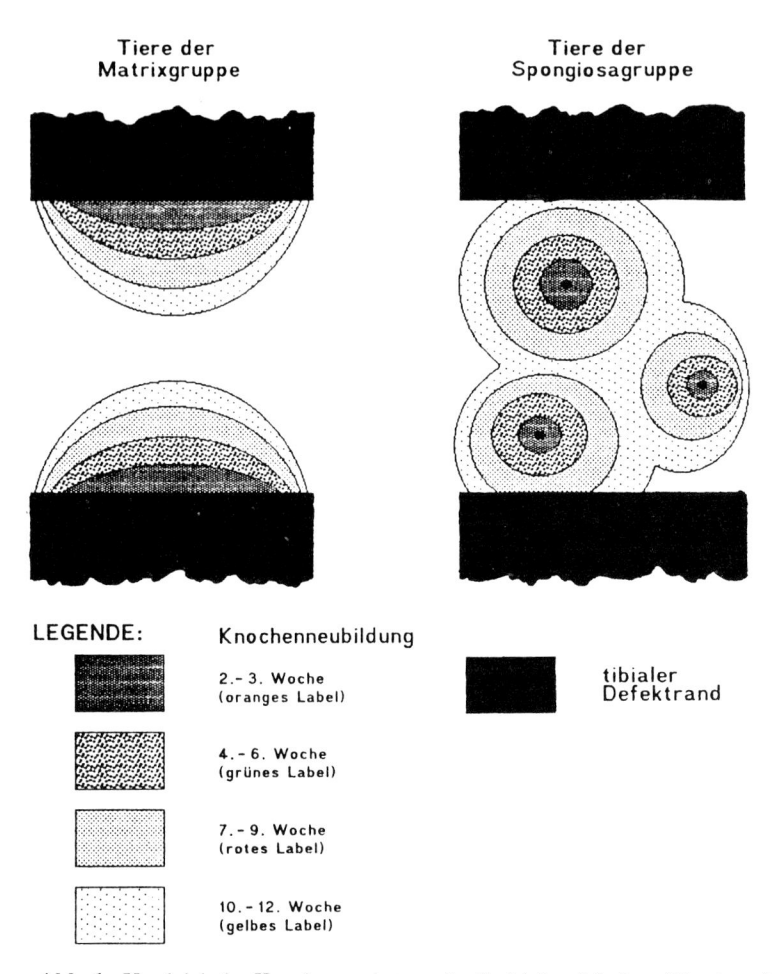

Abb. 1. Vergleich des Knochenwachstums im Defektbereich: kegelförmiger Anbau an den Defektenden in der Matrixgruppe, konzentrischer Anbau an den Partikeln der Defektzone in der Spongiosagruppe

Zusammenfassung und Diskussion

Zusammenfassend zeigt sich im vorliegenden Versuchsmodell keine osteoinduktive Wirkung der implantierten Matrixpartikel. Sowohl radiologisch als auch licht- und fluorescenzmikroskopisch entspricht die gefundene Knochenbildung einer Spontanregeneration von den Knochenenden der Defektzone ausgehend.

In der Gruppe mit Spongiosatransplantaten zeigt sich ein Einbau des Transplantates mit einem Durchbau der Defektzone innerhalb von 12 Wochen.

Die Ausschaltung negativer Störfaktoren im Modell wie Instabilität, Infekt, gestörte Vascularisation und im Falle der Matrixgruppe auch die celluläre Abwehrreaktion stellen eine günstige Ausgangssituation für eine Defektauffüllung dar. Die fehlende Knochenneubildung durch die osteoinduktiven Matriximplantate läßt den Schluß zu, daß die günstigen

Ergebnisse, die für Nagetiere gelten, nicht auf höhere Tiere übertragbar sind. Damit ist auch ein klinischer Einsatz der osteoinduktiven Implantate nicht zu vertreten.

Summary and Discussion

In a tibia defect model in adult German Shepherd dogs, no osteoinductive effect of demineralized bone powder could be demonstrated. The amount and localisation of bone regeneration in the matrix group seemed to be spontaneous, correspnding to be radiological and histological parameters. In the group of cancellous bone grafts, the defect was bridged by incorporation on the graft and graft-mediated bone formation.

Confounding factors such as instability, infection, insufficient vascularity, and cellular immune response to the graft in the case of matrix implants were excluded in this model. The failure of the osteoinductive implants here compared with the good results obtained in rodents limits their value also in clinical situations. As long as there is no explanation for this failure, this technique should not be used in a clinical situation.

Literatur

1. Holz U, Weller S, Borell Kost S (1982) Indikationen, Technik und Ergebnisse der autogenen Knochentransplantation. Chirurg 4:219–224
2. Thielemann FW (1984) Die Bedeutung der parakrinen Mechanismen des Knochengewebes bei der Frakturheilung und Knochentransplantation. Habilitationsschrift Med. Fakultät Universität Tübingen
3. Schmid U (1991) Vergleich des Einbauverhaltens von allogener Knochenmatrix mit autogener Spongiosa am Defektmodell der Hundetibia. Dissertation, Medizinische Fakultät, Universität Tübingen

Dr. med. habil F.W. Thielemann, Abt. für Unfall- und Wiederherstellungschirurgie,
Katharinenhospital Stuttgart, Kriegsbergstraße 60, W-7000 Stuttgart 10,
Bundesrepublik Deutschland

Objektive quantitative Erfassung der Frakturheilung unter der Fixateur externe Osteosynthese

A Quantitative Method of Evaluating Fracture Healing Under External Fixation

H. Gerngroß[1] und L. Claes[2]

[1]Chirurgische Abteilung, Bundeswehrkrankenhaus München (Leitender Arzt: PD Dr. H. Gerngroß)
[2]Sektion für Unfallchirurgische Forschung und Biomechanik, Universität Ulm
 (Leiter: Prof. Dr. L. Claes)

Zielsetzung

Bei Frakturen, die mit einem Fixateur externe stabilisiert werden, erfolgt die Kraftübertragung vom distalen zum proximalen Knochenfragment primär ausschließlich oder überwiegend über den Fixateur externe. Diese Belastungen führen am Fixateur externe zu Verformungen (Abb. 1). Die Messung der Fixateur externe Verformung unter definierter Belastung der stabilisierten Extremität läßt damit indirekt eine Messung der Knochenheilung zu. Wird diese Messung regelmäßig unter standardisierten Bedingungen durchgeführt, ist eine objektive und quantifizierbare Bestimmung des Knochenheilungsverlaufes möglich. Dieses Meßprinzip wurde in den vergangenen Jahren schon mehrfach angewendet, um die Frakturheilung zu studieren. Komplizierte Meßtechniken, die eine spezielle Ausrüstung jedes Fixateur externe oder spezielle Instrumente zur definierten Lasteinleitung erfordern, waren jedoch für die tägliche klinische Anwendung sehr aufwendig und haben sich nicht in breitem Maße durchgesetzt [1].

Meßverfahren

Um eine standardisierbare Messung durchzuführen, ist es erforderlich, die Verformung des Fixateur externe unter definierter Belastung immer am gleichen Meßort zu bestimmen. Dazu benutzen wir seit kurzem das von Claes [2] angegebene Meßgerät (Fraktometer FM 100, Fa. G. Hug, Umkirch) (Abb. 2). Das Fraktometer besteht aus einer elektronischen Meßuhr mit Spitzenwertspeicher, einer Meßuhrenhalterung mit kardanischer Präzisionsmechanik, sowie 2 Klemmbacken und einem 5-Kant-Schlüssel als Zubehör. Die Applikation erfolgt an den Enden je einer proximal und distal der Fraktur liegenden Knochenschraube durch Aufstecken der Verbindungsteile und Festklemmen mit den Rändelschrauben. Nach dem Anlegen des Meßgeräts wird der Teller so lange verschoben, bis der Stempel der Meßuhr 3–4 mm eingeschoben wird. Danach wird diese Position durch Festziehen der Klemmschraube gesichert. Durch die Verschiebung des Tellers wird die für jede Osteosynthese individuelle Länge zwischen einer proximalen und distalen Schraube eingestellt. Wegen der erforderlichen Meßgenauigkeit sind die Gelenke und Führungen mit

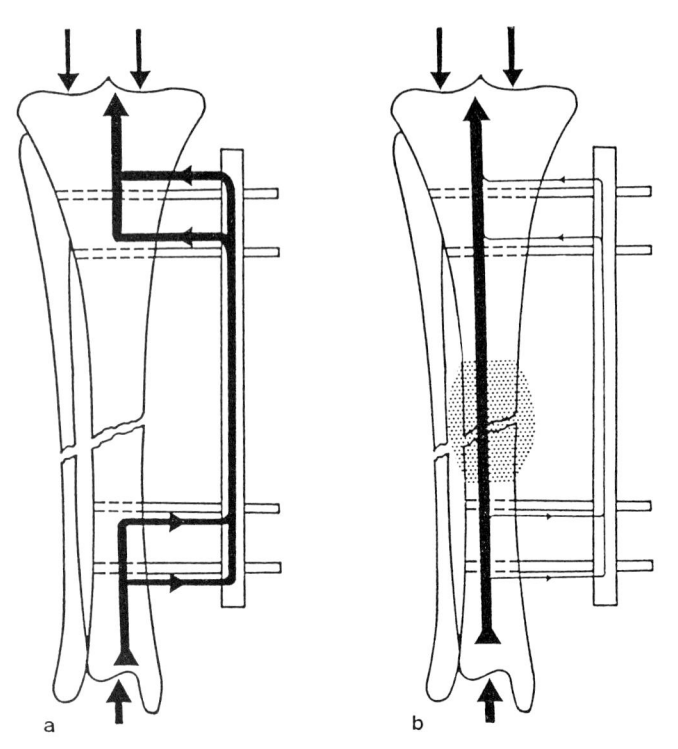

Abb. 1a,b. Kraftverlauf an der Tibia unter axialer Lasteinleitung und Fixateur Osteosynthese. **a** nach Fixateur-Anlage, **b** nach einsetzender Callusbildung

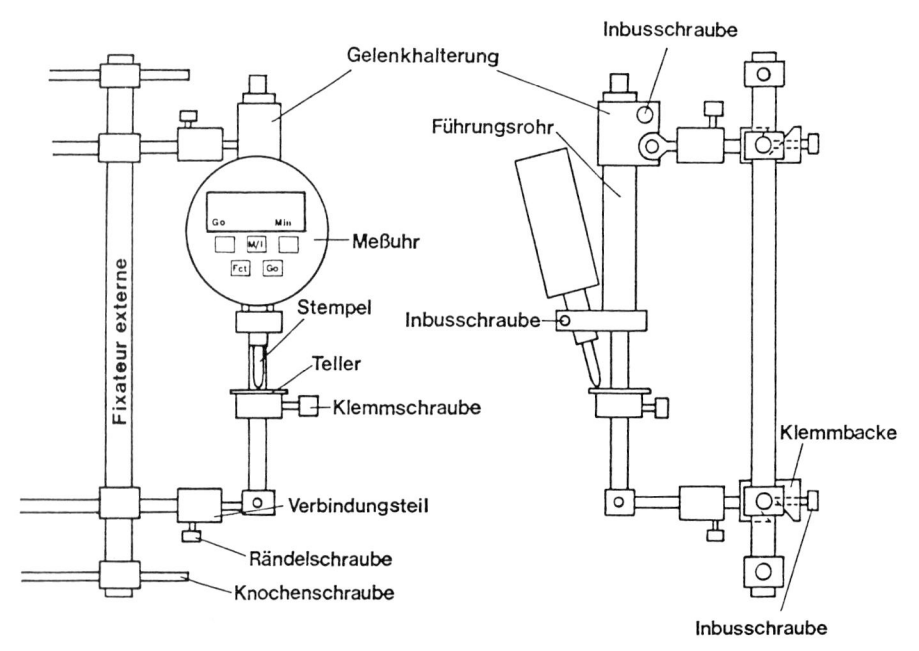

Abb. 2. Schemazeichnung des Meßgeräts (Fraktometer FM 100)

hoher Präzision gefertigt. Um diese Genauigkeit zu erhalten, ist eine sorgfältige Handhabung des Meßgeräts erforderlich. Die Präzisionsmechanik und die digitale Meßuhr lassen eine Meßgenauigkeit von + 0,02 mm zu.

Einleitung einer definierten Belastung

Eine Belastung der Fixateur externe Osteosynthese kann auf einfache Weise entweder durch eine axiale Druckkraft oder durch ein Biegemoment in der Saggitalebene erzielt werden. Eine Möglichkeit der Belastung besteht darin, den Patienten auf eine normale Personenwaage treten zu lassen. Dadurch können axiale Lasten in Tibia oder Femur eingeleitet werden. Der Patient wird gebeten, mit 10, 15 oder 20 kp, je nach Steifigkeit der Osteosynthese, auf die Personenwaage aufzutreten. Durch die grundsätzlich exzentrische Lage des Fixateur externe zum stabilisierten Knochens tritt dabei dann ein definiertes Biegemoment auf. Dieses führt zu einer Annäherung der Frakturflächen. Die knochennahen Anteile der distalen und proximalen Schrauben nähern sich einander an und die Schraubenenden entfernen sich voneinander (Abb. 3). Dieses Belastungsverfahren funktioniert bei allen Spalt-, Defekt-, Trümmer- und Schrägfrakturen. Abgestützte Frakturen dagegen sind mit der axialen Belastungsmethode nicht prüfbar, da Druckkräfte dann auch über die

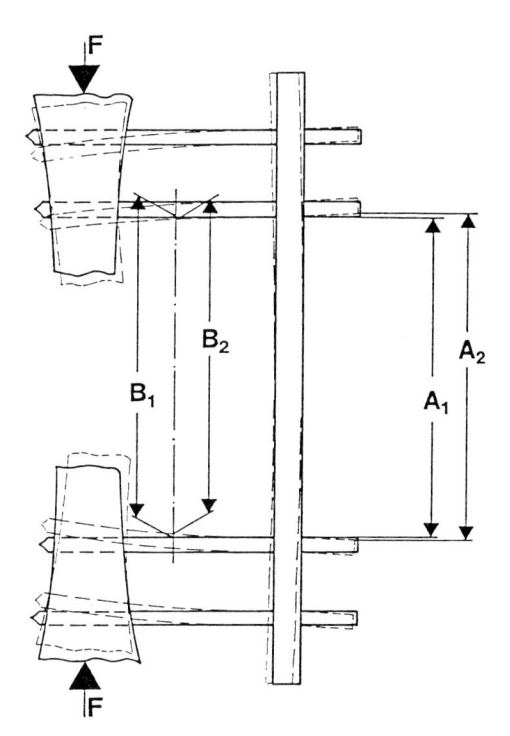

Abb. 3. Verformung eines unilateralen Fixateurs unter definierter axialer Belastung. *A1–A2* Deformation bei flexiblem Stabilisationsträger, *B1–B2* Deformation der Schanzschen Schrauben bei rigidem Stabilisationsträger (z.B. Doppelrohr)

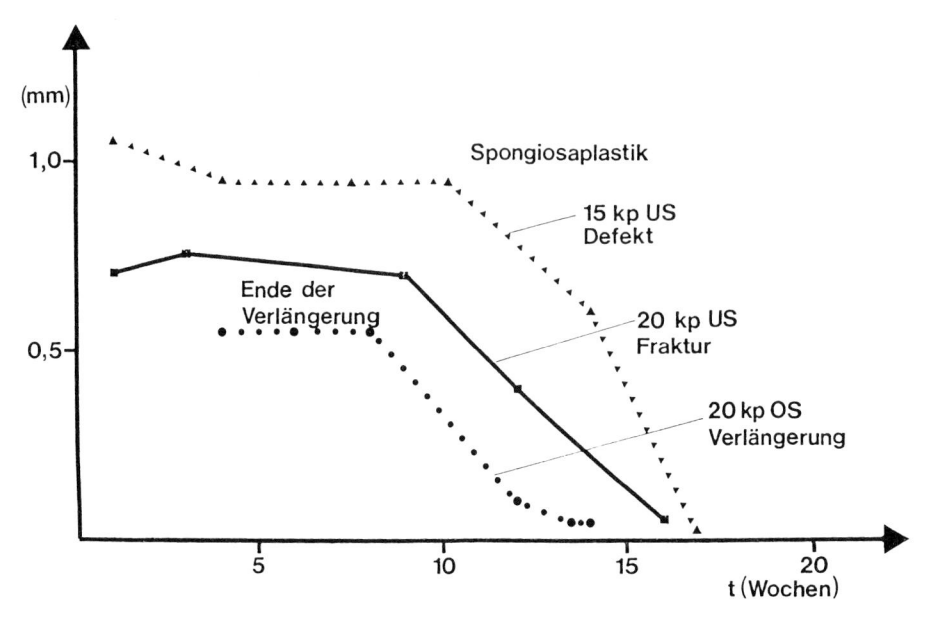

Abb. 4. Verläufe von Meßsignalen über der Behandlungszeit mit Fixateur externe

Fraktur übertragen werden und im Fixateur externe oder den Schrauben nur minimale, kaum meßbare Verformungen auftreten. In diesem Fall wäre die Anhebung des Beines an der Ferse eine geeignete Meßmethode.

Ergebnisse und Diskussion

Drei charakteristische Verläufe sind in Abb. 4 dargestellt. Die oberste Kurve zeigt den Verlauf des Meßsignals für eine Unterschenkelfraktur mit Defekt. Bei einer axialen Belastung mit 15 kp wies der Fixateur postoperativ eine Verformung von 1,1 mm auf, die über den Zeitraum von 10 Wochen nur geringfügig abfiel. In der 8. Woche erfolgte eine Spongiosaplastik und zwei Wochen später nahm das Signal deutlich ab. Nach 17 Wochen waren die Signale unter 0,03 mm gefallen, was bedeutet, daß praktisch die ganze Last über die jetzt druckbelastbare Heilungszone lief. Die zweite Kurve zeigt den Verlauf für eine nicht abgestützte Unterschenkelfraktur. Bei einer Belastung von 20 kp waren postoperativ Verformungen von 0,7 mm meßbar. Ab der 10. Woche war ein deutlicher Abfall der Meßsignale zu beobachten und nach 16 Wochen lag das Signal unter 0,05 mm.

Die dritte Kurve repräsentiert die Verhältnisse bei einer Oberschenkelverlängerung mit einem unilateralen Verlängerungsapparat. Solange verlängert wurde, schwankten die Signale nur unwesentlich um 0,55 mm. Eine Woche nach Ende der Verlängerung begann eine schnelle Abnahme des Meßsignals auf Werte um 0,05 mm, die 6 Wochen später erreicht wurden. Fallen die Meßwerte nicht unter 0,05 mm, so kann dies auch bei geheilter Fraktur durch eine Lockerung der Knochenschrauben hervorgerufen werden. Bisher konnten in der beschriebenen Weise 18 Fälle dokumentiert werden. Fällt das Meßsignal in einem Zeitraum von 8 bis 10 Wochen postoperativ kontinuierlich ab, so kann von einer fortschreitenden Frakturheilung ausgegangen werden. Dieser Meßsignalabfall scheint mit der Verknöcherung des Frakturcallus zu korrelieren. Damit besteht mit diesem Meßverfahren bei geeigneten Frakturen neben dem Röntgenbild die Möglichkeit, den Zeitpunkt der belastungsfähigen Frakturkonsolidierung zu bestimmen. Dies war in unserer Untersuchung bei 7 Patienten der Fall, wobei die Zeit bis zur Entfernung des Fixateur externe zwischen 8 und 22 Wochen betrug. Bei 9 Patienten wurde während der 3. bis 12. Woche eine autologe Spongiosatransplantation durchgeführt, die spätestens nach 10 Wochen eine knöcherne Konsolidierung ergab. In 2 Fällen konnte keine Frakturheilung erzielt werden, wobei dann spätestens nach 22 Wochen auf ein internes Osteosyntheseverfahren umgestiegen wurde.

Das Abfallen des Meßsignals auf Werte "nahe Null" bedeutet, daß die Knochenheilung in der Fraktur soweit fortgeschritten ist, daß der in der Heilung stehende Knochen nun Druckkräfte und Zugkräfte übertragen kann. Es bedeutet aber nicht, daß der Knochen bereits wieder seine Endfestigkeit erreicht hat und schon jetzt wieder in der Lage ist, große Biegemomente aufzunehmen. Hier sollte bei der Nachbehandlung noch über einige Wochen ein Brace getragen werden. Bei allen gemessenen Patienten gab das Röntgenbild allein keine sicheren Hinweise auf die Belastungsfähigkeit des Knochens. Es "hinkte" der eigentlichen funktionellen Belastbarkeit deutlich hinterher. Dies unterstreicht die Wichtigkeit objektiver Meßverfahren für die Abschätzung der Belastungsfähigkeit einer heilenden Fraktur.

Zusammenfassung

Die Frakturheilung ist durch die regelmäßige Röntgenkontrolle nicht sicher beurteilbar. Auch nach einer Fixateur externe Osteosynthese besteht häufig Unklarheit über den Zeitpunkt der Belastungsfähigkeit der Fraktur und damit dem Zeitpunkt der Entfernung des Fixateurs. Durch ein am Fixateur anbringbares Meßsystem (Fraktometer) lassen sich objektive Daten über das Fortschreiten der Frakturheilung ermitteln. Bei bisher 18 klinischen Fällen konnte die Zuverlässigkeit der Methode gezeigt werden.

Summary

Fracture healing can not be sufficiently estimated by X-rays. Also, after external fixation it is uncertain when after fracture healing the fixator can be removed. With a new versatile device (fractometer) for the measurement of fracture stiffness reliable data on the consolidation of the callus can be collected. In 18 clinical cases to date the reliability of the method has been demonstrated.

Literatur

1. Burny P (1979) Elastic external fixation of tibial fractures. Study of 1421 cases. In: Brooker AF, Edwards CC (eds) External Fixation. The Current State of the Art. William and Wilkins, Baltimore

2. Claes L, Gerngroß H, Becker U (1989) Ein neues Meßgerät zur quantitativen Bestimmung der Knochenheilung bei Fixateur externe Osteosynthesen. Hefte Unfallheilkunde, Heft 207. Springer, Berlin Heidelberg New York London Paris Tokyo, S 405

Priv.-Doz. Dr. H. Gerngroß, Chirurgische Abteilung, Bundeswehrkrankenhaus, Cincinnatistr. 64, W-8000 München 90, Bundesrepublik Deutschland

Einfluß einer alloplastischen Augmentation auf die Revitalisierung eines Patellarsehnentransplantates beim Ersatz des hinteren Kreuzbandes*

Effect of a Synthetic Augmentation Device on the Revitalization Process of a Patellar Tendon Graft in Posterior Cruciate Ligament Replacement

U. Bosch[1], W.J. Kasperczyk[1], B. Decker[2], H.J. Oestern[3] und H. Tscherne[1]

[1] Unfallchirurgische Klinik, Medizinische Hochschule Hannover
[2] Abt. f. Zellbiologie und Elektronenmikroskopie, Medizinische Hochschule Hannover
[3] Unfallchirurgische Klinik, Allgemeines Krankenhaus Celle

Der Bandersatz bei der chronischen hinteren Kniegelenksinstabilität ist in der Literatur wenig und kontrovers diskutiert. Die bisherigen klinischen Langzeitergebnisse sind oftmals unbefriedigend. Wie jeder biologische Kreuzbandersatz durchläuft das autologe Patellarsehnentransplantat (PST) postoperativ einen komplexen Umstrukturierungsprozeß [3]. Während der initialen Nekrosephase kommt es zu einer erheblichen mechanischen Schwächung des PST. Dadurch ist bei einer frühfunktionellen Behandlung die Gefahr der Transplantatelongation und -ruptur mit nachfolgender Kniegelenksinstabilität erhöht. Die alloplastische Augmentation des autologen PST könnte diese kritische Phase überbrücken und somit die Revitalisierung und das Remodeling des Transplantatgewebes begünstigen sowie die Langzeitergebnisse verbessern. Die Überprüfung dieser Hypothese war das Ziel dieser vergleichenden Untersuchung.

Material und Methodik

In einer experimentellen Studie wurde bei 24 zweijährigen, reinrassigen, weiblichen Schafen (Deutsches Schwarzkopfschaf) mit einem durchschnittlichen Gewicht von $77,5 \pm 12,4$ kg in Intubationsnarkose das hintere Kreuzband (LCP) des linken Hinterlaufes reseziert und durch zwei verschiedene Transplantate ersetzt. Bei allen Tieren wurden unter Berücksichtigung der Isometrie mit Hilfe eines Zielgerätes 6 mm weite Kanäle durch das Femur und die Tibia gebohrt.

In *Gruppe A* (12 Tiere) wurde das LCP mit dem standardisiert präparierten, autogenen, zentralen Patellarsehnendrittel ersetzt. Die anhängenden Knochenblöckchen wurden mit je zwei nicht resorbierbaren Fäden der Stärke USP 0 armiert. Die Transplantatfixierung erfolgte unter einer Spannung von 50 N bei 70° gebeugtem Kniegelenk und in vorderer Schubladenposition über die vorgelegten Fäden an jeweils einer Spongiosaschraube mit Unterlegscheibe.

---

* Förderung durch die Deutsche Forschungsgemeinschaft Oe 88/2–1.

In *Gruppe B* (12 Tiere) wurde das PST mit einem Polypropylenband (Kennedy LAD, 3M; LAD = Ligament Augmentation Device) augmentiert. Dieses wurde unter Vorspannung in Einzelknopfnahttechnik mit nicht resorbierbaren Fäden der Stärke USP 0 an den Enden des PST aufgenäht und im intraartikulären Bereich in das PST mit resorbierbarem Faden in fortlaufender Nahttechnik eingescheidet. Das augmentierte PST wurde unter gleichen Bedingungen wie in Gruppe A (50 N, 70°, vordere Schublade) mit Hilfe einer speziellen Steckhülse mit Plastikunterlegscheibe und Spongiosaschraube femoral und tibial fixiert.

Die Nachbehandlung erfolgte frühfunktionell ohne Protektion des operierten Beines. Ab dem 10. Tag postoperativ hatten die Tiere nach Abschluß der Wundheilung freien Auslauf in der Herde. In beiden Gruppen wurde 8 Wochen postoperativ in einer Kurznarkose die tibiale Fixation entfernt. Während der ersten 3 Monate wurden die Tiere täglich visitiert.

Nach 2, 6, 12, 26, 52 und 104 Wochen postoperativ erfolgte die Abtötung der Tiere. Das intraartikuläre Transplantatgewebe wurde standardisiert, getrennt nach peripheren und zentralen Abschnitten, für die Lichtmikroskopie aufgearbeitet (Schnittdicke: 6 μm; Färbung: HE, Masson-Goldner, van Gieson). 52 und 104 Wochen postoperativ wurden zusätzlich Proben aus den Transplantaten und dem kontralateralen LCP und der kontralateralen Patellarsehne für die Transmissionselektronenmikroskopie in Glutaraldehyd immersionsfixiert und in Epon eingebettet. Dünnschnitte wurden mit Bleizitrat und Uranylacetat kontrastiert. Anzahl und Durchmesser der Kollagenfibrillen wurden pro μm^2 in 80 Bildern/Tier ($2 \times 1\mu$m^2/Bild) aus zufällig ausgewählten Arealen bei 40000 facher Vergrößerung bestimmt.

Ergebnisse

Lichtmikroskopie

2 Wochen postoperativ

Gruppe A: Das freie PST ist fast vollständig von einer gut vascularisierten, synovialisähnlichen Bindegewebsschicht umhüllt. Peripher findet sich ein der Patellarsehne ähnliches Bindegewebe. Zentral überwiegen jedoch avasculäre, hypo- bis acelluläre und nekrobiotisch umgewandelte Bereiche mit Fragmentation und Strukturverlust der Kollagenfaserbündel. Dazwischen zeigt sich teils ein zellreiches Granulationsgewebe.

Gruppe B: Beim augmentierten PST ist neben degenerativen Veränderungen eine starke inflammatorische Reaktion mit Rundzellen sowohl nahe als auch fern dem Polypropylenband zu sehen.

6 Wochen postoperativ

Gruppe A: Zu diesem Zeitpunkt fällt eine nach zentral fortschreitende Revascularisierung und eine reparative Fibroblastenproliferation auf, obgleich immer wieder Nekroseareale dazwischen zu finden sind.

Gruppe B: Hier zeigt sich weiterhin eine ausgeprägte inflammatorische Reaktion mit Rundzellen und Fremdkörperriesenzellen sowie eine deutliche Störung der Faserstruktur im Transplantat. Nur peripher, fern des Polypropylenbandes, ist eine der Gruppe A ähnliche Fibroblastenproliferation zu beobachten.

12 Wochen postoperativ

Gruppe A: Peripher ist eine beginnende Längsorientierung der Kollagenfaserbündel zu erkennen, während zentral bei noch erhöhter Gefäß- und Zelldichte kaum eine Längsorientierung der Kollagenfaserbündel zu finden ist.

Gruppe B: Neben einer partiellen Ausrichtung des peripheren Fasergewebes zeigt sich zentral eine fortbestehende Fremdkörperreaktion mit beginnender bindegewebiger Einscheidung des Polypropylenbandes. Die das Polypropylengeflecht umgebenden Kollagenfaserbündel verlaufen quer zur Längsachse des Transplantates.

16 Wochen postoperativ

Gruppe A: Zwischen der 12. und 16. Woche ist eine deutliche Zunahme des Bindegewebes zu verzeichnen, wobei jetzt auch zentral eine beginnende Ausrichtung der Kollagenfaserbündel zu erkennen ist. Peripher zeigt sich größtenteils eine gute Orientierung des Bindegewebes entlang der Belastungsachse.

Gruppe B: Hier findet sich im gleichen Zeitraum keine der Gruppe A vergleichbare Zunahme des Bindegewebes, wenngleich peripher eine gute Längsorientierung der Kollagenfaserbündel bei noch vermehrtem Gefäß- und Zellgehalt zu finden ist. Ein Einwachsen von Kollagenfasern in das Polypropylenband ist nicht zu erkennen.

26 Wochen postoperativ

Gruppe A: Das PST gleicht peripher einem normalen Kreuzband. Zentral zeigt das noch hypercelluläre Bindegewebe größtenteils ebenfalls eine gute Längsorientierung.

Gruppe B: Das periphere Bindegewebe zeigt jetzt abschnittsweise ebenfalls eine dem normalen Kreuzband vergleichbare Struktur, wenngleich auch noch hypercelluläre Bezirke mit Gefügestörung des Fasergewebes zu finden sind. Die chronische Fremdkörperreaktion mit zahlreichen Rundzellen und Fremdkörperriesenzellen mit phagocytierten Abriebpartikeln ist weiterhin zu finden.

52 Wochen postoperativ

Gruppe A: Synovialisnah gelegen sind straff bindegewebig organisierte Areale mit fibroblastenähnlichen Zellen zu erkennen. Nach zentral hin nehmen degenerative, chondroidmetaplastische Veränderungen und größere acelluläre, gefäßlose Areale mit völligem Verlust des fasciculären Aufbaues der Kollagenfasern zu.

Gruppe B: Peripher ist noch ein längsorientiertes Fasergewebe mit fibroblastären Zellen zu finden. Weiter zentral sind ebenfalls reichlich degenerativ veränderte Areale sowie eine ausgeprägte chronisch entzündliche Reaktion um das Polypropylenband mit Rundzellen, Makrophagen und Fremdkörperriesenzellen zu erkennen. Ein Einwachsen von Bindegewebe in das alloplastische Geflecht ist weiterhin nicht zu erkennen.

104 Wochen postoperativ

Gruppe A: Im Vergleich zu 52 Wochen postoperativ nehmen die degenerativen Veränderungen in den zentralen Abschnitten des PST zu. Peripher findet sich unter einer synovialen Gewebeschicht noch ein straff organisiertes Bindegewebe.

Gruppe B: Im wesentlichen imponieren auch hier die ausgeprägten degenerativen Veränderungen mit deutlichem Strukturverlust des PST. Das Polypropylenband ist größtenteils von einem fibrösen Gewebe mit unterschiedlich intensiver cellulärer Reaktion (Fremdkörperreaktion) umgeben.

Transmissionselektronenmikroskopie

52 und 104 Wochen postoperativ

Gruppe A: Die ultrastrukturellen Befunde des PST unterscheiden sich sowohl 52 Wochen [2] als auch 104 Wochen postoperativ erheblich vom LCP und von der Patellarsehne der Gegenseite. Aufgrund der drastischen Zunahme von dünnen Kollagenfibrillen (20–60 nm) zu beiden Zeitpunkten ergibt sich eine eindeutig unimodale Verteilung der Kollagenfibrillendurchmesser. Nur peripher finden sich nach 52 Wochen postoperativ vereinzelt Areale, die in bezug auf Fibrillengröße und -dichte einem normalen Kreuzband ähnlich sind. Beim LCP und der Patellarsehne der Gegenseite findet sich ein tendenziell bimodales Verteilungsmuster bezüglich der Kollagenfibrillendurchmesser [2].

Gruppe B: Auch hier zeigt sich eine eindeutig unimodale Verteilung der Kollagenfibrillendurchmesser aufgrund einer drastischen Zunahme von dünnen Kollagenfibrillen. In den zentralen Abschnitten finden sich im Vergleich zur Gruppe A vermehrt degenerative Veränderungen (Tabelle 1).

Diskussion

Für den Ersatz des LCP bei chronischer posteriorer Kniegelenksinstabilität erscheint das PST aufgrund seiner biomechanischen Eigenschaften das Gewebe der Wahl zu sein. Das Patellarsehnengewebe unterliegt jedoch während der komplexen Einheilungsvorgänge einer beachtlichen strukturellen und biomechanischen Transformation, die initial zu einer erheblichen mechanischen Schwächung des Transplantatgewebes führt [3]. Während einer frühfunktionellen Nachbehandlung ist dabei der Erfolg einer Kreuzbandrekonstruktion durch eine mögliche Elongation oder Ruptur des partiell nekrotischen PST gefährdet. Ande-

Tabelle 1. Anzahl der Kollagenfibrillen/μm^2 in Abhängigkeit vom Durchmesser im Patellarsehnentransplantat (Gruppe A) und im augmentierten Patellarsehnentransplantat (Gruppe B) 1 und 2 Jahre postoperativ

Durchm.	1 Jahr postoperativ			2 Jahre postoperativ		
	20–60 nm	75–110 nm	125–250 nm	20–60 nm	75–110 nm	125–250 nm
Gruppe A (n=4)						
p/z	155/178	13/7	1/7	161/162	25/2	3/2
p/z	11/191	6/9	26/4	150/146	56/6	0/9
Gruppe B (n=4)						
p/z	220/176	2/6	8/8	94/125	24/13	3/0
p/z	108/212	12/2	24/6	160/116	2/2	1/5

rerseits haben immobilisierende Maßnahmen gravierende Nachteile [1]. Hier erscheint die alloplastische Augmentation des biologischen Gewebes mit der Möglichkeit einer sofortigen Stabilität bei prozentualer Lastverteilung (load sharing) auf die einzelnen Komponenten sinnvoll [4], um einerseits das PST vor Überdehnung zu schützen und andererseits den positiven Einfluß einer Frühmobilisation auf die Transplantateinheilung nicht vollständig zu kompensieren (stress protection). Die vorliegenden Ergebnisse zeigen jedoch, daß es sich sowohl beim freien als auch beim augmentierten PST nach 1 und 2 Jahren nur um ein Ersatzgewebe handelt, das die strukturellen Eigenschaften eines normalen Kreuzbandes nicht erreicht. Biomechanische Untersuchungen am gleichen Tiermodell ergaben ebenfalls keine Hinweise für ein besseres Remodeling beim augmentierten PST [5]. Somit kann die Hypothese einer Begünstigung der Revitalisierungs- und Remodelierungsprozesse im augmentierten PST bei dieser Studie nicht aufrecht erhalten werden. Das intraoperative Vorspannen und die chirurgische Fixierung des Transplantates sind jedoch durch die gewählte alloplastische Augmentation erleichtert. Die chronische inflammatorische Reaktion um das Polypropylenband über den gesamten Untersuchungszeitraum kann einerseits Folge von cytotoxischen Effekten und Folge von Abriebpartikeln aus dem Polypropylenband sein und andererseits Folge von Relativbewegungen zwischen dem biologischen Gewebe und dem alloplastischen Material sein. Das Überwiegen von dünnen Kollagenfibrillen in beiden Gruppen kann Ausdruck der fehlenden biologischen Adaptationsfähigkeit einer Sehne an die Eigenschaften eines Ligamentes (Ligamentisation) und Ausdruck einer fortwährenden reparativen Prozesses bei gleichzeitig auftretenden degenerativen Veränderungen sein.

Zusammenfassung

Der Einfluß einer alloplastischen Augmentation (Kennedy LAD, 3M) auf die Revitalisierung und das Remodeling eines Patellarsehnentransplantates beim Ersatz des hinteren Kreuzbandes wurde in einem Schafsmodell über 2 Jahre postoperativ untersucht. Sowohl beim augmentierten als auch nicht augmentierten Patellarsehnentransplantat fand sich 2 Jahre postoperativ nur ein Ersatzgewebe. Um das alloplastische Material zeigte sich eine inflammatorische Reaktion. Ultrastrukturell dominierten 1 und 2 Jahre postoperativ sowohl beim augmentierten als auch beim nicht augmentierten Transplantat dünne Kollagenfibrillen.

Summary

In posterior cruciate ligament replacement the effect of a synthetic augmentation device on the revitalization process of a patellar tendon graft was examined in a sheep model for 2 years postoperatively. In both the augmented and non-augmented patellar tendon grafts only replacement tissue was found 2 years after operation. A chronic inflammatory reaction was noted around the synthetic material all the time. Ultrastructurally, in both groups there was a predominance of thin collagen fibrils 1 and 2 years after operation.

Literatur

1. Amiel D, Woo SLY, Harwood FL, Akeson WH (1982) The effect of immobilization on collagen turnover in connective tissue: a biochemical – biomechanical correlation. Acta Orthop Scand 53:325–332
2. Bosch U, Decker B, Kasperczyk W, Nerlich A, Oestern HJ, Tscherne H (1990) Ultrastrukturelle und lichtmikroskopische Veränderungen beim hinteren Kreuzbandersatz als Ursache reduzierter biomechanischer Eigenschaften. Langenbecks Arch Chir [Suppl] Chir Forum. Springer, Berlin Heidelberg New York London Paris Tokyo, S 157–162
3. Bosch U, Kasperczyk W, Oestern HJ, Tscherne H (1990) Die Einheilungsphasen beim autogenen hinteren Kreuzbandersatz. Entscheidungshilfe für die Nachbehandlung. Eine biomechanische und histologische Studie. Unfallchirurg 93:187–196
4. Hanley P, Lew WD, Lewis JL, Hunter RE, Kristukas S, Kowalczyk L (1989) Load sharing and graft forces in anterior cruciate ligament reconstruction with the ligament augmentation device. Am J Sports Med 117:414–422
5. Kasperczyk W, Bosch U, Cordes H, Wülker A, Oestern HJ, Tscherne H (1990) The value of augmenting a patellar tendon autograft. 2 year results in an animal model for reconstruction of the posterior cruciate ligament – biomechanical evaluations. Abstract Book, 4th Congress of the European Society of Knee Surgery and Arthroscopy, Stockholm, pp 77–78

Dr. U. Bosch, Unfallchirurgische Klinik, Medizinische Hochschule Hannover,
Konstanty-Gutschow-Str. 8, W-3000 Hannover 61, Bundesrepublik Deutschland

Corticotomie oder Osteotomie beim Ilisarow-Verfahren?
Corticotomy or Osteotomy in Ilizarov's Technique?

R. Brutscher[1], A. Rüter[1], B. Rahn[1] und S.M. Perren[2]

[1]Klinik für Unfall- und Wiederherstellungschirurgie, Zentralklinikum Augsburg
[2]Labor für experimentelle Chirurgie, Davos/Schweiz

Einleitung

Für die Behandlung großer Knochendefekte an langen Röhrenknochen wurden bisher autologe oder homologe Knochentransplantate verwendet. Diese hatten jedoch hohe Komplikationsraten bei langer Defektstrecke, bei bestehenden Knocheninfekten oder schlechten Weichteilsituationen.

1921 berichtete Putti über eine Verlängerungsosteotomie an einem langen Röhrenknochen ohne Knochentransplantation. Beer beschrieb 1921 eine enorme Wirkung der Regenerationsfähigkeit des Knochens bei intaktem Intramedullarzylinder eines langen Röhrenknochens. 1951 propagierte Ilisarow eine Technik, um das Medullargefäßsystem intakt zu lassen (Corticotomie) und nur den corticalen Knochen zu durchtrennen. Er berichtete über eine enorme Regenerationsfähigkeit des Knochens in dieser Corticotomiezone während einer zunehmenden Distraktion. Er entwickelte für dieses Verfahren einen Ringfixateur zur Stabilisierung der Extremitäten. Er behandelt damit Knochendefekte, Verkürzungen der Extremitäten etc. Die Technik von Ilisarow ist heute eine akzeptierte Methode, um große Knochendefekte zu überbrücken. Inwieweit die Regeneration des neugebildeten Knochens nur unter den Voraussetzungen der Corticotomie möglich ist, war bisher nicht bekannt. Wie wir heute aus der klinischen Erfahrung wissen, ist jedoch nicht immer eine sorgfältige Corticotomie am Röhrenknochen, also die Schonung des medullaren Gefäßsystems durchzuführen. Vielmehr ist häufig nur die einfache Osteotomie unter Zerstörung des medullaren Gefäßsystems möglich. In einem Tierversuchsmodell wurde deshalb der Vergleich der Regenerationsfähigkeit des Knochens nach Corticotomie und Osteotomie nachvollzogen.

Material und Methode

Bei 24 Schafen wurde ein 20 mm langer Knochendefekt am Übergang des mittleren zum distalen Drittel der Tibia durch Resektion erzeugt und die Extremität mit einem AO-Fixateur stabilisiert. In der proximalen Metaphyse wurde ein 40 mm langes Knochensegment durch Corticotomie bzw. Osteotomie gebildet. Das so geschaffene Knochensegment wurde im Weichteilverbund belassen und über einen Zugmechanismus in den Defekt hineingezogen. An 12 Schafen wurde die Corticotomie unter Schonung des Medullargefäßsystems mit einem speziellen Meißel durchgeführt. Bei 12 Schafen erfolgte die Durchtrennung der Corticalis und des Medullargefäßsystems (Osteotomie). Das gebildete Knochensegment wurde täglich um 1 mm unmittelbar postoperativ beginnend, in den distal gesetzten Defekt hineingezogen. Der Zugmechanismus erfolgte über 2 subcutan liegende Zugdrähte sowie eine Zugratsche, die auf dem Fixateur externe montiert war.

Die Tiere wurden nach 4, 8, 12, 16 und 52 Wochen getötet. Die Röntgenuntersuchung der Tiere erfolgte wöchentlich mit Standardröntgenbildern. Nach Tötung der Tiere erfolgten Untersuchungen mit der Computertomographie, der Makroradiographie, der Mikroradiographie sowie der histologischen Untersuchung.

Bei 4 Tieren mit einer Überlebensrate von 52 Wochen wurde die nicht zerstörende mechanische Testung durchgeführt.

Ergebnisse

Bei einer Distraktionsgeschwindigkeit von täglich 1 mm kam es sowohl in der Corticotomie- als auch in der Osteotomiegruppe zur spontanen Knochenneubildung innerhalb der Corticotomie- bzw. Osteotomieebene. Nach Corticotomie zeigte das knöcherne Regenerat jedoch primär eine röhrenförmige Struktur im gesamten Bereich der Knochenneubildungszone. Nach Osteotomie bildete sich zuerst auf der dorsalen und auf der lateralen Seite der Tibia eine gute zunehmende Knochenregeneration. Auf der ventralen und medialen Tibiaseite blieb vorerst eine Defektzone. Diese Defekte wurden jedoch später mit einer Verzögerung von 3 bis 4 Wochen aufgefüllt, so daß sich sekundär ein Röhrenknochen gebildet hat.

Diskussion

Beide Methoden - Corticotomie und Osteotomie - garantieren unter einer Zugdistraktionsgeschwindigkeit von 1 mm pro Tag den Wiederaufbau eines Knochenregenerates zu einem Röhrenknochen. Unter den Bedingungen der Corticotomie zeigte sich jedoch, daß der Röhrenknochen primär angelegt wird. Nach Osteotomie zeigen die Regionen mit gutem Weichteilmantel (dorsal und lateral) ebenfalls eine gute Regenerationsfähigkeit des Knochens. Dagegen in den Regionen mit fehlendem Weichteilmantel (ventral und medial) eine verzögerte Knochenneubildung. Aufgrund der relativ langen Heilungsperiode zeigte sich jedoch in diesem Tierversuch die Differenz zwischen Corticotomie und Osteotomie nicht sehr dramatisch.

Inwieweit die Zuggeschwindigkeit von 1 mm pro Tag die optimale Geschwindigkeit für den Segmenttransport darstellt, kann nicht beurteilt werden. Ob eine kontinuierliche Aufdehnung der Corticotomie- bzw. Osteotomiezone eine schnellere Regeneration des neugebildeten Knochens zeigt, muß durch weitere entsprechende Tierversuche geklärt werden.

Zusammenfassung

Die Behandlung ausgedehnter Defekte langer Röhrenknochen war bisher eine Domäne der Knochentransplantation. Die von Ilisarow 1951 propagierte Technik der Segmentverschiebung erfordert keinerlei Knochentransplantation, sie induziert die Bildung von Röhrenknochen. Das zu verschiebende Knochensegment kann entweder durch Corticotomie (und Erhaltung des medullaren Gefäßsystems) oder durch Osteotomie (komplette Unterbrechung von Knochen und Gefäßsystem) gebildet werden. In einem Tierversuchsmodell wurde an jeweils 12 Schafen entweder die Corticotomie oder die Osteotomie mit anschließender Segmentverschiebung um 1 mm pro Tag durchgeführt. Nach Segmentverschiebung kam es bei beiden Verfahren zur röhrenförmigen Knochenneubildung in der Corticotomie- bzw. Osteotomiezone. Während allerdings nach Corticotomie der Knochen primär zirkulär angelegt wurde, war nach Osteotomie die Knochenneubildung ventral und medial gegenüber der Corticotomiegruppe um 4 Wochen verzögert. In beiden Gruppen wurde jedoch der Röhrenknochen als Behandlungsziel erreicht.

Summary

The mainstay in treatment of extensive tubular bone defects used to be bone grafting. Ilizarov's technique of segmental distraction avoids bone grafting by inducing new formation of tubular bone. To produce a segment for distraction, one of two methods is employed: corticotomy, leaving intramedullary vessels intact, and osteotomy, interrupting bone and vessels completely.

Each of these methods was used in a group of 12 sheep, and was followed by segmental distraction by 1 mm/day. With both methods, we saw new tubular bone forming in the defect created by corticotomy or osteotomy. While the new bone formed following corticotomy was primarily tubular, bone formation was delayed on the ventral and medial aspects after osteotomy.

Priv.-Doz. Dr. R. Brutscher, Klinik für Unfall- und Wiederherstellungschirurgie, Zentralklinikum Augsburg, Stenglinstraße, W-8900 Augsburg, Bundesrepublik Deutschland

Vergleichende Untersuchungen der Behandlung einer experimentellen subtrochanteren Mehrfragmentfraktur am Schaf mit direkter Reposition und konventioneller AO Technik sowie indirekter Reposition und "biologischer" Osteosynthese

Treatment of Experimental Comminuted Subtrochanteric Fractures in Sheep by Direct Reduction and Conventional AO Technique Versus Indirect Reduction and 'Biological' Fixation

F. Baumgaertel[1,2], S. Perren[1], B. Rahn[1], L. Gotzen[2] und G. Kreitz[2]

[1] Labor für experimentelle Chirurgie, Davos, Schweiz
[2] Klinik für Unfallchirurgie, Philipps-Universität, Marburg

Einleitung

Trotz zunehmender Anwendung intramedullärer Techniken in der Osteosynthese metaphysärer Frakturen bleibt die Indikation für eine Plattenosteosynthese bei gelenknahen Mehrfragmentfrakturen, zumal mit Gelenkbeteiligung, unangetastet. Das Resultat ist jedoch in starkem Maße abhängig von der Vascularität der Fragmente und somit auch von der Operationstechnik, die das Ausmaß der intraoperativen Gewebetraumatisierung bestimmt. Die Gefahren der Plattenosteosynthese treten dort auf, wo die Erfüllung der Forderung nach anatomischer Reposition und absoluter Stabilität die Knochenheilung beeinträchtigt. Aseptische Knochenheilungsstörungen sind die Folge [1, 2]. Bei Verwendung indirekter Repositionstechniken und bei bewußtem Verzicht auf anatomische Reposition der Fragmente und auf absolute Stabilität durch interfragmentäre Kompression können diese Komplikationen weitgehend vermieden werden, da nur Gelenkkongruenz und Achsenkorrektur Priorität haben und nicht die Rekonstruktion der anatomischen Knochenform [3, 4, 5].

Zielsetzung

Ziel der Tierversuche war es zu zeigen, daß die Anwendung einer definierbaren und lehrbaren Operationstechnik zur Problemlösung bei bisher mit hohen Komplikationsraten verbundenen Frakturituationen beitragen kann.

Material und Methode

Nach Einholung einer Tierversuchsbewilligung des Kantons Graubünden wurden im Labor für experimentelle Chirurgie in Davos, Schweiz, an 24 Schafen unter Intubationsnarkose mit Halothan zunächst subtrochantere Mehrfragmentfrakturen produziert. Das Femur des

Schafs wurde wegen seines guten Muskelmantels und wegen seiner günstigen Dimensionen (Durchschnittswerte: Länge 19,6 cm, Breite in der Diaphyse 23,1 mm, Diaphysencorticalis ca. 3 mm) gewählt. Das Frakturmodell einer subtrochanteren Mehrfragmentfraktur entsprach einer reellen klinischen Problemsituation. Zunächst wurde durch Ablösen des Vastus lateralis am Ursprung und des Biceps femoris am Ansatz das Operationsgebiet freigelegt, ohne jedoch das Femur in seiner Vascularität zu stören. Nach Darstellung der Linea aspera wurde hier zwischen Trochanter minor und Diaphysenmitte eine bicorticale, longitudinale Osteotomie gesägt, lateral nach medial, 45° dorsal zur Schenkelhalsebene, die durch eine Schanzschraube markiert war. Die Osteotomie wurde begrenzt durch 2,5 mm Bohrlöcher, weitere Bohrlöcher wurden von der gleichen Stelle aus in die ventrale und dorsale Corticalis gebohrt. Sägeschnitte und Bohrlöcher dienten der Schwächung des Knochens in einer definierten Zone, die Sägeschnitte sorgten außerdem für eine Erhöhung der Fragmentzahl, da sie auf jeder Corticalisseite gleich zwei Fragmente begrenzen konnten. Ein lateral angebrachter Fixateur externe (die zweite Schanzschraube in der distalen Femurepiphyse, parallel zur ersten) diente der Erzeugung eines Biegemoments, das im Knochen eine intrinsische Spannung bzw. Vorlast verursachte. Ein Kompressor verringerte den Abstand der Schanzschrauben zueinander auf einer Parallele 10 cm von der Knochenmitte und übte dabei eine Kraft von ca. 0,200 KN aus. Mit einer speziell gestalteten Zange, die ventral an zwei Punkten und dorsal an einem Punkt ansetzte, konnte eine Dreipunktkompression, manuell ausgeführt, den Knochen so brechen, daß stets zwei Hauptfragmente, mindestens zwei Nebenfragmente und meistens mehrere Kleinfragmente entstanden. 12 Schafe wurden nach den Regeln der stabilen Plattenosteosynthese mit Frakturdarstellung, Hämatomausräumung, anatomischer Fragmentreposition und interfragmentären Kompression und Anbringen einer den Dimensionen des Schaffemur entsprechenden Condylenplatte operiert. Die zweite Gruppe von 12 Schafen wurde ebenfalls mit einer DCP Condylenplatte versorgt, jedoch wurden nur Länge und Achsen des Knochens mittels indirekter Reposition entweder mit dem Fixateur oder mit der Platte selbst in Kombination mit einem Plattenspanner wiederhergestellt. Die Fraktur wurde nicht freigelegt und kein Versuch wurde unternommen, einzelne Fragmente in die Osteosynthese paßgerecht zu integrieren. Vielmehr wurden größere Frakturspalte toleriert, die Reposition einzelner Fragmente wurde der durch Zug erfolgten "Ligamentotaxis" überlassen. Eine Spongiosaplastik erfolgte nicht. Postoperativ wurden die Schafe in Einzelboxen gehalten und durch spezielle Gurte sechs Wochen lang von einer liegenden Position abgehalten. Nach vier, acht und zwölf Wochen wurden je vier Tiere aus jeder Gruppe euthanasiert und die Femura für Faxitron Röntgenuntersuchungen, quantitative Messungen der Knochendichte und biomechanische Bruchtests mit dem Instrongerät gewonnen.

Ergebnisse

Zwei Tiere mußten wegen operationsrelevanter Komplikationen ersetzt werden, ein Schaf nach zwei Wochen wegen eines tiefen Wundinfekts und ein Tier wegen einer mißglückten Fraktursetzung (Fraktur oberhalb der definierten Frakturzone). Ein weiteres Schaf wurde aus der "biologischen" Gruppe ausgeschlossen, nachdem ein abgebrochener Bohrer, im Hüftgelenk belassen, zu einer Hüftkopfnekrose geführt hatte. Ein Plattenbruch wurde in der "biologischen" Gruppe verzeichnet, jedoch erst nach der Explantation des Femurs, dessen Fraktur folgenlos ausgeheilt war. Fünf weitere Schafe mußten wegen operationsunrelevanter Komplikationen, wie pulmonales und kardiales Versagen, Anaphylaxie und Anaesthesietod, ersetzt werden.

Die klinischen Resultate bei den 23 Tieren, bei denen das Experiment beendet werden konnte, waren insgesamt sehr gut. Die Belastung des operierten Beines war durchschnittlich bereits nach drei Tagen erfolgt, die volle Belastung konnte nach spätestens 6 Tagen beobachtet werden. Eine geringe bis mäßige Abnahme der Muskelmasse des operierten Beines war bei allen Tieren wegen der durch Gurt bedingten verminderten Bewegungsfreiheit zu verzeichnen, nach Abnahme der Gurte war jedoch stets eine volle Funktion der operierten Extremität hinsichtlich Stand-, Lauf- und Liegebild vorhanden.

Radiologisch wurde der Heilungsverlauf vor allem im Röntgenbild des explantierten Knochens evident. Eine objektivierte Auswertung war wegen der unterschiedlichen Zahl und Beschaffenheit der Fragmente nicht möglich, es zeigte sich jedoch eindeutig, daß die anatomisch reponierten Frakturen nach Ausheilung mehr Heilungsdefekte und Sequester aufwiesen und gleichzeitig weniger Callusformationen. Vorteile fanden sich in der anatomischen Gruppe hinsichtlich Repositionsergebnis. Hier betrug der Längenverlust des Knochens nach Ausheilung im Vergleich zur gesunden Seite durchschnittlich 2%, 6 von 12 Knochen hatten eine Varusfehlstellung von durchschn. 4,3°. In der "biologischen" Gruppe hingegen betrug der Längenverlust 4,4% und 8 von 11 Knochen wiesen eine Varusfehlstellung von 5,7° auf.

Durch quantitative Dichtemessungen im metaphysären Knochenbereich mittels Computertomographie mit hohem Auflösungsvermögen konnte die Callusbildung erfaßt werden. Wie erwartet, war die Knochendichte im heilenden metaphysären Frakturbereich in der "biologischen" Osteosynthese höher als bei der konventionellen AO Technik der Plattenosteosynthese. Zwar betrug die mittlere Knochendichte im Gesamtvolumen (Zentrum plus Peripherie) im Vergleich zur gesunden Gegenseite bei der anatomischen Gruppe nach vier Wochen 108,1% und bei der "biologischen" Gruppe 95,7%, nach 8 Wochen war jedoch die Knochendichte der überwiegend indirekt heilenden Frakturen der "biologischen" Gruppe mit 117,5% zu 105,7% höher, und nach 12 Wochen hatte sich der Callus der "biologischen" Gruppe mit 133,6% zu 104,4% weiter verdichtet. Auf dem Instrongerät wurde jeder Knochen im Seitenvergleich durch exzentrische axiale Belastung bis zum Bruch getestet. Die Bruchlast wurde in Prozent der Werte der Gegenseite registriert. Dabei waren nach 4 Wochen alle Knochen noch sehr instabil (anat. Gruppe 8,5%, biol. Gruppe 7,8%), nach 8 Wochen Heilungszeit erwiesen sich die Knochen der "biologischen" Gruppe mit 46,5% der Bruchfestigkeit der Gegenseite als der anat. Gruppe (33,0%) überlegen. Nach 12 Wochen Heilungszeit hatten die Knochen der "biol." Gruppe 54,4% der Bruchfestigkeit eines gesunden Knochens, die Knochen der anatomischen Gruppe 50,5%.

Zusammenfassung

Der Vergleich zweier Operationstechniken in der Behandlung experimentell gesetzter subtrochantärer Mehrfragmentfrakturen an Schafen wurde unternommen. Dabei wurde die direkte Reposition von Fragmenten und anschließender Plattenosteosynthese nach konventioneller AO Technik mit der indirekten Reposition mittels Distraktion mit anschließender "biologischer" Osteosynthese (keine Fraktursichtung, Tolerierung von nicht reponierten

Einzelfragmenten, solange Länge und Achsen des Knochens stimmen) verglichen. Insgesamt ist die "biologische" Plattenosteosynthese günstiger für die Einzelfragmente einer Mehrfragmentfraktur, da diese durch weniger Manipulation vascularisiert bleiben. Dadurch werden auch nicht reponierte Fragmente in die Frakturheilung integriert, die indirekte Frakturheilung führt zu größeren Callusmassen, die der Fraktur eine erhöhte Stabilität verleihen.

Summary

A comparison of two operative techniques in the treatment of experimental comminuted subtrochanteric fractures in sheep was done, in which direct reduction and conventionel AO technique of internal plate fixation was compared to indirect reduction and 'biological' fixation (no fracture visualisation, tolerance of dislocated fragments as long as length and axis of bone are restored). 'Biological' internal fixation is advantageous for comminuted fragments since vascularity is preserved, thereby allowing integration of dislocated fragments into the healing process. This enhances callus formation which gives the fracture greater stability.

Literatur

1. Tscherne H, Trentz O (1977) Operationstechnik und Ergebnisse bei Mehrfragment- und Trümmerbrüchen des Femurschaftes. Unfallheilkunde 80:221–230
2. Lüscher JN, Rüedi Th, Allgöwer M (1978) Erfahrungen mit der Plattenosteosynthese bei 131 Femurschafttrümmerfrakturen. Helv Chir Acta 45:39–42
3. Kinast C, Bolhofner BR, Mast JW, Ganz R (1989) Subtrochanteric fractures of the femur. Clin Orthop 238:122–130
4. Thielmann FW, Blersch E, Holz U (1988) Die Plattenosteosynthese der Femurschaftfraktur unter Beachtung biologischer Gesichtspunkte. Unfallchirurg 91:389–394
5. Schoots FJ, van den Wildenberg FA, van der Sluis RF, Goris RJ (1989) Extralange Plattenosteosynthese bei Femurfrakturen. Unfallchirurg 92:373–378

Dr. F. Baumgaertel, Klinik für Unfallchirurgie, Philipps-Universität, Baldingerstraße, W-3550 Marburg, Bundesrepublik Deutschland

Die intraoperative Sonographie des Wirbelkanals – Experimentelle Standardisierung und erste klinische Erfahrungen
Intraoperative Spinal Ultrasound – Experimental Standardisation and Preliminary Clinical Experience

J. Degreif, K. Wenda, J. Ahlers und G. Ritter

Klinik und Poliklinik für Unfallchirurgie, Universität Mainz

Einleitung und Fragestellung

Die dorsale operative Stabilisierung von Wirbelfrakturen, vor allem des thoracolumbalen Überganges, mit einem Fixateur interne ist ein etabliertes Verfahren der Traumatologie. Das Ziel ist hier neben der Aufrichtung der Kyphose und der Wiederherstellung der Wirbelkörperhöhe die Dekompression des Myelons durch die Reposition von Knochenfragmenten, die von der frakturierten Wirbelkörperhinterkante in den Spinalkanal hineinragen. In vielen Fällen gelingt die indirekte Reposition der Hinterkante alleine durch Kyphosekorrektur und Distraktion. In anderen Fällen muß der Wirbelkanal durch Laminektomie freigelegt und die Hinterkante direkt reponiert werden. Die Möglichkeiten, den Erfolg des Repositionsmanövers vor der Laminektomie mittels Tasthaken oder Röntgenbildwandler intraoperativ zu überprüfen, sind unsicher. Die intraoperative Myelographie ist aufwendig und von beschränkter Aussagekraft, da das Kontrastmittel an den dislocierten Knochenfragmenten vorbeifließen und unauffällige Befunde vortäuschen kann. Hier bietet sich die intraoperative Sonographie mit einem speziellen kleinen Schallkopf an, wobei allerdings der von Knochen umgebene Wirbelkanal der Ultraschalluntersuchung schwer zugänglich ist. Die Laminektomie zur Schallapplikation trägt zur weiteren Destabilisierung der verletzten Wirbelsäule bei.

Ziel unserer Untersuchungen war es nachzuweisen, daß die sonographische Beurteilung des Wirbelkanals und der frakturierten Hinterkante ohne stabilitätsmindernde Laminektomie möglich ist, wobei der Schall zwischen den Laminae durch das Lig. flavum bzw. über eine sparsame Laminotomie appliziert wird. Falls durch die indirekte Reposition infolge Kyphosekorrektur und Distraktion die Einengung des Spinalkanals beseitigt wurde, könnte man auf die destabilisierende Laminektomie verzichten.

Methodik

Die Untersuchungen wurden an sechs Wirbelsäulenpräparaten durchgeführt, die im Rahmen von Sektionen zur Klärung neuropathologischer Fragestellungen entnommen worden waren. Wir verwendeten einen speziellen kleinen, für die Kindersonographie entwickelten, elektronischen 5 MHz-Schallkopf (Toshiba) bzw. einen für die transvaginale Sonographie entwickelten mechanischen 7,5 MHz-Schallkopf (ATL). Die Vorteile des ersten liegen

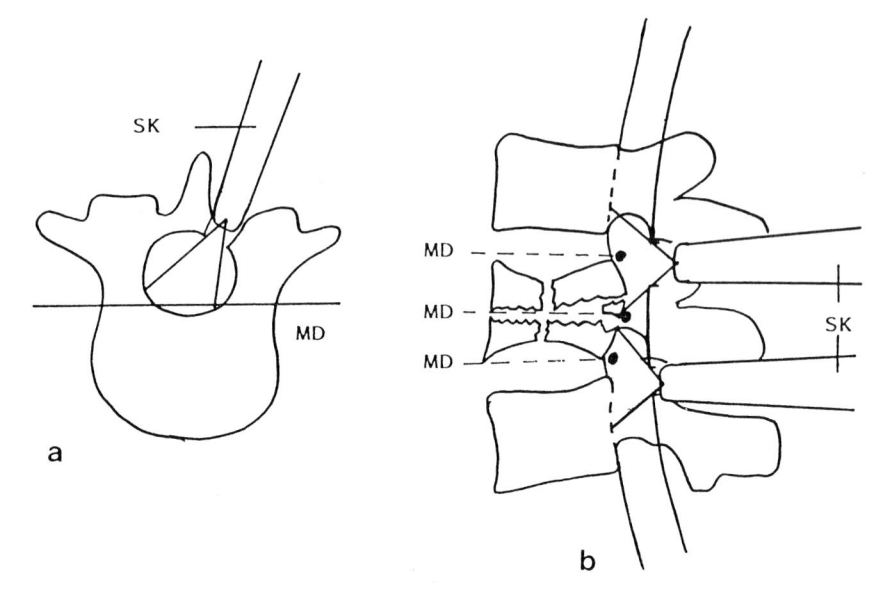

Abb. 1a,b. a Schematische Darstellung der Ultraschallapplikation im Querschnitt. Das dargestellte Knochenfenster mit dem darüber befindlichen Schallkopf ist lediglich das im Querschnitt getroffene Laminotomiefenster, *keine* Laminektomie (*SK* Schallkopf; *MD* Metalldraht). **b** Darstellung der Sonographie im Lämgsschnitt; die drei markierten Punkte stellen die quer getroffenen Metalldrähte dar. Der mittlere Draht könnte sich prinzipiell im "toten Winkel" befinden (*SK* Schallkopf; *MD* im Querschnitt getroffene Metalldrähte)

in den extrem kleinen äußeren Abmessungen; die Vorteile des zweiten in dem größeren Auflösungsvermögen.

In einem ersten Untersuchungsgang wurde versucht, die Wirbelkörperhinterkanten von BWK-12, LWK-1 und LWK-2 durch das Ligamentum flavum hindurch bzw. je nach den individuellen anatomischen Gegebenheiten über eine jeweils sparsame Laminotomie im Querschnitt und im Längsschnitt darzustellen (Abb. 1).

Im zweiten Durchgang wurde über die genannte Laminotomie ein Holzwürfel der Kantenlänge 10 mm im Spinalkanal zwischen Wirbelkörperhinterkante und Myelon plaziert und damit ein Knochenfragment nachgeahmt. Anschließend erfolgte die sonographische Darstellung des Würfels.

Nun stellte sich die Frage, ob der Wirbelkanal nur unmittelbar hinter dem Knochenfenster der Laminotomie oder durch Verkippung des Schallkopfes auch cranial und caudal davon, also auf ganzer Länge des betreffenden Wirbelkörpers, eingesehen werden kann (Abb. 2).

Der Verkippung des Schallkopfes sind Grenzen gesetzt: Einerseits werden ab einem bestimmten Winkel nicht mehr genug Schallwellen von der Wirbelhinterkante zum Schallkopf hin reflektiert, um die Knochenoberfläche zu beurteilen; andererseits können die von dem der Knochenoberfläche aufliegenden Schallkopf ausgehenden Schallwellen den Wirbelrand nur begrenzt unter der intakten Lamina vertebrae "ausleuchten" (Abb. 2).

Wenn man nun eine bestimmte Stelle etwa in der Mitte des zu untersuchenden Wirbelkörpers markiert und diese Stelle sowohl von einem cranial als auch von einem caudal der Lamina gelegenen Knochenfenster darstellen kann, so ist damit der Beweis erbracht,

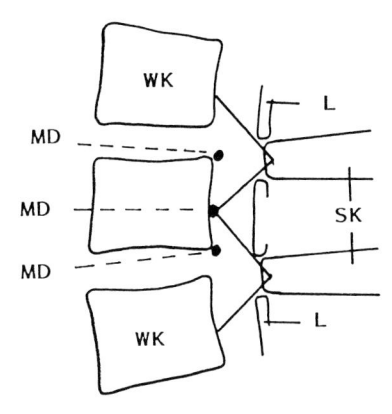

Abb. 2. Versuchsanordnung im dritten Untersuchungsgang; die drei Punkte markieren die quer getroffenen Kirschner-Drähte am Ober- und Unterrand des Wirbelkörpers und dazwischen. Wenn der mittlere Draht von beiden Knochenfenstern aus dargestellt werden kann, wurde die gesamte Hinterkante eingesehen (*SK* Schallkopf; *MD* Metalldrähte; *WK* Wirbelkörper; *L* Lamina)

daß die betreffende Wirbelkörperhinterkante in ganzer Länge eingesehen wurde (Abb, 1a, 1b, 2).

Als Markierungspunkte haben wir Drahtstifte gewählt und uns damit eine schallphysikalische Eigenschaft des Metalls zunutze gemacht. Metall reflektiert den Schall nicht einfach wie Knochen, sondern wird von den Schallwellen zu Eigenschwingungen angeregt, die ihrerseits vom Schallkopf wieder aufgenommen werden und auf dem Monitor als charakteristische Metallartefakte im Sinne eines Verdoppelungsdefektes imponieren [4].

Ergebnisse

Im ersten Untersuchungsgang konnten an allen sechs Präparaten die Hinterkanten der Wirbel BWK-12 bis LWK-2 ohne Laminektomie dargestellt werden. Sie imponierten als glatte reflexreiche Linie mit Schallauslösung darunter; davor war meist eine zweite Linie parallel zur ersten zu sehen, die am ehesten dem hinteren Längsband entspricht. Das Rückenmark bzw. in den tieferen Abschnitten die Wurzeln der Cauda equina konnten in allen Fällen sowohl im Quer- als auch im Längsschnitt identifiziert werden. Die Bilder glichen denen anderer Autoren [1, 2, 3], die allerdings über eine Laminektomie geschallt hatten.

Im zweiten Untersuchungsgang konnte der beschriebene Holzwürfel in allen sechs Präparaten im Quer- und Längsschnitt identifiziert und korrekt vermessen werden. Damit konnten wir zeigen, daß die intraoperative Sonographie der frakturierten Wirbelkörperhinterkante ohne stabilitätsmindernde Laminektomie prinzipiell möglich ist und daß dislocierte Knochenfragmente im Spinalkanal dargestellt werden können.

Im dritten Untersuchungsgang wurden die gemäß Abb. 1 und 2 plazierten Kirschner-Drähte von einem jeweils cranial und caudal der betreffenden Lamina gelegenen Knochenfenster dargestellt. Der mittlere, hinter der Lamina vertebrae gelegene Draht konnte sowohl vom cranialen als auch vom caudalen Fenster aus mit dem charakteristischen sonographischen Metallartefakt dargestellt werden. Damit konnten wir zeigen, daß die Hinterkante des betreffenden Wirbels auf ganzer Länge beurteilt werden kann und es einen "toten Winkel" für die intraoperative Sonographie der frakturierten Wirbelsäule auch ohne Laminektomie nicht gibt. Erste klinische Anwendungen in acht Fällen bestätigten die Ergebnisse. Der intraoperative Ultraschallbefund korreliert gut mit dem prä- und postoperativen CT.

Zusammenfassung

Die dorsale operative Stabilisierung von Wirbelfrakturen mit dem Fixateur interne ist ein etabliertes Verfahren. Dabei sollte eine traumatisch bedingte Einengung des Spinalkanals durch die frakturierte Wirbelkörperhinterkante beseitigt werden. Die Möglichkeiten, den Erfolg des Repositionsmanövers mittels Tasthaken oder Röntgenbildwandler intraoperativ zu überprüfen, sind beschränkt. Hier bietet sich die intraoperative Sonographie mit einem speziellen kleinen Schallkopf an, wobei allerdings der von Knochen umgebene Wirbelkanal der Ultraschalluntersuchung schwer zugänglich ist. Eine Laminektomie zur Schallapplikation trägt zur weiteren Destabilisierung der verletzten Wirbelsäule bei.

Durch experimentelle Untersuchungen an sechs Wirbelsäulenpräparaten können wir zeigen, daß die sonographische Darstellung der Wirbelkörperhinterkante auf ganzer Länge möglich ist, wobei der Schall durch das Lig. flavum bzw. über eine sparsame Laminotomie appliziert wird. Im Spinalkanal liegende Fragmente können dargestellt werden. Erste intraoperative Anwendungen in acht Fällen bestätigten die experimentellen Ergebnisse. Der intraoperative Ultraschallbefund korreliert gut mit dem präoperativen und postoperativen CT. Es zeichnet sich ab, daß durch die intraoperative Sonographie stabilitätsmindernde Maßnahmen wie die Laminektomie zur Überprüfung des Repositionsergebnisses weniger erforderlich werden.

Summary

The dorsal operative stabilisation of spinal fractures by internal fixation is an established means of treatment with the purpose of releasing the extrinsic compression of the intraspinal contents caused by the fractures posterior surface of the vertebral body. There are few possibilities of assessing the success of the reposition intraoperatively. Intraoperative ultrasound with a special small transducer is possible, but it is difficult to reach the intraspinal area by means of ultrasound because it is surrounded by bones. A laminectomy would destabilize the injured vertebral column even more.

By experiments performed on six human vertebral columns we show that it is possible to view the whole length of the fractured posterior surface by ultrasound. The beam has to be projected between the laminae vertebrae by means of a small laminotomy. Thereby intraspinal bone fragments can be seen. Preliminary intraoperative experiences with eight patients confirm our experimental results. The intraoperative ultrasound results have been verified by preoperative and postoperative CT. We expect that the need for laminectomy for examining the posterior surface of the vertebral body will diminish in the near future.

Literatur

1. Quencer RM, Montalvo BM (1984) Normal intraoperative spinal sonography. AJR 143:1301–1305
2. Rubin JM, Chandler WF (1987) The use of ultrasound during spinal cord surgery. World J Surg 11:570–578
3. Rubin JM, Dohrmann GJ (1985) The spine and spinal cord during neurosurgical operations: real time ultrasonography. Radiology 155:197–200
4. Wendell BA, Athey PA (1981) Ultrasonic appearance of metallic foreign bodies in parenchymal organs. J Clin Ultrasound 9:133–135

Dr. J. Degreif, Klinik und Poliklinik für Unfallchirurgie, Universität Mainz, Langenbeckstr. 1, W-6500 Mainz, Bundesrepublik Deutschland

Die Bedeutung der Rekonstruktion des hinteren Kreuzbandes für das Kniegelenk – Stabilität und Knorpelveränderungen im Tiermodell über zwei Jahre*
The Value of Posterior Cruciate Ligament Reconstruction – Stability and Cartilage Lesions in a Sheep Model

W.J. Kasperczyk[1], U. Bosch[1], H.J. Oestern[2] und H. Tscherne[1]

[1]Unfallchirurgische Klinik, Medizinische Hochschule Hannover
[2]Unfallchirurgische Abteilung, Allgemeines Krankenhaus Celle

Das hintere Kreuzband (HKB) gilt als der Zentralpfeiler der ligamentären Stabilität des Kniegelenkes. Gleichwohl haben viele Patienten mit HKB Insuffizienz auch langfristig ein gutes funktionelles Ergebnis [2], so daß die Indikation zur frühzeitigen HLB Rekonstruktion kontrovers diskutiert wird. In letzter Zeit wird jedoch von zunehmenden Beschwerden wegen vorderen Knieschmerzes bei solchen Patienten berichtet [3]. Das Ziel der vorliegenden tierexperimentellen Studie war der Vergleich der Gelenkstabilität und der Knorpelveränderungen an HKB-resezierten (insuffizienten) mit HKB-rekonstruierten Gelenken (Patellarsehnentransplantat) über einen Zeitraum von zwei Jahren.

Material und Methode

An 36 ausgewachsenen (zweijährigen), reinrassigen, weiblichen Schafen (Deutsches Schwarzkopfschaf) wurde in Intubationsnarkose das HKB des linken Kniegelenkes vollständig reseziert. In *Gruppe A* (n = 18) wurde das Band durch ein freies, autogenes Patellarsehnentransplantat (mittleres Drittel, 5 mm Breite) des gleichseitigen Kniegelenkes ersetzt. Die isometrische Plazierung erfolgte unter Vorspannung von 50 N bei 70° gebeugtem Kniegelenk. Das Knochen-Sehne-Knochentransplantat wurde mittels je zwei Mersilene-Fäden (metric 3,5/USP0) unter einer Spongiosaschraube mit Unterlegscheibe fixiert. In *Gruppe B* (n = 18) wurde keine Kreuzbandrekonstruktion vorgenommen und das Gelenk nach der Resektion verschlossen, die Patellarsehne blieb unversehrt. In beiden Gruppen wurde die kontralaterale Seite nicht operiert, die postoperative Nachbehandlung war identisch. Alle Tiere wurden 10 Tage post-op auf einen Bauernhof mit freiem Auslauf gebracht. Eine Protektion des operierten Gelenkes wurde nicht durchgeführt. Die Tiere kamen innerhalb von 6–8 Wochen von eingeschränktem Bewegungsumfang und Belastung zur uneingeschränkten Bewegung und Vollbelastung des Hinterlaufes.

Die dynamischen Stabilitätstestungen wurden 26 sowie 52 und 104 Wochen postoperativ und stets an beiden Kniegelenken vorgenommen. Die Gelenke wurden so präpariert, daß alle umgebenden Weichteile entfernt waren, das Gelenk selbst jedoch vollständig erhalten

---

* Förderung durch die Deutsche Forschungsgemeinschaft Oe 88/2–1.

blieb. Die Testung erfolgte als kontinuierliche anterior-posteriore Kraft-Elongationsmessung an einer mechanischen Prüfmaschine (ZWICK Typ 1387, Kraftdose U1, Genauigkeitsklasse 1) bei einer Dehnungsrate von 5 mm/min, bei 90° gebeugtem Kniegelenk, Femur und Tibia (ca. 10 cm Länge) in Spezialhalterungen fixiert, wobei die Tibia sich rotationsstabil in Neutralposition befand. Datenaufnahme mittels X-Y Schreiber. Die Auswertungen erfolgten nach der Methode von Markolf [5]. Abbildung 1 zeigt schematisch die Datenerhebung.

Die Knorpelveränderungen wurden 26, 52 und 104 Wochen postoperativ an den operierten wie nicht-operierten Kniegelenken im Bereich der tibialen,, femoralen und retropatellaren Gelenkfläche und des femoralen Gleitlagers der Patella erfaßt. Beurteilt wurden die Lokalisation, der Umfang (mm^2) und der Schweregrad. Schweregrad 1 = intakte Oberfläche mit Farbveränderungen und/oder Oberflächenrauhigkeiten. Schweregrad 2 = Oberfläche nicht mehr intakt/Knorpelverluste, Knochen jedoch nicht freiliegend. Schweregrad 3 = Freiliegender subchondraler Knochen mit Knorpelfragmentation der Umgebung. Zur statistischen Aufbereitung der Ergebnisse wurde ein Knorpelscore gebildet, getrennt für die 4 Gelenkflächen. Knorpelscore = Fläche der Veränderungen (mm^2) × Schweregrad der Ausprägung [1, 2, 3]. Stets wurde die operierte Seite eines Tieres auf die nicht-operierte Seite bezogen:
Knorpelscore-OP minus Knorpelscore-Nicht-OP = ± Knorpel-Relativ-Score.

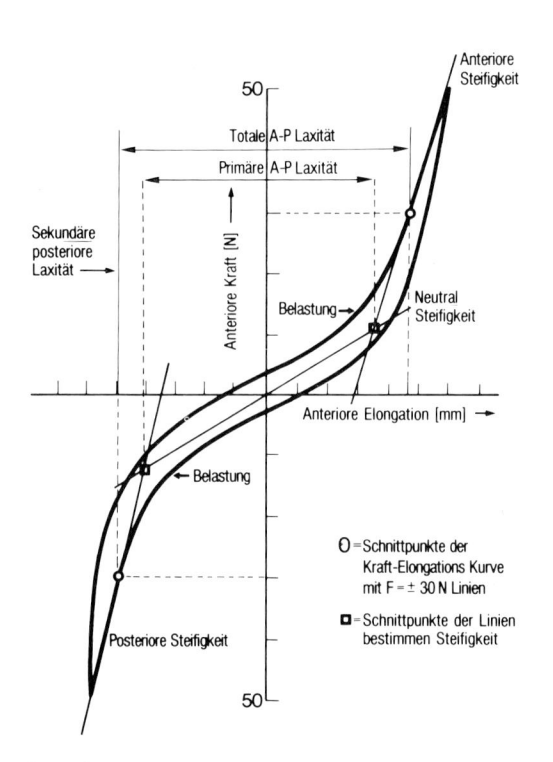

Abb. 1. Schematisierte Testkurve zur Ermittlung der Stabilitätsparameter

Statistische Auswertung

Die Parameter Totale AP Laxität, Primäre AP Laxität, Sekundäre Posteriore Laxität sowie die Neutrale Steifigkeit und die Posteriore Steifigkeit wurden auf signifikante Unterschiede mittels Varianzanalyse (MANOVA:2fach Klassifikationseffekt mit F-Test) geprüft. Anschließend wurden die Gruppen mittels Mann-Whitney U Wilcoxon Test unterschieden. Gleiches Vorgehen wurde für die Beurteilung der Knorpelveränderungen gewählt. Hier konnte jedoch stets die operierte Seite zur nicht-operierten Seite in Verhältnis gesetzt werden.

Ergebnisse

Alle Tiere, unabhängig von der Gruppe, zeigten zum Zeitpunkt des Abtötens im Hinblick auf die Motilität (Stehen, Gehen und Laufen) keine Beeinträchtigungen.

Stabilitätsparameter

Die Totale AP Laxität (TAPL) für die nicht-operierte Seite beträgt $1,6 \pm 0,1$ mm, die Neutrale Steifigkeit (NST) $33,5 \pm 5,9$ N/mm und die Posteriore Steifigkeit (PST) $48,0 \pm 5,4$ N/mm. Wegen des fehlenden Gelenkspiels waren mit der zur Verfügung stehenden Methode die Parameter Primäre AP Laxität (PAPL) und Sekundäre Posteriore Laxität (SPL) für die nicht-operierte Seite nicht zu bestimmen. Nach Resektion des HKB betrug in der Gruppe 2 die TAPL $11,8 \pm 3,9$ mm, die PAPL $9,8 \pm 3,8$ mm, die SPL $1,5 \pm 3,8$ mm, die NST $0,8 \pm 0,2$ N/mm und die PST $7,6 \pm 0,6$ N/mm. Die Daten für die operierten Gelenke im zeitlichen Verlauf sind Tabelle 1 zu entnehmen. Die Multivarianzanalyse zeigte hochsignifikante Unterschiede ($p < 0,005$) für die Gruppen- wie Zeiteffekte.

Tabelle 1. A-P Kraft-Elongationstestung. Mittelwerte und Standardabweichung sowie p-Werte im Mann-Whitney U Wilcoxon Test

	Totale AP Lax. (mm)	Primäre AP Lax. (mm)	Sekundäre Post. Lax. (mm)	Neutral Steifig. (N/mm)	Poster. Steifig. (N/mm)
26 Wochen					
Gruppe 1 n=6	$4,5 \pm 0,5$ p=0,003	$3,0 \pm 0,6$ p=0,003	$0,9 \pm 0,1$ p=0,003	$2,0 \pm 0,5$ p=0,003	$28,5 \pm 4,1$ p=0,003
Gruppe 2 n=6	$8,8 \pm 1,4$	$6,8 \pm 1,3$	$1,5 \pm 0,1$	$0,7 \pm 0,2$	$1,5 \pm 0,1$
52 Wochen					
Gruppe 1 n=6	$3,0 \pm 0,6$ p=0,005	$1,6 \pm 0,3$ p=0,003	$0,7 \pm 0,1$ p=0,003	$5,5 \pm 2,0$ p=0,003	$43,6 \pm 7,4$ p=0,003
Gruppe 2 n=6	$6,9 \pm 1,7$	$5,1 \pm 1,6$	$1,2 \pm 0,2$	$1,6 \pm 0,3$	$1,2 \pm 0,2$
104 Wochen					
Gruppe 1 n=6	$3,5 \pm 0,3$ p=0,003	$2,2 \pm 0,3$ p=0,003	$0,7 \pm 0,1$ p=0,003	$3,2 \pm 0,8$ p=0,003	$37,3 \pm 2,8$ p=0,003
Gruppe 2 n=6	$9,8 \pm 1,9$	$8,2 \pm 1,9$	$1,0 \pm 0,1$	$0,5 \pm 0,2$	$1,0 \pm 0,1$

Knorpelveränderungen

Die tibiale Gelenkfläche zeigte zu keinem Zeitpunkt in den Gruppen degenerative Veränderungen. Auch die Veränderungen an der femoralen Gelenkfläche (FGF) waren relativ gering ausgeprägt. Die stärksten Knorpeldegenerationen wurden an der retropatellaren Gelenkfläche (RPGF) wie dem femoralen Patellagleitlager (FPGL) beobachtet. In der Multivarianzanalyse konnte für die FGF nur ein niedrig signifikanter Zeiteffekt dargestellt werden. Für die Gelenkflächen des Femoropatellargelenkes dagegen waren hochsignifikante Gruppen- wie Zeiteffekte darstellbar. Die Zusammenfassung von RPGF+FPGL zum Femoropatellargelenk (FPG) verstärkten noch einmal die Signifikanz ($p < 0,005$). Die Daten (Relativ-Score) der beiden Gruppen sind Tabelle 2 zu entnehmen. Die Varianzanalyse zur Beurteilung des Zeiteffektes zwischen der operierten Seite und nicht-operierten Seite in Gruppe 1 zeigte keinen signifikanten Effekt.

Tabelle 2. Degenerative Knorpelveränderungen. Mittelwerte und Standardabweichungen berechnet für Relativ-Score (Erläuterung siehe Text) für die verschiedenen Lokalisationen. P-Werte für Mann-Whitney U Wilcoxon Test

	Femoropatellargelenk	Femorale Gelenkfläche
26 Wochen		
Gruppe 1	$4,7 \pm 4,2$	$1,6 \pm 13,2$
n=6	ns	ns
Gruppe 2	$-0,7 \pm 9,6$	$0,0 \pm 0$
n=6		
52 Wochen		
Gruppe 1	$-2,7 \pm 24,6$	$-2,6 \pm 6,5$
n=6	$p = 0,003$	$p = 0,008$
Gruppe 2	$168,5 \pm 101,1$	$48,3 \pm 69,3$
n=6		
104 Wochen		
Gruppe I	$17,5 \pm 28,1$	$-3,0 \pm 7,3$
n=6	$p = 0,003$	$p = 0,04$
Gruppe 2	$289,6 \pm 81,8$	$93,9 \pm 95,0$
n=6		

Diskussion

Die Bänder des Kniegelenkes müssen in primäre und sekundäre Stabilisatoren unterschieden werden. Der vorderen Translation steht zu 86% der primäre Stabilisator vorderes Kreuzband (VKB) entgegen, das HKB leistet als primärer Stabilisator der hinteren Translation 95% der Widerstandskräfte [1]. Bei Fehlen der primären Stabilisatoren müssen die sekundären deren Funktion übernehmen. Häufig jedoch können diese bei hoher funktioneller Belastung dieser Aufgabe nicht gerecht werden. Ein Fehlen des VKB führt zum wohlbekannten VKB-Insuffizienz Syndrom. Für das HKB ist bekannt, daß einfache hintere Instabilitäten auch langfristig nicht zu einer Beeinträchtigung führen, multidirektionale hintere Instabilitäten jedoch zur Chondromalacie der Patella, Meniscusveränderungen, Quadricepsatrophie und Arthrose [6].

Unsere Ergebnisse zeigen, daß im Laufe des ersten Jahres bei HKB Insuffizienz die sekundären Stabilisatoren (posterolaterale Kapsel, Popliteuskomplex, mediales Collateralband) durchaus die initial erhebliche AP Translation um ca. 50% vermindern können. Im Verlaufe des zweiten Jahres jedoch kommt es zu einer signifikanten Zunahme der AP Translation. Dies deutet auf ein zunehmendes Nachlassen der sekundären Stabilisatoren hin. Die posteriore Steifigkeit als ein Maß der Widerstandsfähigkeit gegenüber einwirkenden Kräften steigt im ersten Jahr postoperativ an und verbleibt im zweiten Jahr noch unverändert. Die Verminderung der Stabilität wird in erster Linie im unteren Belastungsbereich des HKB (Primäre AP Laxität und Neutrale Steifigkeit) deutlich. Das rekonstruierte HKB erreichte zu keinem Zeitpunkt die Stabilität eines normalen Kreuzbandes. Die zunehmende Verminderung der hinteren Stabilität hat Konsequenzen für den Gelenkknorpel. Im vorliegenden Experiment dominierten eindeutig die Veränderungen im Femoropatellargelenk bei HKB Insuffizienz. Zwischen der operierten und nicht-operierten Seite in den HKB-rekonstruierten Gruppen gab es keine signifikant unterschiedlichen Knorpelveränderungen.

Die vorliegenden tierexperimentellen Ergebnisse zeigen, daß auch die einfache hintere Instabilität zu einer nachhaltigen Schädigung des Gelenkknorpels führt. Ursache könnte ein abnormales Patellagleiten (Lateralverschiebung bei 0–30° und 75–90°) und vermehrte Kontaktkräfte im FGP sein [4]. Inwieweit versuchstierspezifische Faktoren zusätzlich dieses Ergebnis beeinflussen, kann nicht gesagt werden.

Zusammenfassung

An 36 Schafen wurde über den Zeitraum von 2 Jahren der Einfluß der hinteren Kreuzband (HBK) Insuffizienz und der primären Rekonstruktion (Patellarsehne) auf die Gelenkstabilität und den Gelenkknorpel untersucht. Bei HKB Insuffizienz vermindert sich, nach einer initialen Besserung, die Stabilität im Verlaufe des zweiten Jahres. Dies geht mit einer signifikanten Vermehrung der Knorpeldegeneration, insbesondere im Femoropatellargelenk einher. Im Gegensatz dazu zeigen die Degenerationen in HKB-rekonstruierten Gelenken keinen Unterschied im Vergleich mit der Nicht-Op Seite.

Summary

In this study the influence of posterior cruciate ligament (PCL) deficiency and primary replacement with patella tendon on joint stability and cartilage changes was examined over 2 years in 36 sheep. In the course of the 2nd year the joint stability decreased significantly with PCL deficiency, following an initial improvement. This occurred hand in hand with degeneration in the femoropatellar joint. In contrast, cartilage in the early reconstructed joints cannot be differentiated from that in the nonoperated joints.

Literatur

1. Butler DL, Noyes FR, Grood ES (1980) Ligamentous restraints to anterior-posterior drawer in the human knee. J Bone Joint Surg [Am] 62:259–270
2. Dandy DJ, Pusey RJ (1982) The long-term results of unrepaired tears of the posterior cruciate ligament. J Bone Joint Surg [Br] 64:92–94
3. Dejour H, Walch G (1987) Die chronischen hinteren Instabilitäten. Orthopäde 16:149–156
4. Hefzy MS, Jackson WT, Rafzopoulos D, Ebraheim N, Saddemi S (1989) The role of the posterior cruciate ligament in controlling patello-femoral tracking. 35th Annual Meeting ORS Las Vegas, Nevada 302
5. Markolf KL, Mensch JS, Amstutz HC (1976) Stiffness and laxity of the knee – The contribution of supporting structures. J Bone Joint Surg [Am] 58:583–594
6. Torg JS, Barton TM, Pavlov H, Stine R (1989) Natural history of the posterior cruciate ligament-deficient knee. Clin Orthop 246:208–216

Dr. W.J. Kasperczyk, Medizinische Hochschule Hannover, Unfallchirurgische Klinik, Postfach 610180, W-3000 Hannover 61, Bundesrepublik Deutschland

Entwicklung eines eigenen Plattenfixateur-Modells
Development of a New Plate Fixator

B. Hartung, R. Henke und G. Graner

Klinik und Poliklinik für Chirurgie, Medizinische Akademie Erfurt

Die Wiederherstellung kraftschlüssiger Formsteifigkeit eines frakturierten oder osteotomierten Knochens erreicht man am schnellsten und sichersten durch Osteosyntheseverfahren, die neben einer ausreichenden Fragmentadaptation die Vascularität des Knochens und der umgebenden Weichteile nicht zusätzlich stören und die bei ausreichender Makrostabilität noch über ein gewisses Maß an osteoinduktiver Mikroinstabilität verfügen, das zu einer callusreichen sekundären Knochenheilung anregt [3].

Während mit der Plattenosteosynthese (P) diese Maximalforderung nur teilweise zu erfüllen ist und sich Berichte über Plattenschäden mehren, erfüllen die externen Monofixateure diese Forderung besser. Bei den großen, relativ knochenfernen Klammerfixateuren besteht allerdings wieder die Gefahr, daß die gewünschte Mikroinstabilität in eine heilungsfeindliche, infektbegünstigende Makroinstabilität umschlägt.

Ausgehend von der ZESPOL-Osteosynthese [1, 2] haben wir eine eigene Modifikation, fast ausschließlich im Sinne eines kleinen, dicht über der Haut liegenden Monofixateurs entwickelt, der sich an den Implantaten und Instrumenten der AO orientiert und damit kompatibel ist. Die, besonders am Unterschenkel, zu erreichende lichte Weite zwischen Knochen und epicutanliegender Platte von 15 bis 30 mm schafft mit einem "Minimum an Metall" noch die erforderliche Gesamtstabilität.

Unser Plattenfixateur (PF) wurde zusammen mit der Industrie, bezüglich Implantate- und Instrumentenset sowie Operationstechnik zur Praxisreife entwickelt. Er besteht aus den Grundelementen Plateauschraube, Muttern und AO-Platten. Das tellerförmige Plateau am Schraubenhals rastet in die Längsnut an der Plattenunterseite ein und ergibt mit der, durch die aufgeschraubten Mutter, angepreßten Platte eine sehr stabile Verbindung. Durch eine beliebig verlängerbare und von der fertigen Montage abnehmbare Bohrlehre sind Anwendungen in jeder Plattenlänge möglich (als Kompressions-, Neutralisations- und Brückenplattenfixateur sowie als Doppelplatte und Minimontage).

Der Prototyp des PF wurde einer genauen biomechanischen "Standortbestimmung" unterzogen. Hinsichtlich der geplanten Anwendung an der Schafstibia und am menschlichen Unterschenkel haben wir verschiedene Osteotomieformen im Vergleich P, PF und Fixateur externe (FE) sowie Nativknochen als Kontrolle in allen Belastungsrichtungen getestet. Dabei wurden verschiedene Osteotomiewinkel, Defektsituationen etc. bei verschiedenen Abständen der Stabilisierungselemente des PF und EF von der Knochenachse und ihr Einfluß auf die Stabilität bestimmt. Die unteren Belastungsbereiche wurden an der Schafstibia durch Laserstrahlablenkung mit dem Reflexionsgoniometer und für die höheren Belastungen an der humanen Leichentibia mit einer Werkstoffprüfmaschine mit XY-Schreiber registriert. Erwartungsgemäß nahm der PF zwischen dem FE und der P eine Intermediärstellung ein. Bei einer lichten Weite zwischen Knochen und PF von 15 bis 30 mm hat der PF seine biomechanische Eigencharakteristik, wobei darunter ein zunehmend platten- und darüber ein zunehmend fixateurähnliches Verhalten mit Zunahme der seitlichen und Rotationsinstabilitäten zu konstatieren ist.

Die biomechanische Zwitterstellung des PF mit ausreichender Gesamtstabilität bei, in einem begrenzten Umfang, steuerbarer Mikroinstabilität, bedurfte des biologischen Beweises der besseren Knochenheilung. In Übereinstimmung mit der Literaturmeinung [4] sahen wir das Merino-Schaf als die günstigste vergleichbare Tierspecies an. In einer homogenen Tiergruppe haben wir an vier vergleichbaren Osteotomieformen (quer, schräg, defekt, avitales Segment) die interne AO-P versus extern, percutan angelegten PF an beiden Tibiae eines Schafes in Konkurrenz getestet, wobei die zweite Op. erst nach sechswöchigem Intervall durchgeführt werden konnte. Zur gleichen Zeit haben wir ein zweites Tier (Zwilling) in genau umgekehrter Reihenfolge der Osteosynthesen mit ebenfalls sechswöchigem Intervall operiert. Der damit erreichte gekreuzte Zwillingsvergleich erlaubt zwei PF-P Testungen mit zwei gleichen Endpunkten, z.B. PF und P 16 Wochen sowie PF-P 10 Wochen.

Durch Staffelung der Endpunkte im Zwei-Wochen-Abstand konnten exakt vergleichbare Endpunkte von der 6. bis zur 18. Woche erreicht werden. Durch dieses Vorgehen wurden mit hoher Untersuchungsgenauigkeit alle Phasen der knöchernen Heilung im Zwei-Wochen-Rhythmus erfaßt. Sowohl die Auswahl der Tiere, als auch die Narkose, einschließlich der peri- und postoperativen Betreuung, besorgten erfahrene Tierärzte in zwei Kliniken mit entsprechender räumlicher und apparativer Ausstattung, bei Beachtung der Tierschutzgesetze.

Neben der regelmäßigen klinischen Untersuchung mit Registrierung von 19 Pin-Infekten, 2 Abszessen sowie Materiallockerungen und Frakturen (wurden eliminiert), erfolgten Röntgenkontrollen im Zwei-Wochen-Abstand und polychrome Sequenzmarkierung. Zum Tötungszeitpunkt wurde eine Übersichtsangiographie der operierten Extremitäten mit Micropaque, die auch zur Darstellung der intraossären Gefäße führte, vorgenommen. Nach Präparatentnahme erfolgte die ausführliche Fotodokumentation und die Röntgenkontrolle in 2 Ebenen mit Feinfocustechnik auf Mammographiefilm. Die jeweils aktuelle capilläre Durchblutungssituation verifizierten wir nuklearmedizinisch durch embolisierende Injektion von jeweils 500 MBq Tc-Humanserumalbumin-Microsphären (10–30 μm) mit anschließender globaler Aktivitätsmessung mit Farbscanner; schließlich wurden die Knochenscheiben und anschließend die Knochenpartikel, bezüglich Flächenimpulsdichte und Aktivität pro Gramm Knochengewebe, gemessen. Von der 10 mm dicken Osteotomiescheibe wurden Dünnschliffe für Mikroradiographien und Histologien angefertigt. Das Röntgenmaterial wurde nach Bewertungskriterien, bezüglich Intervall- und Endpunktevergleich, ausgewertet. Mit den Feinstfocusaufnahmen konnten densitometrische Untersuchungen erfolgen. Nach Synopsie aller Befunde wurde das Heilungsergebnis eingeschätzt und bewertet. Innerhalb der 34 operierten Schafe bildeten die größte homogene Gruppe acht Zwillingspaare (16 Schafe mit 16 PF und 16 P) mit querer Tibiaosteotomie. Für die anderen Osteotomieformen wurden nur kleinere Gruppen verwendet, da sich z.B. bei der Gruppe mit avitalen deperiostierten Segmenten schon bei zwei Zwillingsvergleichen (vier Schafe mit acht Op.) rasch zeigte, daß in keinem Falle ein avitales Segment einheilte.

Schon nach der Röntgenanalyse läßt sich eindeutig sagen, daß über 3/4 der PF-Osteosynthesen (75%) mit callusreicher sekundärer Knochenheilung bei homogenem Durchbau der Osteotomie und intensiven Kalksalzeinlagerungen in der Calluszone als

Ausdruck der intensiven funktionellen Beanspruchung endeten, bei den P-Osteosynthesen fanden sich erwartungsgemäß nahezu umgekehrte Verhältnisse. 2/3 (68,8%) der Plattenosteosynthesen heilten calluslos bzw. -arm im Sinne der primären Spaltheilung, wobei die Kalksalzdichte geringer war. Bei den PF sahen wir aber auch drei callulose und callusarme Heilungen sowie bei den P fünf Heilungen mit mäßiger Callusreaktion bei inhomogenem Durchbau. Bei beiden Verfahren zeigte sich schon nach zwei bis vier Wochen eine zunehmend überbrückende periostale Reaktion auf der materialfernen Seite, auf der materialnahen Seite erst nach sechs bis acht Wochen, wobei diese beim PF bedeutend intensiver als bei den P waren. Die beim PF und P graduell unterschiedliche rasche laterodorsale Überbrückung hat nach unserer Meinung folgende Ursachen: einmal ist hier die bessere Weichteilbedeckung, zum anderen ist hier die stärkere mechanische Unruhe (materialferne Seite) und schließlich ist der umschriebene Deperiostierungsschaden im Rahmen der Osteotomie von medial her größer. Bis zur 12. Woche kam es bei der P häufig zur periostalen "Umwachsung", die dann sistierte. In gut einem Drittel der P-Osteosynthesen waren schon makroskopisch deutliche Schäden im Plattenlager bis hin zur Außenschichtnekrose und Sequestrierung nachweisbar.

In der Übersichtsangiographie stellte sich bei Primärheilung das Gefäßbild ruhiger und mehr der Norm entsprechend dar, während bei der Sekundärheilung ein zum Teil erheblicher Gefäßreichtum mit korkenzieherartiger Schlängelung der Gefäße zu verzeichnen war. Bei der Analyse der intraossären Gefäßdarstellung fiel auf, daß bei den PF der Osteotomiespalt deutlich früher vasculär überbrückt wurde. Schon um die 10. bis 12. Woche waren deutliche medulläre Gefäßstrukturen nachweisbar, während bei den P zum Teil noch um die 16. Woche keine eindeutige medulläre Revascularisation nachzuweisen war. Neben Aufbau eines diffusen intraossären Gefäßnetzes und Versorgung durch transcorticale Anastomosenbildung fanden wir auch Wiederherstellung der Kontinuität der A. nutritia tibiae. Dies fand sein Äquivalent bei den TC-Microsphären im Capillarbereich, wo bei den P distal der Osteotomie deutlich geringere Aktivitäten mit inhomogener Darstellung und rarefiziertem Aktivitätsmuster besonders im Osteotomiebereich gemessen wurden. Besonders gesteigerte Aktivitäten wurden über den Callusspindeln bei den PF gefunden. Nach den Mikroradiographien und der histologischen Auswertung ergab sich beim PF meist das typische Bild der Sekundärheilung mit anfänglichen Resorptionserscheinungen an den Osteotomieenden. Die Heilung verlief über eine periostale Callusmanschette, die um die vierte bis sechste Woche spaltüberbrückend war. Die endostale Überbrückung war im allgemeinen schwächer. Der Fixationscallus aus Geflechtknochen erreichte etwa um die achte Woche seinen Höhepunkt, worauf nachfolgend der entstandene Knochen zunehmend osteonisierte. Der nun einsetzende Umbau mit Remodelling stellte schließlich um die 16. bis 18. Woche die übliche Knochenstruktur wieder her. Die P heilten unter dem Bild der Spaltheilung mit Auffüllung des Spaltes durch Faser- und Lamellenknochen und verzögert ablaufendem Remodelling bei zunehmender Osteonenverbolzung. In der ausgedünnten plattennahen Corticalis fanden sich Zeichen der Spongiosierung ab der achten Woche und Außenschichtsequestrierung als Folge der gestörten Durchblutung. Aufgrund der ermutigenden Ergebnisse dieser Experimente gingen wir zur veterinär- und humantraumatologischen Anwendung über (sechs Frakturen bei Tieren, 47 Osteosynthesen am Menschen). Die günstigen Heilungsergebnisse bestätigen sich auch hier, zudem wurde der PF aufgrund der Kleinheit und des geringen Gewichtes (70 g) als patientenfreundlich empfunden. Die Materialentfernungen konnten immer ambulant und ohne Anaesthesie durchgeführt werden. Abschließend darf hervorgehoben werden, daß das Verfahren auch ausgesprochen kostengünstig ist.

Zusammenfassung

Ausgehend von den modernen Erkenntnissen der Frakturheilungsdynamik wurde ein eigener Plattenfixateur entwickelt. Die vergleichende Testung mit herkömmlichen Osteosyntheseverfahren erfolgte biomechanisch und im Tierexperiment, wobei es sich bestätigt, daß der Plattenfixateur aufgrund seiner Mikroinstabilität eine gute callusinduzierende Wirkung hat. Nach erfolgreicher Testung wurde das Verfahren in die menschliche und tierische Unfallpraxis übernommen.

Summary

The development of a new model of plate fixator is reported. A precise biomechanical analysis and an animal study on sheep tibia comparing the plate fixator with conventional osteosynthesis techniques are discussed. Because of the good biomechanical properties of the plate fixator, and particularly if it is applied percutaneously without additional disturbances of the vascularity, a relatively fast bone consolidation with callus formation may be expected.

Literatur

1. Bielawski J, Przygoda A, Sygnatowicz J, Ramatowski W, Granowski R, (1985) Anwendung der ZESPOL-Konstruktion als externer Stabilisator. Orth Prax 21:411–416
2. Ramatowski W, Granowski R (1984) Das ZESPOL-Osteosynthesesystem. Mechansche Grundlagen und klinische Anwendung. Orth Prax 20:750–758
3. Stürmer KM, Rack Th, Kauer F (1990) Intravitale Bewegungsmessung bei der Frakturheilung. In: Hefte Unfallheilkunde, Heft 212. Springer, Berlin Heidelberg New York London Paris Tokyo Hong Kong, S 489–498
4. Wissing H, Stürmer KM, Breidenstein G (1990) Die Wertigkeit verschiedener Versuchstier-Spezies für experimentelle Untersuchungen am Knochen. In: Hefte Unfallheilkunde, Heft 212. Springer, Berlin Heidelberg New York London Paris Tokyo Hong Kong, S 449–488

Dr. B. Hartung, Medizinische Akademie Erfurt, Klinik und Poliklinik f. Chirurgie, Nordhäuser Str. 74, O-5010 Erfurt, Bundesrepublik Deutschland

VII. Preisträger-Vorlesung

Biomechanik des neuen nicht aufgebohrten massiven AO Unterschenkelverriegelungsnagels und des konventionellen Universalverriegelungsnagels im Vergleich*
Comparison of Biomechanical Performance of AO Unreamed Tibial Nail and AO Universal Tibial Nail Bone Implant Complex

P. Schandelmaier, C. Krettek und N. Haas

Unfallchirurgische Klinik der Medizinischen Hochschule Hannover

Zielsetzung

Unterschenkelfrakturen mit schwerem Weichteilschaden konnten mit den bisher zur Verfügung stehenden Marknagelsystemen nur mit einem hohen Risiko an septischen und aseptischen Komplikationen stabilisiert werden [1, 3]. Einer der wesentlichen Gründe für die hohe Komplikationsrate ist die histologisch nachweisbare mechanische und thermische Zerstörung der intramedullären Blutversorgung durch das Aufbohren des Markraumes [2]. Aus diesem Grund wurde von der AO ein Marknagelsystem für Frakturen mit schwerem Weichteilschaden entwickelt, das ohne Aufbohren des Markraumes eingebracht wird. Die biomechanischen Eigenschaften des neuentwickelten Nagels wurden mit denen des AO Universalmarknagels Tibia unter standardisierten Bedingungen im Knochen Implantat Verbund (KIV) verglichen.

Material und Methode

Der ungebohrte Tibiaverriegelungsnagel (Unreamed Tibial Nail (UTN)) ist aus Massivmaterial hergestellt, er verjüngt sich von 12 mm im proximalen Anteil bis auf seinen Schaftquerschnitt von 8 oder 9 mm. Die proximale Spitze ist ventral abgeschrägt, um eine Irritation der Patellarsehne zu verhindern. Der distale Anteil ist gekennzeichnet durch eine schlittenförmige Spitze, um das Gleiten auf der dorsalen Corticalis im nicht aufgebohrten Markraum der Tibia zu erleichtern. Der Nagel wird nach Eröffnen der proximalen Corticalis eingeschoben und mit 3,2/3,9 mm Verriegelungsbolzen proximal und distal verriegelt. Die Bolzen entsprechen bis auf den geringeren Durchmesser von 3,5 mm den Verriege-

---

* Unterstützt durch die AO Stiftung, Baldnerstraße 30, CH-3007 Bern.

lungsbolzen der AO. Der AO Universalmarknagel Tibia (AOU) ist durch ein durchgehend geschlitztes Kleeblattprofil gekennzeichnet, die Wandstärke beträgt 1,2 mm. Beiden verglichenen Marknägeln gemeinsam ist die Formgebung in der Sagittalebene mit einer Krümmung des Nagels von 11 Grad am Übergang vom proximalen zum distalen Drittel des Nagels.

Als Präparate dienten isolierte, kältekonservierte humane Leichentibiae. Das Donoralter betrug 32 bis 68 Jahre. Die Präparate hatten eine Länge von 400 plus/minus 10 mm. Mit einer oscillierenden Säge wurde ein Defekt in Schaftmitte von 20 mm geschaffen. In einen Knochen wurde der UTN mit 9 mm Durchmesser und einer Länge von 380 mm in der oben beschriebenen Technik eingebracht, in den anderen der AOU von gleicher Länge mit 11,0 mm Durchmesser, der Markraum wurde hier auf 11,5 mm aufgebohrt. Die Nägel wurden dann in üblicher Technik statisch verriegelt.

Die Knochen wurden am proximalen und distalen Ende mit Hilfe einer Einspannvorrichtung, die eine achsengerechte Einspannung des KIV ermöglicht, in einen schnellhärtenden Kunststoffzement eingegossen und in einer Universalprüfmaschine (Fa. Zwick, Ulm Typ 1445) getestet. Einwirkende Kraft und Verformung wurden simultan registriert und mit zugehöriger Software in einem PC ausgewertet.

In der Versuchsreihe untersuchten wir das Stabilitätsverhalten des KIV von 10 paarweise entnommenen Leichentibiae im Rechts-Links-Vergleich unter folgender Bedingungen:

1. 4-Punktbiegung Frontalebene (Valgusstreß) 0,005 Nm–75 Nm (Vormoment 0,005 Nm, Testgeschwindigkeit 40 mm/min, Breite des Auflagebalkens 380 mm, des Kraftbalkens 127 mm)
2. 4-Punktbiegung Sagittalebene (Antekurvationsstreß) 0,005–75 Nm (Testbedingungen wie bei der Biegung Frontalebene)
3. Torsion mit einem Moment von 1,1 Nm in beiden Richtungen (Vormoment 0,05 Nm, Testgeschwindigkeit 18°/min, axiale Last im Closed-Loop 10 N)
4. axiale Belastung von 10 N bis 1100 N (Vorkraft 10 N, Testgeschwindigkeit 1,5 mm/min)

Die Prüfung auf Signifikanz erfolgte mit dem T-Test für gepaarte Stichproben für ein Signifikanzniveau von 5%.

Ergebnisse

Bei den Untersuchungen fand sich die größte Differenz zwischen den verwandten Implantaten bei der Torsionsbelastung (1,1 Nm in beide Richtungen), der KIV des UTN verformte sich nur um $1,18°(\pm 0,17°)$ bei der Torsion nach links und um $0,91°(\pm 0,13°)$ bei der Torsion nach rechts, der AOU KIV zeigte eine signifikant höhere Verformung, die entsprechenden Werte betrugen $9,42°(\pm 0,30°)$ und $10,01°(\pm 0,28°)$ (Abb. 1A). Bei der axialen Belastung (Max. 1100 N) verkürzte sich der UTN KIV mit 0,78 mm ($\pm 0,10$ mm) gegenüber 0,61 mm ($\pm 0,08$ mm) beim AOU KIV signifikant mehr (Abb. 1B).

Bei der 4-Punkt Biegung in der Sagittalebene betrug der Biegewinkel bei maximalem Biegemoment (75 Nm) $5,24°(\pm 0,47°)$ beim UTN KIV und $4,77°(\pm 0,46°)$ bei AOU KIV, der Unterschied ist statistisch nicht signifikant (Abb. 2A), ebenso wie bei der 4-Punkt-Biegung in der Frontalebene. Hier betrug der Biegewinkel bei maximalem Biegemoment (75 Nm) $5,05°(\pm 0,62°)$ beim UTN KIV und $5,40°(\pm 0,70°)$ beim AOU KIV (Abb. 2B).

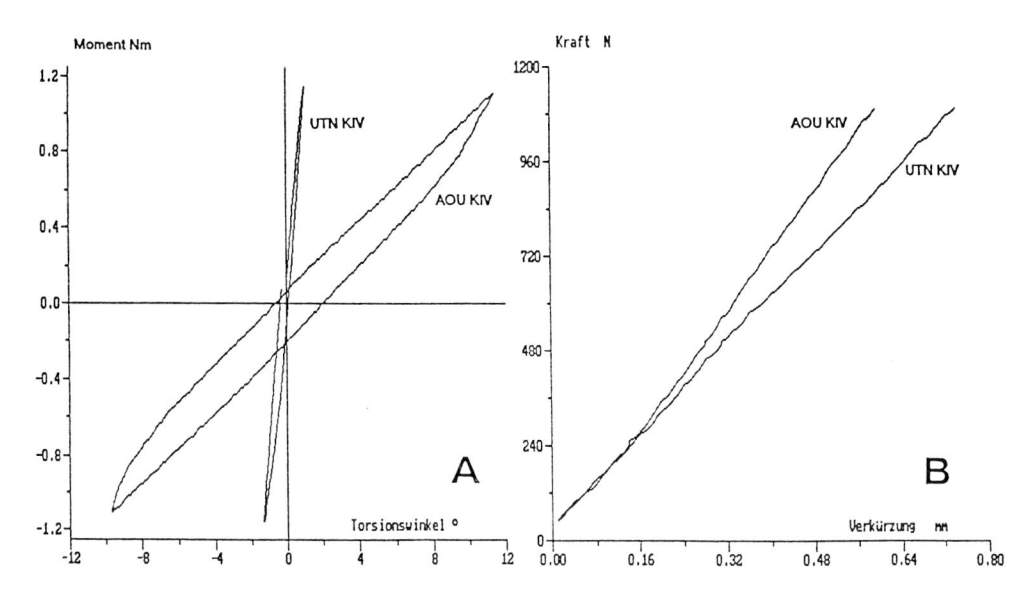

Abb. 1. A Verdrehwinkel bei Torsionsbelastung. **B** Verformung bei axialer Belastung

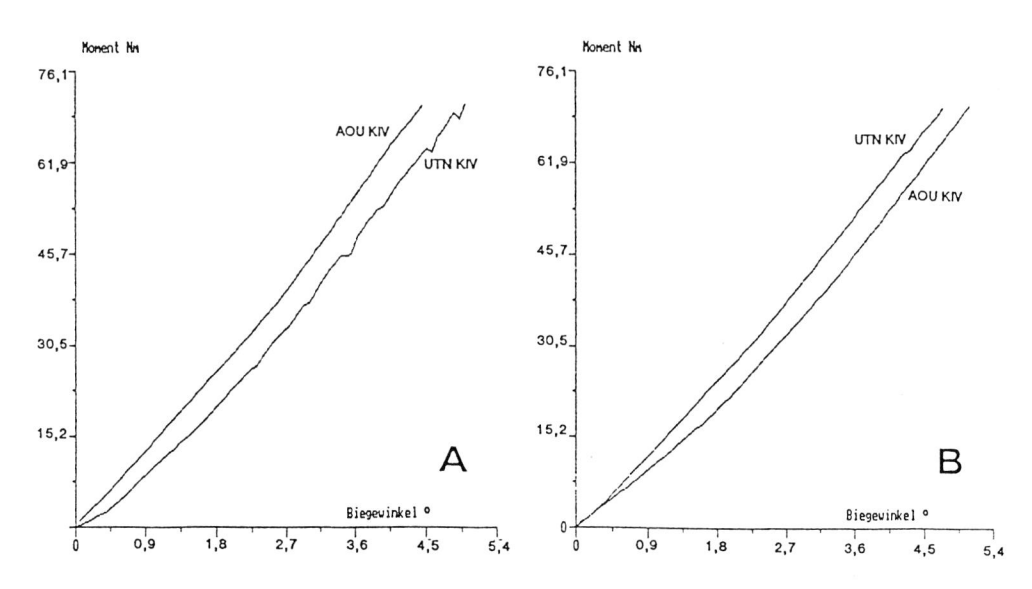

Abb. 2. Biegewinkel bei 4-Punkt-Biegung in Sagittalebene (**A**) und Frontalebene (**B**)

Es läßt sich somit auch bei fehlender corticaler Verklemmung mit dem UTN geringen Durchmessers eine höhere Torsionssteifigkeit im KIV erzielen als mit AOU KIV trotz größeren Durchmessers und Kleeblattprofil.

Zusammenfassung

Die biomechanischen Eigenschaften des massiven nicht aufgebohrten AO-Tibiaverriegelungsnagels (Unreamed Tibial Nail [UTN]) und des AO-Universalmarknagels Tibia (AOU) wurden im standardisierten Knochen-Implantatverbund (KIV) bei Defektsituation in Schaftmitte an paarweise entnommenen humanen Leichentibiae verglichen. Bei der Torsionsbelastung von 1,1 Nm in beide Richtungen zeigte der UTN KIV mit $1,18°(\pm 0,17°)$ bzw. $0,91°(\pm 0,13°)$ eine signifikant geringere Verdrehung als der AOU KIV ($9,42° \pm 0,30°$; $10,01° \pm 0,28°$). Bei der axialen Belastung mit maximal 1100 N zeigte sich beim UTN KIV mit im Mittel 0,78 mm ($\pm$ 0,10 mm) eine signifikant größere Verformung als beim AOU KIV (0,61 mm $\pm$ 0,08 mm). Bei der 4-Punkt-Biegung in Frontal- und Sagittal-Ebene fand sich kein signifikanter Unterschied.

Summary

The biomechanical performance of AO unreamed tibial nail (UTN) and AO universal nail tibia (AOU) in a bone implant complex with standardized midshaft defect was tested. The maximum twisting angle in torque stiffness testing (max. moment 1.1 Nm in both directions) was significantly lower with an angle of $1.18°(\pm 0.17°)$ and $0.91°(\pm 0.13°)$ for the UTN complex compared to $9.42°(\pm 0.30°)$ and $10.1°(\pm 0.28°)$ for the AOU complex. For axial loading (max. 1100 Nm) the AOU complex showed significantly less (0.61 mm $\pm$ 0.08 mm) deformation than the UTN complex (0.78 mm $\pm$ 0.10 mm). The bending angles for four-point bending in the frontal and sagittal planes showed no significant difference.

Literatur

1. Kessler SB, Hallfeldt KK, Perren SM, Schweiberer L (1986) The effects of reaming and intramedullary nailing on fracture healing. Clin Orthop 212:18–25
2. Rahn BA, Klein M, Frigg R, Kessler S, Perren SM (1989) Die Blutzirkulation nach Marknagelung ohne Aufbohren. Vortrag: Osteosynthese International Wien 15.-18.3.1989
3. Smith JE (1974) Results of early and delayed internal fixation for tibial shaft fractures. A review of 470 fractures. J Bone Joint Surg [Br] 56 (3):469–477

Dr. P. Schandelmaier, Unfallchirurgische Klinik, Medizinische Hochschule Hannover, Konstanty-Gutschow-Straße 8, W-3000 Hannover 61, Bundesrepublik Deutschland

Ist das nicht-kleinzellige Bronchialcarcinom eine Systemerkrankung?

Is Non-small-cell Lung Cancer a Systemic Disease?

J.R. Izbicki[1,2], K. Pantel[3], M. Angstwurm[3], B. Passlick[1,2], L. Schweiberer[1] und G. Riethmüller[3]

[1] Chirurgische Klinik und Poliklinik, Klinikum Innenstadt, Ludwig-Maximilian-Universität München (Direktor: Prof. Dr. L. Schweiberer)
[2] Thoraxchirurgie im Zentralkrankenhaus Gauting der LVA Oberbayern (Leiter: Prof. Dr. O. Thetter)
[3] Institut für Immunologie, Ludwig-Maximilian-Universität München (Direktor: Prof. Dr. G. Riethmüller)

Einleitung

Trotz intensiver Bemühungen in klinischer und grundlagenorientierter Forschung konnte in den letzten Jahren nur ein geringer Fortschritt in der Therapie von Patienten mit soliden Tumoren erreicht werden. Dies gilt insbesondere für das die Krebsstatistik zumindest bei den Männern dominierende Bronchialcarcinom. Der einzig kurative Therapieansatz ist nach wie vor die möglichst vollständige Resektion des Primärtumors mit seinen lokoregionären Metastasen [1]. Trotzdem nur eine Minderheit der Erkrankten zum Diagnosezeitpunkt die Kriterien einer chirurgischen Resektabilität erfüllt, ist auch in dieser selektionierten Gruppe die Zahl der Rezidive sehr hoch [1]. Das bestehende Raster der präoperativen diagnostischen Möglichkeiten scheint somit wenig prädiktiv zu sein.

Der diagnostische Einsatz von monoklonalen Antikörpern eröffnet nunmehr die Möglichkeit, Tumorzellen bis hinab zur Einzelebene zu erkennen und somit das Disseminationsverhalten von Bronchialcarcinomen im Frühstadium zu untersuchen [3]. Vorarbeiten beim Mamma- und Colorectal-Carcinom haben dabei gezeigt, daß mit Hilfe dieser Technik der Nachweis einzelner disseminierter Tumorzellen im Knochenmark möglich ist und der Nachweis solcher Zellen mit der Rezidiv-freien Überlebensrate korreliert [2, 3, 4].

Material und Methoden

Bei 98 Patienten mit nicht-kleinzelligem resektablen Bronchialcarcinom wurden prä- und postoperativ Knochenmarksaspirate aus der cranialen und caudalen Rippe der Thoracotomie und z.T. auch aus dem Beckenkamm entnommen. Alle Patienten dieser Studie waren im Rahmen der routinemäßigen Staging-Untersuchungen als resektabel beurteilt und somit unter kurativem Anspruch operiert worden. Die mononucleären Zellen wurden mittels der Dichtegradientenzentrifugation gewonnen, Cytospinpräparate angefertigt und diese mit Hilfe der APAAP-Technik mit dem Antikörper CK-2 gegen Cytokeratin-18 (Boehringer-Mannheim, Tutzing; gestiftet von Dr. Bodenmüller) gefärbt. Unspezifische Färbungen wurden unter Verwendung einer entsprechenden Isotopenkontrolle (IgG1) ausgeschlossen. Pro Aspirat wurden 4×10^5 Zellen gefärbt. Als Kontrollgruppe dienten 53 Patienten ohne Tumorerkrankung.

Antikörper gegen CK-18 erkennen eine Komponente des Cytoskeletts epithelialer Zellen, welche sowohl von differenzierten, normalen Epithelzellen, als auch von wenig differenzierten Tumorzellen epithelialen Ursprungs exprimiert wird. Die Spezifität entsteht daraus, daß Knochenmarkszellen mesenchymalen Ursprungs sind und somit keine Cytokeratine exprimieren.

Ergebnisse

Der Prozentsatz der Patienten mit CK-18 positiven Zellen im Knochenmark lag bei 70%, unabhängig vom histologischen Typ des nicht-kleinzelligen Brocnhialcarcinoms (Tabelle 1). Dagegen konnten solche Zellen bei keinem der Patienten ohne tumoröse Erkrankung nachgewiesen werden, wodurch die Spezifität der Methode bestätigt wird.

Tabelle 1. Incidenz von CK-18$^+$ Zellen im Knochenmark von Patienten mit nicht-kleinzelligem Bronchialcarcinom im Stadium M_0 oder nicht-tumorösen Erkrankungen

Diagnose	Gesamtzahl der Patienten	Anzahl der Patienten mit CK-18$^+$ Zellen[a]
Plattenepithelcarcinom	39	28 (71,8%)
Adenocarcinom	44	28 (63,6%)[b]
Sonstige[b]	15	11 (73,3%)
Nicht-tumoröse Erkrankungen	53	0 (0%)

[a] Pro Aspirat wurden 4×10^5 Zellen mit MoAB CK-2 gefärbt (APAAP-Technik).
[b] Adenosquamöse, großzellige, und bronchoalveoläre Carcinome.

Vergleicht man die Anzahl der CK-18 positiven Knochenmarksaspirate vor und nach Entfernung des Tumors, zeigten sich vergleichbare Häufigkeiten, was gegen eine intraoperative Dissemination von Tumorzellen spricht.

Korreliert man die Tumorgröße der Patienten mit der Incidenz epithelialer Zellen im Knochenmark, so besteht bei Patienten mit einem T_1-Tumor (< 2 cm) in 57,1% ein positives Resultat, bei Patienten mit einem T_{2-4}-Tumor in 74,1% der Fälle ein positiver Nachweis ($p < 0,02$) (Tabelle 2).

Tabelle 2. Korrelation zwischen der Incidenz von CK-18$^+$ Zellen im Knochenmark und dem Tumorstadium beim Adenocarcinom

Primärtumor	Anzahl der Patienten	Anzahl der Patienten mit CK-18$^+$ Zellen[a]
T_1	14	8 (57,1%)
T_{2-4}	27	20 (74,1%)[b]

[a] Pro Aspirat wurden 4×10^5 Zellen mit MoAB CK-2 gefärbt (APAAP-Technik).
[b] Statistisch signifikant mit $p < 0,02$ im Vergleich mit Patienten mit T_1 Tumor.

Schlußfolgerungen

Unsere Untersuchungen legen nahe, daß es bei vielen Patienten mit nicht-kleinzelligem Bronchialcarcinom bereits in frühen Tumorstadien zu einer Dissemination von Tumorzellen in das Knochenmark kommt, wobei die Resektion des Primärtumors selbst keine weitere Ausschwemmung von Tumorzellen zu verursachen scheint.

Die noch ausstehenden Follow-up-Untersuchungen werden zeigen, in wieweit der Nachweis der einzelnen Tumorzellen im Knochenmark mit der Rezidiv- oder Überlebensrate korreliert und somit als prognostische Determinante dienen könnte, welche eine zielgerichtete adjuvante Therapie ermöglichen würde.

Zusammenfassung

Trotz aller diagnostischen und therapeutischen Bemühungen ist das nicht-kleinzellige Bronchialcarcinom auch im operablen, und somit potentiell kurablen Stadium mit einer hohen Rezidivrate belastet. In der vorliegenden Studie wurde versucht, die als Ursache für diese schlechte Prognose vermutete, frühe Dissemination von Tumorzellen mit Hilfe des monoklonalen Antikörpers CK-2 gegen Cytokeratin-18 als epithelialem Marker im Knochenmark von 98 Patienten mit nicht-kleinzelligem Bronchialcarcinom nachzuweisen. Bei über 70% aller Patienten konnten unabhängig vom histologischen Typ des nicht-kleinzelligen Bronchialcarcinoms epitheliale Zellen im Knochenmark nachgewiesen werden. Die Incidenz epithelialer Zellen war mit der Primärtumorgröße positiv korreliert ($p < 0{,}02$). Bei 53 Kontrollpatienten gelang in keinem Fall der Nachweis von positiven Zellen im Knochenmark.

Unsere Resultate legen nahe, daß bei den meisten Patienten mit nicht-kleinzelligem Bronchialcarcinom bereits zum Operationszeitpunkt in einem vermeintlich kurablen Tumorstadium eine Mikrometastasierung stattgefunden hat.

Summary

In spite of all diagnostic and therapeutic efforts, non-small-cell lung cancer is correlated with a high relapse rate even in apparently curable stages. In the present study, a potential dissemination of tumor cells was evaluated in 98 patients with non-small-cell lung cancer in stage Mo by immunohistochemistry with monoclonal antibody CK-2 to cytokeratin-18 specific for epithelial tumor cells in bone marrow as previously demonstrated for breast and colorectal cancer. In approximately 70% of all patients epithelial cells in marrow could be detected independent of the histological type of non-small-cell lung cancer. A positive correlation between the incidence of tumor cells in the bone marrow and the size of the primary tumor ($p < 0{,}02$) was obtained. In contrast, in 53 control patients with no evidence of malignancy marrow specimens did not stain positive, indicating the specificity of our method.

Our results demonstrate that the onset of tumor cell dissemination has already occurred in the majority of patients with non-small-cell lung cancer at the time of surgery.

Literatur

1. Konietzko N (1990) Diagnostik und prognostische Beurteilung des Bronchialcarcinoms. Chirurg 61:551
2. Schlimok G, Funke I, Holzmann B et al (1987) Micrometastatic cancer cells in bone marrow: In vitro detection with anti-cytokeratin and in vivo labelling with anti-17-1-A monoclonal antibodies. Proc Natl Acad Sci USA 84:8672
3. Schlimok G, Funke I, Bock B, Schweiberer B, Witte J, Riethmüller G (1990) Epithelial tumor cells in bone marrow of patients with colorectal cancer: Immunocytochemical detection, phenotypic characterisation and prognostic significance. J Clin Oncol 5:831
4. Schlimok G, Riethmüller G (1990) Detection, characterisation and tumorigenicity of disseminated tumor cells in human bone marrow. Sem Cancer Biol 1:207

Dr. W. Izbicki, Klinik für Unfall-, Hand-, Wiederherstellungschirurgie, Evangelisches Krankenhaus, Wertgasse 30, W-4330 Mühlheim a.d.R., Bundesrepublik Deutschland

Einsatz rekombinanten, humanen Erythropoietins (rhu-EPO) zur Gewinnung autologen Blutes. Welches Therapieschema bietet optimale Effekte?

Administration of Recombinant Human Erythropoietin (rhu-EPO) for Increasing Autologous Blood Volume. Which Therapeutic Schedule Yields Optimal Effects?

H. Krieter[1], W. Segiet[2], U.B. Brückner[3], D. Krumwieh[4], F.R. Seiler[4] und K. Meßmer[5]

[1] Abt. f. Experimentelle Chirurgie, Chirurgische Universitätsklinik, Heidelberg
[2] Institut für Anästhesiologie und Operative Intensivmedizin, Klinikum der Stadt Mannheim
[3] Sektion Chirurgische Forschung, Chirurgische Universitätsklinik I, Ulm
[4] Behring-Werke AG, Marburg
[5] Institut für Chirurgische Forschung, Klinikum Großhadern, München

Um chirurgischen Patienten einen möglichst weitgehenden Schutz vor den Risiken einer Fremdbluttransfusion (Infektion, Immunsuppression [1]) zu bieten, sollte, wenn immer möglich, ausschließlich patienteneigenes Blut verwendet werden. Für die prä- und perioperative Gewinnung von autologem Blut und Blutkomponenten stehen heute verschiedene Techniken zur Verfügung, welche jedoch bislang nicht in wünschenswertem Umfang eingesetzt werden [2, 3].

Wesentlicher Nachteil dieser Verfahren ist häufig eine unzureichende Ausbeute trotz zum Teil erheblichen Zeitaufwandes, wodurch oft eine zusätzliche Gabe von homologem Blut notwendig, oder der Einsatz autologen Blutes sogar ganz verhindert wird. Goodnough und Brittenham [4] erklären die schlechte Effizienz mit einer mangelhaften Antwort der Erythropoese auf den Blutentzug, der oft mit einem unzureichenden Anstieg der Plasmakonzentration von endogenem Erythropoietin einhergeht.

In früheren Studien am Modell der akuten isovolämischen Hämodilution beim Hund konnten wir zeigen, daß sich die Effizienz eines solchen Spendeverfahrens durch Behandlung mit rekombinantem, humanem Erythropoietin (rhu-EPO) erheblich steigern läßt [5].

Ziel der hier vorgestellten Versuch war, Therapieschemata mit unterschiedlich langer Behandlung bezüglich ihrer Wirkung auf den Ausgangshämatokrit vor Operation, sowie die Dauer der postoperativen Anämie zu vergleichen.

Methodik

Die Versuche wurden am Modell einer akuten isovolämischen Hämodilution (HD) beim Hund durchgeführt.

Therapie mit rhu-EPO

Achtzehn mindestens 3 Monate zuvor splenektomierte Beagles ($13,9 \pm 2,3$ kg) wurden randomisiert drei Behandlungsgruppen zugeteilt:

EPO 10/2: (n=6) 500 U/kg rhu-EPO (Behring AG, Marburg) i.v. an jedem zweiten Tag über 10 Tage.
EPO 5/0: (n=6) 500 U/kg rhu-EPO i.v. täglich über 5 Tage.
EPO 5/2: (n=6) 500 U/kg rhu-EPO i.v. täglich über 5 Tage.
Die Gruppen EPO 10/2 und EPO 5/2 wurden darüberhinaus mit 500 U/kg rhu-EPO am ersten und zweiten Tag nach HD behandelt.

Hämodilution

Die Tiere wurden mit 15 mg/kg Pentobarbital und 7,5 mg Piritramid anaesthesiert und mit einem O_2/N_2O Gemisch (FiO_2: 0,3) kontrolliert beatmet. Zur Druckmessung und Hämodilution wurden unter sterilen Bedingungen vier Polyethylen-Katheter ($\emptyset$ 1,4 mm) in die V. femoralis (Infusion von 6% Dextran 60 (Schiwa, Glandorf), venöse Blutproben), A. femoralis (Blutentzug, arterielle Blutproben), V. jugularis (zentralvenöser Druck; CVP), und A. carotis (Aortendruck; AOP) implantiert, sowie ein 7F Swan-Ganz-Katheter zur Messung des Pulmonalarteriendruckes (PAP), des pulmonalcapillären Verschlußdruckes (PCWP) und des Herzzeitvolumens (CO). Alle Drücke wurden zusammen mit einer Ableitung des EKG (HF) fortlaufend auf einem Mehrkanalschreiber (Gould Mark 481, Gould, Ohio) aufgezeichnet.

Jeweils vor und nach Hämodilution (HD) wurden die Hämodynamik sowie blutchemische Parameter (Hämatokrit, Hämoglobin, Na^+, K^+, Osmolalität, kolloidosmotischer Druck, Plasmaviscosität, intraerythrocytäres 2,3-DPG) bestimmt. Arterielle und venöse Blutgase (pO_2, pCO_2, pH, HCO_3^-, Base excess, O_2-Sättigung) wurden wiederholt gemessen.

Nach einer 30-minütigen Stabilisierungsphase begann die schrittweise, isovolämische Dilution, indem das arteriell entzogene Blut durch die simultane Infusion gleicher Volumina 6% Dextran 60 ersetzt wurde, bis der angestrebte Hämatokrit von 20 vol% erreicht war. Sodann wurden alle Katheter entfernt und die Wunden steril verschlossen. Bis zum vollständigen Abklingen der Narkose blieben die Tiere unter Beobachtung und erhielten über drei Tage je 1 M I.E. Penicillin G als perioperative Antibiose.

Beobachtungsphase

Bis zum Wiedererreichen des individuellen Ausgangshämatokrits, höchstens jedoch 3 Wochen lang, wurden bei allen Tieren täglich venöse Blutproben (8 ml) zur Bestimmung von Hkt, Hämoglobin, intraerythrocytärem 2,3 DPG und Gerinnungsparametern (Quick, PTT) entnommen. Erythro-, Reticulo- und Thrombocyten wurden täglich gezählt; ein Differentialblutbild wurde an jedem zweiten Tag angefertigt.

Statistik

Alle Meßwerte sind als Mittelwert ± Standardabweichung angegeben. Nach Prüfung auf Normalverteilung wurden Unterschiede zwischen den Gruppen parametrisch (t-Test) oder mittels eines Rangsummentests (U-Test nach Mann, Whitney) analysiert. Unterschiede innerhalb einer Gruppe wurden mit dem t-Test für gepaarte Differenzen überprüft. Wiederholtes Testen gleicher Hypothesen wurde nach Bonferroni-Holm sequenziell korrigiert.

Ergebnisse

Vorbehandlung

Abbildung 1 stellt den Verlauf des Hämatokrits vor und nach Dilution dar. Die Vorbehandlung mit 5 × 500 U/kg rhu-EPO bewirkte in allen Gruppen einen Anstieg des Hämatokrits ($p < 0,01$). Die Differenz zwischen dem Ausgangswert und dem Hämatokrit unmittelbar vor Hämodilution (ΔHkt) war nach zehntägiger Therapie größer als bei den nur über fünf Tage vorbehandelten Tieren (12 ± 4 vol% EPO 10/2 vs. 9 ± 3 vol% EPO 5/0 und 9 ± 2 vol% EPO 5/2). Durch die anschließende Hämodilution auf einen Hkt von 20 vol% wurden in allen Gruppen gleich große Volumina autologen Blutes gewonnen (EPO 10/2: 56 ± 4 ml/kg KG; EPO 5/0: 53 ± 10 ml/kg KG; EPO 5/2: 57 ± 5 ml/kg KG).

Die Zahl der Reticulocyten (Abb. 2) in den Gruppen EPO 5/0 und EPO 5/2 stieg bis zur HD unter rhu-EPO Therapie an ($p < 0,01$), während das Maximum in der Gruppe

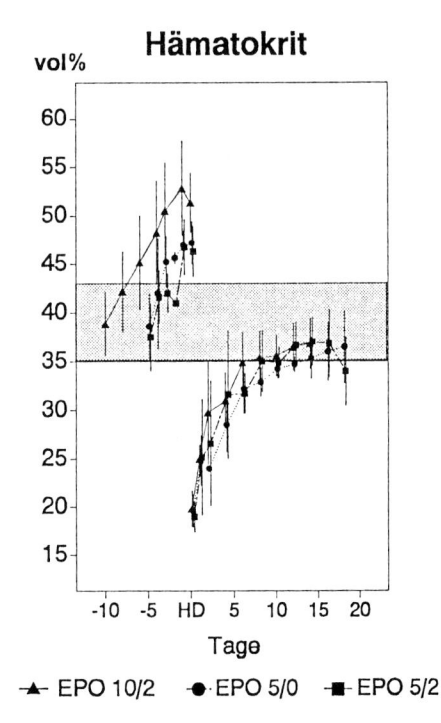

Abb. 1. Hämatokritverlauf vor und nach isovolämischer Hämodilution (*HD*) auf einen Hämatokritwert von 20 vol%. Bezeichnung der Gruppen s. Methodik. Angaben als Mittelwert ± Standardabweichung. Der schattierte Bereich kennzeichnet den mittleren Hämatokrit aller Gruppen vor Therapie ± einer Standardabweichung

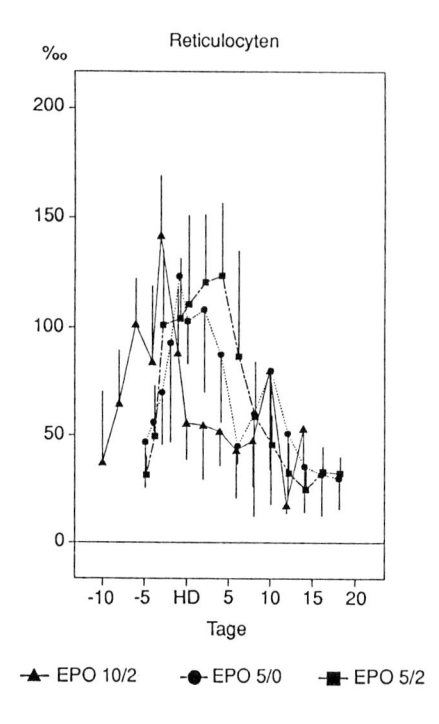

Abb. 2. Verlauf der Reticulocytenzahlen vor und nach isovolämischer Hämodilution (*HD*) auf einen Hämatokritwert von 20 vol%. Bezeichnung der Gruppen s. Methodik

EPO 10/2 bereits am 3. Tag vor HD erreicht war, und die Reticulocytenzahlen bis zur Dilution wieder in den Bereich der Ausgangswerte abfielen. Das Zellvolumen (MCV) und der Hämoglobingehalt (MCH) nahmen in allen Gruppen unter der Therapie zu, wobei die erythrocytäre Hämoglobinkonzentration weitgehend konstant blieb.

Der intraerythrocytäre Gehalt an 2,3-DPG und die Parameter der plasmatischen Gerinnung (PTT, Quick) zeigten in dieser Phase keine deutlichen Änderungen.

Tabelle 1. Hämatokrit (*Hkt*), Hämoglobin (*Hb*) und Reticulocytenzahlen (*Ret*) vor Therapie (*vor EPO*) und vor Hämodilution (*vor HD*). Bezeichnung der Gruppen s. Methodik

		EPO 10/2	EPO 5/0	EPO 5/2
Hkt [vol%]	Vor EPO	39 ± 3	39 ± 3	38 ± 3
	Vor HD	**51 ± 3+#	**47 ± 2	**46 ± 3
Hb [g/l]	Vor EPO	128 ± 17	122 ± 13	123 ± 10
	Vor HD	*150 ± 13	+150 ± 14	*143 ± 19
Ret [10^9/l]	Vor EPO	2,0 ± 1,8	2,3 ± 1,4	1,8 ± 0,4
	Vor HD	3,2 ± 1,4#	*5,4 ± 2,4	*6,7 ± 3,2

*p < 0,05, **p < 0,01 innerhalb der Gruppen.
+p < 0,05, ++p < 0,01 zwischen den Gruppen EPO 10/2 und EPO 5/0.
#p < 0,05, ##p < 0,01 zwischen den Gruppen EPO 10/2 und EPO 5/2.

Beobachtungsphase

In den Gruppen EPO 5/2 und EPO 10/2 bewirkte die an zwei Tagen nach HD fortgeführte Therapie einen rascheren Wiederanstieg des Hämatokrits als bei den Hunden der Gruppe EPO 5/0 ohne weitere rhu-EPO Gabe. Die Zeit bis zum Wiedererreichen eines HKT von 35 vol% war in diesen beiden Gruppen um 2,2 Tage verkürzt.

Bei den nur 5 Tage lang vorbehandelten Gruppen waren die Anzahl der Reticulocyten bis Tag 6 nach HD höher als bei den 10 Tage vorbehandelten Tieren. Quickwert und PTT erreichten bereits am zweiten Tag nach HD wieder ihre Ausgangswerte.

Die Thrombocytenzahlen stiegen in allen Gruppen bis zum Tag 10 nach HD an, erreichten Maxima um $10^{12}/l$ und fielen zum Versuchsende wieder auf das Niveau der Basiswerte.

Diskussion

In der präoperativen Phase ist das zehntägige Therapieschema mit rhu-EPO Injektionen an jedem zweiten Tag dem fünftägigen Behandlungsmodus mit täglichen Injektionen bezüglich der Anhebung des Ausgangshämatokrits überlegen; d.h., bei gleicher kumulativer Dosis hängt die Effektivität der Medikation vom Applikationsschema ab. Während die Reticulocytenzahlen innerhalb der zehntägigen Behandlung bereits wieder in den Bereich der Ausgangswerte abfallen, erreichen sie im Gegensatz dazu bei beiden fünftägigen Therapiekonzepten ihr Maximum zum Zeitpunkt der Dilution – die Phase des höchsten Bedarfs fällt also mit dem der maximalen Produktion von Erythrocyten zusammen.

Infolge der postoperativen Therapie war bei den Gruppen EPO 5/2 und EPO 10/2 sowohl ein steiler Wiederanstieg des Hämatokrits, als auch eine um zwei Tage verkürzte Anämiephase zu beobachten. Die für nur zwei Tage nach HD fortgeführte Therapie mit rhu-EPO bewirkt somit eine deutlich raschere Restitution des Hämatokrits in der postoperativen Phase.

Bei vergleichbar gesteigerter Ausbeute an autologem Blut wurde mit dem Therapiekonzept einer täglichen Injektion von rhu-EPO an fünf prä- und zwei postoperativen Tagen die insgesamt kürzeste Behandlungsdauer erreicht. Bei diesem Zeitplan fallen die Gewinnung autologen Blutes (HD) und maximale Erythrocytenproduktion zusammen.

Dieses Therapie-Regime wird von uns für zukünftige klinische Studien, in denen die Dosis für eine optimale Relation zwischen Kosten und Nutzen beim Patienten ermittelt werden muß, favorisiert.

Zusammenfassung

Um die Wirkung unterschiedlicher Therapieschemata mit rhu-EPO auf den präoperativen Ausgangshämatokrit, die gewonnene Menge autologen Blutes, sowie die Dauer der postoperativen Anämiephase zu vergleichen, wurden 18 Beagles randomisiert den folgenden Behandlungsgruppen zugeordnet:

EPO 10/2: (n=6) Zehntägige Vorbehandlung mit 500 U/kg rhu-EPO i.v. an jedem zweiten Tag, und Nachbehandlung in gleicher Dosis am 1. und 2. Tag nach Hämodilution (HD).
Epo 5/0: (n=6) Fünftägige Vorbehandlung mit 500 U/kg rhu-EPO i.v. täglich, ohne Nachbehandlung.

EPO 5/2: (n=6) Fünftägige Vorbehandlung mit 500 U/kh rhu-EPO i.v. täglich und Nachbehandlung in gleicher Dosis am 1. und 2. Tag nach HD.

Die Tiere wurden in Pentobarbitalnarkose nach einem standardisierten Protokoll mit 6% Dextran 60 bis zu einem Hämatokrit von 20 vol% isovolämisch hämodiluiert. In der Vorbehandlungsphase, sowie bis zum Wiedererreichen des individuellen Ausgangshämatokrits wurden täglich venöse Blutproben zur Bestimmung blutchemischer und hämatologischer Parameter entnommen.

Ergebnisse: In allen Gruppen steigerte die Therapie mit rhu-EPO den Ausgangshämatokrit um 9–12 vol% ($p < 0,01$). Trotz gleicher kumulativer Dosis war zwar der Hkt-Anstieg in der Gruppe mit zehntägiger Vorbehandlung größer, bewirkte jedoch keine signifikante Zunahme des gewonnenen autologen Blutvolumens. Die am 1. und 2. Tag nach HD weitergeführte Therapie mit rhu-EPO verkürzte die Zeit bis zum Wiedererreichen eines Hkt von 35 vol% um 2,2 Tage. Aufgrund der insgesamt kürzeren Behandlungszeit propagieren wir ein Therapieschema mit fünftägiger Vor- und zweitägiger Nachbehandlung für zukünftige klinische Studien.

Summary

The aim of the study was to compare the effect of rhu-EPO on the preoperative hematocrit (hct) levels, the gain in autologous blood volume, and the time of postoperative anemia during different therapeutic schedules. Eighteen beagles were assigned to the following groups by random:

EPO 10/2: ($n = 6$) 10 days of pretreatment with 500 U/kg rhu-EPO i.v. every other day, followed by two injections of the same dose on days 1 and 2 after hemodilution (HD)
EPO 5/0: ($n = 6$) 5 days of pretreatment with 500 U/kg rhu-EPO i.v. every day, without further treatment
EPO 5/2: ($n = 6$) 5 days of pretreatment with 500 U/kg rhu-EPO i.v. every day, followed by two injections of the same dose at days 1 and 2 after HD.

In all animals isovolemic HD to an hct level of 20 vol% was carried out according to a standardized protocol using 6% dextran 60 as a diluent. During the time of pretreatment and after HD, venous blood samples were taken every day to assess laboratory and hematological parameters until the individual baseline hct was restored.

Results: Pretreatment with rhu-EPO augmented the baseline hct by 9–12 vol% ($p < 0.01$). Despite an identical cumulative dosage, this increase was most pronounced in the group with 10 days of pretreatment, but did not yield higher amounts of autologous blood than did a 5-day regimen. Administration of rhu-EPO on postoperative days 1 and 2 shortened the time needed to restore hct levels to 35 vol%. Summing up, we propose a schedule with 5 days of pretreatment and 2 days of postoperative administration of rhu-EPO for further clinical studies. This regimen yields both sufficient augmentation of collectable autologous blood volume and fast reversal of postoperative anemia within an acceptable time of treatment.

Literatur

1. Aledort LM (1988) Risks associated with homologous blood transfusion. J Cardiothorac Anesth [Suppl] 2:2–6
2. Toy PT, Strauss RG, Stehling CC et al (1987) Predeposited autologous blood for elective surgery: a national multicenter study. N Engl J Med 316:517–520
3. Kruskall MS, Glazer EE, Leonard SS et al (1986) Utilization and effectiveness of a hospital autologous preoperative blood donor program. Transfusion 26:335–340
4. Goodnough LT, Brittenham GM (1990) Limitations of the erythropoietic response to serial phlebotomy: Implications for autologous blood donor programs. J Lab Clin Med 115:28–35
5. Krieter H, Brückner UB, Krumwieh D et al (1990) Erythropoietin accelerates the recovery from extreme hemodilution: a randomized, placebo-controlled study in dogs. Eur Surg Res 22:121–127

Dr. H. Krieter, Abt. f. Experimentelle Chirurgie, Chirurgische Universitätsklinik,
Im Neuenheimer Feld 347, W-6900 Heidelberg, Bundesrepublik Deutschland

Wie entstehen Lymphanastomosen nach Dünndarmtransplantation?
How Do Lymph Anastomoses Develop After Small Bowel Transplantation?

F. Schier und A. Üner

Kinderchirurgie, Univ.-Klinikum Steglitz, Berlin

Einleitung

Daß Lymphanastomosen nach Dünndarmtransplantationen spontan entstehen, war schon länger bekannt. Die Frage war, wie sie entstehen. Mit Hilfe einer neuartigen Mikro-Röntgen-Technik zusammen mit der Rasterelektronenmikroskopie ist es im Rahmen der vorliegenden Untersuchung möglich geworden, den zeitlichen Ablauf und die Morphologie der spontan entstehenden Lymph-Gefäßanastomosen darzustellen.

Material und Methode

An 30 männlichen Lewis-Ratten wurde eine syngene heterotope Dünndarmtransplantation durchgeführt. Nach Laparotomie wurde dem Spender der Dünndarm vom Treitzschen Ligament bis 2 cm oral der Bauhinschen Klappe mit dem Mesenterium, der Vena mesenterica superior und der anschließenden Vena portae, der Arteria mesenterica superior mit kurzem Aortensegment und den Noduli lymphatici jejunales einschließlich des Truncus intestinalis entnommen.

Aorta und Vena cava abdominalis des Empfängers wurden nach Laparotomie distal der Vasa renales auf ca. 1 cm Länge freipräpariert, proximal und distal abgeklemmt und längs eröffnet. Unter dem Operationsmikroskop wurden mit fortlaufender Naht (Ethilon 9-0, BV 2) die End-zu-Seit-Anastomosen der Vena portae des Transplantats auf die Vena cava des Empfängers und der Arteria mesenterica superior (mit kurzem Aortensegment) des Transplantats auf die Aorta abdominalis des Empfängers durchgeführt. Der transplantierte und durchtrennte Truncus intestinalis blieb offen.

Das orale jejunale Ende des Transplantats wurde blind verschlossen, das aborale ileale Ende End-zu-Seit an das antimesenterial eröffnete Empfängerileum kurz vor der Bauhinschen Klappe anastomosiert.

Ein Tier starb am ersten postoperativen Tag, zwei auf dem Transport und eines in Narkose kurz vor der Untersuchung, so daß 26 Tiere ausgewertet werden konnten. Diese wurden am 2. (n=3), 4. (n=4), 6. (n=4), 8. (n=4), 10. (n=4), 14. (n=4) und 21. (n=3) postoperativen Tag untersucht.

Eine intranodale Mikrolymphangiographie wurde am Röntgensystem FXS 100.22 (Fa. Feinfocus Röntgensysteme) durchgeführt.

Dazu wurden die Tiere relaparotomiert. Das Dünndarmtransplantat wurde ausgelagert und das Kontrastmittel (Isovist 300, Handelspräparat, und Iotasul, Prüfsubstanz der Fa. Schering) in die transplantierten Lnn. jejunales appliziert.

Bei 8 Tieren wurden über eine Punktion des linken Hodens die Vasa lymphatica testicularia sinistra dargestellt. Nach Beendigung der Lymphographie wurde Glutaraldehyd mit dem Perfusor direkt in die jejunalen Lymphknoten appliziert, die Tiere in Narkose getötet und Material zur rasterelektrononmikroskopischen Untersuchung entnommen.

Ergebnisse

Damit läßt sich der Ablauf der spontanen Lymphgefäßreanastomosierung mikrolymphographisch in drei Phasen einteilen:

Stadium I, bis zum 2. postoperativen Tag: Das Kontrastmittel bleibt im transplantierten Truncus intestinalis und fließt nicht ab.

Stadium IIa, 4.–6. postoperativer Tag: In diesem Stadium folgt die Lymphe bereits vorhandenen adventitiellen Lymphgefäßen in der Wand der transplantierten Arteria mesenterica superior. Sie füllen sich ab dem vierten postoperativen Tag über lymphovasculäre Verbindungen zum Truncus intestinalis und kontrastieren die Arteria mesenterica superior indirekt bis zur arteriellen Anastomose an der Aorta.

Stadium IIb, 6.–8. postoperativer Tag: Ab dem sechsten postoperativen Tag füllen sich murale Lymphgefäße der Empfängeraorta an der arteriellen Anastomose mit Kontrastmittel. Diese Füllung ist als erster lymphovasculärer Abfluß zu werten.

Stadium III, 8. postoperativer Tag: Aus dem adventitiellen Lymphgefäßnetz bildet sich ein stärkeres Lymphgefäß aus, das Anschluß findet an die Vasa lymphatica des Empfängers. Durch Kontrastmittelaplikation in den Hoden des Empfängers konnte der Abflußweg anatomisch geklärt werden.

Diese ab dem achten postoperativen Tag regelmäßig zu beobachtende Hauptabflußstrecke des Kontrastmittels ist die eigentliche Reanastomosierung des Truncus intestinalis zum Ductus thoracicus des Empfängers.

Durch die beschriebene doppelte Lymphgefäßreanastomosierung konnten ab dem achten postoperativen Tag über renale und prävertebrale Lymphknoten die Cisterna chyli und der Ductus thoracicus bis zum Venenwinkel dargestellt werden.

Die Kontrastierung der reanastomosierten Lymphgefäße verlief umso schneller, je weiter die Transplantation zurück lag. Dieser Befund war abhängig von der Lage der Kanüle, dem Kontrastmittelstromzeitvolumen, der Anzahl der dem punktierten Lymphknoten nachgeschalteten Lymphknoten und vor allem der Menge des in die transplantierte Vena portae abfließenden Kontrastmittels, so daß genaue Zeitmessungen nicht sinnvoll erschienen.

Der lymphovasculäre Anschluß an die Vasa lymphatica testicularia sinistra wird verständlich durch den postoperativen Situs: Die End-zu-Seit anastomosierten transplantierten Gefäße mit dem durchtrennten Truncus lymphaticus intestinalis kommen links auf den durch die Präparation von Aorta und Vena cava abdominalis mit verletztem Peritoneum bedeckten Musculus psoas zu liegen. In diesem Bereich verlaufen auch die Vasa testiculariae mit den begleitenden testiculären Lymphgefäßen, die in den Lymphonodulus renalis sinister einmünden [4]. Die Lymphgefäß-Reanastomosierung findet also auf zwei Wegen in die jeweils nächstgelegenen Lymphgefäße des Empfängers statt; einerseits über die Kommunikation der adventitiellen Lymphgefäßnetze an der arteriellen End-zu-Seit-Anastomose, andererseits über die topographisch benachbarten testiculären Lymphgefäße.

Diskussion

Als wichtiges morphologisches und funktionelles Maß für den Erfolg der experimentellen Dünndarmtransplantation wurde schon früh die Regeneration der durchtrennten mesenterialen Lymphgefäße erkannt und untersucht. An Autotransplantaten bei Hunden wurde mit Farbstoffen und mit röntgenologischen Mitteln erste Lymphgefäßregenerate an der mesenteriellen Naht nach der zweiten postoperativen Woche nachgewiesen (Goott et al. 1960 [1], Ballinger et al. 1962 [2], Kocandrle et al. 1966 [3]).

Die Dünndarmtransplantation an der Ratte bietet die Möglichkeit, durch unterschiedliche Kombination von Spender und Empfänger Abstoßung und Graft-versus-Host-Disease zusammen oder getrennt, sowie im syngenen Modell den postoperativen Verlauf unabhängig von immunologischen Reaktionen zu untersuchen. Als Grundlage für weitere Untersuchungen ist deshalb der Ablauf der spontanen Lymphgefäß-Reanastomosierung im Rattenmodell von entscheidender Bedeutung.

Schmid et al. untersuchten 1988 ebenfalls am syngenen heterotopen Dünndarmtransplantationsmodell an der Lewis-Ratte die Reanastomosierung der mesenterialen Lymphgefäße durch Instillation von Methylenblau. Sie beobachteten einen ersten Farbstoffabfluß am dritten postoperativen Tag in paraaortale und paracavale Lymphbahnen, konnten damit die Anatomie der Lymphgefäßreanastomosierung aber nicht im einzelnen beschreiben [4].

Die direkte Mikrolymphographie ist in Kombination mit der elektronenmikroskopischen Untersuchung zur Klärung des Zeitpunktes und der Anatomie der Lymphgefäßreanastomosierung die derzeit genaueste experimentelle Methode. Zum ersten Mal können radiologisch am Kleintier initiale Lymphgefäße dargestellt werden. So konnte mikrolymphographisch erstmals nachgewiesen werden, daß im syngenen Dünndarmtransplantationsmodell an der Ratte die Reanastomosierung der durchtrennten mesenterialen Lymphgefäße über adventitielle Lymphgefäße der transplantierten Arterie als Leitstruktur erfolgt. Dieser lymphovasculäre Anschluß ermöglicht über adventitielle Lymphgefäße der Aorta und über testiculäre Lymphgefäße des Empfängers eine deutliche Kontrastierung des Ductus thoracicus ab dem achten postoperativen Tag. Den Hauptlymphabflußweg aus dem Transplantat bildet ein stärkeres Lymphgefäß, das sich aus den adventitiellen Lymphgefäßen der transplantierten A. mesenterica superior spontan bildet und Anschluß findet an Lymphgefäße des Empfängers, im hier diskutierten Modell aus operationstechnischen Gründen an die linksseitigen testiculären Lymphgefäße.

Damit sind bei der Ratte Morphologie und Zeitablauf der spontanen Lymphgefäßanastomosierung im Detail bekannt. Das vorgestellte Tiermodell arbeitet mit syngenen Konfigurationen und umgeht damit Abstoßungsreaktionen und sonstige immunologische Interferenzen.

Die spontan entstehenden Lymphanastomosen sind mit Abschluß der Wund-Heilung der Darmanastomose fertig ausgebildet.

Zusammenfassung

Nach Dünndarmtransplantation bilden sich spontan neue Lymphgefäßanastomosen. Die Neubildung läuft in drei Phasen ab: bis zum 2. postoperativen Tag verbleibt die Lymphe innerhalb der Grenzen des Transplantats. Ab dem 4. postoperativen Tag fließt Lymphe entlang der transplantierten Arteria mesenterica im präexistenten, adventitiellen Lymphgefäßsystem bis zur Gefäßanastomose an der Aorta und bleibt dort stehen. Ab dem 6. postoperativen Tag fließt sie zum ersten Mal über die Gefäß-Anastomose hinweg und entlang der Empfänger-Aorta. Bis zum 8. postoperativen Tag bildet sich neu eine Lymphanastomose von der Adventitia der Aorta zu großen benachbarten Lymphgefäßen, in den hier vorgestellten Versuchen zu den Vasa lymphatica testicularia sinistra des Empfängers. Damit ist die Neu-Anastomosierung der Lymphgefäße ab dem 8. postoperativen Tag hergestellt. Mit der Zeit weiten sich diese neuen Gefäße immer mehr auf.

Summary

When small bowel is transplanted, lymph vessels may form spontaneous anastomoses. Using a novel micro X-ray technique, it is shown that anastomoses develop in three stages. Up to day 2, lymph stays within the transplant. Between days 4 and 6, lymph flows along pre-existing adventitial lymph vessels of the transplanted superior mesenteric artery. It crosses the arterial anastomosis of the aorta starting from day 6. Up to day 8, a lymphatic vessel emerges from the adventitial lymphatic vessel network of the aorta and joins with neighbouring large lymph vessels, the left testicular lymphatic vessel in the experiments tested. Thus, the new anastomosis of the lymph vessels is completed by the 8th postoperative day. These new vessels enlarge more and more with time.

Literatur

1. Goott B, Lillehei RC, Miller FA (1960) Mesenteric lymphatic regeneration after autografts of small bowel in dogs. Surgery 48:571–575
2. Ballinger WF, Christy MG, Ashby WB (1962) Autotransplantation of the small intestine: The effect of denervation. Surgery 52:151–163
3. Kocandrle V, Houttuin E, Prohaska JV (1966) Regeneration of the lymphatics after autotransplantation and homotransplantation of the entire small intestine. Surg Gynecol Obstetr 122:587–592
4. Schmid T, Körösci G, Klima G, Margreiter R (1988) Untersuchungen zum Lymphabfluß aus Dünndarmtransplantaten (DTXs) bei Ratten. Acta chirurgica Austriaca 3:105–106

Priv.-Doz. Dr. F. Schier, Kinderchirurgische Abteilung, Universitätsklinikum Steglitz, Hindenburgdamm 30, W-1000 Berlin 45, Bundesrepublik Deutschland

Ionenselektives on-line Monitoring der Kalium-Aktivität als Parameter für die Dünndarmischämie
Ion-Selective On-Line Monitoring of Potassium Activity as an Indicator of Small Bowel Ischaemia

Ch. Töns[1], P.G. Fenzlein[2], G. Winkeltau[1], Th. Büsser[1] und V. Schumpelick[1]

[1]Chirurgische Klinik der Medizinischen Fakultät der RWTH Aachen
[2]Siegert GmbH, Cadolzburg

Einleitung

Dünndarmischämien stellen im chirurgischen Alltag – sei es als eine der Formen des Mesenterialinfarktes oder als Strangulationsileusfolge – ein häufiges Problem dar. Nach intraoperativer Beseitigung der Ursache für die Minderperfusion sind die von der passageren Durchblutungsminderung betroffenen Darmanteile hinsichtlich einer evtl. persistierenden Schädigung zu beurteilen. Die Entscheidung zwischen Darmresektion und Belassung bei grenzwertigen Befunden fällt auch heute noch mit dem klinischen Blick. Versuche, objektive metrische Untersuchungsverfahren zu entwickeln, konnten sich bislang nicht durchsetzen: Farbstoffanflutungsteste und dopplersonographische Verfahren dokumentieren zwar die momentane Durchblutungssituation, lassen allerdings keine Rückschlüsse auf mögliche irreversible Darmwandschädigungen zu. Die Bestimmung des Sauerstoff-Gewebspartialdruckes bleibt aufgrund des technisch aufwendigen Verfahrens sowie der relativ invasiven Anwendung mit Darmwandpunktion der Platineelektrode ohne Aussicht auf klinische Anwendbarkeit und somit experimentellen Ansätzen vorbehalten.

Ziel unserer Untersuchung war es, ein Verfahren zu entwickeln, mit dem sich objektive metrische Daten zur Vitalitätsbeurteilung gewinnen lassen, die möglichst auch prognostischen Wert hinsichtlich der Erholungsfähigkeit des Darmes nach Reperfusion haben. Grundlegende Überlegung war es, nicht die momentane Durchblutungssituation, sondern möglichst die Folgen einer stattgehabten Minderperfusion zu objektivieren. Bei einer bestehenden Minderperfusion kommt es zu einer Einschränkung der energieabhängigen Leistung der cellulären Na^+-K^+-Pumpe und letztlich auch beim irreversiblen Zelluntergang zur weiteren K^+-Freisetzung. Entsprechend fand sich in der Messung der K^+-Aktivität ein Versuchsansatz, der – bei nichtinvasiver intraoperativer Sofortanalyse – ein praktikables objektives Modell zur Vitalitätsbeurteilung darstellen konnte.

Methodik

Zur Messung der K^+-Aktivität wurde ein Vierkanal-Meßgerät der Fa. Siegert GmbH, basierend auf den Prinzipien des ionenselektiven Messens [1], verwandt. Für die intraoperative

Anwendung wurde eine Modifikation entwickelt, die durch Verbund von einem sterilisierbaren externen Sensor mit Meßverstärker und einem Rechner eine Analyse der K^+-Aktivität innerhalb von 20 s ermöglicht [2].

In Äther-/Hypnomidate-Narkose wurden 55 Sprague Dawley Ratten laparotomiert, als Kontrollgruppe wurde bei 5 Tieren über 120 min die K^+-Aktivität auf einer gleichbleibenden Dünndarmstelle gemessen. Bei den übrigen 50 Ratten wurde durch zentrales Abklemmen der Arteria und Vena mesenterica superior eine kombinierte Dünndarmischämie ausgelöst. Die zur Messung vorgesehene mittlere Dünndarmschlinge wurde mit einem röntgendichten Faden für weitere postoperative Kontrollen markiert. Die vorgesehene Ischämieintensität war durch die klinischen Kriterien Blauverfärbung des Darmes und fehlende Auslösbarkeit von Peristaltik definiert. Von 2 erfahrenen Operateuren wurde die ausgewählte Darmschlinge nach 40, 60 und 80 min Ischämiedauer beurteilt: war zu einem dieser Zeitpunkte nach den klinischen Kriterien eine eindeutige Ischämieauswirkung erkennbar, so erfolgte ab diesem Zeitpunkt die Wiederfreigabe des Blutstromes. War nach 80 min keine eindeutige Ischämiewirkung erkennbar, so erfolgte in diesen Fällen die Reperfusion unabhängig von der weiteren klinischen Beurteilung nach 120 min. Die Beobachtungszeit nach Reperfusion war einheitlich auf 30 min festgelegt.

Unter gleichbleibenden Umgebungsbedingungen erfolgte an der markierten Meßstelle des Dünndarmes durch Aufsetzen des Sensorenelementes mit einem durch sein Eigengewicht stets konstanten Anpreßdruck die Bestimmung der K^+-Aktivität (a K^+ in mmol/l=. Die Messungen wurden während Ischämie- und Reperfusionsphase in zweiminütigen Abständen wiederholt, ab der 60. Minute in der Ischämiephase dann in 5 Minuten-Abständen.

Bei den langzeitüberlebenden Ratten wurde am 8. postoperativen Tag eine intestinale Passage nach Gabe von bariumhaltigem Futter radiologisch dokumentiert. Nach Euthanasie der Tiere erfolgte eine Mikroangiographie sowie abschließend eine histologische Untersuchung des markierten Dünndarmbereiches.

Ergebnisse

Während der Versuchsdurchführung verstarben 4 Tiere, die in die weitere Beurteilung nicht eingehen. Innerhalb der ersten 24 h nach Beendigung des Ischämieversuches verstarben spontan weitere 29 Ratten, die bei der Auswertung der Gruppe "non-surviver" (63%) zugeordnet sind. Mindestens 8 postoperative Tage überlebten 17 Versuchstiere (surviver Gruppe, 37%).

Nach den klinischen Kriterien lag eine eindeutige Ischämiewirkung bei 26,1% (n=12) nach 40minütiger Ischämiezeit bei einer mittleren K^+-Aktivität (= a K^+) von 45,3 SD ± 11,9 mmol/l vor, alle Tiere gehörten zur "surviver-Gruppe". Bei weiteren 26,1% (n=12) betrug die Ischämiedauer 60 min, 5 dieser 12 Tiere gehörten zur "surviver"-Gruppe (a K^+ 50,2 SD ± 8,6 mmol/l), die 7 weiteren Ratten zur "non-surviver" Gruppe mit a K^+ von 67,9 SD ± 13,1 mmol/l. Bei 32,6% (n=12, "non-surviver") war nach 80 min zu reperfundieren bei einer a K^+ von 79,9 SD ± 12,5 mmol/l. Auch nach 80 min zeigten 7 Tiere keine eindeutige Ischämiewirkung, so daß bei diesen 15,3% nach 120 min reperfundiert wurde, hier bei einer a K^+ von 95,6 SD ± 7,5 mmol/l (Abb. 1).

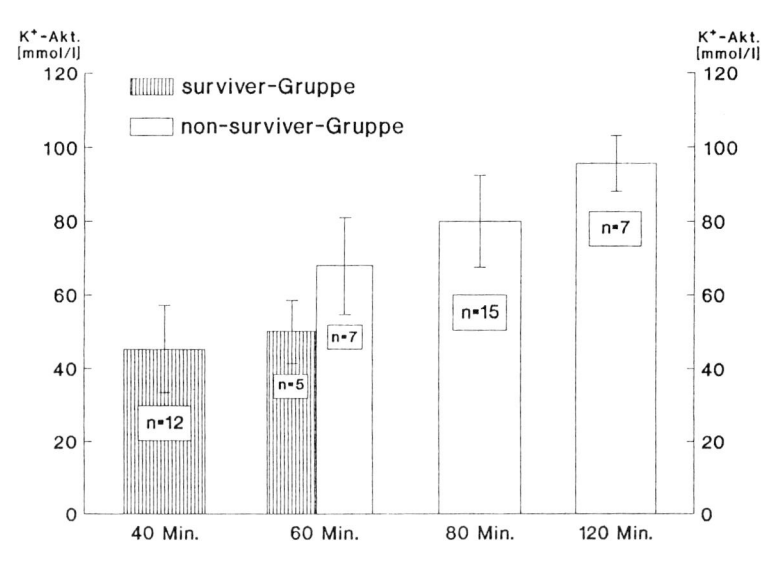

Abb. 1. Ischämiedauer und Kalium-Aktivität zum Reperfusionszeitpunkt getrennt nach "surviver"- und "non-surviver"-Gruppe

Bei der Messung der Kalium-Aktivität auf der Dünndarmserosa zeigte sich bei der Kontrollgruppe ein völlig stabiles Bild mit einer mittleren a K^+ über 120 min von 8,2 mmol/l SD-max ± 1,2 mmol/l. Bei den K^+-Aktivitätswerten während der Ischämiephase zeigt sich in den ersten 60 min der Ischämie ein linearer Anstieg der a K^+ mit geringen Standardabweichungen (Abb. 2). Nach längerer Ischämiedauer als 60 min flacht sich die a K^+-Kurve ab mit größeren Standardabweichungen bei abnehmender Fallzahl. Verglichen mit der Kontrollgruppe zeigt sich im Kurvenverlauf der a K^+ bei Ischämie bis zur 60. Minute ein hochsignifikanter linearer Zusammenhang (T-Test, $p < 0,001$).

Bei der Reperfusionsphase zeigt sich ein zunächst steiler Abfall der a K^+, allerdings mit auffällig konstant großen Standardabweichungen (Abb. 2). Betrachtet man dagegen die Mittelwerte der "surviver"- und der "non-surviver"-Gruppe während der Reperfusionsphase getrennt, zeigt sich bei den "surviver-Ratten" ein deutlich regelmäßigerer Erholungsverlauf (Abb. 3). Alle Tiere, die bei einer a $K^+ > 60$ mmol/l reperfundiert wurden, verstarben spontan, hingegen überlebten alle Ratten, deren Ausgangs-a $K^+ < 60$ mmol/l blieb und bei denen nach 15 min Reperfusion die a K^+ auf Werte < 25 mmol/l rückläufig war. Allerdings ließen sich im markierten Bereich bei den radiologischen Kontrollen und den histologischen Aufarbeitungen bei den "surviver-Tieren" Defektheilungen in unterschiedlichem Ausmaß nachweisen, ohne daß diese eindeutigen Merkmale der a K^+-Verläufe bei den jeweiligen Versuchstieren zuzuordnen wären.

Zusammenfassend scheint durch den hochsignifikant linearen Anstieg der a K^+ auf der Dünndarmoberfläche während der Ischämiephase und durch die stabile Kaliumauswaschkurve in der Reperfusionsphase der überlebenden Versuchstiere die Annahme gerechtfertigt, daß die on-line Bestimmung der Kalium-Aktivität einen Schritt zu einem praktikablen und objektiven Vitalitäts-Monitoring darstellt.

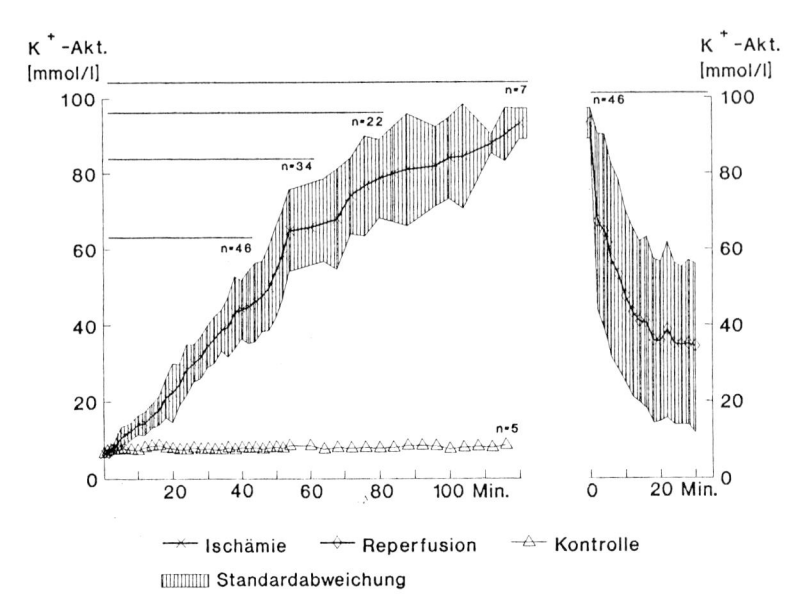

Abb. 2. Mittelwerte und Standardabweichungen der Kalium-Aktivität während Ischämie- und Reperfusionsphase sowie der Kontrollgruppe

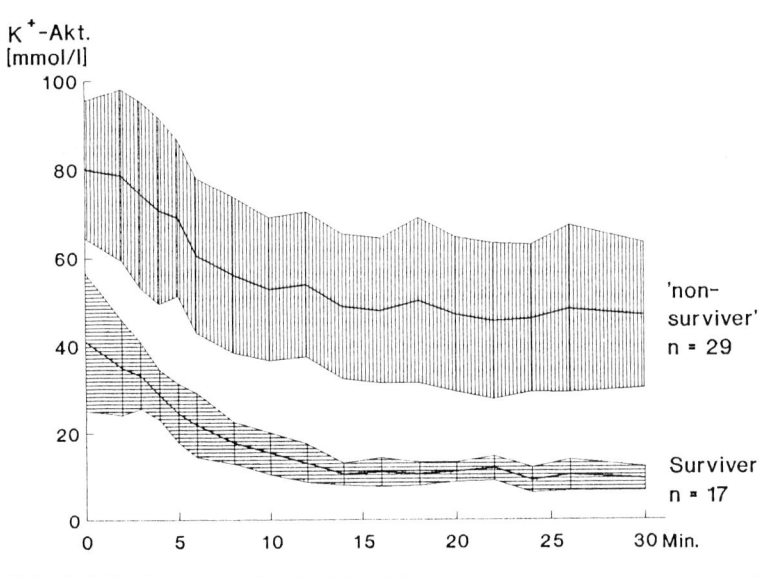

Abb. 3. Mittelwerte und Standardabweichungen der Kalium-Aktivität in der Reperfusion, getrennt nach "surviver"- und "non-surviver-Gruppe"

Zusammenfassung

Als möglicher Vitalitäts- und Prognoseparameter ischämisch geschädigten Dünndarmes wurde die Kalium-Aktivität auf der Serosa überprüft. Bei 55 Sprague Dawley Ratten wurde hierzu eine arterio-venöse Dünndarmischämie erzeugt (5 Ratten Kontrollgruppe) und der Verlauf der K^+-Aktivität mit einem ionenselektiven Meßgerät während Ischämie- und Reperfusionsphase gemessen. An den Ischämiefolgen verstarben 29 Tiere innerhalb von 24 h, 17 Raten überlebten mehr als 8 Tage. Bei den Messungen der K^+-Aktivität fand sich ein hochsignifikanter ($p < 0,001$) linearer Zusammenhang zwischen Ischämiedauer und Anstieg der K^+-Aktivität. Alle Versuchstiere mit K^+-Aktivitätswerten > 60 mmol/l unter Ischämie verstarben innerhalb von 24 h, ebenso alle Ratten, bei denen unter Reperfusion nach 15 min nicht Werte < 27 mmol/l erreicht wurden. Die übrigen Tiere überlebten mit unterschiedlich ausgeprägten histologisch und röntgenologisch nachweisbaren Defektheilungen.

Die K^+-Aktivität auf der Dünndarmserosa scheint sich als praktikables Vitalitätskriterium für eine objektive Beurteilung von Ischämiefolgen des Dünndarmes zu erweisen.

Summary

Potassium activity in the serosa of ischaemically damaged small intestine was measured to establish whether this would be a useful indicator of viability and prognosis. To this end, arteriovenous intestinal ischaemia was induced in 55 Sprague-Dawley rats (5 rats control group). Afterwards, potassium activities (aK+) were measured during the ischaemia and reperfusion phase using an ion-selective measuring device. Twenty-nine animals died as a result of the ischaemic lesions within 24 h; 17 rats survived for more than 8 days. aK+ measurements showed a highly significant ($p < 0.001$) linear correlation between the duration of ischaemia and the rise in aK+. All the rats with a aK+ > 60 mmol/l under ischaemic conditions died within 24 h. Likewise, none of the animals that failed to display a decrease in aK+ < 27 mmol/l within 15 min of reperfusion survived. The remaining rats survived with varying degrees of histologically and radiologically demonstrable residual lesions. Thus, aK+ on the intestinal serosa may prove to be a practical criterion of viability for objectively assessing the consequences of small bowel ischaemia.

Literatur

1. Oehme F (1986) Ionenselektive Elektroden. Grundlagen und Methoden der Direkt-Potentiometrie. Hüthig-Verlag, Heidelberg
2. Fenzlein PG, Abendroth D, Schilling M, Pfab W, Land W (1989) A new bio-chemical multisensorelement for measurement of organ viability. Abstract 4th International Symposium on Organ Procurement and Preservation

Dr. Ch. Töns, Chirurgische Klinik, RWTH, Pauwelsstraße 1, W-5100 Aachen, Bundesrepublik Deutschland

Die Wirkung von Epidermal Growth Factor (EGF) und Indomethacin auf die stimulierte Magensäuresekretion in Vitro
Effect of Epidermal Growth Factor (EGF) and Indomethacin on Stimulated Gastric Acid Secretion

U. Finke, L. Barbera und V. Zumtobel

Chirurgische Klinik St. Josef Hospital und Institut für Physiologie, Ruhr Universität Bochum

Das Polypeptid Epidermal Growth Factor (EGF) mit 53 Aminosäuren und einem Molekulargewicht von 6045 ist mit dem 1975 entdeckten Polypeptid Urogastron identisch, das im Urin Schwangerer entdeckt wurde und die Magensäuresekretion zu hemmen vermag. Es kommt vor in den Submandibulardrüsen, den Brunnerschen Drüsen im Duodenum, in der lactierenden Mamma und in Gewebsextrakten von Schilddrüse und Niere. Wie Urogastron vermag EGF die Magensäuresekretion sowohl in vivo als auch in vitro zu hemmen [1]. Im menschlichen Plasma kommt EGF in einer Konzentration von 150 pg–4 ng/ml vor, während der Lactation in der Milch wurden 300–427 ng/ml gemessen [2].

In einer Arbeit [3] an der Ratte konnte gezeigt werden, daß EGF die Freisetzung von Prostaglandinen stimuliert, so daß postuliert wurde, der säurehemmende Effekt von EGF werde durch die endogene Freisetzung von Prostaglandin E2 (PgE2) vermittelt. Um diese These zu überprüfen, wurde diese Studie durchgeführt.

Methodik

Die Fundusmucosa normal gefütterter weiblicher Meerschweinchen wurde durch Entfernung der Seromuscularis gewonnen und dann in zwei Hälften geteilt. Sie wurden dann in eine Lucitkammer verbracht von 2,01 cm^2 Querschnitt, die mit einem Ussingreservoir von 15 ml bei 37°C verbunden war. Auf der Serosaseite befand sich ein Ringerbicarbonatpuffer, begast mit Carbogen (95% O_2 + 5% CO_2) mit einem pH von 7,45, auf der Mucosaseite war 150 mM NaCl begast mit 100% O_2 vorhanden. Die Säuresekretionsrate wurde mit der pH Stat. Methode bei pH 5,0 ermittelt. Dazu wurde der pH der Lösung auf der Mucosaseite über eine pH-Sonde (Glas-Kombinationselektrode) mit einem pH-Meter ermittelt (Fa. Radiometer, Kopenhagen) und durch die Zuführung von 50 mM NaOH auf dem pH von 5,0 gehalten. Die dazu benötigte Menge wurde über eine Autobürette (Fa. Radiometer, Kopenhagen) in das Reservoir der Lumenseite gegeben und analog aufgezeichnet.

Die elektrophysiologischen Parameter Potentialdifferenz (PD), Widerstand (R) und Kurzschlußstrom (Isc) wurden über eine automatische Voltage Clamp bestimmt. Sie dienten der Überwachung der Unversehrtheit der Mucosapräparation. Zusätzlich wurden die Mucosae nach den Experimenten lichtmikroskopischen Untersuchungen unterworfen, um die Gewebe zu überprüfen.

Die Versuche wurden gepaart ausgeführt und die Signifikanz mit der Zweiwegvarianzanalyse (ANOVA) für ein Signifikanzniveau von p < 0,05 festgestellt.

Nach einer Äquilibrationsphase von 90 min wurden die Lösungen gewechselt und die Gewebe für 30 min stabilisiert. Danach wurden die basalen Parameter PD, R, Isc und die Säuresekretionsrate gemessen. Nach 60 min wurden die Gewebe mit 10^{-4} M Histamin auf der Serosaseite stimuliert und nach 1 h 10^{-4} M Indomethacin gelöst in 95% Äthylalkohol auf der Serosaseite zugesetzt. Nach einer weiteren Stunde wurde nochmals 10^{-4} M Indomethacin zusammen mit 116 ng/ml EGF hinzugefügt. Die gepaarten Kontrollen erhielten jeweils nur das Lösungsmittel.

Ergebnisse

Die Basalsekretion wurde durch Histamin von $1,2 \pm 0,12$ auf $4,8 \pm 0,3 \mu$equiv/h × cm^2 stimuliert und wurde durch EGF $+2 \times 10^{-4}$ M Indomethacin auf $1,68 \pm 0,08 \mu$equiv/h × cm^2 gehemmt. Die Werte der Kontrollgruppe betrugen $1,12 \pm 0,23 \mu$equiv/h × cm^2 basal, $3,84 \pm 0,22 \mu$equiv/h × cm^2 unter 10^{-4} M Histamin und $1,22 \pm 0,16 \mu$equiv/h × cm^2 nach 116 ng/ml EGF ohne Indomethacin. Nach der Zweiwegvarianzanalyse war dieser Unterschied nicht signifikant (Abb. 1).

Nach der Gabe des Lösungsmittels Äthylalkohol, bzw. von Indomethacin + Äthylalkohol nach 1 h, also während der Phase der Stimulation, imponierte eine vorübergehende Re-

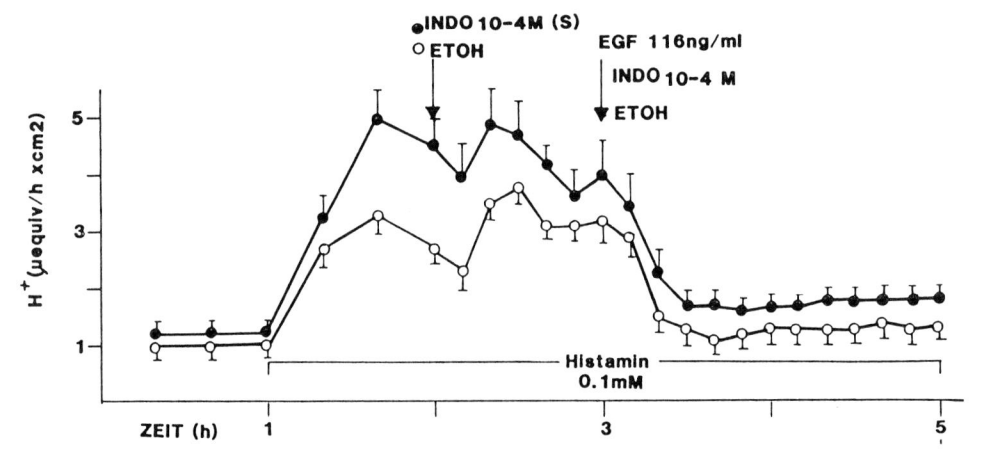

Abb. 1. Veränderung der histaminstimulierten Säuresekretion durch Indomethacin und EGF. Nach einer einstündigen Basalperiode wurde die Säuresekretion mit 10^{-4} M Histamin auf der Serosaseite (*S*) stimuliert. Nach 1 h erhielt die eine Hälfte der Mucosae 10^{-4} M Indomethacin, gelöst in 95% Äthanol (*INDO*), die andere Hälfte wurde nur mit dem Lösungsmittel behandelt (*ETHOH*). Eine weitere Stunde später wurde diese Behandlung wiederholt, zusätzlich erhielten alle Gewebe 116 ng/ml EGF auf der Serosaseite. Abgebildet ist die H$^+$-Sekretionsrate in μequiv/h × cm^2 als Mittelwert ± SEM von n = 4 Gewebspaaren. Die Unterschiede zwischen Kontrollen und Indomethacin behandelten Geweben waren nach der Zweiweg Varianzanalyse nicht signifikant

duktion der Säuresekretion. Hierbei handelt es sich nicht um einen spezifischen Effekt des Indomethacin, sondern dürfte auf das Lösungsmittel Äthylalkohol zurückzuführen sein.

Die Potentialdifferenz lag initial bei $35 \pm 2,0$ mV, fiel unter Histamin auf $23,9 \pm 1,08$ mV ab und sank dann weiter bis auf $16,09 \pm 2,08$ mV. Bei der Kontrollgruppe ohne Indomethacin betrugen die Werte $25,6 \pm 2,19$ mV, $18 \pm 1,78$ mV und $15 \pm 1,02$ mV.

Diskussion

In der letzten Zeit sind multiple Wirkungen von EGF beschrieben worden. Neben der mutagenen Wirkung ist besonders die Hemmung der Säuresekretion in das Interesse gerückt, deren Mechanismus noch unbekannt ist. Wie zuvor gezeigt werden konnte [1], wird die stimulierte Säuresekretion immer auf das Basalniveau reduziert, unabhängig von der Art der Stimulation. Auch wenn mit dem Second Messenger Cyclo AMP stimuliert wird, tritt diese Hemmung ein. In seiner Arbeit über die Freisetzung von Prostaglandinen [3] bedient sich der Autor des isoliert perfundierten Magens und bestimmt dabei die Prostaglandinfreisetzung nach der Gabe von EGF. Der Autor führt die Hemmung der Säuresekretion auf die endogene Prostaglandinfreisetzung zurück. Albinus et al [4] untersuchten an der Katze mit Magenfisteln die Hemmung der Säuresekretion durch Somatostatin durch Vorbehandlung mit Indomethacin, da hier auch eine endogene Freisetzung von Prostaglandin E2 als Wirkungsmechanismus postuliert wurde. In unserem Modell der isolierten Magenmucosa sind neurale und vasculäre Faktoren ausgeschlossen, es wird hier vielmehr die alleinige Wirkung der Substanzen auf die Zellen der Magenmucosa untersucht, die in ihrem Verband und als intakte Membran erhalten ist. Durch die Gabe von 2×10^{-4} M Indomethacin kann die Prostaglandinsynthese wirksam über die Versuchsdauer geblockt werden. Die Tatsache, daß dadurch die EGF-induzierte Hemmung nicht signifikant vermindert wird, spricht dagegen, daß EGF seine Wirkung auf die stimulierte Magensäuresekretion über eine Freisetzung von Prostaglandinen bewirkt.

Summary

Gastric acid secretion was measured using the pH Stat. method in an in vitro preparation of the gastric mucosa. EGF at a concentration of 116 ng/ml on the serosal side had been shown to induce inhibition of the stimulated gastric acid secretion down to the basal levels. $2 \times 10^{-4} M$ indomethacin, dissolved in 95% ethanol, did not prevent this inhibition of stimulated gastric acid secretion. Thus, it seems highly unlikely that the inhibitory effect of EGF on stimulated gastric acid secretion is mediated by stimulation of prostaglandin synthesis.

Literatur

1. Finke U, Rutten M, Murphy RA, Silen W (1985) Effects of epidermal growth factor (EGF) on acid secretion from guinea pig gastric mucosa: in vitro analysis. Gastroenterol 88:1175–1182
2. Beardmore JM, Richards RC (1983) Concentrations of epidermal growth factor in mouse milk throughout lactation. J Endocr 96:287–292

3. Chiba T, Hirata Y, Taminato SK, Matsukura S, Fujit T (1982) Epidermal growth factor stimulated prostaglandin E release from isolated perfused rat stomach. Biochem Biophys Res Comm 105:370–374
4. Albinus M, Gomez-Pan A, Hirst BH, Shaw B (1985) Evidence against prostaglandin merdiation of somatostatin-inhibition of gastric secretions. Regul Peptides 10:259–266

Priv.-Doz. Dr. U. Finke, Chirurgische Klinik, St. Josef Hospital, Ruhr Universität, Gudrunstr. 56, W-4630 Bochum, Bundesrepublik Deutschland

Entwicklung und Evaluierung einer refluxverhütenden Anastomose zwischen Dünn- und Dickdarm

Construction and Evaluation of an Antireflux Anastomosis Between Small and Large Bowel

K.W. Ecker[1], G. Pistorius[1], G. Harbauer[2] und G. Feifel[1]

Abt. f. Allgemeine[1] und f. Klinisch-experimentelle[2] Chirurgie, Chirurgische Universitätsklinik, Homburg/Saar

Einleitung

Der Versuch des intestinalen Sphincters bei der Resektion der Ileocoecalklappe bleibt in der Regel ohne relevante klinische Folgeerscheinungen. Ist jedoch gleichzeitig eine ausgedehnte Dünndarmresektion erforderlich, kann der freie Reflux von Dickdarminhalt bei End-End-Anastomose über ein bakterielles Kontaminationssyndrom die kurzdarmbedingte Malabsorption wesentlich verstärken [2]. Ein Schutz des für die Resorption von Nahrungsbestandteilen alleine zuständigen Restdünndarmes ist deswegen unter dieser Bedingung von besonderer Bedeutung [4]. Von allen in der Literatur mitgeteilten experimentell entwickelten antirefluxiv wirksamen Techniken hat alleine die Intussusception des Dünndarmes in den Dickdarm eine nachgewiesene bakteriell dekontaminierende Wirkung [1, 3]. Allerdings wird der initiale Erfolg in der Langzeitbeobachtung am Menschen durch Instabilität wieder aufgehoben [5].

Wir haben deshalb die Staplerstabilisation in die Technik der Ventilkonstruktion eingeführt. Der Einfluß dieser ergänzenden Technik auf Durchblutung, Stabilität und Wirksamkeit wird angiographisch, konventionell radiologisch, morphologisch und mikrobiologisch untersucht.

Methodik

Die neu entwickelte antirefluxive Anastomose wurde an 6 erwachsenen Beagle-Hunden im intraindividuellen Vergleich zur Ileocoecalklappe und zur End-End-Anastomose überprüft. Hierzu waren 3 Operationen je Tier erforderlich:

1. OP: Resektion der Ileocoecalklappe und End-End-Anastomose
2. OP: Umwandlung in die antirefluxive Anastomose (nach 4 Wochen)
3. OP: Resektion von 80% des Dünndarmes bei allen und der antirefluxiven Anastomose bei 3 Tieren (nach 3 Monaten).

Bei jeder Operation wurden die Keimzahlen im Colon und terminalen Ileum bestimmt. Vor der 3. OP wurde bei jedem Tier eine selektive Angiographie (Seldinger-Technik) zur Darstellung der Vascularisation der Anastomose und ein Colon-Kontrasteinlauf unter

Druckbelastung sowie eine Magen-Darm-Passage durchgeführt. Die Operationen wurden in Halothan-Lachgas-Intubationsnarkose, die Untersuchungen in Thiopental-i.v.-Betäubung durchgeführt.

Operationstechnik der antirefluxiven Anastomose
Umstülpen des terminalen Ileums mit einer Strecke von 5 cm unter Erhaltung des Mesenteriums. Longitudinale Stabilisation dieses Nippels durch 2, jeweils paramesenterial geführte Klammerreihen mit dem TA 55. Einführen des Nippels ins Colon und kontrastmesenteriale Fixation der Außenwand des Nippels an die Colonwand mit dem TA 55. Allschichtige Anastomose zwischen Dünn- und Dickdarm mit Einzelknopfnähten mit resorbierbarem Nahtmaterial.

Keimzahlbestimmungen[1]
Ausklemmen 10 cm langer Segmente des terminalen Ileums und des oralen Colons. Injektion von 10 ml physiologischer Kochsalzlösung und quantitative Aspiration. Keimzählplattenmethode (10fache Verdünnungsserie in Thioglykolat-Bouillon, 0,1 ml ausgespatelt auf 5% Hammelblutagar, aerob/anaerob-GasPak/BBL, Heidelberg). 2 Tage Bebrütung bei 35°C. Auszählung mit Quebec-Corny-Counter. Angabe in KBE/ml (koloniebildende Einheiten/ml).

Ergebnisse

Die Angiographie zeigte bei allen Tieren eine vollständig erhaltene mesenteriale und intramurale Vascularisation des Ileumnippels.

Bei der radiologischen Untersuchung der Passageverhältnisse zeigte sich freie orthograde Durchgängigkeit der neu konzipierten Anastomose ohne präanastomotische Dilatation des Dünndarmes. Retrograd dagegen bestätigte sich die absolute Dichtigkeit der Anastomose bis zu einem max. applizierten Druck von 150 cm Bariumsäule beim Colon-Kontrasteinlauf.

Die Keimzahlbestimmung ergab nur bei der neu konzipierten Anastomose signifikant niedrigere Keimzahlen im terminalen Ileum gegenüber dem oralen Colon, sowohl für aerobe als auch für anaerobe Keime (Abb. 1).

Die 3 nach 3 Monaten entnommenen Ventilanastomosen waren makromorphologisch intakt, mikromorphologisch zeigten sich normale Schleimhautverhältnisse.

Diskussion

Bedeutung und Funktionsweise der Ileocoecalklappe sind sowohl beim Tier als auch beim Menschen bislang unzureichend untersucht und mögen zudem durchaus verschieden sein. Als gesichert kann jedoch gelten, daß die ileocoecale Region in ihrer Gesamtheit als funktionelle Einheit die mikrobiologische Trennung zwischen keimarmem Dünndarm und

---

[1] Für die Durchführung der mikrobiologischen Untersuchung danken wir Herrn Prof. Traub, Direktor des Institutes für Medizinische Mikrobiologie und Hygiene der Univ. d. Saarlandes, 6650 Homburg/Saar.

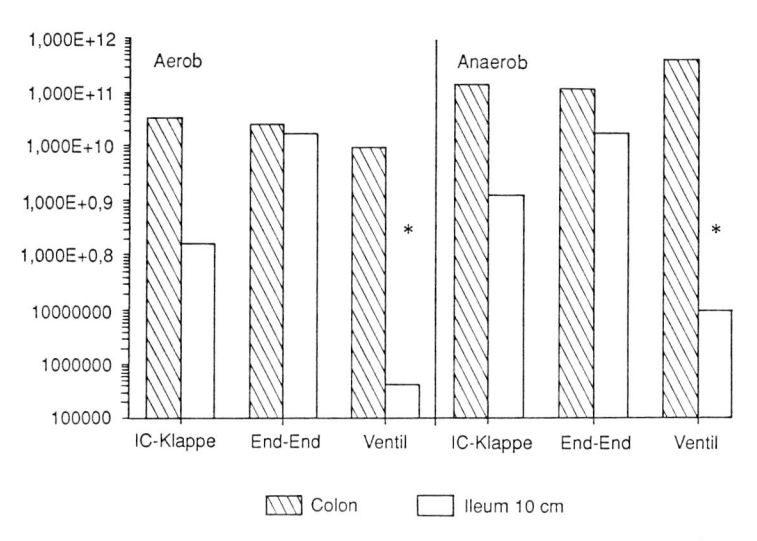

Abb. 1. Aerobe und anaerobe Keimzahlen im Dickdarm und terminalen Ileum. Vergleich IC-Klappe, End-End-Anastomose und antirefluxive Anastomose. Eine statistisch signifikante Differenz (*) um 4–5 Zehnerpotenzen fand sich nur bei der Ventilanastomose

keimreichem Dickdarm bewirkt. Der technische Ersatz der bakteriellen Barriere ist dann gefordert, wenn ein bakterielles Kontaminationssyndrom des Dünndarmes ansonsten zu klinisch relevanter Malassimilation führt. Dies trifft insbesondere für das Kurzdarmsyndrom zu, an dessen schlechter Prognose die vereinzelten Erfolge der Dünndarmtransplantation noch keine grundlegende Verbesserung erzielen konnten. Die von uns konzipierte Ventilanastomose scheint jedoch geeignet, die Reserven des verbliebenen Dünndarmes besser auszuschöpfen. Zudem ist die operative Technik einfach und die Stabilität wird durch Staplertechnik ohne Beeinträchtigung der Durchblutung gewährleistet. Die Wirkungsweise kann durch retrograde Druckkompetenz bei unbehinderter orthograder Durchgängigkeit im Rahmen der gerichteten intestinalen Motorik erklärt werden. Die bakterielle Clearance des Dünndarmes ist zumindest beim Hund beeindruckend. Im terminalen Ileum werden signifikant niedrigere Keimzahlen im Vergleich zum Colon erreicht, als sie unter physiologischen Bedingungen der Ileocoecalklappe vorkommen. Der definitive biologische Effekt kann jedoch erst unter Kurzdarmbedingungen endgültig beurteilt werden. Deshalb wird der Versuch fortgesetzt.

Zusammenfassung

Bei 6 Beagle-Hunden wurde ein Ileocoecalklappenersatz durch staplerstabilisierte Intussusception des Dünndarmes in den Dickdarm auf seine funktionelle Wirksamkeit und morphologische Stabilität überprüft. Der 5 cm lange Dünndarmnippel war nach 3 Monaten morphologisch intakt. Trotz dreier longitudinaler Klammerreihen war die Durchblutung angiographisch und histologisch nicht beeinträchtigt. Radiologisch war freie orthograde Durchgängigkeit mit retrograder Refluxsicherheit verbunden. Die unidirektionale Wirksamkeit schlug sich in einer signifikant niedrigeren aeroben und anaeroben Keimzahl im terminalen Ileum gegenüber der physiologischen Ileocoecalklappe und insbesondere der End-End-Anastomose nieder.

Summary

In six beagle dogs, the ileocecal valve was replaced by a staple-stabilized intussusception of the small bowel into the large bowel and the functional efficacy and the morphologic stability evaluated. The 5 cm long nipple valve was morphologically intact 3 months postoperatively. Despite three longitudinal rows of staples blood supply was not impaired, as shown by angiography and histology. The nipple-valve anastomosis allowed only unidirectional flow: in the radiological examination, free orthograde flow was combined with prohibition of retrograde reflux. This resulted in a significantly lower count of aerobic and anaerobic bacteria in the terminal ileum compared with the normal ileocoecal valve and especially the end-end anastomosis.

Literatur

1. Chardavoyne R, Isenberg HD, Tindel M, Stein TA, Sampson-Scherer J, Wise L (1984) Microbiological efficacy of a surgically constructed nipple valve. Am J Surg 147:230–233
2. Hollender LF, Krejs G, Meyer CH (1981) Kurzdarmsyndrom. In: Allgöwer M, Harder F, Hollender LF, Peiper H-J, Siewert JR (Htsg) Chirurgische Gastroenterologie, Bd. 2. Springer, Berlin Heidelberg New York, S 630–633
3. Myrvold H, Tindel MS, Isenberg HD, Stein TA, Scherer J, Wise L (1984) The nipple valve as a sphincter substitute for the ileocecal valve: Prevention of bacterial overgrowth in the small bowel. Surgery 96:42–47
4. Ricotta J, Gadacz TR, Sadri D (1981) Construction of an ileocecal valve and its role in massive resection of the small intestine. Surg Gynecol Obstet 152:310–314
5. Smedh K, Olaison G, Sjodahl R (1990) Ileocolic nipple valve anastomosis for preventing recurrence of surgically treated Crohn's disease. Dis Col Rect 33:987–990

Dr. K.W. Ecker, Abt. f. Allgemeine- und Abdominale Chirurgie, Chirurgische Universitätsklinik, Landeskrankenhaus, W-6650 Homburg/Saar, Bundesrepublik Deutschland

Laparoskopische Chirurgie – Das geringere Abdominaltrauma?
Laparoscopic Surgery: Less Abdominal Trauma?

E. Schippers[1], V. Schumpelick[1], A.P. Öttinger[2], M. Anurow[2] und M. Polivoda[2]

[1]Chirurgische Klinik, Klinikum der RWTH Aachen (FRG)
[2]2. Medizinisches Institut, Dept. Gastroent., Moskau (UDSSR)

Abdominalchirurgische Eingriffe gehen in der Regel mit dem klinischen Bild des "physiologischen" Ileus einher. Seine Dauer variiert in Abhängigkeit von der Art des Eingriffes. Erste Beschreibungen klinischer Verläufe nach sog. "minimal invasiven" laparoskopischen Operaitonstechniken lassen eine verkürzte Periode des postoperativen Ileus vermuten [1, 2]. Untersuchungen mit exakter Erfassung der postoperativen Motilität liegen jedoch nicht vor. Ziel der tierexperimentellen Studie war es daher, das Ausmaß der postoperativen Motilitätsstörung nach laparoskopischen Eingriffen im Vergleich zu konventionellen Verfahren zu erfassen.

Methodik

In 10 Hunden (10–15 kg) wurden zur Registrierung der elektrischen Aktivität der Darmwand drei bipolare Elektroden in gleichen Abständen auf die Serosa des Jejunums implantiert. Nach 4-wöchiger Erholungsphase und Registrierung normaler Motilitätsparameter wurde in fünf Hunden eine konventionelle Cholecystektomie durch paramediane Längsincision (10 cm) im rechten Oberbauch standardisiert in 45 min durchgeführt. In weiteren fünf Hunden wurde die Gallenblase laparoskopisch entfernt. Hierzu wurde nach Anlage des Pneumoperitoneum (12 mmHg) ein 11 mm Trokar für die Optik mit Lichtquelle und Videokamera am Nabeloberrand in die Peritonealhöhle eingeführt. Nach Plazierung von drei Arbeitstrokaren (5–11 mm$\emptyset$) im rechten Oberbauch, erfolgte die Exposition der Gallenblase mit zwei von lateral eingeführten Faßzangen. In Analogie zum konventionellen Verfahren wurde die Gallenblase nach Identifikation von Art. cystica und Duct. cystikus, Clipligaturen und Durchtrennung derselben retrograd aus dem Gallenblasenbett ausgelöst. Die ausgelöste Gallenblase ließ sich durch die Incision am Nabeloberrand extrahieren. Der laparoskopische Eingriff dauerte ebenfalls 45 min. Die Registrierung der elektromyographischen Aktivität begann in beiden Gruppen unmittelbar postoperativ und wurde kontinuierlich bis zum Auftreten der ersten Aktivitätsfront (AF), der charakteristischsten Periode der normalen Nüchternmotilität, fortgeführt. Die Analyse der elektromyographischen Aufzeichnung erfolgte visuell. Zur statistischen Auswertung wurde der Mann-Wilcoxon-White Test herangezogen.

Ergebnisse

Unmittelbar postoperativ kam sowohl nach Laparotomie als auch nach Laparoskopie die normale Nüchternmotilität zum Erliegen. Eine Aktivitätsfront war nicht mehr nachweisbar. Das elektromyographische Bild war gekennzeichnet durch das alleinige Auftreten des basalen elektrischen Rhythmus (BER). In Analogie zu den beschriebenen postoperativen Rhythmusstörungen im Magen [3] fanden sich vereinzelte Perioden mit beschleunigter Frequenz des BER im Dünndarm (Tachyenterie). Neben diesen Rhythmusstörungen imponierten deutliche Amplitudenschwankungen des BER. Es kam zu einer wellenförmigen Zu- und Abnahme der Amplitude. Diese Schwankungen waren nur unmittelbar postoperativ zu registrieren. Mit Eintreffen der ersten postoperativen AF normalisierte sich auch das Erscheinungsbild des BER. In Abhängigkeit von der postoperativen Periode war eine vermehrte Spikeaktivität anzutreffen. Diese kündigte auch gleichzeitig das Auftreten der ersten postoperativen AF an. Obwohl sich das unmittelbar postoperative Motilitätsmuster in den beiden Gruppen nicht unterschied, variierte der Zeitpunkt für das Auftreten der ersten AF in Abhängigkeit von dem durchgeführten Eingriff erheblich. Nach laparoskopischer Cholecystektomie trat die erste AF $5,5 \pm 1$ h postoperativ auf. Im Gegensatz hierzu war die erste AF nach konventioneller Cholecystektomie im Mittel nach 46 ± 5 h zu verzeichnen ($p < 0,01$) (Abb. 1). Bis auf den Zeitpunkt der Regeneration war das elektromyographische Bild der postoperativen Motilität identisch. Die erste AF, welche sich nach Erscheinen auf dem ersten Meßpunkt im Jejunum nach distal ausbreitete, war in allen Untersuchungen eindeutig zu identifizieren. Es fehlte jedoch zunächst eine Phase II- und Phase IV Aktivität des Migrating Motility Complex (MMC). Ihre wesentlichen Charakteristica (Tabelle 1) wie Ausbreitungsgeschwindigkeit, Dauer und kalkulierte Länge differierten ebenso wie die MMC-Frequenz nicht signifikant innerhalb der Gruppen bzw. von den Kontrollen.

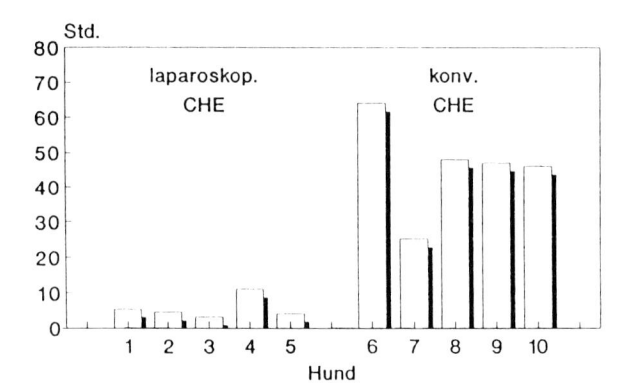

Abb. 1. Postoperatives Intervall (h) bis zum Auftreten der ersten Aktivitätsfront nach laparoskopischer CHE und konventioneller CHE

Tabelle 1. MMC-Intervall und Charakteristica der Aktivitätsfront in der frühen postop. Phase nach konvent. und laparoskop. CHE (MW ± SD). Unterschied zwischen den Gruppen n.s.

	MMC-Intervall (min)	Ausbreitungsgeschwindigkeit (cm/min)	Dauer (min)	Kalkulierte Länge (cm)
Konvent. CHE	105,3 ± 10	4,0 ± 0,2	5,8 ± 0,2	21,1 ± 0,7
Laparoskop. CHE	108,2 ± 7	3,6 ± 0,1	5,6 ± 0,1	18,9 ± 0,5
Kontrolle	110,9 ± 15	3,7 ± 0,1	5,3 ± 0,1	19,8 ± 0,6

Diskussion

Die allgemeine Tendenz in den operativen Disziplinen, das operative Trauma zu minimieren, führte zur Entwicklung neuer Operationstechniken. Für die Abdominalchirurgie ist die Technik der laparoskopischen Appendektomie [1] und der laparoskopischen Cholecystektomie [2] zu nennen. Beide Verfahren ermöglichen, über Minimalincisionen Eingriffe durchzuführen, welche bislang in Abhängigkeit vom durchgeführten Eingriff und dem Konstitutionstyp des Patienten eine Eröffnung der Bauchhöhle auf eine Länge von 5–20 cm erforderlich machte. Die ersten Beschreibungen klinischer Verläufe in einem größeren Patientengut [1, 4] zeigten, daß diese sog. minimal invasiven Operationstechniken mit früherer Mobilisation der Patienten und verkürzter Hospitalisation einhergehen. Klinische Beobachtungen nach laparoskopischen Eingriffen lassen darüberhinaus eine verkürzte Periode der postoperativen Darmatonie vermuten. Zur objektiven Erfassung der postoperativen Darmtätigkeit haben wir im Tierexperiment die Motilität des Darmes nach konventioneller und nach laparoskopischer Cholecystektomie elektromyographisch erfaßt. In beiden Gruppen kam es in Analogie zu vorangegangenen Untersuchungen [5] zunächst zu einer Unterbrechung normaler Motilitätsphänomene. Das frühe postoperative Motilitätsmuster war in beiden Gruppen identisch. Der Zeitraum bis zur Restitutio der Darmmotilität war jedoch nach laparoskopischer Cholecystektomie im Mittel mit 5,5 h signifikant verkürzt. Unter der Prämisse, daß die Dauer der postoperativen Darmatonie mit dem Abdominaltrauma – Incision des Peritoneum, Eventeration und Manipulation des Intestinums – direkt korreliert, ist es naheliegend, die laparoskopische Technik zur Cholecystektomie als das geringere Abdominaltrauma anzusehen.

Zusammenfassung

In einer tierexperimentellen Studie am Hund (n=10) wurde die frühe postoperative intestinale Motilität nach konventioneller und laparoskopischer Cholecystektomie vergleichend untersucht. Nach beiden Verfahren kam es in der frühen postoperativen Phase zu einer Unterbrechung normaler Motilitätsphänomene. Die im Vergleich signifikant frühere Restauration der Darmmotilität nach laparoskopischer Cholecystektomie unterstreicht jedoch die Bedeutung des geringeren Abdominaltraumas laparoskopischer Verfahren.

Summary

In experiments in dogs ($n = 10$), early postoperative motility was studied after conventional and laparoscopic cholecystectomy. Normal intestinal motility patterns were abolished after both procedures in the early postoperative period. However, the significantly earlier restoration of the motility after laparoscopic cholecystectomy emphasizes the importance of the more limited abdominal trauma due to the laparoscopic technique.

Literatur

1. Götz F, Pier A, Bacher C (1990) Modified laparoscopic appendectomy in surgery. Surg Endos 4:6–9
2. Dubois F, Berthelot G, Levard H (1989) Cholecystectomy par coelioscopie. La Presse Medicale 18:980–982
3. Sarna SK, Bowes KL, Daniel EE (1974) Postoperative gastric electrical control activity (ECA) in man. In: Daniel EE (ed) Proc. of the 4th int. Symposon on gastrointestinal motility. Mitchell Press, Vancouver, pp 73–83
4. Perissat J, Collet D, Belliard R (1990) Gallstones: laparoscopic treatment – cholecystectomy, cholecystostomy and lithotrypsy. Our own experience. Surg Endos 4:1–5
5. Schippers E, Braun J, Ehrhardt W, Schumpelick V (1990) Frühe postoperative Motilität nach abdominalchirurgischen Eingriffen im Tierexperiment. Langenbecks Arch Chir 375:175–180

Dr. E. Schippers, Chirurgische Klinik, Klinikum der RWTH, Pauwelsstraße,
W-5100 Aachen, Bundesrepublik Deutschland

Reduziertes Gewebetrauma bei minimal invasiver Chirurgie: Plasmahistaminspiegel als Parameter für die Traumatisierung bei konventioneller und laparoskopischer Cholecystektomie bei Mensch und Schwein*

Reduced Tissue Trauma with Minimally Invasive Surgery: Plasma Histamine as a Measure of Traumatization in Conventional and Laparoscopic Cholecystectomy in Humans and Pigs

U. Schäfer[1], R. Lindlar[1], J. Sattler[2], D. Schröder[3], W. Lorenz[2] und M. Rothmund[1]

[1]Klinik für Allgemeinchirurgie, Philipps-Universität, Marburg
[2]Institut für Theoretische Chirurgie, Philipps-Universität, Marburg
[3]Klinik für Allgemeine Chirurgie, Nordwestkrankenhaus, Frankfurt/M.

Einleitung

Mit der Einführung laparoskopischer Operationstechniken in die Chirurgie begann eine neue Ära chirurgischer Behandlung, welche minimale Traumatisierung mit traditioneller chirurgischer Technik verbindet. Unter den verschiedenen, zum Teil noch im experimentellen Stadium befindlichen laparoskopischen Verfahren sticht besonders die laparoskopische Cholecystektomie hervor – bedingt durch die hohe Prävalenz des Gallensteinleidens in der westlichen Welt.

Als entscheidender Vorteil der neuen Technik wird die geringere Gewebstraumatisierung und damit entscheidend raschere Rekonvaleszenz angesehen.

In einer tierexperimentellen Studie zur Ösophagusresektion mit minimal invasiver vs. konventioneller Technik erwies sich die Plasmahistaminbestimmung als selektiver Parameter zur Messung des Traumatisierungsgrades [1]. Histamin als ein Gewebemediator mit ungewöhnlich hoher lokaler Konzentration in der Gallenblasenwand schien deshalb ein geeigneter biomedizinischer Parameter zu sein, das Ausmaß der Traumatisierung bei der Cholecystektomie in konventioneller und laparoskopischer Technik anzuzeigen.

Patienten, Tiere und Methoden

Hierzu wurde zunächst im Rahmen einer kontrollierten Studie zur H1/H2-Prophylaxe bei konventioneller Cholecystektomie bei 100 Patienten, die älter als 60 Jahre waren, geprüft, ob zu bestimmten Operationsphasen (s. unten) erhöhte Plasmahistaminspiegel als Zeichen einer Histaminfreisetzung nachweisbar waren.

---

* Mit Unterstützung der Deutschen Forschungsgemeinschaft DFG, Lo 199/16-1.

In einer zweiten kontrollierten Studie bei 2 mal 7 Schweinen (Kreuzung Pietrain/deutsches Hausschwein, 18–25 kg) wurde zu denselben Operationsphasen wie beim Menschen Histamin im Vergleich von konventioneller und laparoskopischer Cholecystektomie bestimmt.

In folgenden Operationsphasen wurde Blut zur Histaminbestimmung abgenommen: 1) vor Hautschnitt, 2) nach Hautschnitt, 3) nach Eröffnen des Peritoneums/Einbringen des ersten Trokarts, 4) nach Präparation des Ductus cysticus, 5) nach Ausschälen der Gallenblase aus dem Leberbett und 6) nach Hautnaht.

Die Histaminbestimmung erfolgte fluorometrisch-fluorenzymatisch nach der Methode von Lorenz und Neugebauer [2].

Beim Menschen galt ein Plasmahistaminspiegel von größer als 1 ng/ml als sicher pathologisch und klinisch relevant. Nach der Methode von Röher et al [3] wurde beim Schwein ein pathologisch erhöhter Plasmahistaminspiegel definiert als eine Erhöhung um mehr als 50% ausgehend vom Basalwert zu Beginn und nach Ende der Operation.

Die statistische Auswertung erfolgte durch Vergleich der Raten erhöhter Histaminwerte in den zwei Stichproben mittels Chi-Quadrat-Test.

Ergebnisse

In der ersten Studie beim älteren Menschen konnten Histaminfreisetzungen von mehr als 1 ng/ml im Verlauf der konventionellen Cholecystektomie mit folgenden Incidenzen festgestellt werden:

- Phase 3: 3/100
- Phase 4: 6/100
- Phase 5: 9/100

In der zweiten Studie beim Schwein, dessen Histamingewebespiegel erheblich höher als beim Menschen sind, traten generell auch größere Plasmahistaminveränderungen auf:

- 10–20 ng bei konventioneller Cholecystektomie
- 5–10 ng bei laparoskopischer Cholecystektomie

Vor allem ließ jedoch die Rate an Histaminfreisetzungen zu bestimmten Operationsphasen einen signifikanten Unterschied zwischen beiden Verfahren der Cholecystektomie erkennen (Tabelle 1).

Während der Operationsphasen 1, 2 und 6, also beim Hautschnitt und Hautnaht, kam es weder beim Menschen noch beim Schwein zu Histaminfreisetzungen im sicher pathologischen Bereich (mehr als 1 ng/ml beim Menschen, mehr als 50% Zunahme des Ausgangsspiegels beim Schwein, wobei der Medianwert hierfür beim Schwein 2,1 ng/ml betrug).

Tabelle 1. Raten von Histaminfreisetzungen während definierter Operationsphasen der Cholecystektomie am Schwein: Vergleich von konventioneller mit laparoskopischer Operationstechnik

Operationsphase	Rate an Histaminfreisetzung	
	Konventionelle Cholecystektomie	laparoskopische Cholecystektomie
1	0/7	0/7
2	0/7	0/7
3	6/7	2/7[a]
4	7/7	1/7[a]
5	4/7	5/7
6	0/7	0/7

[a]Chi-Quadrat-Test, p < 0,05. Zur Erklärung der Operationsphasen s. Text in Methodik

Diskussion

In der am älteren Menschen durchgeführten Studie trat eine sicher pathologische Histaminfreisetzung über 1 ng/ml nur bei relativ wenigen Patienten auf, war aber auf definierte Phasen des Operationsablaufs beschränkt. Dieser für eine Technikbewertung interessante Befund beruht auf dem relativ geringen Gehalt von Histamin in menschlichem Gewebe. Zur Feststellung von Unterschieden in der Traumatisierung durch unterschiedliche Operationstechniken sind daher – wie in der genannten Studie – sehr große Fallzahlen notwendig.

Aus diesem Grunde wurde in einer zweiten Versuchsserie das Schwein als Versuchstier gewählt, dessen Gewebshistamingehalte bis zum 10-fachen des Spiegels beim Menschen betragen [4]. Bei der konventionellen Cholecystektomie beim Schwein kam es zu Histaminfreisetzungen bei den gleichen Operationsphasen wie beim Menschen. Tatsächlich wurden aber auch die Erwartungen erfüllt, die sich auf den höheren Histamingehalt des Schweinegewebes stützten: Schon mit der niedrigen Fallzahl von n=7 konnte ein signifikanter Unterschied im Traumatisierungsausmaß zwischen den beiden Operationstechniken nachgewiesen werden.

Histamin unterscheidet sich von vielen anderen Mediatoren von Entzündungsreaktionen vor allem dadurch, daß es in großen Mengen präformiert im Gewebe vorliegt und *explosionsartig* aus Mastzellen freigesetzt wird. Dies erlaubt eine Zuordnung von Traumatisierung (mechanisch, ischämisch, chemisch) zu definierten, oft nur sehr kurzen Operationsphasen anhand der Plasmahistaminbestimmung. Eine Abgabe des Amins ins venöse Blut wird nicht dadurch verschleiert, daß wie bei Serotonin oder den Kininen eine pulmonale Extraktion erfolgt. Die Histaminbestimmung ist heute relativ einfach, zumal die Bedingungen der Probenabnahme und der Plasmagewinnung erforscht und standardisiert sind [2].

Zusammenfassung

An 100 Patienten einer laufenden kontrollierten Studie zur Antihistaminprophylaxe bei Cholecystektomien von alten Menschen wurden Plasmahistaminspiegel zu verschiedenen Operationszeitpunkten bei der konventionellen Cholecystektomie beim Menschen bestimmt. In einer zweiten kontrollierten Studie an 2 mal 7 Schweinen wurden zu den gleichen

Zeitpunkten sowohl während konventioneller wie auch laparoskopischer Cholecystektomie Plasmahistaminkonzentrationen gemessen. Histamin erwies sich hierbei als sensibler Parameter der Gewebstraumatisierung – sowohl zur Kennzeichnung besonders traumatisierender Operationsphasen (z.B. Ausschälen der Gallenblase aus dem Leberbett) als auch zur Bewertung der beiden Operationstechniken: konventionelle gegen laparoskopische Cholecystektomie.

Summary

Plasma histamine levels were measured at different stages of the operation in an ongoing controlled clinical trial on antihistamine prophylaxis in older patients undergoing cholecystectomy. In a second study on 2 × 7 pigs, comparing conventional with laparoscopic cholecystectomy, plasma histamine levels were again determined at the same times during the operation. In both human subjects and pigs, histamine was found to be sensitive and specific parameters of tissue traumatization. Significantly lower plasma histamine levels were found during the laparoscopic procedure. Hence, plasma histamine levels may be used in the evaluation of techniques involving minimal invasive surgery.

Literatur

1. Sitter H, Lorenz W, Klotter HJ, Duda D, Bueß G, Sattler J (1991) Elevated plasma histamine concentration as a sensitive real-time parameter for distinct phases of surgical trauma: a tool for technology assessment. Agents and Actions (im Druck)
2. Lorenz W, Neugebauer E (1991) Current techniques of histamine determination – fluorometric assays. In: Uvnäs B (Ed) Handbook of experimental pharmacology, vol 97. Springer, Berlin Heidelberg New York London Paris Tokyo Hong Kong Barcelona, pp 9–30
3. Röher HD, Lorenz W, Lennartz H, Kusche J, Dietz W, Gerdes G, Parkin JV (1982) Plasma histamine levels in patients in the course of several standard operations: Influence of anaesthesia, surgical trauma and blood transfusion. Klin Wochenschr 60:926–934
4. Lorenz W, Barth H, Kusche J, Reimann HJ, Schmal A, Matejka E, Mathias C, Hutzel M, Werle E (1971) Histamine in the pig: determination, distribution, release and pharmacological actions. Eur J Pharmacol 14:155–175

Dr. U. Schäfer, Klinik für Allgemeinchirurgie, Zentrum für Operative Medizin 1, Philipps-Universität Marburg, Baldingerstraße, W-3550 Marburg, Bundesrepublik Deutschland

Reperfusionsschäden durch toxische Sauerstoffradikale nach rekonstruktiven gefäßchirurgischen Eingriffen bei infrarenalen Aortenaneurysmata

Ischemia-Reperfusion Injury Following Reconstructive Surgical Treatment of Infrarenal Aneurysms of the Abdominal Aorta

H.P. Friedl[1], J. Frank[2], U. Bauch[3], P. Walter[4], O.A. Trentz[1] und O. Trentz[1]

[1] Departement Chirurgie, Klinik für Unfallchirurgie, Universitätsspital Zürich
[2] Chirurgische Universitätsklinik, Abt. für Unfallchirurgie, Homburg/Saar
[3] Klinik für Anaesthesiologie und Intensivmedizin, Universitätsklinik Homburg/Saar
[4] Abt. für Allgemein- und Gefäßchirurgie, Chir. Universitätsklinik, Homburg/Saar

Fragestellung

Die pathogenetische Bedeutung toxischer Sauerstoffradikale am mikrovasculären Permeabilitätsschaden von Gefäßendothelien im Rahmen des Ischämie/Reperfusionssyndroms ist in einer Reihe von tierexperimentellen Modellen belegt und für den Menschen am Beispiel der Tourniquet-induzierten Ischämie/Reperfusion der oberen Extremität kürzlich bewiesen worden [(1990) Am J Path 136(3):491–495]. Die weitere Übertragung der bislang erarbeiteten Erkenntnisse auf den Menschen ist aus gefäßchirurgischer Sicht von besonderem Interesse, da rekonstruktive Gefäßeingriffe aus technischen Gründen eine Ischämie/Reperfusionssituation (Clamping/Declamping) bedingen und die veränderten hämodynamischen und metabolischen Bedingungen nach Declamping der Bauchaorta eine gezielte und stadiengerechte Anpassung des intra- und postoperativen Managements – besonders im Hinblick auf pulmonale Komplikationen – erforderlich macht. Der elektive prothetische Gefäßersatz bei symptomatischen infrarenalen Bauchaortenaneurysmata wird in der vorliegenden Arbeit als Modellsituation für Ischämie/Reperfusionsereignisse betrachtet.

Methodik

Sequentielle Gewinnung von zentralvenösen Plasmaproben bei 12 Patienten (Halothan-Inhalationsnarkose) mit symptomatischen (infrarenalem) Aortenaneurysma und elektivem Gefäßersatz durch Rohr- oder Bifurkationsprothese vor Clamping und 1, 3, 5, 10, 15, 20, 30, 45 und 60 min nach Declamping der Bauchaorta. Spektrophotometrische Bestimmung der plasmatischen Xanthinoxidase (XO)-Aktivität und der Spiegel an fluorescierenden Lipidperoxidationsprodukten. Bestimmung der intravasculären Hämolyse durch toxische Sauerstoffradikale durch spektrophotometrische Identifizierung der Sorret-Absorption. Quantitative radioimmunochemische Bestimmung der plasmatischen Spiegel an vasoaktiven Aminen. Kontinuierliches respiratorisches und laborchemisches Monitoring incl. Follow-up der intraoperativen Veränderungen im Säure-Basenhaushalt.

Xanthindehydrogenase (XD)/Xanthinoxidase (XO)-Aktivität
Bestimmung der Harnsäure-Generation bei 293 nm im Gegenwart und Abwesenheit von NAD^+ bei 37 Grad C.

Histamin-Bestimmung
Quantitative Bestimmung der plasmatischen Histamin-Konzentrationen mit kommerziell erhältlichem Radioimmunoassay der Fa. Amak Inc., Westbrook, Maine, U.S.A.

Fluorescenzprodukte
Fluorescenzspektrophotometrische Bestimmung bei Excitations- und Absorptionswellenlängen von 360 und 430 nm.

Hämoglobin-Bestimmung
Spektrophotometrische Bestimmung der plasmatischen Hämoglobin-Bestimmung nach intravasculärer Hämolyse durch toxische Sauerstoffradikale bei 412 nm nach Verdünnung der Plasmaproben mit 2,4 nM Kaliumphosphat-/150 nM Natriumchloridlösung bei pH 7,35.

Statistik
Darstellung der Ergebnisse als Mittelwerte ± Standardfehler. Signifikanzberechnungen mit gepaartem t-Test. Statistische Signifikanz wurde als $p < 0,05$ definiert.

Ergebnisse

Unmittelbar nach Declamping der Aorta fand sich eine statistisch signifikante Hämolyse ($n=12$, $p < 0,05$) sowie eine signifikante ($n=12$, $p < 0,05$) Zunahme der plasmatischen XO-Aktivität (Abb. 1) mit einer frühen Aktivitätsspitze zum Zeitpunkt $t=10$ min und einem zweiten Aktivitätspeak zum Zeitpunkt $t=45$ min nach Öffnen der Blutsperre und waren gefolgt von einem progressiven Anstieg fluorescierender Lipidperoxidationsprodukte im Plasma. Die mittleren Ischämiezeiten lagen bei $86,9 \pm 14,8$ min. Die gefundenen Aktivitätsspitzen zeigten eine signifikante zeitliche Korrelation mit einer hämodynamischen, respiratorischen und metabolischen Verschlechterung der Patienten i.S. eines Abfalls des P_{art}, einer Abnahme des BE, pH und HCO_3^-, eines Anstiegs des pCO_2 und expiratorischen CO_2 und des plasmatischen Lactats.

Schlußfolgerungen

Unter Berücksichtigung früherer tierexperimenteller Befunde [(1989) Am J Path 135(1): 203–217; (1990) J Ped Surg 25(2):218–223] folgern wir vor dem Hintergrund der Erkenntnisse zum Tourniquet-induzierten Ischämie/Reperfusionssyndrom beim Menschen [(1990) Am J Path 136(3):491–495], daß

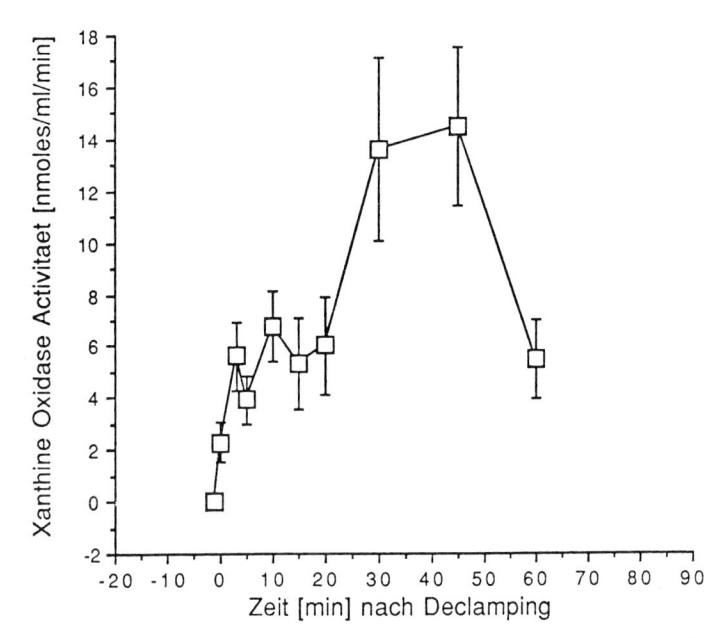

Abb. 1. Plasmatische XO-Aktivität nach aortalem Declamping. Mittlere Ischämie-Zeit: $86,9 \pm 14,8$ min

1. die beobachtete respiratorische Verschlechterung der Patienten in einem kausalen Zusammenhang zur reperfusionsbedingten Freisetzung von toxischen Sauerstoffradikalen steht und möglicherweise über die (reversible) Ausbildung mikrovasculärer Permeabilitätsschäden im Bereich der Lunge erklärbar ist. Die beobachtete intravasculäre Hämolyse läßt hierbei einen komplementabhängigen Mechanismus vermuten.
2. Das intraoperative Management sollte berücksichtigen, daß die beobachteten respiratorischen und metabolischen Veränderungen einen zweigipfeligen Verlauf zeigen und 10 bzw. 45 min nach Declamping ein Maximum erreichen. Eine intraoperative Bilanzierung des Patienten zu diesen Zeitpunkten liefert u.E. verläßliche Ausgangswerte für eine stadiengerechte Anpassung des intra- und postoperativen Managements insbesondere beim Problempatienten.

Weiterführende Untersuchungen werden gegenwärtig durchgeführt.

Zusammenfassung

In tierexperimentellen Untersuchungen konnte gezeigt werden, daß die Xanthinoxidase-vermittelte Bildung toxischer Sauerstoffradikale aus den Abbauprodukten energiereicher Phosphate (ATP, ADP ...) beim Ischämie-Reperfusionssyndrom in pathogenetischem Zusammenhang zu den beobachteten mikrovasculären Permeabilitätsschäden der pulmonalen Endstrombahn steht. Der elektive Gefäßersatz bei symptomatischen infrarenalen Aortenaneurysmata durch Rohr- oder Bifurkationsprothesen wurde in diesem Zusammenhang als Modellsituation für Ischämie/Reperfusionsereignisse beim Menschen untersucht. Unmittelbar nach Declamping der Bauchaorta fanden sich hierbei jeweils statistisch signifikante Anstiege der plasmatischen Xanthinoxidase-Aktivität und der radioimmunochemisch nachweisbaren Histaminspiegel. Es gelang ferner der Nachweis von fluorescierenden Lipidperoxidationsprodukten und peroxidiertem freiem Hämoglobin, die als Marker für eine Sauerstoffradikalen-abhängige Hämolyse und Lipidperoxidation angesehen werden. Die beobachteten immunologischen Veränderungen korrelieren statistisch signifikant mit der beobachteten (reversiblen) respiratorischen und metabolischen Verschlechterung der Patienten nach Declamping der Bauchaorta. Unsere Ergebnisse deuten einen kausalen Zusammenhang zwischen der reperfusionsbedingten Ausbildung (reversibler) mikrovasculärer Permeabilitätsschäden im Bereich der Lunge an und implizieren einen komplementabhängigen Pathomechanismus. Für das intraoperative Monitoring legen die beobachteten (zweigipfligen) Aktivitätsmaxima bei t=10 min und t=45 min nach Declamping der Bauchaorta eine metabolische und respiratorische Bilanzierung zumindest des Problempatienten zu diesen Zeitpunkten nahe.

Summary

Ischemia-reperfusion events have been postulated to be associated with activation of xanthine oxidase and generation of oxygen-derived free radicals. In the current study, we evaluated central-venous blood from human patients undergoing reconstructive surgical treatment for symptomatic aneurysms of the (infrarenal) abdominal aorta. Following declamping (reperfusion), there were immediate increases in the plasma xanthine oxidase activity and uric acid and histamine levels. Plasma also showed evidence of products consistent with the formation of oxygen-derived free radicals, namely the appearance of hemoglobin and fluorescent compounds. The activity peaks of these markers correlated significantly with a metabolic and respiratory deterioration after declamping. Our data indicate that ischemia-reperfusion events under conditions of reconstructive surgery of the abdominal aorta are – most likely due to a complement-dependent mechanism – associated with the appearance of xanthine oxidase activity and its products in the plasma effluent. We conclude that intraoperative monitoring of these patients should focus on time-points where activity peaks (at 10 and 45 min after declamping) were found.

Dr. H.P. Friedl, Departement Chirurgie, Klinik für Unfallchirurgie, Universitätsspital Zürich, Rämistraße 100, CH-8091 Zürich

VIII. Leber – Galle – Pankreas

Der postischämische Reperfusionsschaden der Leber: Die Bedeutung der Mikrozirkulation und Leukocyten–Endothel Interaktion*

Ischemia/Reperfusion Injury of the Liver: Significance of the Microcirculation and Leukocyte–Endothelium Interaction

M.J. Müller[1], R. Hower[2], I. Marzi[2], M.D. Menger[3] und K. Meßmer[3]

[1] Abt. Allgemeine Chirurgie, Abdominal- und Gefäßchirurgie (Direktor: Prof. Dr. G. Feifel)
[2] Abt. f. Traumatologie (Komm. Direktor: Priv.-Doz. Dr. V. Bühren), Chirurgische Universitätsklinik, Universität des Saarlandes, Homburg/Saar
[3] Institut für Chirurgische Forschung (Direktor: Prof. Dr. K. Meßmer), Klinikum Großhadern, Ludwig-Maximilians-Universität, München

Einleitung und Fragestellung

Das Leberversagen nach protrahierter Ischämie und Reperfusion stellt ein schwerwiegendes und häufig lebensbedrohliches Krankheitsbild dar. Als Ursache der Leberfunktionsstörung wird eine insuffiziente nutritive Versorgung während der postischämischen Reperfusion durch Schädigung der Mikrozirkulation bei zusätzlicher Endotoxintranslokation diskutiert. Weiterhin weisen Untersuchungen aus jüngster Zeit darauf hin, daß durch Akkumulation von Leukocyten innerhalb der Mikrozirkulation während der postischämischen Reperfusionsphase sowie deren Aktivierung mit nachfolgender Adhäsion am mikrovasculären Endothel eine Vielzahl von Mediatoren wie Cytokine und Eicosanoide freigesetzt werden. Diese schädigen konsekutiv das mikrovasculäre Endothel und beeinträchtigen damit die mikrovasculäre Perfusion [1, 2]. Sowohl bei Endotoxinämie (Translokation von Endotoxin aus dem Darmtrakt) als auch nach Freisetzung von Sauerstoffradikalen während der postischämischen Reperfusion konnten Mediatoren wie Tumor Nekrose Faktor, Interleukin 1 und Interleukin 6 bzw. Arachidonsäure-Metabolite wie Thromboxan A2 und Leukotriene B4 und D4 nachgewiesen werden. Das Ziel dieser Studie war, Veränderungen der Mikrozirkulation der Leber unter besonderer Berücksichtigung des Fließverhaltens der Leukocyten und deren Interaktion mit dem mikrovasculären Endothel während der postischämischen Reperfusion in vivo quantitativ zu analysieren.

---

* Mit Unterstützung der DFG (Me 900/1–1).

Material und Methode

Bei 16 Sprague-Dawley Ratten (200–300 g) erfolgte in Nembutalanaesthesie (50 mg/kg) eine Tracheotomie und Kanülierung der Arteria und Vena jugularis mit anschließendem kontinuierlichen Kreislaufmonitoring (mittlerer arterieller Blutdruck, Herzfrequenz). Nach Laparotomie wurde 8 Versuchstieren für 20 min eine komplette Ischämie der Leber durch Occlusion des Ligamentum hepatoduodenale mittels eines Gefäßclips induziert. Nach 30 min postischämischer Reperfusion erfolgte die Beurteilung der Mikrozirkulation der Leber mittels intravitaler Fluorescenzmikroskopie nach Auslagern des linken Leberlappens [3]. Zur Kontrastverstärkung während der Fluorescenzmikroskopie wurde 0,2% Acridin-Orange intravenös verabreicht. Die quantitative Analyse der Mikrozirkulation beinhaltete die Beurteilung der mikrovasculären Perfusion der periportalen, midzonalen und perizentralen Sinusoide sowie der postsinusoidalen Venolen. Zusätzlich wurde das Fließverhalten der Leukocyten innerhalb der verschiedenen sinusoidalen Kompartmente und der postsinusoidalen Venolen untersucht. Die Methode erlaubt Analysen zur Leukocyten-Endothel Interaktion innerhalb der Mikrozirkulation mit Differenzierung zwischen nicht adhäsiven, temporär adhärenten und dauerhaft adhärenten Leukocyten. Weiterhin konnte das Auftreten von petechialen Einblutungen und interstitiellem Ödem semiquantitativ analysiert werden.

Nach 30 min Reperfusion erfolgten Blutentnahmen aus dem systemischen Kreislauf zur Beurteilung der Leberenzyme GOT, GPT, AP und GLDH.

Bei weiteren 8 Versuchstieren (Sham-Kontrolle) erfolgten sämtliche Untersuchungen über den entsprechenden Zeitverlauf ohne Ischämie der Leber.

Zur statistischen Untersuchung wurde eine Varianzanalyse durchgeführt. Unterschiede zwischen den beiden Gruppen wurden mittels des Mann-Whitney U-Test berechnet, und bei $p < 0,01$ als signifikant bewertet.

Ergebnisse

Makrohämodynamische Untersuchungen

Nach Induktion einer kompletten Ischämie der Leber war ein signifikanter Abfall ($p < 0,01$) des mittleren arteriellen Blutdruckes von $149,4 \pm 10,2$ mmHg auf $77,5 \pm 16,0$ mmHg zu beobachten. Während der ersten 15 min der postischämischen Reperfusion zeigte sich eine zunehmende Erholung des arteriellen Blutdruckes, ohne daß jedoch die präischämischen Ausgangswerte erreicht werden konnten. Die Herzfrequenz ließ während des gesamten Versuchsablaufes keine signifikanten Veränderungen erkennen. Im Gegensatz zur Ischämiegruppe zeigten die Tiere der Kontrollgruppe während des gesamten Beobachtungszeitraumes keine makrohämodynamischen Veränderungen.

Mikrohämodynamische Untersuchungen

Bei 2 Versuchstieren war während der postischämischen Reperfusion eine komplette Stagnation des mikrovasculären Blutflusses im Sinne eines "no-reflow" Phänomens zu beobachten. Bei den übrigen 6 Versuchstieren fand sich nach 20 min kompletter Ischämie der Leber und anschließender 30 minütiger Reperfusion eine Verminderung des mikrovasculären Blutflusses im Vergleich zur Kontrollgruppe; insbesondere waren nur noch 82,9% der periportalen Sinusoide perfundiert, während unter Kontrollbedingungen 100% der Sinusoide perfundiert waren. Zusätzlich war eine Akkumulation von Leukocyten innerhalb der Mikrozirkulation mit ausgeprägter Leukocyten-Endothel Interaktion während der postischämischen Reperfusion zu beobachten. Innerhalb eines kompletten sinusoidalen Kompartments (periportal – midzonal – perizentral) waren durchschnittlich $25,6 \pm 1,9$ Leukocyten dauerhaft wandadhärent, während unter Kontrollbedingungen dieses Phänomen nur selten zu beobachten war (Kontrolle: $2,4 \pm 2,3$; $p < 0,01$). Dabei war die Leukocyten-Endothel Interaktion in den periportalen und midzonalen Kompartmenten der Sinusoide am stärksten ausgeprägt, während im perizentralen Bereich der Lebermikrozirkulation nahezu keine Unterschiede zwischen den beiden Gruppen bestanden. Das Phänomen der Leukocyten Akkumulation mit Interaktion am mikrovasculären Endothel war im Bereich der postcapillären Venolen im Vergleich zu den sinusoidalen Gefäßabschnitten noch deutlicher ausgeprägt. Zusätzlich waren während der postischämischen Reperfusion fleckförmig auftretende petechiale Einblutungen sowie ein ausgeprägtes interstitielles Ödem zu beobachten.

Leberenzyme

Parallel zur Beurteilung der Lebermikrozirkulation ergab die Analyse der Leberenzyme nach 30 min postischämischer Reperfusion der Leber einen signifikanten Anstieg von GOT ($344,5 \pm 95,5$ U/l) und GPT ($340,2 \pm 107,3$ U/l) gegenüber den Kontrolltieren ($67,1 \pm 11,3$ U/l bzw. $35,9 \pm 14,6$ U/l; $p < 0,01$). Desweiteren waren auch AP ($242,3 \pm 39,1$ U/l gegenüber Kontrolle: $144,3 \pm 25,4$ U/l) und GLDH ($23,9 \pm 8,5$ U/l gegenüber Kontrolle: $4,7 \pm 1,0$ U/l) nach 20 min kompletter Ischämie mit nachfolgender 30 minütiger Reperfusion signifikant erhöht ($p < 0,01$).

Diskussion

Die Technik der intravitalen Fluorescenzmikroskopie der Leber erlaubt neben der Beurteilung der nutritiven mikrovasculären Perfusion die quantitative Analyse des Fließverhaltens der Leukocyten innerhalb der Mikrozirkulation, inklusive der Beurteilung der Leukocyten-Endothel Interaktion. Unter Kontrollbedingungen bleiben nahezu 100% der Lebersinusoide perfundiert und die Adhärenz von Leukocyten am mikrovasculären Endothel ist nur vereinzelt zu beobachten. Demgegenüber finden sich nach 20 min kompletter Ischämie der Leber mit nachfolgender Reperfusion nach 30 min ausgedehnte Störungen im Bereich der Mikrostrombahn. Der postischämische Reperfusionsschaden der Leber ist charakterisiert durch eine Verminderung der mikrovasculären Perfusion und Leukocytenakkumulation mit ausgeprägter Leukocyten-Endothel Interaktion.

Die Aktivierung der Leukocyten (CD 18 Receptor) bzw. des mikrovasculären Endothels (ELAM (Endothelium-leukocyte adhesion molecule) bzw. ICAM (intercellular adhesion molecule)) kann zum einen durch die Translokation von Endotoxin in der Folge der gleichzeitigen Dünndarmischämie [4], zum anderen durch die Freisetzung von Sauerstoffradikalen während der postischämischen Reperfusion erklärt werden [5]. Neuere Untersuchungen weisen darauf hin, daß nach Aktivierung von Leukocyten und Endothelzellen sowie deren Interaktion Cytokine und Eicosanoide, wie Tumor Nekrose Faktor, Interleukine bzw. Leukotriene freigesetzt werden, welche bei der Entwicklung des postischämischen Reperfusionsschadens eine wesentliche Rolle spielen [1, 2].

Therapieansätze zur Verminderung des Reperfusionsschadens sollten daher die Verhinderung der Adhärenz der Leukocyten am mikrovasculären Endothel, zum Beispiel durch monoklonale Antikörper gegen Endotoxin bzw. deren Lipopolysaccharide oder gegen die Adhäsionsreceptoren der Leukocyten (CD 18) bzw. des mikrovasculären Endothels (ELAM und ICAM), weiterhin den Einsatz von Sauerstoffradikalfängern wie Superoxiddismutase beinhalten. Zusätzlich sollte auch eine Verbesserung der Fließeigenschaften und Fließbedingungen des Blutes in der Mikrostrombahn während der postischämischen Reperfusion, zum Beispiel durch isovolämische Hämodilution, angestrebt werden, da hierdurch die nutritive Durchblutung verbessert und der postischämische Reperfusionsschaden vermindert werden kann [6].

Zusammenfassung

Während 20 min kompletter Ischämie der Rattenleber fand sich ein deutlicher Abfall des mittleren arteriellen Blutdruckes, welcher während der ersten 15 min der postischämischen reperfusion nicht vollständig reversibel war. Intravitalmikroskopische Untersuchungen (Verwendung des Fluorescenzmarkers Acridin-Orange zur Kontrastverstärkung bei der Darstellung der Leukocyten) zeigten nach 30 min postischämischer Reperfusion eine Einschränkung der mikrovasculären Perfusion mit fleckförmigen petechialen Einblutungen und interstitiellem Ödem. Zusätzlich war während der Reperfusionsphase eine ausgedehnte Akkumulation von Leukocyten innerhalb der Mikrozirkulation der Leber mit ausgeprägter Leukocyten-Endothel Interaktion zu beobachten. Letztere war insbesondere im periportalen und midzonalen Bereich der Sinusoide sowie innerhalb der postsinusoidalen Venolen auffällig. Parallel mit den Störungen der Mikrozirkulation der Leber wiesen die Analysen der Leberenzyme einen deutlichen Anstieg, sowohl von GOT und GPT als auch von AP und GLDH auf. Therapieansätze zur Verminderung des Reperfusionsschadens sollten eine Verbesserung der Fließeigenschaften und Fließbedingungen des Blutes in der Mikrostrombahn sowie die Verhinderung der Adhärenz der Leukocyten am mikrovasculären Endothel beinhalten.

Summary

Macrohemodynamic analysis during a 20 min period of complete ischemia in the rat liver revealed a decrease of mean arterial pressure which was not completely reversible during the first 15 min of reperfusion. Intravital fluorescence microscopy using Acridine-Orange (intravenous administration for contrast enhancement) to enable visualization of the leukocytes demonstrated microvascular perfusion failure with concomitant petechial bleeding and development of interstitial edema after 30 min of postischemic reperfusion. In addition, accumulation of white blood cells within the microvasculature and white blood cell endothelium interactions were prominent features during the reperfusion period.

In parallel with the microvascular deterioration, an increase in liver enzymes such as GOT and GPT as well as AP and GLDH were observed. Therapeutic approaches aiming at the reduction of ischemia/reperfusion injury must include the improvement of the flow characteristics of the blood within the microvasculature as well as the prevention of white blood cell endothelium interaction.

Literatur

1. Mullane KM, Salmon JA, Kraemer R (1987) Leukocyte-derived metabolites of arachidonic acid in ischemia-induced myocardial injury. Federation Proc 46:2422–2433
2. Colletti LM, Burtch GD, Remick DG, Kunkel SL, Strieter RM, Guice KS, Oldham KD, Campbell DA (1990) The production of tumor necrosis factor alpha and the development of pulmonary capillary injury following hepatic ischemia/reperfusion. Transplant 49:268–272
3. Menger MD, Marzi I, Meßmer K (1990) The hepatic microcirculation of the Syrian golden hamster. Int J Microcirc: Clin Exp [Suppl 1] 9:32
4. Grisham MB, Everse J, Janssen HF (1988) Endotoxemia and neutrophil activation in vivo. Am J Physiol 254:H1017–H1022
5. Suzuki M, Iauen W, Kvietys PR, Grisham MB, Meininger C, Schelling ME, Granger HJ, Granger DN (1989) Superoxide mediates reperfusion-induced leukocyte-endothelial cell interactions. Am J Physiol 257:H1740–H1745
6. Menger MD, Sack FU, Barker JH, Feifel G, Meßmer K (1988) Quantitative analysis of microcirculatory disorders after prolonged ischemia in skeletal muscle: Therapeutic effects of prophylactic isovolemic hemodilution. Res Exp Med 188:151–166

Dr. M.J. Müller, Abt. f. Allgemeine Chirurgie, Abdominal- u. Gefäßchirurgie, Chirurgische Universitätsklinik, Universität des Saarlandes, W-6650 Homburg/Saar, Bundesrepublik Deutschland

Freie Sauerstoffradikale im Reperfusionsschaden der Leber
Free Oxygen Radicals in Reperfusion Injury of Rat Liver

R. Kunz und H.G. Beger

Abt. f. Allgemeine Chirurgie (Ärztl. Direktor: Prof. Dr. H.G. Beger), Chirurgische Universitätsklinik Ulm

Postischämische Reperfusionsschäden werden durch die vermehrte Entstehung freier Sauerstoffradikale mitverursacht. Diese Hypothese wurde erstmalig für Dünndarmgewebe postuliert und wird mittlerweile auch für Niere, Herz- und Skelettmuskulatur angenommen. Für Lebergewebe ist dieser Pathomechanismus jedoch weiterhin umstritten, zumal der direkte Nachweis freier Radikale in einem biologischen System aufgrund ihrer chemischen Aggressivität, kurzen Halbwertszeit und der daraus resultierenden niedrigen Konzentration schwierig ist. Ziel der vorliegenden Untersuchung war es deshalb, freie Radikale im Reperfusionsschaden der Leber direkt physikalisch/chemisch mit Elektronen-Spin-Resonanz (ESR), sowie ihren Einfluß auf die Lipidperoxidation nachzuweisen. Weiterhin wurden histologische Untersuchungen der reperfundierten Lebergewebes mit und ohne Gabe von Radikalfängern (scavenger) durchgeführt.

Material und Methode

Männliche Wistar-Ratten (SAVO Ivanovas, Kießlegg/Allgäu) 250–350 g KG mit Zugang zu Nahrung (Altromin) und Wasser ad libitum wurden in Fentanyl/Fluanison-Diazepam-Narkose in einem registrierten und genehmigten Tierversuch bei stabilen kardiopulmonalen Bedingungen (kontinuierliche arterielle Druckmessung, wiederholte Blutgasanalysen, konstante Körpertemperatur) einer 60-minütigen Ischämie des linken lateralen und medialen Leberlappens unterworfen und danach für 15 min bzw. 8 h nachbeobachtet. Lebergewebe wurde in freeze-clamp-Technik entnommen zu den Zeitpunkten *Kontrolle* (vor Beginn der Ischämie), zu Ende der *Ischämie* und zu Ende der *Reperfusion*. Im entnommenen Lebergewebe wurden die freien Fettsäuren gaschromatographisch bestimmt (C 14,0, C 16,0, C 16,1, C 18,0, C 18,1, C 18,2, C 20,0, C 20,4). Für die Elektronen-Spin-Resonanz-Untersuchungen wurde Phenyl-N-tert-butyl-nitron (PBN) als spin trap den Tieren zu Ende einer 60 minütigen Ischämie bzw. in Kontrollen nach einer vergleichbaren Beobachtungsphase i.v. infundiert und Lebergewebe zu diesem Zeitpunkt, bzw. nach 5, 15 und 45 min Reperfusion entnommen. Aus identischen Gewebemengen (50 mg) wurden die PBN/Radikal-Komplexe in Äthylacetat extrahiert und mit einer VARIAN E 4 nachgewiesen. Die Untersuchungsbedingungen (Frequenz, Meßbereich, Verstärkung, Scan time, Zeitkonstante) wurden für alle Messungen des gleichen Tieres konstant gehalten, um die Signalintensität der gemessenen Spektren vergleichen zu können. Die Beurteilung der Histologien wurde vorgenommen von Fr. Dr. A.B. Murray, Abteilung für Pathologie der Gesellschaft für Strahlen- und Umweltforschung, gsf., München-Neuherberg.

Als Scavenger wurden eingesetzt: Allopurinol i.v. 50 mg/kg KG 20 min vor Beginn der Ischämie, Desferoxamin 50 mg/kg KG 5 Tage vor Experiment intraperitoneal, Superoxiddismutase 12.000 U vor Reperfusion gefolgt von 33.000 U als Dauerinfusion in 45 min in Kombination mit 390.000 U Catalase mit 3× Bolusgabe.

In jeder Gruppe wurden ≥ 6 Experimente durchgeführt.

Ergebnisse

Elektronen-Spin-Resonanz. Während PBN als Reinsubstanz extrahiert in Äthylacetat kein reproduzierbares Spektrum ergab, war in vitro hergestellte Superoxid- und Hydroxylradikale nach Extraktion als typisches Triplett nachweisbar. Nach Injektion von PBN in Kontrolltiere konnte im entnommenen Lebergewebe PBN/·R-Komplexe detektiert werden, deren Hyperfine splitting Konstanten denjenigen von in vitro hergestellten PBN/·OOH bzw. PBN/·OH entsprechen. Innerhalb von 15 min Beobachtungszeit verringert sich die Signalintensität, entsprechend einer Metabolisierung der PBN/·R-Verbindung in biologischen Systemen. Im Gegensatz dazu ist im postischämischen Lebergewebe keine Abnahme, sondern eine Zunahme der Signalintensität zu beobachten. Wird Gewebe zu Ende der Ischämie, sowie nach 5, 15 und 45 min entnommen, sind bereits nach 5 min Reperfusion mehr PBN/·R-Komplexe nachweisbar. Das Maximum ist nach 15 min Reperfusionszeit zu detektieren, aber auch 45 min nach Ende der Ischämie ist noch eine vermehrte Radikalproduktion zu erkennen, im Vergleich zum Ausgangswert.

Tabelle 1. Lichtmikroskopisch nachweisbare Veränderungen nach 60 minütiger Leberischämie und Reperfusionszeiten von 15, 45 min und 8 h (Rep.: 15', 45', 8h), ohne (*nativ*) und mit Gabe von Superoxiddismutase/Catalase (*SOD/CAT*), Desferoxamin (*DESF.*) und Allopurinol (*ALLOP.*)

Rep.	Zusatz	Vacuolen klar	hyal.	Hyperämie		Granulocyt.	Nekrose
15'	nativ	(+)	0	+	p	(+)	0
45'	nativ	+	0	++	p	+	0
8h	nativ	0	(+)	++	p	+	++ e,l,f
15'	SOD/CAT	+	0	+	p	(+)	0
45'	SOD/CAT	+	0	++	p	+	0
8h	SOD/CAT	0	+	++	z,p	++	+ e,l,f
15'	ALLOP.	(+)	0	+	p	(+)	0
45'	ALLOP.	+	0	++	z,p	+	0
8h	ALLOP.	+	+	++	z,p	++	+ − ++ e,l,f
15'	DESF.	(+)	0	+ − ++	p	0	0
45'	DESF.	(+)	0	+ − ++	z,p	0	0
8h	DESF.	(+)	(+)	+	p	+ − ++	(+) e,(l)

Vacuolen hyalin bzw. klar: 0, +; Hyperämie: 0, +, ++, *z* zentral, *p* peripher; Granulocyten: 0, +, ++, +++; Nekrosen: 0, +, ++, *e* Einzelzell, *f* flächenförmig, *l* lokal

Die Bestimmung der *Freien Fettsäuren* im Lebergewebe vor und nach 60 min Ischämie sowie nach 15 min Reperfusion zeigte einen Anstieg der Konzentrationen während der Ischämie und einen Abfall innerhalb der ersten 15 min Reperfusion vor allem von C 18,2 (Linolsäure) und C 20,4 (Arachidonsäure). Da Radikale bevorzugt mit doppelbindungshaltigen Molekülen reagieren, wird die signifikante Erniedrigung der Linolsäurekonzentration (C 18,2) – $p \leq 0,005$ Wilcoxon-Test – als Hinweis auf eine Einwirkung freier Sauerstoffradikale interpretiert.

Die *histologische Beurteilung* der Präparate vor und nach 60 min Ischämie und 8 h Reperfusion zeigte in allen Kontrolltieren ausgeprägte Einzelzell- und focale Nekrosen. Eine Vorbehandlung der Tiere mit Allopurinol zeigte keinen protektiven Effekt. Die Gabe von SOD/Catalase konnte in 4/6 Tieren Nekrosen vermeiden oder abschwächen, den besten protektiven Effekt zeigte jedoch die Vorbehandlung mit Desferoxamin (Tabelle 1).

Diskussion

Der Nachweis einer vermehrten Entstehung freier Sauerstoffradikale im Reperfusionsschaden ist wegen ihrer chemischen Eigenschaften schwierig. Da Radikale eine Lipidperoxidation initiieren können, wird deshalb häufig auf die Bestimmung der Spaltprodukte dieser Lipidperoxidation wie Malondialdehyd und konjugierte Diene oder auf Verschiebungen in Redoxsystemen (Glutathion/Glutathiondisulfid) zurückgegriffen. Allerdings wird die Aussagekraft dieser Meßmethoden in vivo angezweifelt. Mit Elektronen-Spin-Resonanz gelingt es jedoch, die entstandenen Radikale nach Umwandlung in stabilere PBN/·R-Verbindungen direkt physikalisch nachzuweisen. Darüberhinaus weist die unterschiedliche Signalintensität darauf hin, daß die vermehrte Radikalentstehung bereits innerhalb der ersten 15 min Reperfusion stattfindet und zumindest für die ersten postischämischen 45 min nachweisbar bleibt. Dementsprechend kann der zeitgleich dokumentierte Abfall der Gewebekonzentration doppelbindungshaltiger freier Fettsäuren (C 18,2, eventuell auch C 20,4) als weiterer Hinweis auf die Initiierung einer Lipidperoxidation durch den Angriff freier Sauerstoffradikale interpretiert werden. Die vermehrte Produktion freier Radikale wurde – im Dünndarmgewebe – auf die Konversion von Xanthindehydrogenase in Xanthinoxidase (XDH $\rightarrow$ XO) zurückgeführt, die in der Reperfusion angestautes Hypoxanthin zu Harnsäure metabolisiert mit gleichzeitiger unvilanter Reduktion von O_2 zu H_2O. Dabei entstehen als Zwischenprodukte Superoxidradikale, H_2O_2 und Hydroxylradikale. Diese wiederum reagieren bevorzugt mit doppelbindungshaltigen Molekülen (DNA, Enzyme, Membranlipide) unter gleichzeitiger Veränderung der Primär- bzw. Tertiärstruktur der Moleküle. Entsprechende Alterationen der Zellfunktion und -membranen bis hin zum Zelltod sind zu erwarten.

Die Tatsache, daß Allopurinol den Reperfusionsschaden nicht verhindern kann, spricht gegen die Gültigkeit der Hypothese Konversion XDH $\rightarrow$ XO im Lebergewebe unter den gewählten Versuchsbedingungen. Da Eisenionen für die Entstehung von Hydroxylradikalen erforderlich sind (Fenton-Reaktion), weist der protektive Effekt des Eisenchelatbildners Desferoxamin auf die Bedeutung der Hydroxylradikale in der Vermittlung des radikalmediierten Reperfusionsschadens hin. Da aktivierte, in das Gewebe eingewanderte Granulocyten ebenfalls Hydroxylradikale bilden, wird mit Desferoxamin auch dieser zweite Radikalentstehungsmechanismus blockiert.

Ischämien der Leber sind zu erwarten im Rahmen von schweren und protrahierten Schockformen, die die Leberperfusion einbeziehen, aber auch bei chirurgischen Eingriffen, wie Resektionen unter Occlusion des Lig. hepatoduodenale (Pringle-Manöver) oder der Lebertransplantation. Mit einer Vermeidung eines radikal-mediierten Reperfusionsschadens könnte somit entweder die tolerable Ischämiezeit verlängert oder aber die postischämische Leberfunktion verbessert werden.

Zusammenfassung

Die Bedeutung freier Sauerstoffradikale im postischämischen Reperfusionsschaden, bewiesen für Dünndarm, wird für Lebergewebe weiterhin kontrovers diskutiert. Mit Elektronen-Spin-Resonanz-Untersuchungen kann die vermehrte Entstehung freier Radikale in der initialen Reperfusion direkt physikalisch nachgewiesen werden mit einem Maximum der Radikalproduktion nach 15 min Reperfusion. Allopurinol als Scavenger konnte einen histologisch nachweisbaren Reperfusionsschaden nicht verhindern, der protektive Effekt des Eisenchelatbildners Desferoxamin weist auf die Bedeutung der Hydroxylradikale im radikal-mediierten Reperfusionsschaden hin.

Summary

The importance of free oxygen radicals in reperfusion injury of the liver is still under debate. An increased generation of free radicals during reperfusion of rat liver in vivo has been detected directly by electron-spin resonance, with the maximum rate occurring after 15 min of reperfusion. Allopurinol was not an efficient scavenger in histological examinations, whereas deferoxamine protected liver tissue after 60 min ischemia and 8 h reperfusion. This demonstrates the importance of hydroxyl radicals in mediating reperfusion injury of rat liver.

Dr. R. Kunz, Abt. f. Allgemeine Chirurgie, Klinikum der Universität Ulm, Steinhövelstr. 9, W-7900 Ulm, Bundesrepublik Deutschland

Hypoxischer Leberschaden: Mechanismus der protektiven Wirkung von Fructose in der isoliert perfundierten Rattenleber

Hypoxic Liver Injury: Mechanism of Fructose Protection in the Isolated Perfused Rat Liver

H.-J. Klomp[1], K.R. Bhatt[2], C.E. Broelsch[1] und G.M. Ehrenfeld[2]

[1]Abt. f. Allgemeinchirurgie, Chirurgische Universitätsklinik Hamburg
[2]Department of Surgery, University of Chicago, Chicago, Illinois, USA

Hypoxisch bedingte Schädigungen der Leber können in klinischen Situationen wie Schockzuständen verschiedener Genese oder während Leberresektionen auftreten. Die Prävention des Hypoxieschadens hat entscheidende Bedeutung auch in der Transplantationschirurgie. Zur Prävention kommen Hypothermie, Calciumantagonisten und sog. Scavengersubstanzen, die die Wirkung toxischer Sauerstoffradikale in der Reperfusion verhindern sollen, zur Anwendung.

Entscheidend für das Zell- und Organüberleben ist die ausreichende Bereitstellung energiereicher Triphosphate (v.a. ATP). Unser Interesse gilt dem Energiestoffwechsel und der Physiologie der Leber unter anaeroben Bedingungen und hier besonders der Frage, auf welchem Wege der Energiestoffwechsel auf metabolischem Wege in Abwesenheit von Sauerstoff erhalten werden kann.

Material und Methoden

Männliche Sprague-Dawley Ratten (150–220 g) wurden nach eintägigem Fasten in Äthernarkose laparotomiert, via Pfortader perfundiert und hepatektomiert. Die isolierten Organe wurden über 2 1/2 h in einem nicht rezirkulierenden System mit einer modifizierten Krebs-Henseleit-Pufferlösung (pH 7,35–7,45; Temperatur 37°C) durchströmt. Ausreichende Oxygenation wurde durch Sättigung (pO_2 > 600 mmHg) der Pufferlösung mit einem O_2/CO_2 Gasgemisch (95%/5%) sowie einer hyperphysiologischen Flußrate von ca. 3,5 ml/g·min erreicht. Zur hypoxischen Perfusion wurde O_2 durch N_2 ersetzt (pO_2 der Lösung < 20 mmHg).

Folgende Parameter wurden ermittelt: pH-Veränderungen im Perfusat, die Sauerstoffextraktion ($\dot{V}O_2$, ausgedrückt in ml O_2/kg Leber·min), die Lactatproduktion (μMol/g·30 min) und die Freisetzung des Enzyms Lactatdehydrogenase (LDH, in E/g·30 min). Die Konzentrationen der Adeninnucleotide ATP, ADP und AMP wurden mittels High Pressure Liquid Chromatography (HPLC) aus sequentiellen, in flüssigem Stickstoff gefrorenen Biopsien bestimmt und als μMol/g Leber ausgedrückt. Der Totale Adeninnucleotidgehalt (Total adenine nucleotide content = TANC) wurde ermittelt aus der Summe der Konzentrationen von ATP, ADP und AMP. Die Energieladung (Energy Charge, EC) nach Atkinson [1] wurde nach der Formel ATP + 1/2 ADP/TANC berechnet.

In 4 Versuchsgruppen wurden die Lebern nach 30minütiger Equilibrierung mit oxygenierter Lösung für 1 h mit hypoxischer Lösung perfundiert, gefolgt von erneuter Oxygenierung für 1 h. Gruppe 1 (n=5) erhielt KH-Lösung (Kontrollen). Gruppe 2 (n=5) erhielt KH-Lösung mit Zusatz von 10 mMol Fructose/L. Gruppe 3 (n=2) erhielt Fructose nur während der Reoxygenation. Gruppe 4 (n=2) erhielt Fructose nur während der Hypoxiephase. Gruppe 5 (n=2) wurde während des gesamten Experiments mit oxygenierter KH-Lösung perfundiert, nach Equilibrierung wurden 10 mMol Fructose/L und 100 µMol 2,4-Dinitrophenol (DNP)/L zugegeben.

Ergebnisse

$\dot{V}O_2$ (ml O_2/kg·min)

Nach Equilibrierung (T1), 30 min (T2) und 60 min (T3) nach Reoxygenierung fanden sich folgende Werte:

Gruppe 1: T1: 48,7; T2: 12,4; T3: 10,5 (= 21% des Ausgangswertes)
Gruppe 2: T1: 62,0; T2: 55,9; T3: 54,0 (= 87% des Ausgangswertes)
Gruppe 3: T1: 62,4; T2: 13,0; T3: 10,9 (= 17,5% des Ausgangswertes)
Gruppe 4: T1: 51,6; T2: 41,7; T3: 39,8 (= 77% des Ausgangswertes).

In Gruppe 5 lag der Ausgangswert nach Equilibrierung mit KH bei 39,8, nach Gabe von Fructose und DNP wurden folgende Werte ermittelt: 63,3 (30 min), 64,0 (60 min), 66,2 (90 min) und 55,4 (120 min).

Freisetzung von LDH

Hohe Mengen von LDH (> 1000 E/g über 2 1/2 h Perfusion) wurden in der Kontrollgruppe sowie bei Gabe von Fructose nach Hypoxie freigesetzt. Kontinuierliche Fructosegabe verhinderte die LDH-Freisetzung fast vollständig (< 100 E/g), Gabe von Fructose während Hypoxie weitgehend (durchschnittlich 221 E/g). Unter Perfusion mit Fructose und DNP wurden durchschnittlich 295 E/g in 2 1/2 h freigesetzt.

pH

In Gruppe 2 und 5 fand sich während Fructoseapplikation eine durchschnittliche Senkung des pH im Perfusat um 0,29–0,34 in allen Phasen des Experimentes. Demgegenüber betrug die pH-Verschiebung in der Kontrollgruppe -0,09 bis -0,11 initial und nahezu 0 (-0,03 bis +0,04) nach Hypoxie.

Lactat

Die Lactatproduktion betrug bei Fructosegabe (Gruppe 2) prähypoxisch durchschnittlich 72,6 µMol/g·30 min, unter Hypoxie (nach 30 bzw. 60 min) 135,7 bzw. 133,5 µMol/g·30 min und nach 30 bzw. 60 min Reoxygenation 89,2 bzw. 83,9 µMol/g·30 min. In der Kontrollgruppe lagen sämtliche Werte unter 10 µMol/g·30 min.

Energiedaten

Der TANC fiel während der Equilibrierungsphase in Gruppe 1 um 25% von 2,34 auf 1,74 μMol/g, in Gruppe 2 um 22% von 2,29 auf 1,79 μMol/g. Nach einstündiger Hypoxie und anschließender einstündiger Reoxygenierung fand sich in Gruppe 1 eine Reduktion um 83% auf 0,3 μMol/g (Gesamtverlust 87%), in Gruppe 2 um 23% auf 1,38 μMol/g (Gesamtverlust 40%).

Die EC fiel in Gruppe 1 bereits während der Hypoxie von 0,74 auf 0,24. In Gruppe 2 lag der Ausgangswert bei 0,79, während Hypoxie bei 0,63 (30 min) bzw. 0,68 (60 min) und nach Reoxygenierung bei 0,72 (30 min) bzw. 0,71 (60 min).

In Gruppe 5 sank der TANC von 2,29 um 28% auf 1,66 μMol/g, zwei Stunden nach Beginn der DNP-Gabe, die EC betrug 0,36.

Diskussion

Die protektive Wirkung der Fructoseperfusion zeigte sich an der erhaltenen Fähigkeit zur Sauerstoffextraktion, der Verhinderung von LDH-Freisetzung sowie insbesondere der weitgehenden Bewahrung von TANC und EC. Die Fructoseapplikation muß mindestens mit Beginn der Hypoxie beginnen. Ein protektiver Effekt war auch nach Entkopplung der oxidativen Phosphorylierung ("chemische Anoxie") nachweisbar. Unsere Daten stützen die Hypothese, daß Fructose seine Protektion auf metabolischem Wege durch glykolytischen Abbau entfaltet. Aufgrund des vergleichsweise geringen ATP-Gewinns unter anaeroben Bedingungen kann der Effekt nur durch hohe Umsatzraten erreicht werden. Hierfür sprechen auch die pH- und Lactatwerte. Aufgrund der Enzymkinetik ist die ausreichende Metabolisierung von Fructose, nicht aber z.B. von Glucose möglich [2, 3]. Trotz noch widersprüchlicher Resultate im Bereich der Organkonservierung [4] stellt die Prävention hypoxischer Schäden durch metabolische Unterstützung des Energiestoffwechsels eine interessante Perspektive dar.

Zusammenfassung

In einem Modell der isolierten Rattenleberperfusion konnte der protektive Effekt von Fructose auf Physiologie und Energiestoffwechsel unter hypoxischen Bedingungen gezeigt werden. Dieser Effekt läßt sich zurückführen auf eine rasche Metabolisierung in der Glykolyse mit ausreichender anaerober ATP-Synthese durch Substratkettenphosphorylierung. Hiermit wird die Möglichkeit des Hypoxieschutzes auf metabolischem Wege ausgezeigt.

Summary

Fructose perfusion showed a protective effect on physiology and energy metabolism in the isolated rat liver. This observation can be explained by the high rate of fructose metabolism in anaerobic glycolysis resulting in sufficient ATP synthesis by substrate level phosphorylation. Our results give an example of protection against hypoxic injury by metabolic support.

Literatur

1. Atkinson DA (1968) The energy charge of the adenylate pool as a regulatory parameter. Interaction with feedback modifiers. Biochemistry 7:4030–4
2. Anundi I, Kind J, Owen DA, Schneider H, Lemasters JJ, Thurman RG (1987) Fructose prevents hypoxic cell death in liver. Am J Physiol 253:G390–G396
3. van den Berghe G (1978) Metabolic effects of fructose in the liver. Curr Top Cell Res 13:97–135
4. Palombo JD, Hirschberg Y, Pomposelli JJ, Blackburn GL, Zeisel SH, Bistrian BR (1988) Decreased loss of liver adenosine triphosphate during hypothermic preservation in rats pretreated with glucose: Implications for organ donor management. Gastroenterol 95:1043–1049

Dr. H.-J. Klomp, Abt. f. Allgemeinchirurgie, Chirurgische Universitätsklinik Hamburg, Martinistr. 52, W-2000 Hamburg 20, Bundesrepublik Deutschland

Einfluß von portocavalen Shunts auf biogene Amine und Neuropeptide im Gehirn der Ratte
Effect of Portocaval Shunts on Monoamines and Neuropeptides in the Rat Brain

R. Rieger[1], W. Pimpl[1], G. Hasenöhrl[1], C. Humpel[2], C. Haring[2] und A. Saria[2]

[1]I. Chirurgische Abteilung und Ludwig Boltzmann Institut für experimentelle und gastroenterologische Chirurgie, Landeskrankenanstalten Salzburg (Leiter: Prof. Dr. O. Boeckl)
[2]Neurochemielabor der psychiatrischen Abteilung, Universität Innsbruck (Leiter: Doz. Dr. A. Saria)

Die im Gefolge von chronischen Lebererkrankungen mit portosystemischer Collateralkreislaufentwicklung sowie nach portosystemischen Shuntoperationen auftretenden Encephalopathien sind in ihrer Pathogenese bislang ungeklärt. Neben dem Einfluß verschiedener potentiell cerebrotoxischer Substanzen und Störungen im Aminosäurenmetabolismus scheinen auch Veränderungen von klassischen sowie das Auftreten von sogenannten falschen Neurotransmittersubstanzen eine Rolle in der Ätiopathogenese dieses neuropsychiatrischen Syndroms zu spielen [2]. So konnten in experimentellen Studien Veränderungen im Metabolismus von Dopamin, Serotonin, Gammaaminobuttersäure und z.T. auch von Noradrenalin nach Anlegen portocavaler Shunts nachgewiesen werden [3]. Mit der Entdeckung von Substance P 1931 wurde eine intensive Forschungstätigkeit gastrointestinaler Hormone eingeleitet. Bald wurde erkannt, daß viele von den in den folgenden Jahren entdeckten Peptiden nicht nur im Gastrointestinaltrakt, sondern vor allem auch im peripheren und zentralen Nervensystem vorkommen und dort eine Rolle als Neurotransmittoren und Modulatoren aufweisen [4]. Obwohl die physiologische Wirkung dieser auch als "regulatory peptides" bezeichneten Substanzen in weiten Bereichen noch unbekannt ist, scheinen sie neben zahlreichen endokrinen Einflüssen auf die Homeostase auch eine Bedeutung bei neurophysiologischen Vorgängen wie Gedächtnis- und Lernleistungen, Verhaltensweisen und Emotionalität zu besitzen. In einer tierexperimentellen Studie haben wir den Einfluß eines portocavalen Shunts, einem anerkannten Modell für eine HE, auf die Gewebskonzentrationen verschiedener Neuropeptide und biogener Amine im zentralen Nervensystem (ZNS) der Ratte untersucht.

Material und Methodik

Verwendet wurden 32 Wistar Ratten beiderlei Geschlechts mit einem Gewicht von 250 bis 340 g. Die Allgemeinnarkose wurde mit Äther eingeleitet und mit 0,15 mg/100 g Rattengewicht einer Mischung von 0,1 ml 2% Rompun- und 0,4 ml 10% Ketavetlösung durch intraperitoneale Applikation fortgeführt. Bei 16 Ratten wurden End-zu-Seit portocavale Anastomosen nach der Originalmethode, beschrieben von Lee und Fisher angelegt [5], 11 mal Scheinoperationen (Anaesthesie wie bei den Shunts, Laparotomie, Präparation und

Klemmen der Gefäße, aber keine Anastomosen) durchgeführt, und fünf Tiere dienten als Kontrollen. Postoperativ wurden die Tiere in einem zoologischen Institut in Einzelkäfigen mit einem 12 Stunden Tag-Nacht Rhythmus gehalten und erhielten standardisiertes Rattenfutter und Wasser ad libitum. Alle Tiere wurden bezüglich spontaner Aktivität sowie somatosensorischer Reaktivität auf akustische und Berührungsreize beobachtet. 40 bis 60 Tage nach dem Eingriff wurden die Tiere in leichter Äthernarkose decapitiert, die Gehirne sofort entnommen und bei −70°C gelagert. Zum Zeitpunkt der Sakrifizierung erfolgte ferner die Bestimmung des Serumammoniakspiegels, des Körper-, Leber- und Gehirngewichtes sowie eine histologische Untersuchung der Leber. Die Intaktheit der portocavalen Anastomosen wurde durch makro- und mikroskopische Inspektion dokumentiert.

Nach spätestens 48 h wurden die tiefgefrorenen Gehirne in einem speziell angefertigten Polyacrylamid-Block in 1,8 mm dicke saggitale Scheibchen geschnitten und anhand des stereotaktischen Gehirnatlas von Paxinos in folgende Regionen disseziiert: Cortex, Medulla oblongata, Striatum, Thalamus, Hypothalamus, Hippocampus, Substantia nigra und Amygdala. In allen Regionen wurden mittels Radioimmunoassay die Gewebskonzentrationen von Substance P (SP), Neurokinin (NK), Vasoactive intestinal polypeptide (VIP) und Calcitonin gene related peptide (CGRP) bestimmt. Mittels High performance liquid chromatography (HPLC) erfolgte die Bestimmung von Dopamin, Dihydroxyphenylessigsäure (DOPAC) und 5-Hydroxyindolessigsäure. Die Auswertung der Ergebnisse auf statistische Signifikanz erfolgte mittels Student-t Test mit einem Signifikanzniveau von p kleiner als 0,05.

Ergebnisse

Alle Tiere der Shuntgruppe entwickelten eine Leberatrophie sowie eine Serumhyperammoniämie. Die Körper- sowie Gehirngewichte zeigten keine statistisch relevanten Unterschiede in den einzelnen Gruppen. Bei 2/3 der Tiere mit portocavalen Shunts konnte bereits wenige Tage postoperativ eine reduzierte Spontanaktivität, eine Apathie sowie eine herabgesetzte somatosensorische Reaktivität auf optische und akustische Reize beobachtet werden.

Die untersuchten biogenen Amine sowie Neuropeptide zeigten in ihren Gewebskonzentrationen keinen statistisch signifikanten Unterschied zwischen den Kontrolltieren und der scheinoperierten Gruppe. Aus diesem Grunde erfolgte die weitere statistische Auswertung lediglich zwischen der Shunt- und scheinoperierten Gruppe. Die Dopamin- und Dopackonzentrationen waren im Cortex der Tiere mit Shunts deutlich verringert, wobei allerdings lediglich die Dopaminreduktion statistische Signifikanz erreichte. In der Shuntgruppe fand sich in 6 der 8 untersuchten Gehirnregionen eine statistisch hochsignifikante Erhöhung der Gewebskonzentration der 5-HIAA (Tabelle 1).

Während Substance P und Neurokinin im Striatum der Shuntgruppe in signifikant erhöhter Konzentration vorlag, konnte in dieser Gruppe im Cortex eine VIP Konzentrationsverminderung nachgewiesen werden (Tabelle 2). In den übrigen Gehirnregionen fanden sich nur unwesentliche Unterschiede in den Neuropeptidkonzentrationen zwischen den beiden Gruppen.

Tabelle 1. Beeinflussung von 5-HIAA im ZNS durch einen PC-Shunt

Region	PC-Shunt	Scheinop.	p
Cortex	869,3 ± 199,3	503,8 ± 75,6	0,014
S. nigra	1694,9 ± 343,2	793,5 ± 106,5	0,002
Striatum	1419,8 ± 321,7	673,6 ± 206,3	0,008
Thalamus	1944,7 ± 152,6	920,2 ± 109,9	0,000
Hypothal.	3827,2 ± 706,8	2259,8 ± 258,4	0,006
Hippocamp.	890,6 ± 187,3	676,6 ± 69,9	0,076
Amygdala	1111,7 ± 101,1	789,9 ± 53,7	0,005
Medulla	529,6 ± 83,7	499,1 ± 123,8	0,689

Werte in pg/mg Gewebe, Mittelwert ± SD.

Tabelle 2. Signifikante Gewebskonzentrationsveränderungen von Neuropeptiden im ZNS nach PC-Shunts

Peptid	Region	PC-Shunt	Scheinop.	p
Substance P	Striatum	162,2 ± 15,2	103,2 ± 20,7	0,004
Neurokinin	Striatum	124,5 ± 14,0	54,3 ± 6,0	0,001
VIP	Cortex	22,2 ± 1,1	37,1 ± 8,6	0,02

Werte in fmol/mg Gewebe, Mittelwert ± SD.

Diskussion

Wie in zahlreichen klinischen und experimentellen Studien gezeigt werden konnte, bewirkt die Anlage eines portocavalen Shunts eine Reihe von metabolischen und biochemischen Veränderungen, welche in einem Teil der Fälle von den Symptomen einer Encephalopathie begleitet werden [1, 3]. Auch wenn in unserer Studie keine standardisierten experimentellen Untersuchungsverfahren zur Diagnostik von neuropsychiatrischen Störungen zur Anwendung kamen, konnte durch einfache Beobachtung der Tiere eindeutige Verhaltens- und Wesensveränderungen in ca. 60% der Fälle nach Anlegung eines portosystemischen Shunts nachgewiesen werden. Die bekannten Veränderungen nach Anlegung eines PC-Shunts wie Leberatrophie und Serumhyperammoniämie waren bei unseren Tieren immer nachweisbar und dienten uns als Beweis der morphologischen und funktionellen Intaktheit der portocavalen Anastomose.

Wie Bengtsson et al [1] konnten auch wir in weiten Teilen des ZNS eine signifikante Erhöhung der Gewebskonzentration des Serotoninmetaboliten 5-HIAA nachweisen. Wie bereits von anderen Autoren betont, weist dies auf einen gesteigerten Serotoninmetabolismus durch vermehrte Bereitstellung von Tryptophan im ZNS hin, ein im Tierexperiment und bei dem klinischen Bild der hepatischen Encephalopathie konstant nachweisbares biochemisches Phänomen [3]. In Übereinstimmung mit anderen Studien konnten auch wir nur eine geringfügige Beeinflussung des Dopaminstoffwechsels in den meisten Regionen des ZNS durch die Anlage eines portocavalen Shunts feststellen. Allerdings lag die Dopaminkonzentration im Cortex der geshunteten Tiere signifikant unter der scheinoperierter

Tiere. Die Interpretation im Sinne eines gesteigerten Dopaminumsatzes fällt schwer, da der Dopaminmetabolit Dopac in dieser Gruppe im Cortex ebenfalls eine deutliche Konzentrationsverminderung, allerdings ohne statistische Signifikanz aufweist.

Neuropeptiduntersuchungen im ZNS nach portosystemischen Shunts sowie bei hepatischer Encephalopathie wurden bislang kaum durchgeführt, was nicht verwundert, da erst in den letzten Jahren der physiologischen Bedeutung dieser Substanzen im ZNS mehr Beachtung geschenkt wurde.

VIP Veränderungen nach PC Shunts sind sowohl im Serum, wie auch im ZNS beschrieben [7] und konnten auch in unserer Untersuchung mit einer signifikanten Reduktion im Cortex der Tiere nachgewiesen werden. Auch die Tachykinine Substance P und Neurokinin wurden durch einen PC Shunt beeinflußt. Beide Peptide zeigten nach 60 Tagen einen signifikanten Anstieg der Gewebskonzentration im Nucleus caudatus und Putamen (Striatum). Die parallel verlaufende Konzentrationssteigerung deutet auf eine Steigerung der Biosynthese durch gesteigerte Transkription von Präprotachykininen hin. Eine Differenzierung zwischen Neurokinin A oder B gestattete der von uns verwendete Antikörper K12 nicht. Tachykinine weisen in der Substantia nigra und im Hypothalamus die höchste Konzentration auf, während die Receptorendichte im Cortex und Hypothalamus am größten ist [6]. Die im Striatum nach PC Shunt beobachtete Konzentrationssteigerung könnte deshalb auch durch eine pathologische Schiftung dieser Peptide bedingt sein.

Neuropeptide scheinen eine wichtige Rolle in der Homeostase des ZNS zu spielen und dienen als Neurotransmitter und Neuromodulatoren der Aufrechterhaltung cerebraler Funktionen. Denkbar ist deshalb, daß Veränderungen ihres Metabolismus, wie sie offensichtlich nach der Anlage von portocavalen Shunts auftreten, zu cerebralen Dysfunktionen führen. Wegen der Komplexität interneuraler Wechselwirkung muß die Frage, ob ein Zusammenhang zwischen den beobachteten biochemischen Veränderungen und dem klinischen Bild der hepatischen Encephalopathie besteht, derzeit noch unbeantwortet bleiben.

Zusammenfassung

In einer experimentellen Studie wurde der Einfluß eines portocavalen Shunts auf die Gewebskonzentration der biogenen Amine Dopamin, Dopac und 5-HIAA sowie der Neuropeptide SP, NK, VIP und CGRP mittels HPLC und RIA im ZNS der Ratte untersucht. PC-Shunts führten in weiten Teilen des ZNS zu einer signifikanten Erhöhung von 5-HIAA. SP und NK zeigten im Striatum eine signifikante Konzentrationserhöhung, VIP im Cortex eine Verminderung nach Anlegung von PC-Shunts. Da die untersuchten Monoamine und Neuropeptide im ZNS als Neurotransmitter bzw. Neuromodulatoren wirken, scheint ein Zusammenhang zwischen den beobachteten biochemischen Veränderungen und dem Auftreten einer cerebralen Dysfunktion wahrscheinlich.

Summary

In an experimental study, we investigated the effect of a portocaval shunt on tissue concentrations of the monoamines dopamine, dopac, and 5-HIAA, and the neuropeptides SP, NK, VIP, and CGRP by HPLC and RIA. Portocaval shunts were followed by a statistically significant increase in 5-HIAA in most parts of the CNS. Portocaval shunts also caused increases in the levels of SP and NK in the striatum and decreased levels of VIP in the cortex. As the investigated monoamines and neuropeptides act as neurotransmitters or neuromodulators within the CNS, an association between these biochemical abnormalities after portocaval shunts and the onset of brain dysfunction seems possible.

Literatur

1. Begntsson F, Bugge M, Hansson L, Fyge K, Jeppson B, Nobin A (1987) Serotonin metabolism in the central nervous system following sepsis or portocaval shunt in the rat. J Surg Res 43:420–429
2. Hoyumpa AM, Desmond PV, Avant GR, Roberts RK, Schenker S (1979) Hepatic encephalopathy. Gastroenterol 76:184–195
3. James JH, Zipparo V, Jeppson B, Fischer JE (1979) Hyperammonaemia, plasma aminoacid imbalance, and blood brain aminoacid transport: a unified theory of portal-systemic encephalopathy. Lancet 13:772–775
4. Krieger DT (1983) Brain peptides: What, where and why? Science 222:975–985
5. Lee SH, Fisher B (1961) Portocaval shunt in the rat. Surgery 50:668–672
6. Maggio JE (1988) Tachykinins. Ann Rev Neurosci 11:13–28
7. Sato S, Tateishi K, Kato A, Suzuki K, Miura Y, Matsuoka Y, Hamaoka T (1989) Marked depression of brain cholecystokinin and vasoactive intestinal polypeptide levels in Eck fistula dogs. Regulatory peptides 25:111–121

Dr. R. Rieger, I. Chirurgische Abteilung, Landes-Krankenanstalten,
Müllner Hauptstraße 48, A-5020 Salzburg

Erfolgreiche In Vitro Kultivierung von Epithelzellen der Gallenblase und immuncytologische Untersuchungen der HLA Antigen Expression
Successful In Vitro Culture of Gall-Bladder-Derived Epithelial Cells and Immunocytological Studies of HLA Antigen Expression

B.H. Markus[1], M.K.H. Auth[1], M. Franz[2], R.A. Blaheta[2] und C. Hottenrott[1]

[1]Klinik für Allgemein- und Abdominalchirurgie, Transplantations-Immunologisches Labor, Johann Wolfgang Goethe-Universität, Frankfurt am Main (Direktor: Prof. Dr. A. Encke)
[2]Institut für Biologie, Universität Frankfurt

Einleitung

Die Gallengangsepithelzellen der mittleren und kleinen Gallengänge sind neben den Gefäßendothelien ein bevorzugtes Ziel der Immunantwort bei der cellulären Lebertransplantatabstoßung. Diese Abstoßung konzentriert sich in der Regel auf die Portalfelder, welches ein Resultat der funktionellen Leberanatomie, der Lokalisation von Dendriten-artigen Zellen im Portalfeld und/oder der Lokalisation und Konzentration von HLA Antigenen sein kann [1]. Weiterführende Untersuchungen haben darauf hingewiesen, daß HLA-Antigene auf der Zelloberfläche von Spenderlymphocyten die Zieldeterminanten für in vitro vermehrte, aber von Transplantatbiopsien stammende, donorspezifische Lymphocyten sind [2, 3].

Histopathologische Untersuchungen haben dabei gezeigt, daß von diesen HLA Antigenen die der Klasse I normalerweise auch auf biliären Epithelzellen exprimiert sind. HLA Klasse II Antigene, welche normalerweise nicht exprimiert sind, werden im Bereich pathologischer Läsionen mit aktivierten Lymphocyten z.B. der Lebertransplantatabstoßung und bei der primär biliären Cirrhose nachgewiesen [4].

So spielen die Gallengangsepithelien auch bei anderen Krankheiten eine bedeutende, aber wenig erforschte Rolle. Im Rahmen der primär biliären Cirrhose sind sie z.B. mit betroffen, wobei die genaue Pathogenese noch Gegenstand intensiver Forschung ist.

In früheren Untersuchungen konnten wir zeigen, daß Zellkulturen von intrahepatischen Gallengangszellen in vitro etabliert werden können [5]. Die Gallengangsepithelzellen stellen dabei nur einen kleinen Teil (ca. 5%) der totalen Zellzahl des menschlichen Lebergewebes dar. Daher stehen jeweils nur wenig Zellen zur Isolierung zur Verfügung. Zusätzlich ist ein gesundes, menschliches Lebergewebe z.B. nach Leberresektionen nicht in genügendem Umfang routinemäßig verfügbar. Um diese Probleme zu umgehen, wurden wiederholt die Zellen des Ductus choledochus verwandt.

Aufgrund der geringen Verfügbarkeit aller dieser Zellen wurde nun versucht, die extrahepatischen Gallengangsepithelzellen der Gallenblase als Modell weiter zu untersuchen. Dabei sollte insbesondere analysiert werden, inwiefern die biliären Epithelzellen von resezierten Gallenblasen Möglichkeiten für immuncytologische Studien bieten.

Bedacht werden muß jedoch, daß intra- und extrahepatisches Gallengangsepithel entwicklungsgeschichtlich und damit möglicherweise auch physiologisch und immunologisch differieren. Die Gallenblasenepithelzellen bieten jedoch wegen ihrer besseren Verfügbarkeit die wichtige Möglichkeit, Zellkultur, Anhaftungs- und Wachstumsfaktoren zu erforschen. In den weiteren immunologischen Analysen sollte untersucht werden, ob sie gleiche Charakteristiken im Bereich der HLA-Antigenexpression aufweisen wie die intrahepatischen Gallengangsepithelzellen.

Material und Methoden

Zellgewinnung: Nach ersten Versuchen mit Rindergallenblasen wurden humane Gallenblasen (n=43) von Cholecystektomien wegen Cholecystolithiasis (76%) und Infuse-A-Port-Implantationen (24%) mit einer 0,5% Kollagenase Typ I-Lösung durchspült und für 15 min bei 37°C inkubiert. Die Mucosa wurde mit einem Skalpell abgeschabt und mit Hanks-Medium gewaschen. Alle Arbeiten erfolgten unter sterilen Bedingungen. Diese Lösung wurde später zentrifugiert und die Zellen in verschiedenen Kulturmedien resuspendiert. Als Wachstums- und Anhaftungsgrundlage wurden verschiedene Plastikmaterialien sowie Kollagen, Gelatine und bestrahlte 3T3-Fibroblasten verglichen.

Antigennachweis: Alle immuncytologischen Färbungen wurden mit den erforderlichen Negativ- und Positivkontrollen bei entsprechenden Primärantikörpern als Peroxidase-Färbungen (Vectastain, Vector Lab.) durchgeführt.

Resultate

Primäre Zellkulturen: Typische organoide Strukturen wurden in 41 von 43 dementsprechend gewonnenen Zellkulturen gesehen, von denen 86% (n=37) am Boden der Zellkulturflasche anhafteten und Kolonieformationen mit dem mikroskopischen Erscheinungsbild eines "Kopfsteinplasterreliefs" bildeten.

Anhaftungsgrundlage: Die Zellkulturen konnten bis zu 6 Wochen erhalten werden, wenn eine Zellschicht von bestrahlten 3T3 Fibroblasten als Unterlage benutzt wurde. Diese Fibroblasten konnten bevorzugt auf Nune (Flow) oder Costar (Becton Dickinson) Platten herangezüchtet werden. Selbst eine geringe Zelldichte ergab dabei die entsprechende Haftungsgrundlage. Da dieses Zellsystem für immunologische Untersuchungen jedoch keine günstige Ausgangsbasis darstellt, wurden andere Verfahren ohne Zusatz von Fibroblasten entwickelt. Entsprechend gute Ergebnisse zeigten sich, wenn unbeschichtete Primaria 24-Loch Platten (Falcon, Becton-Dickinson) gebraucht wurden. Die Zelladhärenz war hierbei gut und mehrwöchige Kulturen konnten erzielt werden. Die Epithelzellen proliferierten dabei zu Flecken von konfluierenden Monoschichten. Einige dieser Zellflecken vermittelten den Eindruck von röhrenförmigen Strukturen.

Eine Kollagen-1-Beschichtung bzw. eine Gelatine Grundlage ergaben deutlich schlechtere Ergebnisse für die Zelladhärenz. Die Zellen wurden nach wenigen Tagen spindelförmig und lösten sich von der Unterlage ab.

Zellkulturmedium: Verschiedene Zellkulturmedien wurden verwandt, jeweils unter Zusatz von definierten Wachstumsfaktoren (s. Tabelle 1). Die besten Ergebnisse wurden dabei mit dem aufwendigen Keratinocyten Medium (Gibco, NY, USA) erreicht. Die Zugabe von 10% Fetalem Kälberserum während der ersten Tage ist dabei für das Angehen sehr wichtig. Bei Bedarf kann es später jedoch vor bestimmten Färbungen weggelassen werden. Diese Vergleiche wurden auf unbeschichteten Primaria Kulturplatten gemacht (s.o.).

Tabelle 1. Vergleich unterschiedlicher Kulturmedien für die Anzucht von humanen Gallenblasenepithelzellen

Ergebnis	Medium	Kommentar
+	DMEM/HAM's F-12 1:1 (Seromed-Biochrom KG) Penicillin/Streptomycin 100 IE/100 g/ml (Gibco) 10% FCS Myoclone Plus (Gibco) 1% HEPES/NaHCO$_3$	Adhärente Plaques, aber keine Konfluenz
++	DMEM/HAM's F-12 1:1 Gentamycin 100 g/ml (Gibco) 10% FCS Myoclone Plus 2% HEPES/NaHCO$_3$ Epidermaler Zellwachstumsfaktor (10 ng/ml (Sigma)	Adhärente Plaques, bis zur Konfluenz dann Ablösung
+++	Keratinocyten-Serumfreies Medium mit epidermalem Wachstumsfaktor und Rinderhypophysenextrakt (Gibco, NY, USA) Gentamycin 100 g/ml (Gibco) 10% FCS Myoklone Plus z.B. für 2–4 Tage 2% HEPES/NaHCO$_3$	Adhärente Plaques, nach 24 bis 48 h konfluente Zell- schichten nach einigen Tagen
−	Keratinocyten-Serumfreies Medium mit epidermalem Wachstumsfaktor und Rinderhypophysenextrakt Gentamycin 100 g/ml (Gibco) 2% HEPES/NaHCO$_3$ OHNE FCS	schwache Adhärenz, keine Konfluenz

Epithelzellnachweis und Reinheit der Kulturen: In 11 unabhängigen Immunperoxidase-Färbungen von in vitro kultivierten Gallenepithelzellen mit dem epithelzellspezifischen Antikörper HEA 125 (Progen) zeigte sich jeweils eine starke positive Anfärbung (+++) von mehr als 98% der Zellen einer Kultur. Auch die Färbungen gegen Cytokeratin (PKK1, Labsystems) (n=5) waren immer stark positiv. Die Färbungen wurden in der Regel in den Kulturschalen durchgeführt, um die Struktur des Zellverbandes zu erhalten. Die Kontrollfärbungen mit einem Antikörper gegen das endothelzellspezifische Faktor VIII verwandte Antigen waren immer negativ. Kontrollfärbungen von Fibroblasten für HEA 125 waren immer negativ.

HLA-Antigenbestimmungen: Die Zellen von 8 untersuchten Kulturen färbten positiv (+/++) für HLA Klasse I (w6/32: DAKO, 1:50/1:100). Nach Zugabe von 100 oder 500 Einheiten Interferon gamma zum Kulturmedium für 2–3 Tage war eine deutliche Zunahme zu stark positiv (++/+++) in allen außer einem Fall zu verzeichnen. Bei Ausdehnung der

Kultur mit Interferon gamma oder Erhöhung der Konzentration änderten die Zellen jedoch rasch ihr morphologisches Erscheinungsbild, wurden spindelförmig und lösten sich von der Unterlage ab. Dieses Phänomen ist auch von Endothelzellkulturen bekannt.

Von 9 untersuchten Kulturen waren alle positiv (+/++/+++) für HLA-DR (CR3/43, DAKO 1:50), wenn die Kulturen mit Interferon gamma vorbehandelt worden waren. Die Expression war besonders stark, wenn eine hohe Interferon gamma Konzentration von 500 U/ml gewählt worden war. Ohne Interferon gamma waren 6 von 9 negativ (−) und nur 2 von 9 schwach positiv (+) und positiv in einem Fall (bei vorangegangener Cholecystolithiasis).

Sowohl HLA-DP Antigene, wie auch HLA-DQ Antigene konnten jetzt nach Aktivierung der Zellen mit 500 U/ml Interferon gamma für 3 Tage im Kulturmedium nachgewiesen werden. In jeweils 2 von 2 anti-DQ (Tü22, Biotest 1:5) und anti-DP (B7/21, Becton Dickinson 1:20) Färbungen waren diese Interferon gamma stimulierten Gallenblasenzellen positiv (+) gefärbt. Nicht stimulierte Zellen verblieben negativ. Konfluente Monozellschichten wurden hierfür verwandt. Entscheidend war dabei die relativ hohe Dosierung des Interferon gamma.

Tabelle 2. Nachweis des Epithelzellcharakters der kultivierten Zellen mittels monoklonaler Antikörper

Ergebnis	Antikörper	Kommentar
Positivkontrollen		
positiv	HEA 125: HT-29 (Progen) 1:20	spez. für humane Epithelzellen nicht für Hepatocyten, Endothelzellen und Fibrocyten
positiv	Cytokeratin: PKK1 (Labsystems)	spez. für Epithelien
Negativkontrollen		
negativ	Vimentin: Histoprime (Camron) 1:20	spez. für mesenchymale Zellen
negativ	Faktor VIII assoziiertes Antigen: F8/86 anti vWF (DAKO) 1:50	spez. für Endothelzellen

Diskussion

Die in vitro Kultur von Gallengangsepithelzellen ermöglicht einzigartige Untersuchungen zu verschiedenen Erkrankungen des Gallenwegssystems u.a. cellulären Abstoßungsmechanismen nach Lebertransplantationen oder Erkrankungen mit Autoimmungenese z.B. primär biliäre Cirrhose. In bisherigen Versuchen waren intrahepatische Gallengangsepithelzellen analysiert worden. Da diese jedoch nur in geringem Maße zur Verfügung stehen, sollte in der vorliegenden Arbeit geklärt werden, inwieweit das Gallenblasenepithel als Modell dienen kann. Die in genügender Anzahl vorhandenen Gallenblasenepithelzellen würden ausgedehntere immunologische, physiologische und pharmakologische Studien erlauben.

In den durchgeführten Untersuchungen konnte gezeigt werden, daß Gallenblasenepithelzellen für diese Kulturen in gutem Maße gewonnen und in vitro für einige Wochen kultiviert werden können. Über die Proliferationscharakteristik auch in Bezug auf verschiedene

Wachstumsfaktoren kann derzeit noch keine Aussage gemacht werden. Bedeutsam ist jedoch das Ergebnis, daß diese Gallenblasenepithelzellen in vitro immunologisch relevante Oberflächenmarker exprimieren, die in ihrem Expressionsmodus der Kontrolle durch Interferon gamma und damit wahrscheinlich auch anderer Interleukine und Cytokine unterliegen. Die sehr bedeutsame Expression von HLA Klasse II Antigenen, dabei sowohl DR wue auch DP und DQ, welche in ruhendem Zustand nicht, aber nach Interferon gamma Zugabe zum Kulturmedium auf der Zelloberfläche erscheinen, ist dabei von weitreichender Konsequenz. Diese Zellen ähneln in ihrer Charakteristik damit sehr den intrahepatischen Gallengangsepithelzellen, aber auch Endothelzellen. Der vermeintliche Unterschied zwischen Gallenblasen- und intrahepatischen Gallengangsepithelzellen, der durch die unterschiedliche Entwicklungsgeschichte bedingt ist, setzt sich dabei wahrscheinlich nicht in der immunologischen Charakteristik fort.

Weiterhin deuten diese Untersuchungen darauf hin, daß der Grund für die oft gegen Gallengangszellen gerichtete T-Zell vermittelte Abstoßungsreaktion wahrscheinlich in der hohen HLA-Antigendichte auf der Zelloberfläche und der Verstärkung durch Interferon gamma liegt. Hierzu erlauben die in ausreichendem Maße zur Verfügung stehenden Gallenblasenepithelzellen jetzt weitere Untersuchungen.

Zusammenfassung

Grundlegende in vitro Kulturbedingungen für Gallenblasenepithelzellen wurden untersucht und die Expression von HLA Antigenen analysiert. Hierbei zeigte sich, daß diese Zellen in ruhendem Zustand in vitro HLA Klasse I, aber in der Regel keine Klasse II Antigene exprimieren. Nach Zugabe von Interferon Gamma zum Kulturmedium wurden die Klasse I Antigene deutlich verstärkt und HLA Klasse II DR, wie aber auch DQ und DP Antigene exprimiert. Dieser Befund legt nahe, daß Gallengangszellen immunologisch kompetente Zellen sind, welche eine entscheidende Rolle z.B. als Zielzellen der cellulären Abstoßungsreaktion übernehmen. Die vermehrte Antigenexpression erscheint dabei als Folge einer Produktion und Ausschüttung von Interleukinen durch aktivierte Lymphocyten.

Die in ausreichendem Maße zur Verfügung stehenden Gallenblasenepithelzellen erlauben weitere Untersuchungen zu diesem Thema. Zusätzlich können andere Gallengangserkrankungen hiermit weiter erforscht werden.

Summary

Basic conditions for culturing gall-bladder derived epithelial cells in vitro were examined and the expression of HLA antigens analysed. It was noted that in vitro these cells express HLA class I antigens, but not normally, any class II antigens. After the addition of gamma-interferon to the culture medium, there was a considerable increase in class I antigen expression and, most important, HLA class II DR, but also DQ and DP antigen expression was induced. This finding suggests that bile duct epithelial cells are immunologically competent cells with an important role, e.g., as target cells of cellular rejection mechanisms. The increased antigen expression seems to be derived from a production and release of interleukins through activated lymphocytes.

Gall bladder epithelial cells, which are available in sufficient quantities, should allow further investigations of these important concepts. In addition, various other biliary tract disorders can be studied.

Literatur

1. Demetris AJ, Markus BH (1989) Immunopathology of liver transplantation. CRC Critical Rev Immunol 9 (Issue 2):67–69
2. Fung JJ, Zeevi A, Starzl TE, Demetris AJ, Iwatsuki S, Duquesnoy R (1986) Functional characterisation of infiltrating T lymphocytes in human hepatic allografts. Hum Immunol 16:182–199
3. Markus BH, Fung JJ, Zeevi A, Starzl TE, Demetris AJ, Duquesnoy RJ (1987) Analysis of T lymphocytes infiltrating human hepatic allografts. Transplant Proc 19:2470–2473
4. Demetris AJ, Lasky S, Van Thiel DH, Starzl TE, Whiteside T (1985) Induction of DR/Ia antigen in human liver allografts: An immunocytochemical and clinicopathologic analysis of twenty failed grafts. Transplant 40:504–509
5. Demetris AJ, Markus BH, Fung JJ, Makowka L, Lombardi B, Graner S, Duquesnoy R, Starzl TE (1988) Isolation and primary cultures of human bile ductular epithelium. In Vitro Cellular and Developmental Biology 24:464–470

Dr. B.H. Markus, Klinik für Allgemein- und Abdominalchirurgie,
Zentrum der Chirurgie, Johann Wolfgang Gethe-Universität, Theodor-Stern-Kai 7,
W-6000 Frankfurt am Main 70, Bundesrepublik Deutschland

Mechanismen der Gallensteinfragmentation durch focussierte Stoßwellen

Mechanisms of Gallstone Fragmentation by Shock Waves

J. Seifert[1], W. Saß[1], W. Folberth[2], E. Matura[2], M. Bräunlich[3] und M. Hayler[3]

[1] Experimentelle Chirurgie, Abt. Allgemeine Chirurgie, Universität Kiel
[2] Siemens AG, Div. of Medical Research, Erlangen
[3] D. Weigert Film, Div. of Scientific Film, München

Einleitung

Medizinische Stoßwellen werden durch Lithotripter erzeugt, die akustische Pulse mit Druckanstiegszeiten von wenigen Nanosekunden Dauer produzieren [1]. Ein besseres Verständnis der dabei auftretenden Vorgänge am Konkrement sollte das Resultat auch klinischer Steinfragmentationen verbessern helfen. Durch die Interpretation von Hochgeschwindigkeitsfilmen auf humane Gallensteine, aber auch Gipskugeln, konnte gezeigt werden, daß nicht nur die Stoßwelle selbst, sondern die akustische Cavitation an der eigentlichen Desintegration der Steine beteiligt sind.

Methodik

Für die Durchführung der Hochgeschwindigkeitsaufnahmen wurden alle Steine an dünnen Kupferdrähten fixiert in ein Wasserbecken mit entgastem Wasser plaziert. Zur Stoßwellenerzeugung diente eine elektro-magnetische Quelle, die einen focalen Druck von 640 bar erzeugte. Die Stoßwelle wurde dabei durch eine akustische Linse auf 73° focussiert bei einer Aperturbreite der Linse von 185 mm und einem Linsen-Focusabstand von 125 mm. Eine NAC-E-10 Prismenkamera wurde derartig mit dem Stoßwellengenerator gekoppelt, daß die Stoßwelle selbst erst bei einer Filmgeschwindigkeit von 10.000 Bildern/s ausgelöst wurde. Insgesamt stand in der Hochgeschwindigkeitsphase eine Beobachtungszeit von 0,95 s Dauer zur Verfügung. Für eine genauere Darstellung des Fragmentationsprozesses wurden Gallensteine innerhalb exstirpierter intakter Gallenblasen mit Stoßwellen fragmentiert und die Bruchstücke sodann im REM untersucht. Kontrollsteine wurden rein mechanisch zerbrochen.

Ergebnisse

Durch die Analyse der Filmsequenzen konnte der Prozeß der Steinfragmentation in drei getrennte Vorgänge gegliedert werden.

Die erste Phase – in allen Untersuchungen stets 0,7 ms lang – war gekennzeichnet durch das Auftreten akustischer Cavitation auf der Steinoberfläche und in der näheren Steinumgebung (Abb. 1). Die Bildung von Cavitation erfolgt immer dann, wenn in Flüssigkeiten ein sehr rascher Wechsel vom hohen Druck in negative Druckzustände stattfindet. In derartigen Zugkraftzonen reißt die Flüssigkeit an bestimmten Stellen auf. Derartige Orte stellen Vakuumräume dar. in welche sofort explosionsartig die Flüssigkeit hinein verdampft. Im Wasser entstehen dann die beobachteten Cavitationsblasen [2].

Bereits 0,1 ms nach dem Auftreffen der Stoßwelle bildete sich die größte Ansammlung der Bläschen im Auftreffpunkt der Stoßwelle. Die Lebensdauer einzelner Cavitationsblasen war abhängig von deren jeweiliger Größe und konnte bis zu 0,3 ms betragen. 0,3 bis 0,4 ms nach dem Auftreffen der Stoßwelle war nurmehr eine streng polare Blasenanordnung am Stein in Laufrichtung der Stoßwelle vorhanden. Die primäre Cavitationsphase endete nach 0,7 ms stets mit einem kompakten Ring implodierender Blasen am ursprünglichen Auftreffpunkt der Stoßwelle. Während eines derartigen Implosionsprozesses entsteht kinetische Energie, die eine sehr hohe Energiedichte erreicht.

In keiner einzigen der insgesamt 24 Hochgeschwindigkeitssequenzen konnte in dieser primären Phase der Cavitation ein Zerbrechen der Steine oder ein irgendwie gearteter Materialverlust beobachtet werden. Zudem verharrten alle Steine in dieser Phase völlig bewegungslos im Focus der Stoßwelle.

Die zweite Phase des Fragmentationsvorganges wurde regelmäßig 0,8 ms nach dem Auftreffen der Stoßwelle und 0,1 ms nach dem vollständigen Kollaps des Blasenringes durch eine am Auftreffpunkt der Stoßwelle rasch aus dem Stein entweichende Materialwolke eingeleitet. Innerhalb dieser sehr schnell sich vom Stein entfernenden Wolke in staubartiges Material konnten erneut Cavitationsblasen beobachtet werden (Abb. 2). Dies

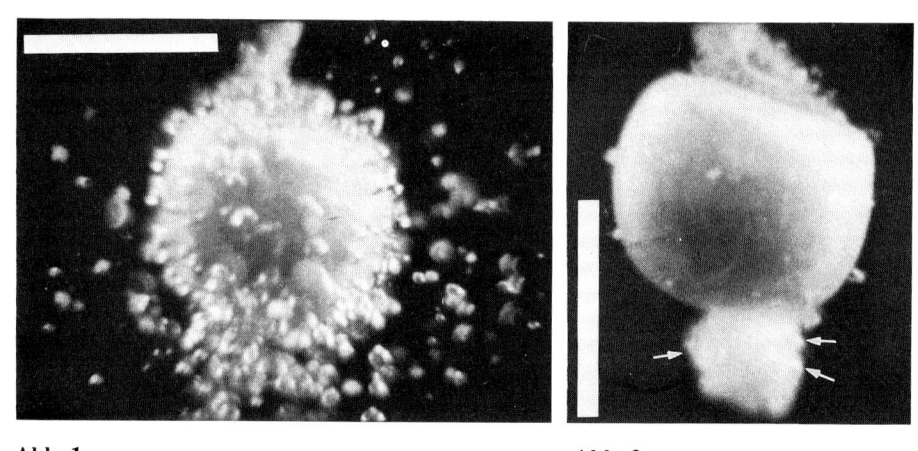

Abb. 1   Abb. 2

Abb. 1. Phase 1 im Fragmentationsprozeß; akustische Cavitation um einen natürlichen Gallenstein; 1/10.000 s nach dem Auftreten der Stoßwelle von unten. Maßstab: 1 cm

Abb. 2. Phase 2 im Fragmentationsprozeß; Materialausstoß aus demselben Stein der Abb. 1; 9/10.000 s nach dem Auftreffen der Stoßwelle von unten; die Pfeile deuten auf sekundäre Cavitationsblasen in der Materialwolke. Maßstab: 1 cm

muß als Hinweis auf eine neu entstandene Stoßwelle durch die Blasenimplosion gesehen werden.

Erst vor wenigen Jahren wurde bekannt, daß Cavitationsbläschen unter sehr hoher Energie kollabieren. Dabei werden Temperaturen von über 10.000°C und Druckmaxima von mehr als 1.000 bar erreicht. In der Nähe von Oberflächen schießt aus den kollabierenden Bläschen ein Flüssigkeitsjet heraus, der erhebliche Materialschäden selbst an harten Metallen verursachen kann [3].

Die dritte Phase, die eigentliche Desintegration der Steine, begann nie vor dem Ende der Cavitation. Dabei konnte beobachtet werden, daß sich kleine Partikel später vom Stein lösten als größere Bruchstücke (Abb. 3). Innerhalb der Bruchlinien derartiger fragmentierter Trümmerstücke war regelmäßig zuvor Cavitation zu beobachten gewesen. Bruchspaltenlinien ohne vorherige Cavitationsaktivität konnten in keinem Falle gesehen werden.

Die Ergebnisse der Hochgeschwindigkeitsfilme hatten die Bedeutung der Cavitation beim Fragmentationsvorgang zeigen können. Die REM-Untersuchungen sollten weitere Details der Bruchvorgänge im Steininneren innerhalb intakter menschlicher Gallenblasen fördern. Schon eine oberflächliche Betrachtung der Bruchspaltenflächen solcher Gallensteine in kleineren Vergrößerungen zeigte zahlreiche, sehr typische Cavitationsschäden (Abb. 4) [4]. Die akustische Cavitation entwickelt also auch in den schmalen flüssigkeitsgefüllten Bruchlinien im Inneren der Steine ihre hohe Energieentfaltung und bewirkt so letztlich die eigentliche Desintegration der Steine. Manuell zerbrochene Konkremente ließen derartige typische Schäden regelmäßig vollständig vermissen.

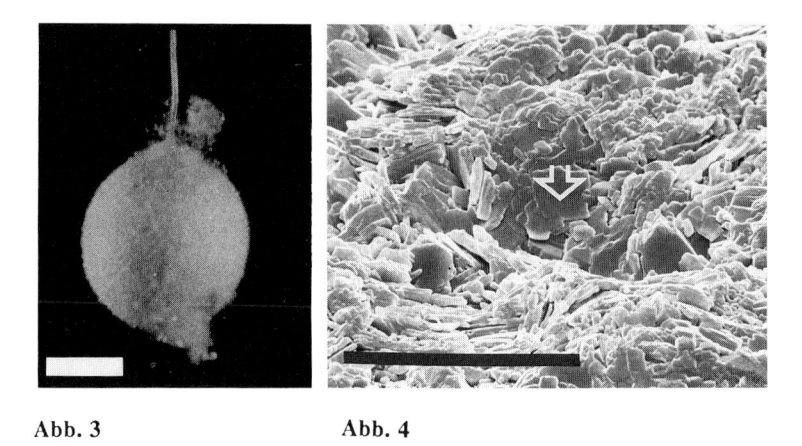

Abb. 3   Abb. 4

Abb. 3. Phase 3 im Fragmentationsprozeß; Desintegration einer Gipskugel von 16 mm Durchmesser; 10/10.000 s nach dem Auftreffen der Stoßwelle von unten. Maßstab: 1 cm

Abb. 4. REM-Aufnahme einer Bruchspaltenfläche eines in einer intakten Gallenblase lithotripsierten Gallensteines. Deutlich ist als Folge der Cavitation ein runder Krater sichtbar. Hier ist durch die Implosion einer Cavitationsblase eine typische Beschädigung aufgetreten. Maßstab: 50 μ

Diskussion

Die Untersuchungen haben den Prozeß der Steindesintegration durch Stoßwellen klar aufzeigen können. Die Stoßwelle verursacht im Stein zuerst wahrscheinlich durch Schwingungsphänomene Risse und Bruchspalten. In diese Spalten dringt sodann Flüssigkeit und erst die dann folgende Stoßwelle verursacht durch die hohen Cavitationskräfte in diesen flüssigkeitsgefüllten Rissen die eigentliche Desintegration der Steine. Bei diesem Vorgang entstehen die im REM nachgewiesenen typischen Mikrojet-Schäden der implodierenden Cavitationsblase. Derartige Erkenntnisse sollten zu einem veränderten Behandlungsprinzip mit Stoßwellen in der biliären Lithotripsie führen. Kürzere Unterbrechungen in der Behandlung geben der viskösen Gallenflüssigkeit Zeit, vollständig in die Risse im Stein einzudringen und die Cavitationswirkung der Stoßwelle besser auszunutzen.

Zusammenfassung

Die Anwendung extracorporal erzeugter, focussierter Stoßwellen zur Zertrümmerung von Nierensteinen ist innerhalb weniger Jahre ein führendes Behandlungsverfahren geworden. Auch Gallensteine werden seit einiger Zeit mit mehr oder minder gutem Erfolg auf diese Weise behandelt. Dabei ist der Mechanismus der Steindestruktion bislang nur unvollkommen verstanden.

Allgemein wird angenommen, daß Druck-, Zug- und Scherkräfte aber auch Cavitation, den Stein zerbrechen lassen. Mit der Verwendung von Hochgeschwindigkeitsfilmen von 10.000 Bildern/s sowie mit rasterelektronenoptischen (REM) Untersuchungen ist eine genauere Analyse der Stoßwellenwirkung auf Gallensteine durchgeführt worden. Diese Untersuchungen ergaben, daß die Stoßwelle im Gallenstein zuerst Risse und Bruchspalten hervorruft. Dann dringt in die Risse Flüssigkeit ein. Die tatsächliche Desintegration der Konkremente erfolgt später durch die hohe Energieentwicklung implodierender Cavitationsblasen innerhalb derartiger schmaler Risse. Daß sich die Cavitation auch im Inneren der Steine entfalten kann, wurde mit dem REM dargestellt.

Summary

Using high-speed films running at 10000 frames per second of shock wave action on kidney and gallstones, the mechanism of stone destruction was analyzed in detail. This showed that the interaction of the shock wave with the targets firstly produces fissures in the stone material, and liquid then enters these small crack lines. The actual disintegration is caused later by the enormous violence of imploding cavitation bubbles within these small splits. That cavitation acts inside the stone and causes fragmentation, even within the human gallbladder, could, furthermore, be demonstrated by using scanning electron microscopy. These results should lead to the introduction of a different process in gallstone lithotripsy in which intervals are left between the shock wave treatments. These intervals will allow the viscous bile fluids to occupy the fissures of the stones more completely and, therefore, should increase the cavitational activity on the subsequent treatment with shock pulses.

Literatur

1. Coleman AJ, Saunders JE (1988) Ultrasound Med Biol 15:213–227
2. Crum LA, Fowlkes JB (1986) Nature 391:52–54
3. Lauterborn W (ed) (1980) Cavitation and inhomogeneities in underwater acoustics. Springer, Berlin Heidelberg New York
4. Whelan JP, Finlayson B (1988) Urol 140:395–400

Dr. J. Seifert, Experimentelle Chirurgie, Abt. Allgemeine Chirurgie, Universität Kiel, Michaelisstr. 5, W-2300 Kiel, Bundesrepublik Deutschland

Intraabdominelle und intrathorakale Gewebeschädigung durch piezoelektrische Stoßwellen bei Gerinnungsstörung. Eine tierexperimentelle Untersuchung am Kaninchen

Intraabdominal and Intrathoracic Tissue Damage Due to Piezoelectric Shock Waves in the Presence of Anticoagulation: An Experimental Study in Rabbits

J. Rädecke[1], J. Waninger[1], U. Hellerich[2] und M. Spehr[1]

[1]Chirurgische Universitätsklinik Freiburg i.Br., Abt. Allgemeine Chirurgie mit Poliklinik (Ärztlicher Direktor: Prof. Dr. E.H. Farthmann)
[2]Pathologisches Institut der Universität Freiburg i.Br., Abt. Allgemeine Pathologie und Pathologische Anatomie (Direktor: Prof. Dr. H.E. Schaefer)

Einleitung

Nebenwirkungen der extracorporalen Stoßwellenlithotrypsie auf biliäre und extrabiliäre Organe sind tierexperimentell untersucht und aus der klinischen Praxis bekannt. Es handelt sich um dosisabhängige Veränderungen, insbesondere Hämatome von im Energiebereich der Stoßwellen gelegenen Organen und Strukturen. Am häufigsten findet man Einblutungen im Bereich der basalen rechtsseitigen Lungenabschnitte. Solche Nebeneffekte treten auch als petechiale Hautblutungen im Eintrittsfenster der Stoßwellen sowie als ödematöse Gallenblasenwandverdickung auf.

Die Gerinnungsstörung zählt zu den Kontraindikationen der Stoßwellenbehandlung, deshalb liegen hierbei keine Erfahrungen über Nebenwirkungen vor. Bisher sind nur einige kasuistische Mitteilungen bekannt [1]. Das Ziel der vorliegenden tierexperimentellen Studie ist es, über das Ausmaß und den Verlauf von Gewebeschäden durch die extracorporale Stoßwellenbehandlung bei gestörter Gerinnung Aufschluß zu geben.

Methodik

In Vorversuchen wurde die sonographische Ortung und Focussierung der steinfreien Gallenblase mit dem Piezolith 2300 an Neuseeländer Kaninchen standardisiert. Als geeignete Dosis zur Stoßwellenapplikation, bei der Gewebeschäden zu erwarten waren, konnten 750 bar im 1 cm^2 großen Focus bei 2000 Impulsen für jede Sitzung ermittelt werden. Der Focus-Haut-Abstand betrug dabei 4,5 cm. Jede Stoßwellenapplikation wurde unter Vollnarkose mit 70 mg/kg KG Ketamin und 4 mg/kg KG Xylacin subcutan durchgeführt.

Bei 30 Tieren wurde eine Gerinnungsstörung medikamentös erzeugt. 35 Tiere dienten als Kontrollgruppe. Alle Tiere wurden einer Stoßwellenapplikation oben beschriebener Art unterzogen, zur Auswertung wurden sie unmittelbar danach sowie nach einer und zwei Wochen getötet (Tabelle 1).

Tabelle 1. Gruppeneinteilung

behandelte Tiere (n=65) \ Überlebenszeit (Tage)	0	7	14	
Kontrolle	15	10	10	35
Marcumar	12	10	8	30

Die Gerinnungsstörung wurde durch subcutane Injektion des Vitamin K-Antagonisten Phenprocoumon (Marcumar) erreicht. Beim Kaninchen ist der Vitamin K-Metabolismus und seine Beziehung zur Aktivität des Prothrombin-Komplexes mit dem des Menschen vergleichbar [2]. Die initiale Dosis betrug 30 mg am ersten und 10 mg am zweiten Behandlungstag, die Erhaltungsdosis schwankte interindividuell zwischen 0,02 bis 20 mg. Als Parameter für die Gerinnungsstörung diente der Quickwert, der vor der Stoßwellenapplikation und über den gesamten folgenden Beobachtungszeitraum unter täglicher Kontrolle auf Werte $\leq 20\%$ eingestellt wurde. Seine Bestimmung erfolgte mit der Häkchenmethode nach Erstellung einer eigenen Eichkurve.

Nach Tötung (3 ml Xylacin i.v.) der Tiere wurden Leber, Gallenblase, Lunge, Herz, Nieren und Magen makroskopisch und histologisch beurteilt. Die Fläche der Einblutungen an der Pleura visceralis wurde planimetrisch erfaßt. Die statistische Analyse erfolgte mit dem Wilcoxon-Test.

Ergebnisse

An Nieren, Magen und dem Herzen konnten weder makroskopisch noch histologisch Veränderungen sowohl in der Kontroll- als auch in der Phenprocoumongruppe gefunden werden. Auch an der Leber war kein pathologischer Befund nachweisbar.

Die im Focus gelegene Gallenblase zeigte in der Kontrollgruppe unmittelbar nach Stoßwellenapplikation makroskopisch und histologisch Einblutungen der Gallenblasenwand bei einem Tier und bei zwei weiteren Tieren histologisch ein Wandödem. Zum gleichen Untersuchungszeitpunkt fand sich bei zwei Tieren in der Phenprocoumongruppe einmal eine Einblutung in die Gallenblase sowie in die Bursa omentalis (Tabelle 2). Keines der nach einer oder zwei Wochen ausgewerteten Tiere zeigte Veränderungen an der Gallenblase.

Bei allen Versuchstieren beider Gruppen fanden sich makroskopisch überwiegend rechtsseitig gelegene, flächige, subpleurale Einblutungen. In der Kontrollgruppe waren 22,1% der Lungenoberfläche betroffen und in der Phenprocoumongruppe 22,7% (Abb. 1). Der Unterschied war nicht signifikant. Nach einer Woche betrug die Hämatomausdehnung 0,17% in der Kontrollgruppe gegenüber 1,10% in der Phenprocoumongruppe. Nach zwei Wochen fand sich eine Ausdehnung von 1,17% gegenüber 2,31%. Die Rückbildung der Hämatome schien in der Phenprocoumongruppe verzögert abzulaufen.

Tabelle 2. Ergebnisse

Veränderungen an	Anzahl	0 Tage		7 Tage		14 Tage	
		Kontr.	Marcum.	Kontr.	Marcum.	Kontr.	Marcum.
Leber, Niere, Magen, Herz		∅	∅	∅	∅	∅	∅
Gallenblase				∅	∅	∅	∅
Blutung makro-/mikroskop.		1	2				
Ödem mikroskop.		2	∅				

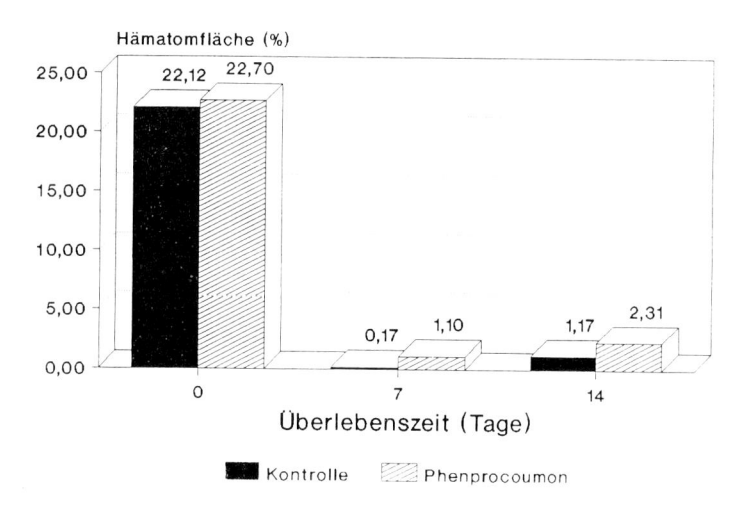

Abb. 1. Prozentuale Flächenausdehnung subpleuraler Hämatome

Histologisch konnten an den Lungen weder mit der Eisenfärbung (Makrophagen) noch mit der Elastica-van-Gieson-Färbung (Bindegewebsbildung) Veränderungen nachgewiesen werden. Lediglich an einem nach zwei Wochen ausgewerteten Fall war die Elastica-Färbung positiv. Die mittels HE-Färbung dargestellten subpleuralen und intraalveolären Blutungen zeigten keinen faßbaren Unterschied zwischen Kontroll- und Phenprocoumongruppe.

Diskussion

Gewebeschäden bei der extracorporalen Stoßwellenlithotrypsie an im Energiebereich der Schockwellen gelegenen Organen sind aus tierexperimentellen Untersuchungen bekannt. Ell beschrieb oberflächliche sowie tiefgelegene kleine Hämatome in Leber und Gallenblase von Hunden nach Applikation von piezoelektrischen Stoßwellen [3]. Ponchon fand ähnliche Ergebnisse [4]. Zusätzlich stellte er Blutungen in der Lunge fest. Er führte seine Untersuchungen mit einem elektrohydraulisch arbeitenden Stoßwellengenerator durch. Beide Autoren kommen zu dem Schluß, daß ein ungestörtes Gerinnungssystem Voraussetzung zur Stoßwellenbehandlung ist. Die im klinischen Bereich angewandten Kontraindikationen entsprechen dieser Forderung. Stephenson fand in der Gallenblase von cholecystektomierten Patienten nach Stoßwellenlithotrypsie makroskopisch und histologisch ein Wandödem, eine vermehrte Gefäßinjektion, subseröse petechiale Einblutungen sowie eine partielle epitheliale Denudation der Schleimhaut [5].

Bei einem gestörten Gerinnungssystem ist aufgrund der bisherigen Erkenntnisse zu erwarten, daß derartige Gewebeschäden verstärkt auftreten. Bei den vorliegenden tierexperimentellen Untersuchungen konnte dies jedoch nicht bestätigt werden. Die subpleuralen und intralveolären Lungenblutungen, die aus anatomischen Gründen beim Kaninchen so ausgeprägt auftraten und deshalb als Parameter für Nebeneffekte der Stoßwellentherapie gut herangezogen werden konnten, warem in gleicher Ausprägung bei normaler und eingeschränkter Gerinnung zu finden. Lediglich die Rückbildung solcher Veränderungen war bei einer Gerinnungsstörung verzögert. Nebenwirkungen an anderen Organen, insbesondere an Leber und Gallenblase, zeigten ebenfalls keine Unterschiede, sie konnten nur vereinzelt gefunden werden.

Die Erklärung für dieses Phänomen durch den isobaren Verlauf der Stoßwellen beim piezoelektrischen Prinzip ist nicht möglich, da unabhängig von der Art der Stoßwellenerzeugung vergleichbare Drucke im Focus entstehen. Möglicherweise liegt ein Grund darin, daß im Tierexperiment die Gerinnungsstörung der einzige krankhafte Parameter ansonsten gesunder Versuchstiere war, so daß Reparationsvorgänge ungestört ablaufen konnten.

Aufgrund der vorliegenden Ergebnisse erscheint es nicht ausgeschlossen, in Einzelfällen unter entsprechenden Vorsichtsmaßnahmen auch bei nicht normaler Gerinnung eine Stoßwellentherapie durchführen zu können. Hierfür sind jedoch noch weitere Untersuchungen erforderlich, möglicherweise spielt eine Rolle, ob es sich um eine plasmatische oder thrombocytäre Gerinnungsstörung handelt. Hierauf könnten die unter Thrombocytenaggregationshemmern aufgetretenen Blutungskomplikationen bei der extracorporalen Nierensteinlithotrypsie hinweisen [1]. Insbesondere sind Art und Grenzen einer Gerinnungsstörung festzulegen, bei denen eine Stoßwellenapplikation noch erlaubt ist.

Zusammenfassung

65 weibliche Neuseeländer Kaninchen wurden unter sonographisch gesteuerter Focussierung der Gallenblase einer piezoelektrischen Stoßwellenapplikation von 2000 Impulsen mit 750 bar im Focus unterzogen. Es wurden zwei Gruppen gebildet, wobei eine Gruppe ein normales Gerinnungssystem, die zweite Gruppe eine mit dem Vitamin K-Antagonisten Phenprocoumon erzeugte Gerinnungsstörung aufwies. Der Quickwert wurde auf Werte ±

20% eingestellt. Die Tiere wurden unmittelbar nach der Stoßwellenapplikation sowie nach einer und zwei Wochen getötet. Makroskopisch fiel eine ausgeprägte Hämatombildung vorwiegend an der rechten Pleura auf. Zwischen Kontrollgruppe und Phenprocoumongruppe fand sich kein signifikanter Unterschied. Die Hämatome waren nach ein und zwei Wochen weitgehend zurückgebildet, in der Phenprocoumongruppe trat dies gegenüber der Kontrollgruppe verlangsamt auf. In beiden Gruppen zeigten sich vereinzelt Hämatome in der Gallenblase ohne signifikanten Unterschied. Die Ergebnisse weisen darauf hin, daß die Stoßwellenbehandlung beim anticoagulierten Kaninchen weniger Blutungskomplikationen als befürchtet hervorruft.

Summary

Coagulation disorders are considered to be a contraindication for treatment with extracorporeal shock waves. Sixty-five New Zealand rabbits were divided into a group treated with anticoagulants (Phenprocoumon) and a control group. Two thousand piezoelectric shock waves with 750 bar in the focus were applied to the gallbladder. The animals were sacrificed immediately, and 1 and 2 weeks after shock wave application. The lungs and the upper abdominal organs were examined for gross appearance and by histology. Extensive hematomas extending over 22.7% of the visceral pleura of the lungs were found in the anticoagulation group and over 22.1% in the control group. There was no significant difference. After 1 and 2 weeks, the hematomas had almost resolved, but persisted longer in the anticoagulation group. Hematomas and edema occurred rarely in the liver and gallbladder in both groups, with no significant difference in frequency.In conclusion, the results demonstrate that shock wave therapy causes fewer bleeding complications in anticoagulated rabbits than was thought initially.

Literatur

1. Ruiz H, Saltzman B (1990) Aspirin-induced bilateral renal hemorrhage after extracorporeal shock wave lithotripsy therapy: implications and conclusions. J Urol 143:791–2
2. Park BK, Leck JB, Wilson AC, Serlin MJ, Breckenridge AM (1979) A study of the effect of anticoagulants on 3H vitamin K1 metabolism and prothrombin complex activity in the rabbit. Biochem Pharmacol 28:1323–9
3. Ell CH, Kerzel W, Heyder N, Rödl W, Langer H, Mischke U, Giedl J, Domschke W (1989) Tissue reactions under piezoelectric shockwave application for the fragmentation of biliary calculi. Gut 30:680–5
4. Ponchon T, Barkun AN, Berger F, Ayela P, Nargonari J, Capron F (1989) Experimental tissue lesions related to extracorporeal lithotripsy of gallbladder. Surg Gynecol Obstet 169:435–41
5. Stephenson TJ, Johnson AG, Ross B (1989) Short-term effects of extracorporeal shock wave lithotripsy on the human gallbladder. J Pathology 158:239–46

Dr. J. Rädecke, Abt. Allgemeinchirurgie mit Poliklinik, Chirurgische Universitätsklinik, Hugstetter Straße 55, W-7800 Freiburg, Bundesrepublik Deutschland

Partielle Duodenopankreatektomie und duodenumerhaltende Pankreaskopfresektion in der Behandlung der chronischen Pankreatitis. Vorläufige Ergebnisse einer klinischen prospektiven vergleichenden Untersuchung

Partial Duodenopancreatectomy and Duodenum-Preserving Resection of the Head of the Pancreas in the Treatment of Chronic Pancreatitis: Preliminary Comparative Clinical Trial

H. Morr[1], I. Baca[1], A. Schafmayer[2] und I. Klempa[1]

[1]Allgemeinchirurgische Klinik des ZKH St. Jürgen-Straße, Bremen
[2]Klinik und Poliklinik für Allgemeinchirurgie, Universität Göttingen

Der chirurgische Eingriff bei der chronischen Pankreatitis ist immer noch der Diskussion unterworfen, die korrekte Verfahrenswahl bleibt schwierig. Die duodenumerhaltende Pankreaskopfresektion (DEPKR) bietet eine operationstechnische vorteilhafte, rationale Alternative zur partiellen Duodenopankreatektomie (DP) [1]. Ein vergleichender Nachweis für die Präferenz der DEPKR steht in Teilbereichen, wie postoperative Hormonsekretion nach standardisierter Testmahlzeit, noch aus.

Patienten und Methode

In einer klinischen prospektiven randomisierten Vergleichsuntersuchung wird die Effizienz beider Operationsmethoden PD und DEPKR bei Patienten mit chronischer Pankreatitis, mit eindeutiger Indikation zu einem operativen Eingriff, überprüft. Die Bonität der jeweiligen Operationsmethoden wird anhand des klinischen Verlaufs, wie perioperativer Letalität und postoperativer Komplikationen überprüft. Weiterhin wird die Langzeitbeobachtung zur Gesamtbeurteilung herangezogen. Hierzu wird der postoperative Hormonstatus (Insulin, Neurotensin und Cholecystokinin) mit basalen und stimulierten Werten in beiden Gruppen untersucht. Die Hormonbestimmung erfolgt mit Radioimmunoassay, die Stimulation mit einer definierten Mahlzeit.

Ergebnisse

Wir berichten über die Ergebnisse der ersten 20 Patienten, 10 mit DP (Gruppe A) und 10 mit DEPKR (Gruppe B). Die Patienten litten an chronischer Pankreatitis mit schweren Veränderungen, überwiegend im Kopfteil des Organs, mit typischen Symptomen der Erkrankung. Alle Patienten der Gruppe A überlebten den Eingriff, in Gruppe B starb ein Patient an Peritonitis infolge Nahtinsuffizienz nach simultaner Resektion des Colon transversum. In Gruppe A kam es zu 2 revisionsbedürftigen Nachblutungen. 2 Patienten in der

Gruppe A litten postoperativ an schweren Magenentleerungsstörungen. Insgesamt zeigten die Patienten in Gruppe B eine deutlich schnellere Rekonvaleszenz mit einem Krankenhausaufenthalt von 18 gegenüber 23 Tagen der Gruppe A. Die postoperative Beobachtungszeit reicht von 8 bis 30 Monaten. Bei keinem der Patienten war eine weitere Operation erforderlich. Eine Patientin in der Gruppe A starb im Leberkoma 24 Monate nach dem Eingriff. In Gruppe A sind 8 Patienten im guten Allgemeinzustand, 6 davon sind berufstätig, 2 entwickelten einen insulinpflichtigen Diabetes und einer davon klagt über diätfehlerbezogene Schmerzen. In Gruppe B sind 7 Patienten in gutem Allgemeinzustand und alle berufstätig. Ein Patient entwickelte einen schweren Diabetes und eine Patientin im späteren Verlauf ein Carcinom. Die Gewichtszunahme betrug in Gruppe A 5,5 kg und in Gruppe B 8,6 kg im Durchschnitt, wobei Gruppe B ohne jegliche Substitution mit Pankreasenzymen auskam. Die postoperativen basalen und stimulierten Insulin-, Cholecystokinin- und Neurotensinwerte sind in Abb. 1 gezeigt. Alle drei Hormone steigen in beiden Gruppen postprandial an, in der Gruppe mit DEPKR ist dieser Anstieg um 20–40% höher.

Tabelle 1. Klinische Daten der 20 operierten Patienten

	PD	DEPKR
Patienten	10	10
Alter (Mittel)	44	46
Geschlecht		
Männer	8	8
Frauen	2	2
Postoperative Komplikationen		
Nachblutung	2	–
Magenentleerungsstörung	2	–
Krankenhausletalität	–	1
Postoperative Nachuntersuchung		
gestorben (24 und 27 Monate n. OP)	1	1
Schmerzen		
Erträglich	1	1
Stark	1	–
Schmerzmittel	1	–
Diabetes (insulinpflichtig)	2	1
Arbeitsfähig	6	7

Diskussion

Die Untersuchungsergebnisse sind in beiden Gruppen gut: bei Patienten mit duodenumerhaltender Pankreaskopfresektion war eine schnellere Rekonvaleszenz festzustellen. Zudem verfügten sie über einen quantitativ besseren postoperativen Hormonstatus. Die partielle Duodenopankreatektomie in der Behandlung der chronischen Pankreatitis, besonders bei Befall des Pankreaskopfes, Choledochus und Duodenums, ist ein probates Operationsverfahren [2, 3], das jedoch mit erheblichem Organopfer und hohen postoperativen Komplikationen belastet ist. Die Einführung der duodenumerhaltenden Operation stellt eine

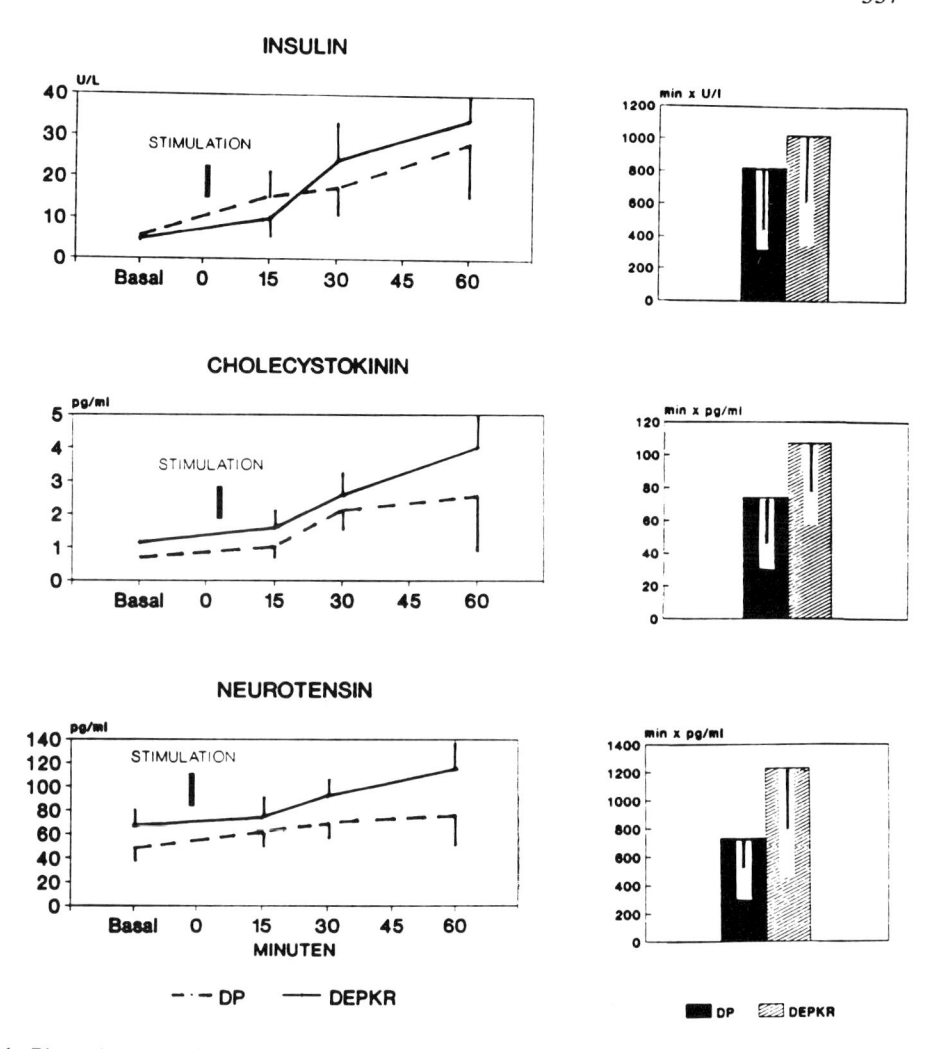

Abb. 1. Plasmakonzentration von Insulin, Cholecystokinin und Neurotensin nach Testmahlzeit bei Patienten nach partieller Duodenopankreatektomie (DP n=8) und duodenumerhaltender Pankreaskopfresektion (DEPKR n=7). *Rechts*: Integrierter 60-minütiger Hormonausstoß (M ± SEM)

allem Anschein nach bessere Alternative zur DP dar. Wir konnten bei unserem, wenn auch bis jetzt noch kleinen Krankengut und relativ kurzer Beobachtungszeit (mittlere Beobachtungszeit 16 Monate), im prospektiven randomisierten Vergleich Vorteile dieser Methode feststellen, wie z.B. die schnellere Rekonvalescenz und einen quantitativ besseren Hormonstatus. Die Nachuntersuchung beider Patientengruppen ergab hinsichtlich des subjektiven Befindens zufriedenstellende bzw. gute aus dem Schrifttum bekannte Ergebnisse. Eine größere Patientenzahl mit längerer Beobachtungszeit wird der Untersuchung mehr Aussagekraft verleihen.

Zusammenfassung

Mit einer klinischen prospektiven randomisierten Studie wird die Effizienz der duodenumerhaltenden Pankreaskopfresektion und partiellen Duodenopankreatektomie bei der Behandlung der schweren chronischen Pankreatitis verglichen. Die Ergebnisse der ersten 20 Patienten, 10 in jeder Gruppe, werden dargestellt. Außer den klinischen Daten wird der hormonelle Status nach Stimulation (Insulin, Neurotensin und Cholecystokinin) zum Vergleich herangezogen. Die Nachuntersuchung zeigt, daß die klinischen Ergebnisse in beiden Gruppen gut sind. Die Gruppe mit duodenumerhaltender Resektion weist aber eine schnellere Rekonvaleszenz und einen ausgeglicheneren postoperativen hormonellen Status auf.

Summary

In a prospective, randomized clinical trial, the efficiency of duodenum-preserving resection of the head of pancreas is compared with partial duodenopancreatectomy in the treatment of severe chronic pancreatitis. Results for the first 20 patients, 10 in each group, are given. As well as clinical data, hormonal status after stimulation (insulin, neurotensin, and cholecystokinin) is included in the comparison. Follow-up shows a good result in both groups, while the group with duodenum-preserving resection shows earlier reconvalescence and a more balanced postoperative hormonal status.

Literatur

1. Beger HG, Büchler M, Bittner RR, Oettinger W, Roscher R (1989) Duodenum-preserving resection of head of the pancreas in severe chronic pancreatitis. Ann Surg 209:273
2. Trede M (1984) Pankreaskopfresektion bei chronischer Pankreatitis. Langenbecks Arch Chir 362:227
3. Gall FP, Gebhardt C, Meister R, Zirngibl H, Schneider MU (1989) Severe chronic cephalic pancreatitis: Use of partial duodenopancreatectomy with occlusion of the pancreatic duct in 289 patients. World J Surg 13:809

Dr. H. Morr, ZKH St. Jürgen-Straße, Allgemeinchirurgische Klinik, W-2800 Bremen 1, Bundesrepublik Deutschland

Die Bedeutung reaktiver O_2-Species in der Pathogenese der akuten Pankreatitis und des konsekutiven Multiorganversagens und ihre therapeutische Beeinflussung im Tierexperiment

The Involvement of Oxygen-Free Radicals in the Pathogenesis of Acute Pancreatitis and Multiple Organ Failure – Therapeutic Effects of the New Antioxidant Compound MDTQ-DA

T. Zimmermann[1], S. Albrecht[2], R. Schuster[1], S. Kopprasch[3] und G. Lauschke[1]

[1]Klinik für Chirurgie, [2]Institut für Klinische Chemie und [3]Institut für Pathobiochemie, Medizinische Akademie Dresden

Einleitung

Die Herausbildung von Pankreaskopfnekrosen scheint Folge der Reaktion hochreaktiver Sauerstoffspecies mit ungesättigten Fettsäuren vitaler Membranen zu sein. Die Störung des Gleichgewichtes zwischen massiver Freisetzung von Sauerstoffradikalen und der herabgesetzten antioxidativen Kapazität scheint dabei offenbar entscheidend. Hypoxiebedingte Bildung von Superoxidanionen über den Xanthinoxidaseweg scheint dabei eine der Ursachen für die überschießende Bildung reaktiver Sauerstoffspecies zu sein. Die andere Quelle der Bildung von Sauerstoffradikalen können aktivierte Granulocyten und Monocyten sein.

Ziel unserer Untersuchungen war es zu klären, inwieweit die Freisetzung reaktiver O_2-Species aus vermutlich komplementaktivierten Granulocyten und Monocyten eine Rolle bei der Entstehung von Pankreasnekrosen und des konsekutiven Multiorganversagens spielen. Zusätzlich untersuchten wir die Wirkung des Radikalfängers MDTQ-DA (2,2-dimethyl-4-methanesulfonic acid-1,2-dihydrochinoline) in vivo auf die Chemiluminescenzantwort der Granulocyten.

Material und Methoden

Nach Pentobarbitalnarkose wurde bei 28 Hunden eine hämorrhagisch-nekrotisierende Pankreatitis durch Injektion autologer Galle in den Pankreasgang hervorgerufen. 7 Hunde erhielten 100 mg/kg KG MDTQ-DA (als Kurzinfusion) und 7 Hunde 100 mg/kg KG Allopurinol (1 h nach Induktion der Pankreatitis). Katheter wurden in die Vena portae (nach dem Pankreas) und in den Truncus coeliacus (vor dem Pankreas) für selektive Blutentnahmen eingeführt. Unter Verwendung der Sensibilisatoren Lucigenin und Luminol untersuchten wir die Chemiluminescenzantwort im Vollblut sowie von Granulocyten bzw. des Lymphocyten/Monocyten-Pools in der V. portae und im Truncus coeliacus. Als zusätzlicher Stimulator wurde Zymosan bzw. Zymosan aktiviertes Plasma eingesetzt. Die Blutentnahmen erfolgten zeitgleich nach Legen der Katheter $(-0{,}15\,h)$, zum Zeitpunkt der Galleinjektion und 1, 2, 4 bzw. 24 h danach. Am Ende des Versuches wurde Gewebe zur histologischen Untersuchung, zum immunhistochemischen Nachweis von C_{3b} im Pankreas und zur Bestimmung des Glutathionstatus aus Pankreas, Leber, Lunge und Herz entnommen. Die spektrophotometrische Bestimmung des reduzierten Glutathions (GSH) erfolgte nach der Methode von Beutler [1] mit 5,5-Dithio-bis-(2-Nitrobenzoesäure). Oxidiertes Gluthadion (GSSG) wurde mit o-Phthalaaldehyd fluormetrisch nach Hissin und Hilf [2] bestimmt. Die Bestimmung der Leberenzyme SDH, ICDH und LDH erfolgte ebenfalls. 5 Tiere dienten als Kontrolle und wurden nur laparotomiert.

Ergebnisse

Nach Induktion einer nekrotisierenden Pankreatitis kam es zu einer Ablagerung des aktiven Komplementspaltproduktes C_{3b} im Pankreas (Acinuszellen, Capilarendothelien, Interstitium). Die unbehandelten Tiere verstarben nach 4 h. Nur 2 Tiere überlebten 24 h. Histologisch fanden sich Zeichen eines Multiorganversagens in Lunge, Leber, Darm und Niere. Der Anstieg der Leberenzyme SDH und ICDH wies auf eine massive Entzündung hin.

Bereits eine Stunde nach Induktion der Pankreatitis kam es zu einer drastischen Erhöhung der Chemiluminescenzantwort im Vollblut sowie von isolierten Granulocyten. Das Maximum wurde nach 4 h erreicht. Die Chemiluminescenzantwort in der V. portae (nach dem Pankreas) überstieg um ein Vielfaches die Chemiluminescenzantwort im Truncus coeliacus (vor dem Pankreas). Eine zusätzliche Stimulierung mit Zymosan steigerte die CL-Antwort um das 1000–10000fache (Abb. 1 A–D). Bei Verwendung von Lucigenin beobachteten wir den gleichen Verlauf, erzielten aber wesentlich höhere CL-Werte (Abb. 2 E–H). Die zwei Tiere, die überlebten, boten nach 24 h völlig normale CL-Werte. Die CL-Antwort des Lymphocyten-Monocyten-Pools überstieg die der Granulocyten um das 5–10fache.

Tabelle 1. Veränderungen des Glutathionstatus in verschiedenen Organen des Hundes während einer Pankreatitis (Medianwerte)

	Kontrolle		Pankreatitis		Pankreatitis + Therapie	
	GSH	GSSG	GSH	GSSG	GSH	GSSG
			mmol/kg			
Pankreas	2,00	0,12	1,22[a]	0,10	1,18[a]	0,16
Leber	2,07	0,41	1,72	0,23	2,63	0,37
Lunge	0,78	0,05	0,69	0,07	0,82	0,21[a]
Herz	1,09	0,10	0,96	0,11	0,99	0,21

[a] $p < 0,05$: Signifikanz vs. Kontrollgruppe.

Der eingesetzte Radikalfänger MDTQ-DA reduzierte die CL-Antwort sowohl im Vollblut als auch von Granulocyten und Monocyten um 50–70%. Die Leberenzyme blieben im Normbereich. Die behandelten Tiere überlebten mindestens sechs Stunden. Allopurinol reduzierte die CL-Antwort nur um 20–30% und die Leberenzyme boten, wie bei den

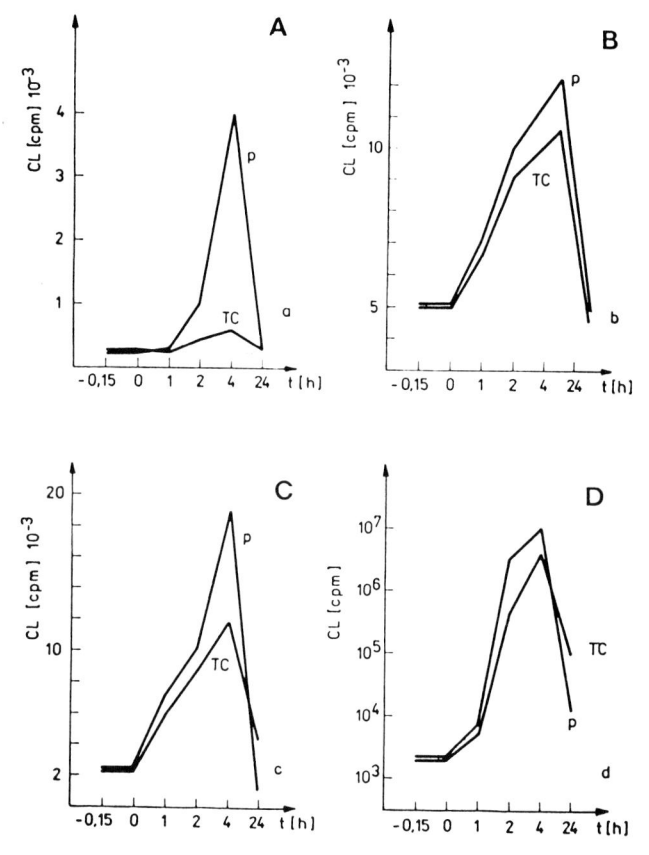

Abb. 1 A–D. CL-Antwort im Vollblut und von Granulocyten in der V. portae (*P*) und im Truncus coeliacus (*TC*). **A** spontane CL des Vollblutes; **B** Zymosan stimuliertes Vollblut; **C** spontane CL separierter Granulocyten; **D** Granulocytenstimulierung mit Zymosan aktiviertem Plasma. Verwendung von Luminol als Stimulator

unbehandelten Tieren extrem hohe Werte. Die Tiere verstarben nach vier Stunden. Die Pankreatitis war mit einem signifikanten Abfall des reduzierten Glutathions im Pankreas verbunden (Tabelle 1). In Leber, Herz und Lunge wurde ein leichter GSH-Abfall registriert. Die Gehalte an oxidiertem Glutathion wiesen während der Pankreatitis nur geringe Veränderungen auf. In der Leber wurde nach MDTQ-DA ein leichter Anstieg des GSH-Spiegels registriert. Die Veränderungen des Glutathionstatus im Pankreas blieben durch therapeutische Intervention jedoch unbeeinflußt.

Diskussion

Nach Induktion einer nekrotisierenden Pankreatitis kommt es zu einer wahrscheinlich komplementstimulierten Bildung reaktiver O_2-Species durch sensibilisierte Granulocyten und Lymphocyten/Monocyten. Dieser Pathomechanismus scheint eine Schlüsselrolle, weniger bei der Herausbildung der Pankreasnekrosen, als vielmehr beim konsekutiven Multiorgan-

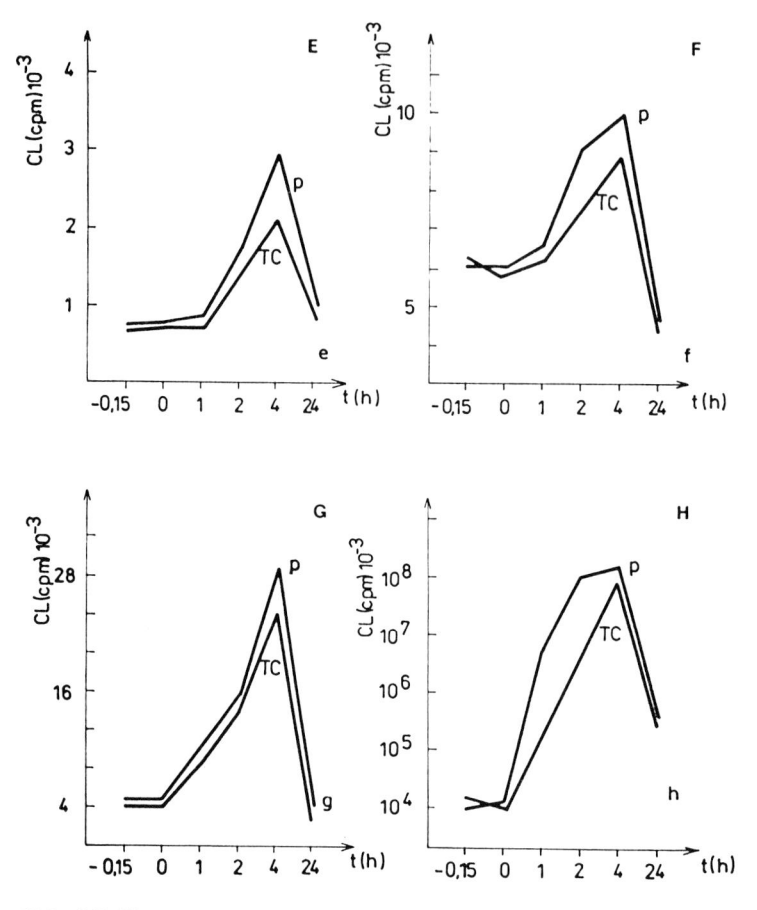

Abb. 2 E–H. CL-Antwort im Vollblut und von Granulocyten in der V. portae (*P*) und im Truncus coeliacus (*TC*). **A** spontane CL des Vollblutes; **B** Zymosan stimuliertes Vollblut; **C** spontane CL separierter Granulocyten; **D** Granulocytenstimulierung mit Zymosan aktiviertem Plasma. Verwendung von Lucigenin als Stimulator

versagen zu spielen. Die Gabe von antioxidativen Substanzen scheint über die Reduzierung der CL-Antwort der Granulocyten ein nicht unwesentlicher Faktor zur Verminderung bzw. Verhinderung der akuten Organschäden zu sein. Der Anstieg des reduzierten Glutathions in der Leber nach MDTQ-DA Gabe scheint dies zu bestätigen. Unsere Ergebnisse zeigen aber auch, daß die Prozesse im Pankreas selbst unbeeinflußt bleiben. Die Schlußfolgerung für die Praxis ist die Entwicklung neuer, in die Zellen penetrierender Antioxidantien.

Zusammenfassung

Bei 26 Hunden wurden durch Injektion autologer Galle in den Pankreasgang eine nekrotisierende Pankreatitis induziert. Unter Benutzung von Luminol und Lucigenin induziert. Unter Benutzung von Luminol und Lucigenin wurde die Chemiluminescenzantwort im

Vollblut von isolierten Granulocyten und Lymphocyten/Monocyten über einen Zeitraum von 24 h bestimmt. Die maximale CL-Antwort wurde nach vier Stunden erreicht und fiel mit dem Auftreten des Multiorganversagens zusammen. Die Granulocyten werden daher vermutlich im Pankreas aktiviert als direkte Folge einer lokalen Komplementaktivierung. Die Gabe des Radikalfängers MDTQ-DA (2,2-dimethyl-4-methanesulfonic acid-1,2-dihydrochinoline) reduzierte den respiratory burst der Granulocyten um 50–70% und konnte das Auftreten des Multiorganversagens verhindern.

Summary

Acute pancreatitis was induced in 26 dogs by injecting bile. Using luminol and lucigenin as sensitizers, the chemiluminescence (CL) of whole blood separated polymorphonuclear (PMN) leukocytes was monitored over a period of 24 h. The maximum CL, which is tantamount to the maximum concentration of reactive oxygen metabolites, was found to coincide with the onset of multiple organ failure. The pancreas was found to be the site where the activation of granulocytes and, thus, the release of toxic oxygen metabolites takes place (presumably triggered by active fragments of complement).

The administration of the antioxidant MDTQ-DA reduced the respiratory burst of the PMN leukocytes and the pool of toxic organ metabolites in vivo by more than 50%–70%, thus preventing the development of multiple organ failure as a consequence of acute pancreatitis.

Literatur

1. Beutler E, Duron O, Kelly BM (1963) Improved method for the determination of blood glutathione. J Lab Clin Med 61:882–890
2. Hissin PJ, Hilf R (1976) A fluorometric method for determination of oxidized and reduced glutathione in tissues. Anal Biochem 74:214–226

Dr. Th. Zimmermann, Medizinische Akademie Dresden, Klinik für Chirurgie, Fetscherstr. 74, O-8019 Dresden, Bundesrepublik Deutschland

Pankreasnekrosen entstehen innerhalb von 96 h
Pancreatic Necrosis Develops Within 96 h

M. Martini[1], M. Büchler[1], W. Uhl[1], R. Isenmann[1], P. Malfertheiner[2] und H.G. Beger[1]

[1] Abt. f. Allgemeine Chirurgie, Universität Ulm
[2] Abt. f. Gastroenterologie, Universität Ulm

Die Nekrosenentwicklung im Verlauf einer akuten Pankreatitis ist der entscheidende Faktor der Morbidität und Letalität dieser Erkrankung bestimmt. In 15–20% der Patienten mit akuter Pankreatitis muß mit einer nekrotisierenden Verlaufsform gerechnet werden [1]. Bei Durchsicht der Literatur findet man nur wenige Angaben über die zeitliche Entwicklung von Pankreasnekrosen [2]. Ziel der vorliegenden Arbeit war es deshalb, mit Hilfe des etablierten Serum-Nekrosemarkers, C-reaktives Protein [3], eine Aussage über die zeitliche Entstehung der Nekroseentwicklung bei der schweren akuten Pankreatitis zu treffen.

Patienten

Von 1/1984–3/1990 wurden 199 Patienten mit akuter Pankreatitis, die innerhalb der ersten 96 h nach Beginn der akuten abdominellen Symptomatik hospitalisiert wurden, für diese Studie rekrutiert und analysiert; 121 waren männlichen, 87 weiblichen Geschlechts und das mittlere Alter lag bei 51 Jahren (range: 17–89 Jahre). Ätiologische Faktoren waren bei 93 Patienten (47%) ein Alkoholabusus, in 56 Fällen (28%) ein Gallensteinleiden und bei 50 Patienten (25%) fanden sich andere Ursachen oder eine idiopathische Genese der akuten Pankreatitis.

Anhand morphologischer Kriterien, welche im Rahmen von wiederholten kontrastmittelverstärkten computertomographischen Untersuchungen (1. CT innerhalb 48 h nach Klinikaufnahme, 2. CT 4–7 Tage später) bei 183 Patienten ermittelt und zusätzlich in 97 Fällen intraoperativ gefunden werden konnten, erfolgte eine Einteilung in 126 Patienten mit akuter ödematöser Pankreatitis (63%) und 73 Patienten mit nekrotisierender Pankreatitis (37%). Der Ranson-Score betrug 1,3 Punkte in der ödematösen und 4,5 Punkte in der nekrotisierenden Verlaufsform.

Methode

Nach der Klinikaufnahme wurde bei allen Patienten ein tägliches Serummonitoring bis zum Ablauf von 10 Tagen nach Beginn der akuten Pankreatitis-Symptomatik durchgeführt. Das Auftreten von Pankreasnekrosen wurde mittels des laser-nephelometrisch bestimmten C-reaktiven Proteins im Serum überprüft (Behring Werke, Marburg). Dieser Serummarker erwies sich in der Vergangenheit als der Indikator mit der höchsten Treffsicherheit zum

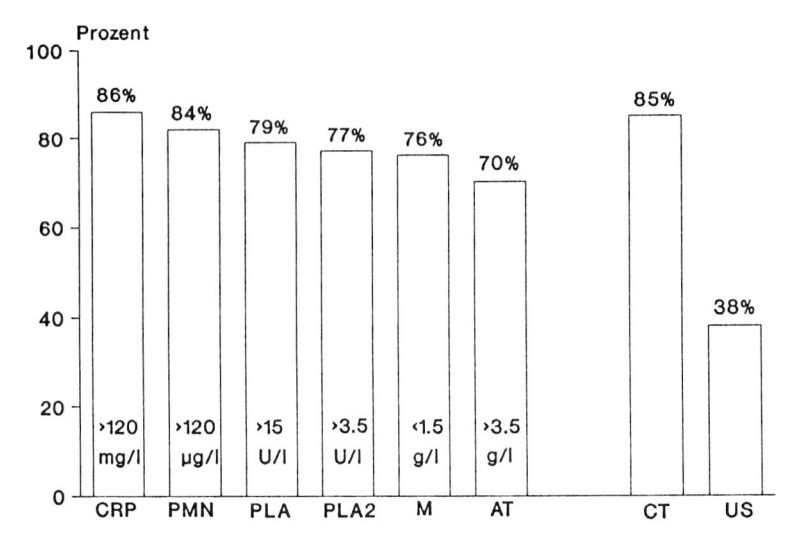

Abb. 1. Vergleichende Darstellung der Treffsicherheiten verschiedener Serumparameter und der bildgebenden Verfahren für das Vorliegen von Pankreasnekrosen. *CRP* C-reaktives Protein, *PMN* PMN-Elastase; *PLA* Phospholipase A-Aktivität; *PLA2* Phospholipase A2-Aktivität; *M* α2-Makroglobulin; *AT* α1-Antitrypsin; *CT* kontrastmittelverstärkte Computertomographie; *US* Sonographie

Nachweis einer akuten nekrotisierenden Pankreatitis (Abb. 1, [3, 4]). Dabei wurde das Kriterium "Pankreasnekrose" erfüllt, wenn für das CRP Werte über 120 mg/l (Normalwert: < 12 mg/l) gemessen wurden.

Ergebnisse

Die mediane Dauer vom Beginn der akuten abdominellen Schmerzsymptomatik bis zur Klinikaufnahme betrug 36 h für die Pankreatitis-Gesamtgruppe. Die innerhalb der ersten 48 h nach Hospitalisation durchgeführte kontrastmittelverstärkte Computertomographie zeigte in 33 Fällen (45%) der nekrotisierenden Verlaufsformen ein intraparenchymales Nekroseausmaß von mehr als 50%; bei 53 Patienten (73%) bestanden darüberhinaus extrapankreatische Fettgewebsnekrosen.

Die zeitliche Nekroseentwicklung anhand des Serumnekrosemarkers, C-reaktives Protein, gibt Abb. 2 wider. In diese Detailanalyse wurden all jene Patienten mit nekrotisierender Pankreatitis (n=45) eingeschlossen, die bis zur Operation in den ersten 96 h nach Beginn der akuten Pankreatitis ein lückenloses Serummonitoring für das CRP aufwiesen. Innerhalb von 24, 48, 72 und 96 h nach Beginn der akuten Symptomatik erfüllten 46% (6/13), 70% (21/30), 97% (34/35) und 100% (45/45) der Patienten das definierte Kriterium für das Vorliegen von Pankreasnekrosen.

Abbildung 3 zeigt exemplarisch den Serum-CRP-Verlauf eines 53jährigen Patienten mit nekrotisierender Pankreatitis ethyltoxischer Genese, welcher unmittelbar nach Beginn der akuten abdominellen Schmerzsymptomatik aufgenommen wurde. Während das initiale kontrastmittelverstärkte Computertomogramm eine schwere ödematöse Pankreatitis mit mas-

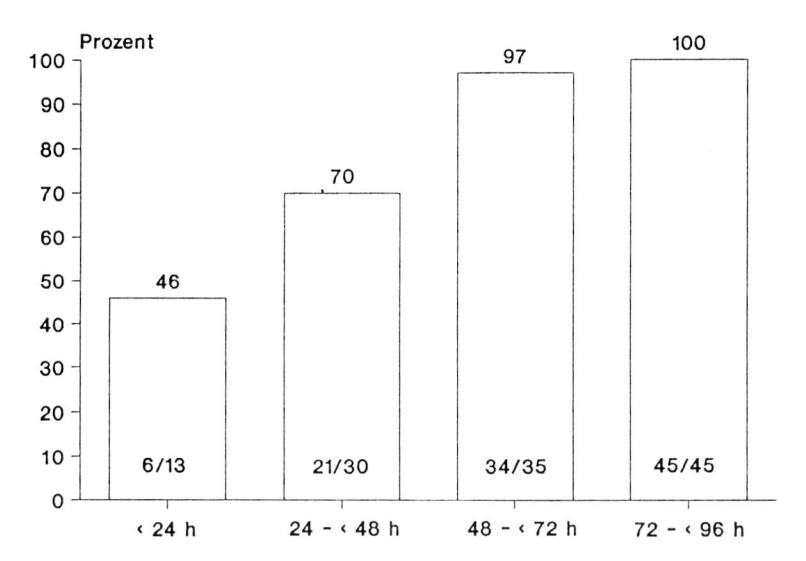

Abb. 2. Kumulative Darstellung der zeitlichen Entwicklung von Pankreasnekrosen (n=45). Abszisse: Tage nach Beginn der akuten Pankreatitis. Ordinate: Prozent der Patienten mit CRP-Werten über 120 mg/l bei nekrotisierender Pankreatitis

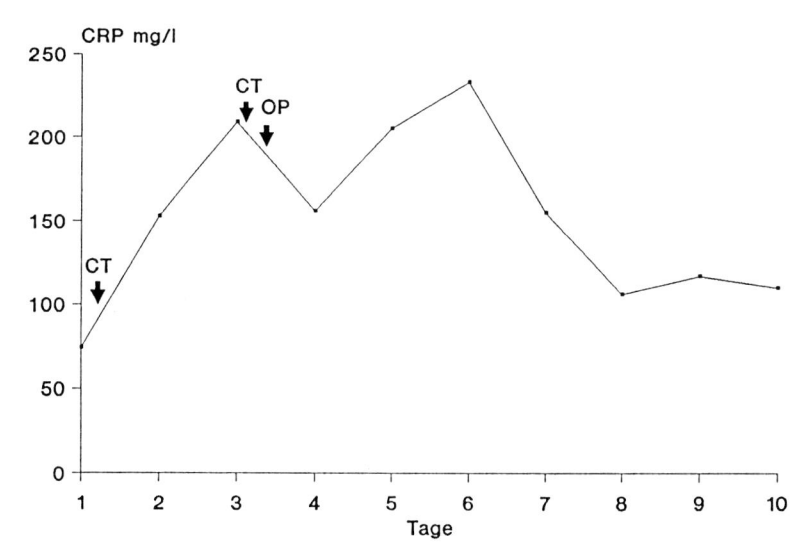

Abb. 3. Serum-CRP-Verlauf bei einem 53jährigen Patienten mit nekrotisierender Pankreatitis (8 Ranson-Punkte). *CT* kontrastmittelverstärkte Computertomographie; *OP* Nekrosektomie und postoperative geschlossene Bursa- und Peritoneal-Lavage. Abszisse: Tage nach Beginn der akuten Pankreatitis

siven Exsudationen zeigte, war im CT am Tag 3 der akuten Pankreatitis ein ausgeprägter Nekroseprozeß, sowohl intra-, als auch extrapankreatisch zu erkennen. In diesem Zeitraum stieg das CRP von 74 mg/l rapide auf 219 mg/l an, gleichzeitig verschlechterte sich der

Zustand des Patienten im Sinne eines 2-Organversagens, so daß eine operative Intervention erforderlich wurde.

Diskussion

Bei der akuten Pankreatitis determiniert im wesentlichen die nekrotisierende Verlaufsform Morbidität und Letalität dieser Erkrankung. Therapeutische Konsequenzen, wie der Einsatz von intensivmedizinischen Maßnahmen oder chirurgischen Interventionen sind direkt abhängig vom frühzeitigen Nachweis dieses morphologischen Schweregrades der akuten Pankreatitis. In der Vergangenheit hat sich die kontrastmittelverstärkte Computertomographie weltweit zum Staging der akuten Pankreatitis als "Gold Standard" etabliert [5]. Bei den Serumnekrosemarkern konnte besonders das C-reaktive Protein als der derzeit allgemein akzeptierte Referenzparameter für die Schweregradeinteilung der akuten Pankreatitis herausgearbeitet werden [3]. Beide besitzen Treffsicherheiten für das Vorliegen von Pankreasnekrosen von über 85%.

Aussagen über die zeitliche Entwicklung der Nekroseentstehung bei akuter Pankreatitis finden sich in der Literatur nur wenige; lediglich Acosta konnte bei 5 von 46 Patienten (11%), die innerhalb von 48 h nach Beginn einer akuten biliären Pankreatitis einer Frühoperation unterzogen wurden, intraoperativ eine nekrotisierende Verlaufsform beschreiben [2]. Diese und die vorliegende Untersuchung bei Zugrundelegung des Serumnekrosemarkers, C-reaktives Protein über 120 mg/l, bestätigen, daß die nekrotisierende Pankreatitis früh, innerhalb Stunden, entstehen kann. Annähernd die Hälfte der Patienten mit schwerer akuter Pankreatitis entwickelten bereits innerhalb der ersten 24 h nach Beginn der klinischen Symptomatik klare Zeichen einer Pankreasnekrose, nach 96 hatten alle Patienten eine Pankreasnekrose ausgebildet.

Zusammenfassung

Vorliegende klinische Studie beschäftigt sich mit der zeitlichen Entstehung von Pankreasnekrosen. Analysiert wurden hierzu die Krankheitsverläufe von 199 Patienten mit akuter Pankreatitis (126 ödematöse und 73 nekrotisierende Verlaufsformen). Auf der Basis täglicher CRP-Bestimmungen und Werten über 120 mg/l wurde die Entwicklung einer nekrotisierenden Verlaufsform ermittelt. Dabei ist offensichtlich, daß die nekrotisierende Pankreatitis innerhalb Stunden auftreten kann. Die Hälfte der Patienten entwickelt bereits innerhalb der ersten 24 h nach Auftreten der akuten Abdominalschmerzen die Zeichen einer nekrotisierenden Pankreatitis, nach 96 h trifft dies für alle Patienten mit schwerer akuter Pankreatitis zu.

Summary

The present clinical study evaluates the development process (time) of pancreatic necrosis. A total of 199 patients with acute pancreatitis (126 with an edematous and 73 with a necrotizing disease course) were analyzed. On the basis of daily C-reactive protein (CRP) measurements and values above 120 mg/l, the development of a necrotizing course was ascertained. It is obvious that necrotizing pancreatitis develops within hours. Almost half of the patients developed clear-cut signs of necrotizing pancreatitis within 24 h of the onset of acute abdominal pain; after 96 h this was true for all patients with severe acute pancreatitis.

Literatur

1. Beger HG, Büchler M, Bittner R, Block S, Nevalainen TJ, Roscher R (1988) Necrosectomy and postoperative local lavage in necrotizing pancreatitis. Br J Surg 75:207–212
2. Acosta JM, Rossi R, Galli OMR, Pellegrini CA, Skinner DB (1978) Early surgery for acute gallstone pancreatitis: evaluation of a systemic approach. Surgery 83:367–370
3. Büchler M, Malfertheiner P, Schoetensack C, Uhl W, Beger HG (1986) Sensitivity of antiproteases, complement factors and C-reactive protein in detecting pancreatic necrosis. Results of a prospective clinical study. Int J Pancreatol 1:227–235
4. Büchler M, Malfertheiner P, Schädlich H, Nevalainen TJ, Frieß H, Beger HG (1989) Role of phospholipase A2 in human acute pancreatitis. Gastroenterol 97:1521–1526
5. Block S, Maier W, Clausen C, Bittner R, Büchler M, Beger HG (1986) Identification of pancreas necrosis in severe acute pancreatitis. Gut 27:1035–1042

Dr. M. Martini, Klinik für Allgemeine Chirurgie, Universitätsklinik Ulm, Steinhövelstr. 9, W-7900 Ulm, Bundesrepublik Deutschland

Resorption und Wirkung von pankreatitischem Peritonealexsudat auf Herz und Kreislauf
Resorption and Effect of Pancreatic Peritoneal Exsudate on the Cardiocirculatory System

B. Vollmar[1], T. Kerner[1], M. Vierl[1], P. Conzen[1], H. Waldner[2] und L. Schweiberer[2]

[1]Institut für Chirurgische Forschung, Klinikum Großhadern
[2]Chirurgische Klinik Innenstadt, Ludwig-Maximilians-Universität, München

Einleitung

Die hämorrhagische Pankreatitis stellt eine schwere Verlaufsform der akuten Pankreatitis dar und ist mit einer Letalität von bis zu 60% belastet [1]. Es kommt bei dieser Form der Pankreatitis zur Bildung von Ascitesflüssigkeit mit massiver Freisetzung von Enzymen und vasoaktiven Substanzen, die in den Kreislauf resorbiert und für auftretende Komplikationen im Verlauf der Pankreatitis verantwortlich gemacht werden [2]. In der Frühphase der Erkrankung stehen Kreislaufstörungen bis hin zum pankreatogenen Schock im Vordergrund [1]. Ursache hierfür scheinen neben einer durch generalisierte Permeabilitätsstörung verursachten Hypovolämie und einem verminderten Gefäßwiderstand auch die Freisetzung eines "myocardial depressant factors" zu sein [3].

Ziel dieser Studie war es, die Wirkung von hämorrhagischer Ascitesflüssigkeit (HAF) auf Herz- und Kreislauffunktion zu untersuchen. Dies wurde an gesunden Schweinen durch intraperitoneale Gabe von HAF, welche zuvor von Schweinen im Rahmen einer Na-Taurocholat-Pankreatitis gewonnen worden war, durchgeführt. Da Voruntersuchungen gezeigt hatten, daß die Gabe von HAF zur Aktivierung des Arachidonsäuremetabolismus führt, wurden in randomisierter Reihenfolge diese Untersuchungen auch an Indomethacin-vorbehandelten Tieren vorgenommen.

Methodik

Nach der Narkoseeinleitung wurden Schweine (n=25; mittleres Körpergewicht 24 kg) tracheotomiert und kontrolliert mit O_2/N_2O beatmet. Die Narkose wurde durch kontinuierliche Infusion von Piritramid (10 mg/kg/h) und durch Halothan (0,3 vol%) in der Einatemluft aufrechterhalten. Isotonische Kochsalzlösung wurde allen Tieren kontinuierlich in einer Rate von 10 ml/kg/h verabreicht. Folgende Katheter wurden für hämodynamisches Monitoring und für Blutabnahmen gelegt: Ein arterieller und ein venöser Zugang zur Messung von mittlerem arteriellen Druck (MAP), für arterielle Blutabnahmen und zur Volumensubstitution und Gabe von Medikamenten; ein Swan-Ganz-Katheter (5F) zur Messung von mittlerem pulmonal-arteriellem Druck (MPAP) und Herzzeitvolumen (HZV) sowie zur Entnahme von gemischt-venösem Blut. Ein Millar-Tipmanometer wurde über die rechte

A. carotis communis in den linken Ventrikel plaziert zur Erfassung des linksventrikulären-
enddiastolischen Druckes (LVEDP) sowie zur Erhebung eines Parameters der myokardialen
Kontraktilität, V_{max}. In arteriellem Blut erfolgte die Bestimmung der Lipase sowie der Ara-
chidonsäuremetabolite Prostacyclin (PGI_2) und Thromboxan A_2 (TXA_2). Die Tiere wurden
laparotomiert und ein Katheter in die Bursa omentalis gelegt.

Die Tiere wurden folgenden Gruppen zugeordnet: Kontrollgruppe (KO, n=9), denen 50
ml/kg 0,9% NaCl-Lösung i.p. über 1 h infundiert wurde. 16 Tiere, denen 50 ml/kg
hämorrhagische Ascitesflüssigkeit i.p. über 1 h infundiert wurde (HAF, n=16). 8 Tiere
mit HAF-Infusion wurden mit Indomethacin (10 mg/kg) intravenös vorbehandelt (INDO,
n=8).
  Nach Durchführung der Kontrollmessungen und der i.p. Infusion von NaCl oder HAF erfolgten in 1-stündigen Intervallen die hämodynamischen Messungen sowie die Blutabnahmen für Blutgas- und laborchemische Bestimmungen. Nach 6 h Beobachtungszeit erfolgte
die Entnahme der Lungen für die gravimetrische Trocken-/Feuchtgewichtsbestimmung.
  Hämorrhagische Ascitesflüssigkeit war ebenfalls bei Schweinen in Allgemeinnarkose
nach Induktion einer hämorrhagisch-nekrotisierenden Pankreatitis durch intraduktale Gabe
von Na-Taurocholat über 6 h gewonnen worden (Spannweite: 750–1000 ml).

Ergebnisse

In der Kontrollgruppe änderte sich innerhalb 6 h der MAP (−6%) und das HZV (−6%)
nicht wesentlich. Im Vergleich dazu kam es in der HAF-Gruppe zu einem signifikanten Abfall des MAP (−24%) und des HZV (−28%). Ebenso fiel in der HAF-Gruppe der LVEDP
signifikant ab (s. Tabelle 1). Die Indomethacin-vorbehandelten Tiere zeigten vergleichbare
hämodynamische Veränderungen, wobei diese jedoch weniger stark ausgeprägt waren als
bei den unbehandelten Vergleichstieren. V_{max} unterschied sich nicht signifikant zwischen
den drei Gruppen (s. Tabelle 1). Die Plasmakonzentrationen von TXA_2 blieben in allen
drei Gruppen nahezu unverändert. Im Plasma der HAF-Gruppe stiegen die Konzentrationen
von Lipase und PGI_2 signifikant auf 176% und 147% an, im Gegensatz zu unveränderten
Plasmaspiegeln in der Kontrollgruppe (s. Tabelle 1). In der Indomethacin-vorbehandelten
Gruppe stiegen die Konzentrationen von Lipase ebenfalls signifikant an, wohingegen keine
Prostanoide im Blut nachweisbar waren. Keine signifikanten Unterschiede zwischen den
drei Gruppen ergaben sich für die Werte des MPAP, des pulmonal-vasculären Wider-
standes und der Blutgasanalysen. Ebenso unterschieden sich die Gruppen nicht in der
Trocken-/Feuchtgewichtsbestimmung der Lungen.

Zusammenfassung

Die intraperitoneale Gabe von HAF führt zur Zunahme der Serumlipasekonzentration und
zur Bildung von PGI_2. Darüberhinaus kommt es zu einer Kreislaufdepression, die sich in
der Abnahme von MAP und HZV widerspiegelt. Diese Kreislaufveränderungen scheinen
nicht durch eine Verminderung der myokardialen Kontraktilität (V_{max}) bedingt, sondern
eher Folge eines verminderten Füllungsdruckes zu sein. Indomethacin konnte diese Effekte

Tabelle 1. Hämodynamische Parameter sowie Konzentrationen von Lipase und Prostacyclin im Serum nach intraperitonealer Gabe von hämorrhagischer Ascitesflüssigkeit (HAF). *KO* = Kontrollgruppe; *INDO* = Indomethacin-vorbehandelte HAF-Gruppe. Angegeben sind Mittelwerte ± SEM. *MAP*, mittlerer arterieller Druck (mmHg); *HZV*, Herzzeitvolumen (ml/min/100g); V_{max}, myokardiale Kontraktilität (mm/sec); *LVEDP*, linksventriculärer enddiastolischer Druck (mmHg); Lipase (U/L); PGI_2 (pg/ml)

		basal	1 h	2 h	3 h	4 h	5 h	6 h
MAP	KO	84 ± 3	94 ± 3	95 ± 3	89 ± 4	83 ± 4	82 ± 4	79 ± 4
	HAF	83 ± 5	79 ± 4[b]	82 ± 5[b]	77 ± 5[b]	75 ± 4[b]	69 ± 4[b]	63 ± 4[ba]
	INDO	83 ± 5	82 ± 5[b]	82 ± 5[b]	74 ± 6[b]	69 ± 5[b]	64 ± 7[b]	63 ± 5[ba]
HZV	KO	140 ± 8	149 ± 10	154 ± 11	149 ± 10	145 ± 11	139 ± 10	132 ± 11
	HAF	144 ± 14	130 ± 10	120 ± 8[ba]	118 ± 14[b]	118 ± 19[b]	112 ± 14[b]	104 ± 18[ba]
	INDO	117 ± 11	140 ± 11	112 ± 12[ba]	113 ± 15[b]	111 ± 10[b]	100 ± 14[b]	104 ± 14[ba]
V_{max}	KO	3,4 ± 0,2	3,6 ± 0,5	3,6 ± 0,3	3,8 ± 0,4	3,9 ± 0,4	3,9 ± 0,4	3,7 ± 0,7
	HAF	3,5 ± 0,3	3,4 ± 0,5	3,5 ± 0,5	3,5 ± 0,4	3,5 ± 0,5	3,7 ± 0,7	3,7 ± 0,7
	INDO	3,4 ± 0,2	3,5 ± 0,4	3,4 ± 0,4	3,5 ± 0,4	3,7 ± 0,5	3,7 ± 0,6	3,8 ± 0,6
LVEDP	KO	4,0 ± 0,2	4,1 ± 0,3	4,2 ± 0,1	4,3 ± 0,1	4,1 ± 0,4	4,3 ± 0,4	4,1 ± 0,1
	HAF	4,3 ± 0,2	4,1 ± 0,3	3,8 ± 0,3	3,4 ± 0,2	3,1 ± 0,2	2,9 ± 0,1	2,1 ± 0,1[ba]
	INDO	4,7 ± 0,2	4,5 ± 0,2	4,3 ± 0,4	4,1 ± 0,2	4,2 ± 0,6	4,3 ± 0,3	4,2 ± 0,2
Lipase	KO	49 ± 9	37 ± 10	35 ± 7	38 ± 10	49 ± 9	38 ± 13	47 ± 11
	HAF	59 ± 7	64 ± 18[ba]	112 ± 13[b]	96 ± 14[b]	99 ± 12[b]	89 ± 17[b]	104 ± 16[ba]
	INDO	58 ± 6	77 ± 8[ba]	95 ± 16[b]	86 ± 14[b]	108 ± 24[b]	130 ± 26[b]	97 ± 18[ba]
PGI_2	KO	66 ± 43	61 ± 42	48 ± 36	73 ± 56	38 ± 37	56 ± 46	57 ± 57
	HAF	399 ± 189	1210 ± 302[ba]	1103 ± 165[b]	914 ± 156[b]	756 ± 156[b]	754 ± 261[b]	587 ± 172[ba]

[a] $p < 0,05$ vs. basal; [b] $p < 0,05$ vs. KO.

vermindern, jedoch nicht vollständig aufheben. Somit scheint der Arachidonsäuremetabolit PGI$_2$ zumindest an der Hypotension während akuter Pankreatitis beteiligt zu sein. Die Ergebnisse geben weitere Hinweise darauf, daß der Verlauf der akuten Pankreatitis durch eine frühzeitige und wiederholte Peritoneallavage günstig beeinflußt werden könnte.

Summary

The intraperitoneal infusion of hemorrhagic ascites fluid (HAF) caused a rise of serum lipase concentrations and a release of prostacyclin (PGI$_2$). Moreover, it resulted in circulatory depression, which is due to decreased loading conditions rather than to depressed myocardial contractility. Indomethacin could diminish, but not prevent these effects. Therefore, PGI$_2$ may, at least partly, mediate these effects. The results indicate, that peritoneal lavage could be an effective therapy for complications in the early onset of acute pancreatitis.

Literatur

1. Beger HG, Bittner R, Büchler M, Hess W, Schmitz J (1986) Hemodynamic data pattern in patients with acute pancreatitis. Gastroenterol 90:74–79
2. Cobo LC, Abraham E, Bland RD (1984) Sequential hemodynamic and oxygen transport abnormalities in patients with acute pancreatitis. Surgery 95:324–330
3. Lefer A, Barenholz Y (1972) Pancreatic hydrolases and formation of a myocardial depressant factor in shock. Am J Physiol 223:1103–1109

Dr. B. Vollmar, Chirurgische Klinik Innenstadt und Chirurgische Poliklinik, Ludwig-Maximilians-Universität München, Nußbaumstraße 20, W-8000 München 2, Bundesrepublik Deutschland

IX. Pathophysiologie (perioperative Pathophysiologie – Sepsis – Schock)

Die Wirkung von Prostaglandin E1 auf nichtspezifisches Immunsystem, Komplementaktivierung, Lungenfunktion und Hämodynamik bei Polytrauma-Patienten mit ARDS-Risiko

The Effects of Prostaglandin E1 on Nonspecific Immune Components, Complement Activation, Lung Function, and the Hemodynamics of Multiply Traumatized Patients at Risk for ARDS

A. Dwenger[1], M.L. Nerlich[2], H.-C. Pape[2], G. Schweitzer[1], J. Köhl[3] und J.A. Sturm[2]

[1]Abt. f. Klinische Biochemie, [2]Unfallchirurgische Klinik und [3]Abt. f. Medizinische Mikrobiologie, Medizinische Hochschule Hannover

Zielsetzung

Die Trauma-induzierte Aktivierung von Granulocyten und Komplementsystem wird als wesentliche Ursache für die Pathogenese des posttraumatischen progressiven Lungenversagens (ARDS) angesehen [1]. Die Richtigkeit des therapeutischen Konzepts der Hemmung granulocytärer Funktionen (Sauerstoffradikal-Bindung, Sekretion lysosomaler Enzyme) mit PGE1 hat sich in mehreren klinischen Studien bisher nicht eindeutig nachweisen lassen, da PGE1 ausnahmslos erst *nach* der Diagnose des schon manifesten ARDS gegeben wurde [2, 3]. Daher wurde PGE1 bei Polytrauma-Patienten mit ARDS-Prädisposition unmittelbar nach Trauma 6 Tage lang randomisiert, doppelblind und Placebo-kontrolliert infundiert.

Methodik

Bei 19 beatmeten Polytrauma-Patienten mit PTS $42,2 \pm 3,0$ ($\bar{x}\pm$ SEM) (10 Placebo-Patienten mit PTS $43,1\pm 5,1$ und 9 PGE1-Patienten mit PTS $41,1\pm 3,1$ und Infusion von 20 ng PGE1/kg·min, Alprostadil, Schwarz Pharma AG) und mit Swan-Ganz-Katheter wurden täglich Herz- und Lungenfunktion sowie systemische und pulmonale Hämodynamik 10 Tage lang gemessen. In venösem Blut wurden die biochemischen Parameter ermittelt [4, 5]. Die Kriterien zur ARDS-Definition umfaßten $PaO_2/FiO_2 \leq 150$ mmHg, PCWP $\leq$ 18 mmHg, Compliance ≤ 50 ml/cm H_2O, diffuse bilaterale Lungeninfiltrate und extravasculäres Lungenwasser $\geq 9,5$ ml/kg. Unterschiede der 6-/10-tägigen Kurvenverläufe für PGE1- und Placebo-Gruppe insgesamt sowie zu einzelnen Zeitpunkten wurden mit dem U-Test nach Mann-Whitney berechnet.

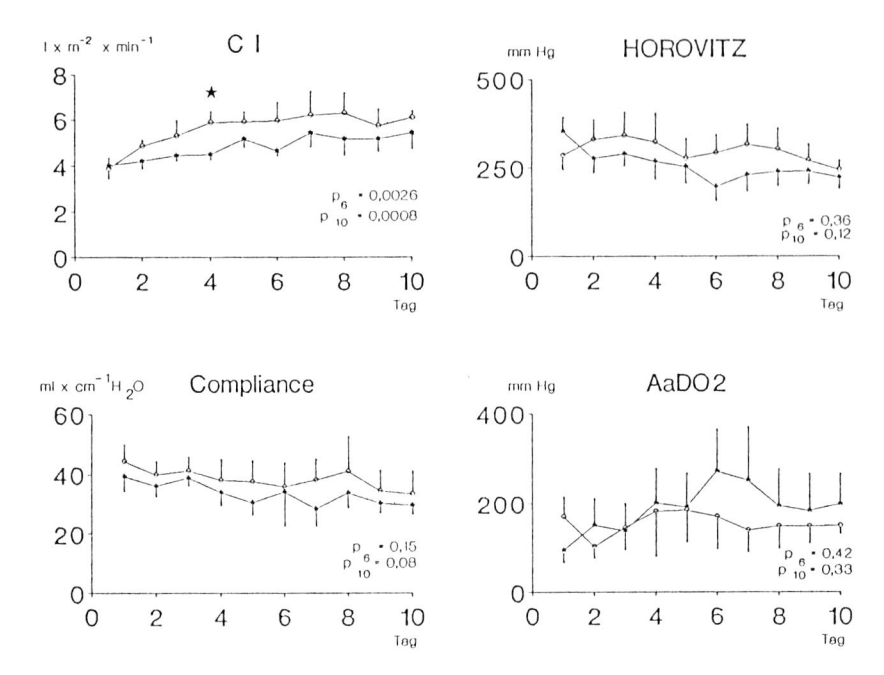

Abb. 1. Posttraumatischer Verlauf von Cardiac Index (it CI, Horovitz-Quotient PaO$_2$/FiO$_2$ (*HOROVITZ*), statischer Compliance (*Compliance*) und arterio-alveolärer Sauerstoffdifferenz ($AaDO_2$) für PGE1 (o) und Placebo (*) Patienten.
x̄± SEM; ★ p < 0,05; p$_6$ = p-Wert über 6 Tage (U-Test); p$_{10}$ = p-Wert über 10 Tage (U-Test)

Ergebnisse

Die ARDS-Incidenz ist für die PGE1-Gruppe 2/9, für die Placebo-Gruppe 4/10. Aus den Verlaufskurven bis zum 6./10. posttraumatischen Tag ergibt sich für die PGE1-Gruppe im Vergleich zur Placebo-Gruppe: Cardiac Index höher ($p < 0,003/p < 0,0008$), Horovitz-Quotient PaO$_2$/FiO$_2$ höher ($p < 0,36/p < 0,12$), Compliance höher ($p < 0,15/p < 0,08$), AaDO$_2$ niedriger ($p < 0,42/p < 0,33$) (Abb. 1), systemisch vasculärer Widerstand niedriger ($p < 0,04/p < 0,008$), pulmonal vasculärer Widerstand niedriger ($p < 0,08/p < 0,01$), Plasma-C3a-Konzentration niedriger ($p < 0,001/p < 0,0001$), Plasma-Elastase-Konzentration niedriger ($p < 0,12/p < 0,005$) (Abb. 2), granulocytärer Elastasegehalt höher ($p < 0,01/p < 0,07$), in vitro-Stimulierbarkeit von PMNL im Blut höher ($p < 0,0005/p < 0,01$), in vitro-Stimulierbarkeit isolierter PMNL höher ($p < 0,35/p < 0,72$), Chemiluminescenz-Hemmfaktor niedriger ($p < 0,008/p < 0,009$) (Abb. 3).

Zusammenfassung

Durch frühzeitige Infusion von PGE1 wird bei ARDS-Risiko-Patienten durch Reduktion von pulmonalem und systemischem vasculären Widerstand eine signifikante Verbesserung der Herzleistung beobachtet, während die Daten für arterio-alveoläre Sauerstoffdifferenz, Compliance und ARDS-Incidenz nur tendenziell auf eine Verbesserung der Lungenfunktion

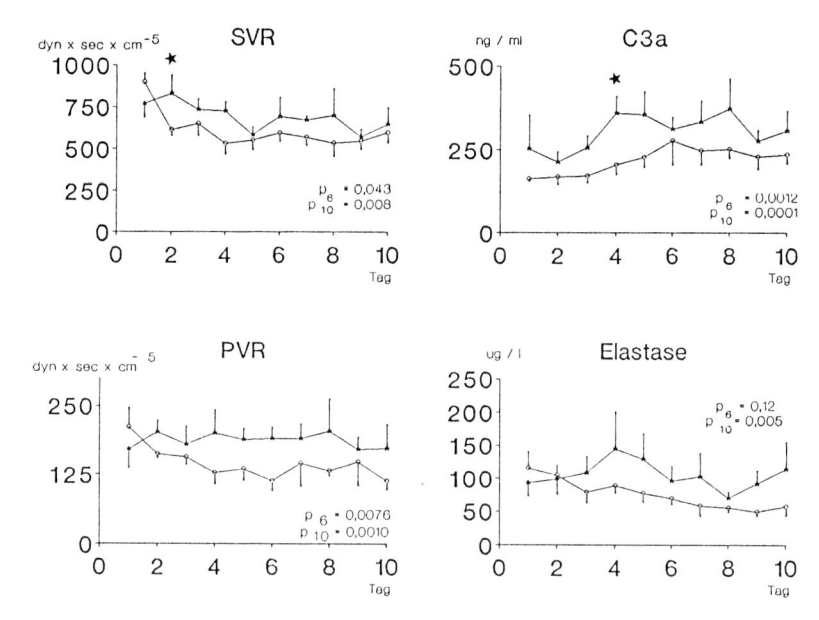

Abb. 2. Posttraumatischer Verlauf von systemisch vasculärem Widerstand (*SVR*), pulmonal vasculärem Widerstand (it PVR), Plasma-C3a-Konzentration (*C3a*) und Plasma-Elastase-Konzentration (*Elastase*) für PGE1 (o) und Placebo (⋆) Patienten

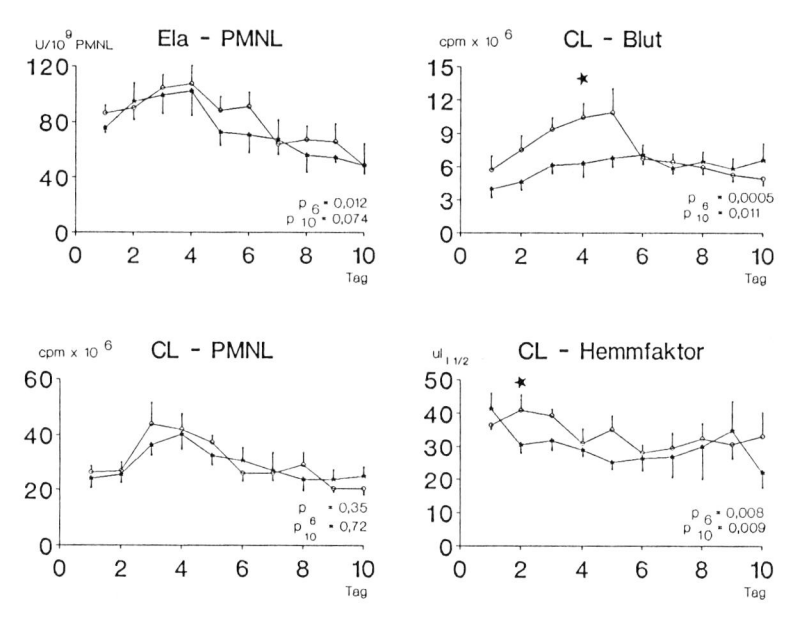

Abb. 3. Posttraumatischer Verlauf von granulocytärem Elastasegehalt (*Ela-PMNL*), in vitro-Stimulierbarkeit von PMNL und Blut pro $2 \cdot 10^5$ Neutrophile (*CL-Blut*), in vitro-Stimulierbarkeit isolierter PMNL pro 25000 Neutrophile (*CL-PMNL*) und Traumafaktor in μl Patientenplasma, die zur halbmaximalen Hemmung der CL-Antwort durch Latex stimulierter normaler Neutrophiler führen (*Traumafaktor*) für PGE1 (o) und Placebo (⋆) Patienten

hinweisen. Erst die weitere Untersuchung einer größeren Zahl von ARDS-Risiko-Patienten kann zeigen, ob die PGE1-bedingte Verbesserung der Lungenfunktion und Senkung der ARDS-Incidenz zu derart signifikanten Gruppenunterschieden führen wie sie für die Hemmung der Granulocyten-Funktionen und die Komplementaktivierung beobachtet wurden und damit beweisen, daß therapeutisches Konzept und pathogenetische Vorstellungen miteinander im Einklang stehen.

Summary

In patients at risk for adult respiratory distress syndrome (ARDS), an early infusion of prostaglandin E1 (PGE1) reduced primary and systemic vascular resistance and ameliorated cardiac function significantly. Arterioalveolar oxygen difference, compliance, and ARDS incidence were improved in PGE1 patients, but were not significantly different from placebo patients. Further investigation of more patients at risk for ARDS will decide whether lung function and ARDS incidence are as significantly different as the neutrophil functions and complement activation for PGE1-treated and placebo patients, and, therefore, confirm the validity of the neutrophil-mediated pathogenesis of ARDS.

Literatur

1. Tate RM, Repine JE (1983) Neutrophils and the adult respiratory distress syndrome. Am Rev Respir Dis 128:552–559
2. Holcroft JW, Vassar MJ, Weber CJ (1986) Prostaglandin E_1 and survival in patients with the adult respiratory distress syndrome: a prospective trial. Ann Surg 203:371–378
3. Bone RC, Slotman G, Maunder R, Silverman H, Hyers TM, Kerstein MD, Ursprung JJ, and the prostaglandin E_1 study group (1989) Randomized double-blind, multicenter study of prostaglandin E_1 in patients with the adult respiratory distress syndrome. Chest 96:114–119
4. Dwenger A, Regel G, Schweitzer G, Funck M, Sturm JA, Tscherne H (1989) Cellular and humoral reactions of the nonspecific immune system of polytraumatized patients with and without the adult respiratory distress syndrome. In: Faist, Ninnemann, Green (eds) Immune consequences of trauma, shock and sepsis. Springer, Berlin Heidelberg New York Tokyo, pp 241–246
5. Dwenger A, Schweitzer G, Regel G (1986) Bronchoalveolar lavage fluid and plasma proteins, chemiluminescence response and lavage contents of polymorphonuclear leukocytes from blood and lavage fluid in traumatized patients. J Clin Chem Clin Ciochem 24:73–88

Dr. A. Dwenger, Abt. f. Klinische Biochemie, Medizinische Hochschule Hannover, Konstanty-Gutschow-Str. 8, W-3000 Hannover 61, Bundesrepublik Deutschland

Wiederholte Histaminfreisetzung im perioperativen Zeitraum: Spezifische Reaktion auf ärztliche Maßnahmen oder allgemeine Streßreaktion?*

Serial Histamine Release in the Perioperative Period: Specific Reaction to Medical Treatment or Common Response to Stress?

B. Stinner[1], W. Lorenz[4], S. Duda[2], H. Menke[3], B. Kapp[4] und W. Dietz[1]

[1]Klinik für Allgemeinchirurgie, Philipps-Universität Marburg
[2]Klinik für Anästhesiologie, Klinikum der Universität Mainz
[3]Klinik für Allgemeinchirurgie, Klinikum der Universität Mainz
[4]Institut für Theoretische Chirurgie, Philipps-Universität Marburg

Einleitung

Die hohe Incidenz und klinische Relevanz perioperativer Histaminfreisetzung anzuerkennen, stößt auch heute noch, nach zahllosen Studien [4], bei vielen Klinikern auf eine starke Resistenz. Der allgemeine Widerwille gegen die Kenntnisnahme dieses Problems gründet sich auf viele Ursachen [3], nicht zuletzt aber auch auf das Unbehagen, über iatrogene Komplikationen, welchen Ausmaßes auch immer, zu diskutieren [1]. Daß die tatsächliche Incidenz der Histaminfreisetzung im perioperativen Zeitraum deutlich höher liegt als selbst von den Protagonisten dieses Prinzips angenommen wurde [3], zeigt der bisherige Verlauf an 160 Patienten einer multizentrischen kontrollierten klinischen Studie zur perioperativen Antihistaminikaprophylaxe. In dieser Studie wiesen 85% (!) der Patienten bis zu 4 mal eine Erhöhung des Plasmahistaminspiegels über den Bereich des Meßfehlers (3 S.D.)hinaus auf. Aus dieser enormen, unerwarteten Häufigkeit ergibt sich zwingend die Frage, ob es sich hierbei überhaupt um eine spezifische Reaktion auf die applizierten Medikamente und physikalischen Maßnahmen, oder um eine allgemeine Streßreaktion auf den operativen Eingriff handelt, wie sie für eine Reihe von Hormonen bekannt ist, z.B. für Catecholamine, Glucocorticoide und Schilddrüsenhormone.

Deshalb war es Ziel dieser prospektiven Querschnittsstudie, seriell auftretende Plasmahistaminerhöhungen im perioperativen Zeitraum Einzelereignissen zuzuordnen und von einer mehr generellen Streßreaktion zu differenzieren.

Methodik

In einer prospektiven Querschnittsstudie nach den bei Lorenz et al. [2] niedergelegten Kriterien wurden 10 allgemeinchirurgischen Patienten (59 (21–71) Jahre, beiderlei Geschlechts, komplikationsloser postoperativer Verlauf, keine Entzündungszeichen) am 5.

---

* Mit Unterstützung der Deutschen Forschungsgemeinschaft (DFG) Lo 199/16-1

postoperativen Tag sequentiell zehn Blutproben zur Bestimmung des Plasmahistamins entnommen. Die Zeitpunkte der Abnahme waren exakt dieselben wie bei 10 Patienten in der parallel verlaufenden kontrollierten Studie zur perioperativen Antihistaminikaprophylaxe (s. oben), aus der die Patienten Nr. 61–70 (Alter 46,5 (35–77) Jahre, beiderlei Geschlechts) als echte, operierte Fälle den Patienten auf Station als Kontrollen zugeordnet wurden. Die Zeitpunkte der Blutentnahmen, wie in Tabelle 1 in der Legende erläutert, entsprachen den tatsächlichen, mittleren Zeitpunkten, in der Vorbereitung der zu operierenden Fälle im Vorbereitungsraum und Operationssaal in Mainz. Die Plasmahistaminspiegel wurden mit der fluorometrisch-fluoroenzymatischen Methode bestimmt [5]. Histaminfreisetzungsereignisse in der Sequenz der verschiedenen verabreichten Medikamente und Maßnahmen wurden anhand der Kriterien der neuen Sensitivität der Histaminbestimmung definiert. Sie umfaßten die Annahme eines Anstiegs des Plasmahistamins nach einem speziellen Ereignis, wenn der dreifache Wert des Variationskoeffizienten (CV%) der Bestimmungsmethode in diesem Meßbereich überschritten wurde (> 0,5 ng/ml 3 CV = 20%; 0,1–0,5 ng/ml 3× CV = 30%; < 0,1 ng/ml 3× CV = 100%; Erhöhung des CV im unteren Meßbereich bedingt durch relative Zunahme des Signalrauschens). Die Zeitpunkte der Blutentnahmen nach jeder Einzelmaßnahme wurden so gewählt, daß sie dem Gipfel einer Bateman-Funktion für Invasion und Elimination des Histamins entsprachen. Voraussetzung hierfür, bisher für jeden Einzelfall nachgewiesen [4], ist die rasche Elimination von Histamin aus der Zirkulation innerhalb von 5 min, wodurch "carry-over"-Effekte zwischen zwei Freisetzungen weitgehend vermieden werden können. Auf diese Weise wurde die frühere Definition der Histaminfreisetzung mit Plasmahistaminspiegeln > 1 ng/ml ersetzt, da die erhöhte Sensitivität des Histamintests eine Verminderung der falsch negativen Klassifikationen von

Tabelle 1. Plasmahistaminspiegel bei 10 Patienten unter Ruhebedingungen auf Normalstation und in der Operationsvorbereitung: *0* = Start der Vorbereitung des Patienten, nach Anlage des peripheren Zugangs (*PZ*) und 20 ml Ringerlösung; *5'* = 1 min nach H_1 + H_2-Blocker Praemedikation; *20'* = 1 min nach Niedrigdosis von Alloferin; *23'* = 2 min nach Fentanyl; *26'* = 3 min nach Thiopental; *30'* = 1 min nach Suxamethonium und Beendigung Intubation; *35'* = 2 min nach Volldosis Alloferin zur Relaxierung; *40'* = 5 min nach Start des Plasmasubstituts; *55'* = unmittelbar nach Ende der Infusion des Plasmasubstituts; *60'* = 3 min nach Gabe der Antibioticaprophylaxe vor dem Hautschnitt

Zeitpunkt der perioperativen Vorbereitung		Plasmahistaminspiegel (ng/ml) (Median und Bereich)	
Zeitpunkt (min)	Phase	Patienten auf Station (Kontrollgruppe)	Patienten in der Vorbereitung (Testgruppe)
0'	PZ	0,25 (0,12–0,39)	0,20 (0,10–1,44)
5'	H_1 + H_2	0,25 (0,14–0,42)	0,23 (0,05–0,95)
20'	Allo-N	0,24 (0,01–0,35)	0,18 (0,09–6,29)
23'	Fenta	0,17 (0,02–0,32)	0,27 (0,06–1,78)
26'	Thio	0,16 (0,09–0,30)	0,20 (0,01–2,02)
30'	Intub	0,14 (0,03–0,29)	0,20 (0,02–2,16)
35'	Allo-V	0,15 (0,02–0,30)	0,29 (0,04–0,84)
40'	PS-A	0,12 (0,03–0,18)	0,14 (0,02–1,01)
55'	PS-E	0,10 (0,01–0,27)	0,21 (0,02–0,63)
60'	Antib	0,09 (0,03–0,26)	0,35 (0,07–5,52)[a]

[a] Vergleich Patienten Station/OP-Vorbereitung $p < 0,05$ im Mann-Whitney-Test.

Reaktion und Nichtreaktion verlangte. Klinische Effekte der Histaminfreisetzung wurden für diese Definition nicht herangezogen.

Für die deskriptive Statistik wurden Mediane und Spannweiten (Bereiche) angegeben. Die Unterschiede nominaler Daten aus 2 Stichproben wurde mit dem Chi^2-Test, die von ordinalen Daten mit dem Mann-Whitney-Test statistisch überprüft (Signifikanzgrenze $p < 0,05$).

Ergebnisse

Die Mediane und Spannweiten der gemessenen Plasmahistaminspiegel zu den einzelnen Entnahmezeitpunkten sind in Tabelle 1 zusammengefaßt. Der über den gesamten Untersuchungszeitraum fallende Trend in der Gruppe der Patienten auf Normalstation wurde ohne Ausnahme auch beim einzelnen Individuum gemessen, der höchste Einzelwert betrug 0,42 ng/ml Plasmahistamin, der niedrigste lag unter 0,01 ng/ml (Abb. 1). Bei den 10 Fällen der Testgruppe in der Operationsvorbereitung und Narkoseeinleitung konnte dieser Abwärtstrend nicht gesehen werden. Die gemessenen Werte beider Kollektive zu den Einzelentnahmezeitpunkten unterschieden sich im Median nicht wesentlich, lediglich am letzten Entnahmezeitpunkt lag eine signifikante Differenz vor ($p < 0,05$). In der Testgruppe waren die Spannweiten (= Maß für die Streuung der Einzelwerte) zu allen Zeitpunkten deutlich größer. Dies beruhte auf Histaminfreisetzungsreaktionen einzelner Patienten.

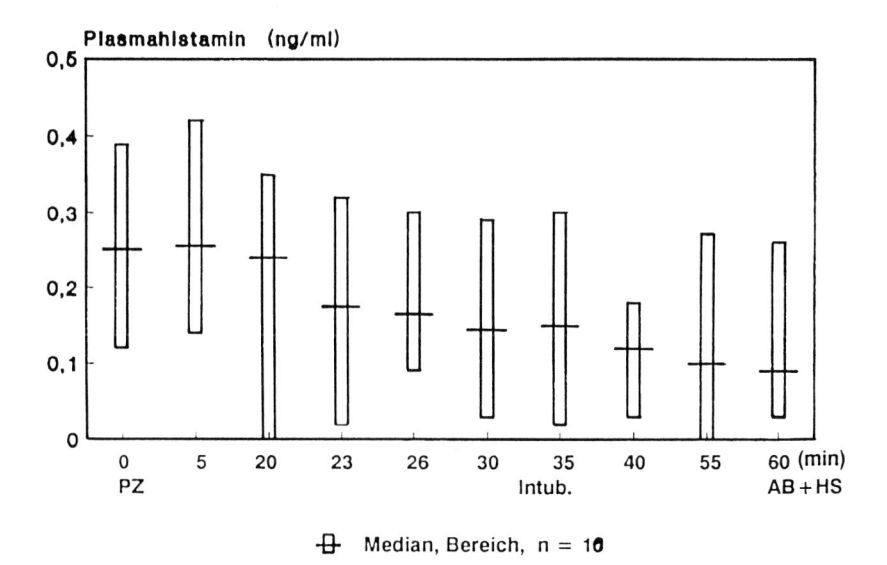

Abb. 1. Plasmahistaminspiegel in der Operationsvorbereitung – Kontrollgruppe. Mediane und Bereiche bei 10 Patienten unter Ruhebedingungen auf Normalstation. Abkürzungen: *PZ* = peripherer Zugang; *Intub.* = Zeitpunkt der Intubation in der Vergleichsgruppe; *AB + HS* = Antibioticum und Hautschnitt in der Vergleichsgruppe

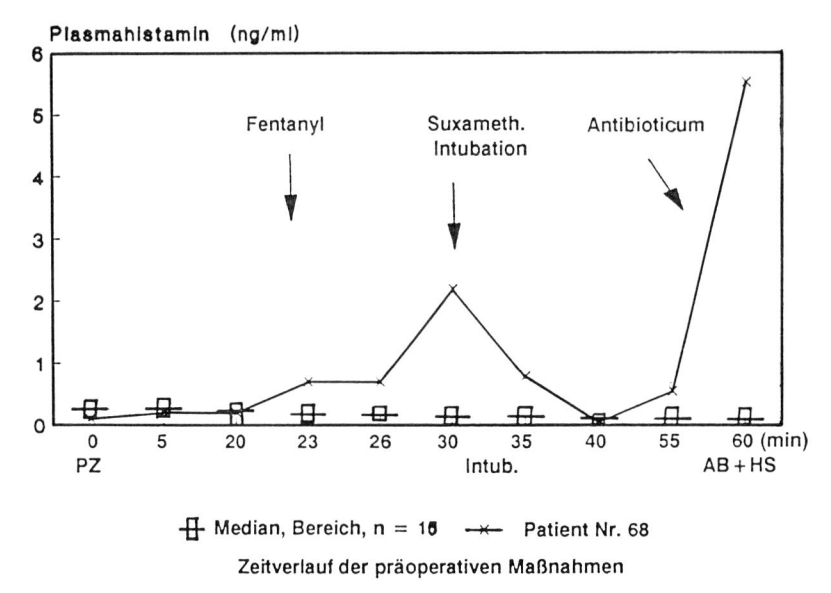

Abb. 2. Plasmahistaminspiegel in der Operationsvorbereitung – Fall aus der Testgruppe. Mediane und Bereiche bei 10 Patienten unter Ruhebedingungen auf Normalstation und Einzelwerte des Patienten Nr. 68 der Mainz-Marburg-Studie (Abkürzungen wie Abb. 1). Man beachte den unterschiedlichen Maßstab zu Abb. 1

Ein signifikanter Unterschied ($p < 0,05$) zwischen den Gruppen bestand in der Rate der Histaminfreisetzungsreaktionen entsprechend der oben angegebenen Kriterien: perioperativ trat eine solche Reaktion in der Sequenz der Ereignisse und Medikamentengaben insgesamt bei 9 von 10 Patienten, dabei bei 1 Patienten 4× (!), bei 2 Patienten 3×, bei 1 Patienten 2× und bei 5 Patienten 1× auf. Beim ruhenden Patienten auf Normalstation wurde dagegen in keinem einzigen Falle (0 von 10 Patienten) über 60 min eine Histaminfreisetzung gemessen (Abb. 2)!

Diskussion

Die extrem hohe Incidenz von Histaminfreisetzungsreaktionen, die bei der Mainz/Marburg-Studie gesehen werden konnte, mußte die Frage nahelegen, ob es sich hierbei lediglich um eine allgemeine Streßreaktion handelt, oder ob tatsächlich mit einzelnen Ereignissen assoziierte, der Pharmakokinetik des Histamins entsprechende Plasmaspiegelerhöhungen vorliegen. Studien zur Histaminfreisetzung in Chirurgie und Anaesthesie [4] haben sich bisher lediglich auf die Liberierung nach einzelnen Maßnahmen oder Medikamenten, aber nie mit der Sequenz einer ganzen Reihe von physikalischen Maßnahmen und Medikamentenapplikationen, wie sie bei der Vorbereitung und Operaiton des chirurgischen Patienten die Regel sind, beschäftigt. Daher bestanden bis jetzt keinerlei Daten über dieses Phänomen, weder über eine mögliche Tachyphylaxie nach ein oder zwei Ereignissen, noch über eine mögliche gegenseitige Potenzierung von Freisetzungsmechanismen. Aus diesem Grunde wurden hier erstmalig Bezugswerte für Histaminspiegel in ihrer zeitlichen Zuordnung erstellt, die dem Verlauf der Narkoseeinleitung und Operationsvorbereitung der realen Patientensituation entsprachen. Die eigentlich überraschende Beobachtung war dabei ein schrittweiser Abfall der Plasmahistaminkonzentration unter Werte von 0,1 ng/ml innerhalb einer Stunde. Unabhängig von der Entwicklung des Medians für die Gesamtgruppe war dieser Abfall bei jedem Einzelpatienten zu beobachten. Aus diesem Grunde müssen die bis heute angegebenen "normalen" Plasmahistaminspiegel [5] als wahrscheinlich streßbedingt zu hoch eingestuft werden.

Entscheidend für nachfolgende klinische Studien, die sich mit Histaminfreisetzungsreaktionen beschäftigen, ist die Tatsache, daß bei den ruhenden Patienten kein einziges Mal ein erhöhter Plasmaspiegel entsprechend der oben gegebenen Festlegung gefunden wurde. Dieser Nachweis erlaubt es in Zukunft, Histaminerhöhungen nach bestimmten Ereignissen eindeutig aufgrund von *Einzelwerten* als solche zu definieren und nicht nur dann von einer Histaminfreisetzungsreaktion zu sprechen, wenn die gemessenen Werte in einer Serie denen einer Batemanfunktion entsprechen. In Abb. 2 ist dieses Phänomen demonstriert: im Vergleich des Patienten Nr. 68 zur Kontrollgruppe ergeben sich eindeutig äußeren Manipulationen zuordbare Plasmahistaminspitzen, die jetzt auch als tatsächliche Ereignisse klassifiziert werden dürften.

Die hier gefundenen Ereignisse haben somit grundsätzliche Bedeutung für die Beurteilung des Histamins im perioperativen Zeitraum: Plasmahistaminspitzen, auch wenn sie unter 1 ng/ml liegen, können nicht mehr länger als "normal" angesehen werden, da sie unter Ruhebedingungen ohne äußere Maßnahmen oder Medikamentenapplikation nicht vorkommen. Daraus ergeben sich Konsequenzen für die Wertung und Zuordnung der hier gemessenen Plasmahistaminerhöhungen zu klinischen Reaktionen. Das Design zukünftiger Studien muß diese Problematik berücksichtigen.

Zusammenfassung

Die unerwartet hohe Incidenz von Histaminfreisetzungsreaktionen in der kontrollierten Studie Mainz/Marburg zur perioperativen Antihistaminikaprophylaxe bei serieller Bestimmung in der Operationsvorbereitung und Narkoseeinleitung zwang zur Überprüfung der Frage, inwieweit es sich bei diesen "peaks" um echte Freisetzungsreaktionen auf äußere Maßnahmen und Medikamentenapplikationen handelt, oder ob lediglich unspezifische Faktoren dafür verantwortlich sind. In einer prospektiven Querschnittstudie konnte an 2 × 10 Patienten nachgewiesen werden, ob a) der Ausgangswert des Plasmahistamins deutlich unter 1 ng/ml liegt, b) bei 10 sequentiellen Bestimmungen in 60 min es regelmäßig zu einem steten Abfall des Spiegels kommt und c) Konzentrationsspitzen unter Kontrollbedingungen nicht auftreten. Einzelne Histaminanstiege in der Therapiestudie lassen sich damit eindeutig als Reaktion auf bestimmte Maßnahmen identifizieren und stellen keine unspezifischen Erhöhungen dar. Sie müssen in Zukunft auch im Bereich unter 1 ng/ml unbedingte Beachtung finden.

Summary

In the controlled clinical Mainz/Marburg trial dealing with perioperative antihistamine prophylaxis, an unexpectedly high incidence of histamine release reactions was found while monitoring plasma histamine levels sequentially throughout induction of anesthesia and preparation for surgery. This finding created the question whether the "peaks" were real histamine release events related to drug administration or physical measures, or just general reactions to stress. In a prospective cross-sectional study in 10 patients of the trial and 10 controls on a regular ward, it could be demonstrated that (a) the baseline of plasma histamine levels was considerably below 1 ng/ml, (b) the histamine level regularly declined within 60 min when determined several times, and (c) that these occurred no peaks of histamine levels using control conditions. Thus, elevated plasma histamine concentrations in the study were unequivocally related to certain measures in the surgical patient before operation. Attention has to be paid to these changes, even if they are below the range of 1 ng/ml plasma histamine.

Literatur

1. Hirschberg A, Bass A, Adar R (1990) Infusion thrombophlebitis as a model iatrogenic complication. Theor Surg 5:203–205
2. Lorenz W, Thon K, Stöltzing E, Neugebauer E, Lindlar R, Sattler J, Weber D (1990) Histamine and the stomach: chemical histamine assays. Scand J Gastroenterol 25: Suppl (in press)
3. Lorenz W, Dick W, Junginger T, Ohmann C, Ennis M, Immich H, McPeek B, Dietz W, Weber D and members of the Trial Group Mainz/Marburg (1988) Induction of anaesthesia and perioperative risk: influence of H1 + H2-prophylaxis and volume substitution with Haemaccel-35 on cardiovascular and respiratory disturbances and histamine release. Theor Surg 3:55–77
4. Moss J, Rosow CE (1983) Histamine release by narcotics and muscle relaxants in humans. Anesthesiology 59:330–339
5. Oosting E, Neugebauer E, Keyzer J, Lorenz W (1990) Determination of histamine in human plasma: the European external quality control study 1988. Clin Exp Allergy 20:349–357

Dr. B. Stinner, Klinik für Allgemeinchirurgie, Philipps-Universität, Baldingerstraße, W-3550 Marburg/Lahn, Bundesrepublik Deutschland

Hyperoxie-induzierte Veränderungen der Alveolarmakrophagenfunktion

Hyperoxia-Induced Changes of Alveolar Macrophage Function

A. Burges, A.-M. Allmeling, C. Hammer und F. Krombach

Institut für Chirurgische Forschung, Klinikum Großhadern, Ludwig-Maximilians-Universität München

Einleitung

Die Beatmung mit hohen Sauerstoffkonzentrationen stellt eine wichtige therapeutische Maßnahme bei Patienten mit schwerer Hypoxämie dar. Die durch Hyperoxie hervorgerufenen akuten bzw. chronischen Lungenschäden sind durch eine Infiltration mit Entzündungszellen, das Auftreten eines Lungenödems, fibrotische oder emphysematöse Veränderungen der Lunge, sowie einer erhöhten Infektanfälligkeit des Patienten charakterisiert [1]. Alveolarmakrophagen (AM) sind phagocytierende Zellen des Bronchoalveolarraums, die bei der Abwehr der Lunge gegen pathogenes Material eine entscheidende Rolle spielen. Darüberhinaus sind sie bei der Pathogenese verschiedenster Lungenerkrankungen durch die Freisetzung von Entzündungsmediatoren, proteolytischen Enzymen und reaktiven Sauerstoffmetaboliten maßgeblich beteiligt [2]. AM sind unter hyperoxischen Bedingungen einem erhöhten alveolären PO_2 direkt ausgesetzt. Ziel dieser Studie war es daher, in einem *in vitro*-Modell mit AM des Affen den Einfluß schwacher (50% O_2) und starker (95% O_2) hyperoxischer Bedingungen auf Metabolismus und Funktion dieser Zellen zu erfassen. Schwerpunkt der Studie waren durchflußcytometrische Untersuchungen zur Bestimmung der Zellvitalität, der intracellulären Esteraseaktivität, der Produktion reaktiver Sauerstoffmetabolite und der Phagocytoseaktivität [3]. Zusätzlich wurde überprüft, ob hyperoxische Bedingungen *in vitro* eine spontane Freisetzung der Cytokine Tumornekrosefaktor-alpha (TNF) und Interleukin (IL)-1-beta bewirken können.

Material und Methoden

Tiere: Als Zellspender dienten 8 Javanermakaken (*Macaca fascicularis*) beiderlei Geschlechts mit einem Körpergewicht zwischen 3 und 6 kg.

Bronchoalveoläre Lavage: Unter Vollnarkose mit 15 mg/kg Ketamin i.m. und 2 mg/kg Xylazin i.m. wurde ein flexibles fiberoptisches Bronchoskop (BF P10, Olympus, München) in den Hauptbronchus der linken bzw. rechten Lunge in "wedge"-Position geschoben. Nach Spülung der Lunge mit 100 ml steriler, 0,9%iger Kochsalzlösung in 20 ml Aliquots wurde die zurückgewonnene Spülflüssigkeit über sterile Gaze filtriert und ihr Volumen gemessen. Nach Bestimmung der Gesamtzellzahl mit einem Coulter Counter und Ermittlung der Zellvitalität mit der Trypanblau-Ausschlußmethode wurden Cytozentrifugenpräparate angefertigt, nach May-Grünwald-Giemsa gefärbt und lichtmikroskopisch differenziert [4]. Bei 16 im Rahmen dieser Studie durchgeführten bronchoalveolären Lavagen betrug das Volumen der rückgewonnenen Spülflüssigkeit $82,0 \pm 1,8$ ml, die Gesamtzellzahl $9,7 \pm 0,8 \times 10^6$ Zellen, der prozentuale Anteil an AM $89,9 \pm 1,2\%$, an Lymphocyten $5,7 \pm 0,7\%$, an neutrophilen Granulocyten $1,1 \pm 0,2\%$, an eosinophilen Granulocyten $1,8 \pm 0,9\%$ und an Mastzellen $1,4 \pm 0,7\%$.

Alveolarmakrophagen-Kultur und hyperoxische Exposition: Die BAL-Zellen wurden in serumfreien RPMI 1640-Medium auf eine Dichte von 1×10^6 vitalen Alveolarmakrophagen/ml eingestellt und in Suspensionskultur auf einer gasdurchlässigen, hydrophoben Membran (Petriperm-hydrophob, Heraeus, München) normoxischen (95% Luft/5% CO_2), schwach-hyperoxischen (50% O_2/5% CO_2/Rest N_2) bzw. stark-hyperoxischen Bedingungen (95% O_2/5% CO_2) für 24 h bei 37°C in einem O_2-Inkubator (Heraeus, München) exponiert. Nach der Inkubation wurden Kulturüberstand und Zellen getrennt geerntet. Die Zellen wurden mit PBS gewaschen, in RPMI-Medium resuspendiert und auf eine Dichte von 1×10^6 Zellen/ml eingestellt. Für alle nachfolgend beschriebenen Testansätze wurden jeweils 100 μl dieser Zellsuspension verwendet. Der Überstand wurde scharf zentrifugiert und nach der Bestimmung der LDH-Aktivität bei $-70°C$ gelagert.

Durchflußcytometrie: Alle durchflußcytometrischen Untersuchungen wurden mit einem FACS Analyzer (Becton Dickinson, Heidelberg), der mit einer Hg-Cd Bogenlampe (Anregung bei 485 ± 10 nm) ausgerüstet ist, durchgeführt. Bei jeder Messung wurden 10.000 Zellen bei einer Flußrate von 150 Ereignissen/Sekunde auf Einzelzellbasis erfaßt und die Meßparameter Volumen, 90°-Scatter, Grünfluorescenz ($530 pm 10$ nm) und Rotfluorescenz (> 560 nm) in List-Modus auf das Consort 30 Datenanalyse-Programm (Becton Dickinson) übertragen. Nach elektronischem "Gaten" über die elektro-optischen Eigenschaften Volumen und 90°-Scatter wurden die Fluorescenz-Verteilungshistogramme innerhalb der AM-Population selektiv analysiert.

Zellvitalität: Als Vitalitätsmarker wurde Propidiumjodid (0,5 mg/ml) verwendet. Dieser Farbstoff kann die Membran avitaler Zellen passieren und sich in die DNA/RNA der Zellen interkalieren. Nach dem Setzen geeigneter Marker im Fluorescenz-Verteilungshistogramm wurde der Anteil fluorescierender, d.h. avitaler, Zellen errechnet.

Intracelluläre Esteraseaktivität: Fluoresceindiacetet (FDA) wird von vitalen Zellen aufgenommen und durch intracelluläre Esterasen in das fluorescierende Fluorescein gespalten. Nach dem Setzen geeigneter Marker im Fluorescenz-Verteilungshistogramm wurden der prozentuale Anteil gefärbter Zellen sowie die mittlere Fluorescenzintensität errechnet. Der Prozentsatz fluorescierender Zellen entspricht dem Anteil esterasehaltiger Zellen, die Intensität der emittierten Fluorescenz ist Ausdruck der Aktivität der Esterasen bzw. ein Maß für die Integrität der Zellmembran. 100 μl der Zellsuspension wurden mit 10 μl einer FDA-Lösung (10^{-6} M) im Schüttelwasserbad bei 37°C inkubiert. Nach 15 min wurde die Probe auf Eis gestellt und dann sofort durchflußcytometrisch analysiert.

Oxidativer Burst: 2',7'-Dichlorfluoresceindiacetat (DCFH-DA) wird in die Zelle aufgenommen, dort zu 2',7'-Dichlorfluorescein hydrolysiert und durch intrazelluläre Oxidantien zum fluorescierenden Dichlorfluorescein (DCF) oxidiert. Mit DCFH-DA inkubierte Zellen weisen im Fluorescenzverteilungshistogramm ein deutliches Fluorescenzsignal auf, das der spontanen intracellulären Produktion reaktiver Sauerstoffmetabolite entspricht und sich deutlich von der Autofluorescenz unbehandelter Zellen absetzt. 100 µl der Zellsuspension wurden mit 20 µl einer DCFH-DA-Lösung (10^{-3} M) im Schüttelwasserbad bei 37°C inkubiert. Nach 30 min wurde die Probe kurz auf Eis gestellt und dann sofort durchflußcytometrisch analysiert.

Phagocytose: 100 µl der Zellsuspension wurden in RPMI-Medium + 20% FKS mit fluorochromierten Latex-Partikeln (mittlerer Durchmesser 1,9 µm, Partikel-Zellverhältnis 150:1; Polysciences, St. Goar) bei 37°C im Wasserbad inkubiert. Nach 30 min wurde die Probe kurz auf Eis gestellt, mit PBS gewaschen, mit 1% Glutaraldehyd in PBS-EDTA fixiert und durchflußcytometrisch analysiert. Nach Setzen entsprechender Marker im Fluorescenz-Verteilungshistogramm wurden die Anteile nicht-phagocytierender AM, AM mit einem oder mehr zellassoziierten Partikeln und AM mit drei oder mehr phagocytierten Partikeln errechnet [5].

Untersuchungen im zellfreien Kulturüberstand: Die Aktivität der Lactatdehydrogenase (LDH) wurde photometrisch (Monotest LDH opt., Boehringer Mannheim) bestimmt. Mittels ELISA-Technik wurde im zellfreien Kulturmedium die Immunreaktivität der Cytokine TNF-alpha (Biokine, T Cell Sciences, Cambridge, MA, USA) und IL-1-beta (Quantikine, R&D Systems, Minneapolis, MN, USA) ermittelt.

Statistik: Die Ergebnisse sind als arithmetisches Mittel ± Standardfehler des Mittelwerts angegeben. Die statistische Berechnung erfolgte mit der Friedman-Varianz-Analyse für verbundene Stichproben, dem Wilcoxon-Test für verbundene Stichproben und der Bonferroni-Korrektur, wobei ein p-Wert < 0,05 als statistisch signifikant angesehen wurde.

Ergebnisse

Exposition vom AM des Affen unter schwach-hyperoxischen Bedingungen (50% O_2) führte zu keinen Veränderungen der Zellvitalität, des Prozentsatzes esterasepositiver Zellen und der LDH-Aktivität im Kulturüberstand. Dagegen kam es nach hyperoxischer Exposition mit 95% O_2 trotz gleichbleibender Zellvitalität und unverändertem Anteil esterasepositiver Zellen zu einer leichten, aber signifikanten ($p < 0,05$) Zunahme der LDH-Aktivität im Kulturüberstand ($51,5 \pm 7,7$ U/l vs. $30,5 \pm 2,9$ U/l). Die Fähigkeit der AM, Fluoresceindiazetat zu hydrolysieren, war unter den steigenden O_2-Konzentrationen dosisabhängig vermindert. Gleichgerichtete Veränderungen zeigte die durchflußcytometrisch gemessene H_2O_2-Produktion, bei der es zu einer dosisabhängigen Reduktion der intracellulären Oxidation von DCFH kam. Eine signifikante Verringerung der opsonin-unabhängigen Phagocytose von Latex-Partikeln konnte nur für die 95% O_2-Exposition und nur für AM mit mehr als zwei zellassoziierten Partikeln beobachtet werden (Tabelle 1). Im Kulturüberstand der mit 95% O_2 inkubierten AM zeigte sich eine signifikante Zunahme der Spontanproduk-

Tabelle 1. Alveolarmakrophagenfunktion nach normoxischer bzw. hyperoxischer *in vitro*-Exposition

	21% O_2	50% O_2	95% O_2
Zellvitalität (%)	74,4 ± 1,6	76,4 ± 2,7	73,0 ± 4,1
Esterase-pos. AM (%)	69,9 ± 3,1	64,2 ± 5,1	62,2 ± 5,7
FDA-Fluorescenz (MCF)	69,3 ± 4,5	49,0 ± 4,4^a	37,8 ± 4,9^a
DCF-Fluorescenz (MCF)	36,1 ± 4,0	33,5 ± 3,8^a	16,7 ± 2,1^a
Phagoc. AM (< 1 Partikel, %)	22,6 ± 2,1	20,6 ± 1,7	28,8 ± 5,8
Phagoc. AM (> 2 Partikel, %)	46,6 ± 3,3	47,5 ± 2,6	38,5 ± 5,5^a

n = 8, Mittelwert ± SEM, ^{a}p < 0,05 vs. 21% O_2, MCF = mean channel fluorescence.

tion der Cytokine TNF-alpha (38,7±8,3 pg/ml vs. 21,9±5,6 pg/ml) und IL-1 (34,0±8,9 pg/ml vs. 17,2 ± 3,0 pg/ml).

Diskussion

In der vorliegenden Studie wurde der Einfluß hyperoxischer Bedingungen auf die Alveolarmakrophagenfunktion untersucht. AM wurden mittels bronchoalveolärer Lavage von Affen gewonnen, einem experimentellen Vorgehen, das eine wiederholbare und das Versuchstier schonende Gewinnung von "gesunden" AM in einem dem Menschen nahen phylogenetischen System gewährleistet. Methodischer Schwerpunkt der Studie waren durchflußcytometrische Untersuchungen, die eine objektive Beschreibung morphologisch-physikalischer Meßparameter, wie das Zellvolumen oder der Autofluorescenz, bzw. funktioneller Eigenschaften, wie z.B. der Phagocytoseaktivität, für große Zellzahlen auf Einzelzellbasis ermöglichen. Ohne vorausgehende Trennschritte können die verschiedenen Zellpopulationen nach ihren elektro-optischen Eigenschaften selektiv analysiert und die verschiedenen Meßparameter durch den Einsatz entsprechender Farbstoffe bzw. fluorescierender Partikel quantitativ erfaßt werden [6].

Die Ergebnisse zeigen, daß hyperoxische *in vitro*-Bedingungen zu komplexen Veränderungen des AM-Metabolismus und der AM-Funktion führen. Schon bei "schwachen" hyperoxischen Bedingungen (50% O_2) *in vitro* reagieren AM mit einer Verminderung der intrazellulären Esteraseaktivität und einer Abnahme der spontanen H_2O_2-Produktion. Nach 24-stündiger Inkubation unter starker Hypoxie (95% O_2) kommt es zusätzlich zu einer Abnahme der AM-Phagocytoseaktivität, zu einem Anstieg der LDH-Aktivität im Kulturüberstand, sowie zu einer gesteigerten spontanen Produktion der Cytokine TNF-alpha und IL-1 beta. Unsere Ergebnisse entsprechen kürzlich publizierten Daten, die zeigen, daß *in vitro* Hyperoxie die Freisetzung von Arachidonsäure und die Bildung bioaktiver Eicosanoide durch AM steigern kann [7].

Wir schließen aus diesen *in vitro*-Befunden, daß AM bei der Pathogenese hyperoxieinduzierter akuter und chronischer Lungenschäden u.a. durch die Freisetzung von Entzündungsmediatoren wie TNF-alpha und IL-1-beta, die sowohl auf die Rekrutierung von Entzündungszellen wie auf die Aktivierung von Fibroblasten und Endothelzellen wirken, beteiligt sein können.

Zusammenfassung

In vivo-Exposition mit hohen Sauerstoffkonzentrationen führt zu akuten oder chronischen Lungenschäden. Wir untersuchten den Einfluß hyperoxischer Exposition auf verschiedene Parameter der Alveolarmakrophagenfunktion in einem kontrollierten *in vitro*-System. Alveolarmakrophagen (AM) des Affen wurden in Kultur für 24 h entweder normoxischen (21% O_2), schwach-hyperoxischen (50% O_2) oder stark-hyperoxischen (95% O_2) ausgesetzt. Nach der Exposition wurden durchflußcytometrisch die Zellvitalität, die intracelluläre Esteraseaktivität, die intracelluläre Produktion von H_2O_2 und freien O_2-Radikalen, sowie die Phagocytoseaktivität erfaßt. Zusätzlich wurde die Spontanproduktion der Cytokine TNF-alpha und IL-1-beta mit ELISA-Technik bestimmt. 24stündige Exposition von AM des Affen führte zu einer dosisabhängigen Verringerung der intracellulären Esteraseaktivität und der intracellulären Bindung reaktiver Sauerstoffmetabolite. Bei unveränderter Zellvitalität war nach Exposition mit 95% O_2 die Phagocytoseaktivität vermindert und die spontane Freisetzung von TNF-alpha und IL-1-beta gesteigert. Wir folgern aus diesen Befunden, daß *in vitro* Hyperoxie komplexe Wirkungen sowohl auf den Metabolismus als auch auf die Funktion von AM hat. Die Ergebnisse unterstreichen die Hypothese, daß AM bei der Pathogenese hypoxieinduzierter Lungenschäden beteiligt sind.

Summary

In vivo exposure to high oxygen tensions is known to produce acute or chronic lung damage. We have investigated the effects of hyperoxia on various parameters of alveolar macrophage (AM) metabolism and function in a controlled in vitro system. Primate AM were exposed in tissue culture for 24 h to either normoxia (21% O_2), mild hypoxia (50% O_2) or severe hypoxia (95% O_2). After exposure, cell viability, intracellular esterase activity, formation of H_2O_2 and free radicals, and phagocytic activity were assessed by flow cytometry. The spontaneous release of the cytokines TNF-alpha and IL-1-beta was measured by ELISA techniques. 24 h exposure of primate AM to hyperoxia led to a progressive loss of both the intracellular esterase activity and the intracellular formation of reactive oxygen metabolites. While cell viability remained unchanged, exposure to 95% O_2 impaired AM phagocytosis and augmented the spontaneous release of TNF-alpha and IL-1-beta. We conclude that *in vitro* hyperoxia has complex effects on both AM metabolism and AM function. These findings underline the possible role of AM in the pathogenesis of oxygen toxicity of the lung.

Literatur

1. Fisher AB, Forman HJ, Glass M (1984) Mechanisms of pulmonary oxygen toxicity. Lung 162:255–259
2. Sibille Y, Reynolds HY (1989) Macrophages and polymorphonuclear neutrophils in lung defense and injury. Am Rev Resp Dis 141:471–501
3. Burges A, Krombach F, Allmeling A-M, Gerlach Tm, Hammer C (1990) Flowzytometrische Untersuchungen der Alveolarmakrophagenfunktion. Atemwegs- und Lungenkrankheiten 16 (9):420–421

4. Krombach F, König G, Wanders A, Lersch C, Hammer C (1985) Effect of repeated bronchoalveolar lavage on free lung cells and peripheral leukocytes. Transplant Proc 17:2134–1236
5. Hildemann S, Hammer C, Krombach F (1991) Heterogeneity of alveolar macrophages in experimental silicosis. Environmental Health Perspectives (im Druck)
6. Kobzik L, Godleski JJ, Brain JD (1990) Oxidative metabolism in the alveolar macrophage. J Leukocyte Biol 47:295–303
7. Sporn PHS, Murphy TM, Peters-Golden M (1990) Complex effects of *in vitro* hyperoxia on alveolar macrophage arachidonic acid metabolism. Am J Respir Cell Mol Biol 2:81–90

Dr. A. Burges, Institut für Chirurgische Forschung, Klinikum Großhadern, Ludwig-Maximilians-Universität, Marchioninistr. 15, W-8000 München 70, Bundesrepublik Deutschland

Führt eine perioperative Gabe des Plasmainhibitors Aprotinin zu einer Steigerung des postoperativen Thromboserisikos?*

Is the Risk of Postoperative Thrombosis Increased After Perioperative Therapy with the Plasmin Inhibitor Aprotinin?

S. Haas[1], H.-M. Fritsche[2], H. Ritter[2], F. Lechner[2] und G. Blümel[1]

[1]Institut für Experimentelle Chirurgie, Technische Universität München
 (Direktor: Univ. Prof. Dr. med. G. Blümel)
[2]Kreiskrankenhaus Garmisch-Partenkirchen (Ärztl. Direktor: Prof. Dr. med. F. Lechner)

Einleitung

Zahlreiche operative Eingriffe, wie z.B. Herzoperationen, orthopädische Eingriffe und Prostatektomie, sind mit einem beträchtlichen postoperativen Blutverlust verbunden. Eine der Ursachen für diesen Blutverlust besteht darin, daß als Reaktion auf die Freisetzung proteolytischer Enzyme aus verletzten Geweben eine gesteigerte Fibrinolyse erfolgt. Unter diesen Bedingungen sind die körpereigenen Proteinaseinhibitoren nicht ausreichend, um rasch genug das physiologische Gleichgewicht zwischen Aktivatoren und Inhibitoren wiederherzustellen. Es erscheint daher logisch, diesen Patienten Proteinaseinhibitoren therapeutisch zuzuführen. In der Herzchirurgie wird dies seit mehreren Jahren zunehmend mit Erfolg praktiziert, wobei durch hochdosierte perioperative Gabe von Aprotinin der Blutverlust und Transfusionsbedarf deutlich gesenkt werden konnte [1, 2]. Aufgrund der sehr hohen Dosierungen von Aprotinin stellt sich die Frage, ob der therapeutische Erfolg hinsichtlich der Verringerung der Blutungskomplikationen durch möglicherweise vermehrtes Auftreten postoperativer thromboembolischer Komplikationen eingeschränkt wird. Zur Beantwortung dieser Frage haben wir bei Patienten mit hohem Thromboserisiko eine doppelblinde Vergleichsstudie durchgeführt und die postoperative Thromboseincidenz mit dem Radiofibrinogen-Test (RFT) ermittelt.

Patienten, Material und Methodik

Es handelt sich um eine biometrisch geplante, kontrollierte doppelblinde Gruppenvergleichsstudie, die nach den ethischen Grundsätzen der Deklaration von Helsinki durchgeführt wurde. Als Einschlußkriterien waren definiert: Männliche und weibliche Patienten > 50 Jahre; einseitiger Hüftgelenksersatz mit Zementimplantation; normaler präop. Gerinnungsstatus. Ausschlußkriterien waren: Allergische Diathese; manifeste Stoffwechselerkrankung; Niereninsuffizienz. Alle Patienten wurden nach standardisierter und während der Studiendauer gleichbleibender Methodik auf die Operation vorbereitet und operiert und

---

* Diese Arbeit ist von der Erstautorin Herrn Univ. Prof. Dr. med. Erwin Hipp gewidmet.

erhielten als routinemäßige Thromboembolieprophylaxe zweimal tägl. 5000 IE Heparin-DHE s.c.. Unmittelbar nach Einleitung der Anaesthesie wurden 150 ml der Prüfsubstanz innerhalb von 15 min verabreicht, was in der Verumgruppe 1,5 Mill. KIE Aprotinin (Trasylol) entsprach. Intra- und postoperativ wurden Blutverlust und Transfusionsbedarf bestimmt. Postop. wurde außerdem die Anzahl der Patienten mit Wundhämatomen und einem Hb-Abfall < 11 g/dl ermittelt. Der RFT wurde täglich ab dem ersten postop. Tag bis einschließlich siebtem postop. Tag an jeweils 11 Meßpunkten der unteren Extremität durchgeführt. Da sämtliche Meßergebnisse durch EDV erfaßt worden sind, war es möglich, die Auswertung des RFT unter Verwendung verschiedener Algorhythmen durchzuführen. Hierbei wurden in Version 1 aus indikationsspezifischen Gründen die Meßpunkte 0 an beiden Beinen und 0–2 am operierten Bein nicht in die Bewertung einbezogen. Bei Version 2 wurden jeweils die Mittelwerte von zwei benachbarten Meßpunkten als Grundlage für die Berechnung herangezogen, um auszuschließen, daß einmalig niedrige Einzelwerte im Vergleich zu benachbarten Meßpunkten zu einem artefiziellen Meßergebnis führten. Die statistische Auswertung der Ergebnisse erfolgte mit dem χ^2-Vierfeldertest für den Vergleich der Häufigkeiten von Thrombosen, Wundhämatomen und Transfusionen und der Geschlechtsverteilung. Für die Berechnung des Blutverlustes wurde der Mann-Whitney Rangsummentest verwendet, und eine Homogenitätsprüfung der beiden Gruppen bezüglich Alter, Körpergewicht und -größe und Operationsdauer wurde mit dem Student-t-Test durchgeführt.

Ergebnisse

Die beiden Behandlungsgruppen sind bezüglich Alter ($p < 0,43$), Körpergewicht ($p < 0,64$) und Körpergröße ($p < 0,73$) hinreichend homogen. Die Mittelwerte betragen in der Aprotiningruppe 65,5 Jahre, 71,0 kg und 167,9 cm, in der Placebogruppe 66,6 Jahre, 71,8 kg und 167,3 cm. Die Geschlechtsverteilung männl./weibl. ist mit 24/36 in der Aprotinin- gegenüber 20/38 in der Placebogruppe ebenfalls hinreichend homogen. Die Operationsdauer betrug in beiden Gruppen im Mittel 55 min.

Aus der Bewertung der RFT-Ergebnisse mußten einige Patienten wegen Verlegung oder fehlender Werte infolge vorübergehend defekter Meßsonde ausgeschlossen werden. Es blieben in der Aprotiningruppe 55 und in der Placebogruppe 52 analysierte Patienten. Auf der Basis der Auswertung von Version 1 des RFT haben 25 Pat. (45%) in der Aprotinin- und 20 Pat. (38%) in der Placebogruppe einen positiven Thrombosenachweis. Der geringe prozentuale Unterschied zu Lasten der Aprotiningruppe ist statistisch in den Bereich des Zufälligen zu verwerfen ($p < 0,45$). Auch Version 2 führt zu keiner veränderten Aussage. Es kommt zwar insgesamt zu einer deutlich geringeren Zahl von Thrombosen, aber das Verhältnis zwischen Aprotiningruppe (15 Pat., bzw. 27%) und Placebogruppe (15 Pat., bzw. 29%) wird nur unwesentlich verändert.

In der Aprotiningruppe erhielten 7 Pat. (12%) eine Transfusion, davon 3 intra- und 4 postoperativ. Im Vergleich hierzu war die Häufigkeit in der Placebogruppe mit 19 Pat. (32%), – 1 Pat. intra- und 18 Pat. postoperativ – deutlich höher ($p < 0,01$). Auch die Anzahl der Wundhämatome (28% versus 15%) der Patienten mit postoperativem Hb-Abfall < 11 g% (38% versus 13%) und der postoperativen Drainagevolumina (800 ml versus

580 ml) war in der Aprotiningruppe jeweils signifikant niedriger (p < 0,05) als in der Placebogruppe.

Diskussion

Diese Untersuchungen erbrachten erstmals den Hinweis, daß eine perioperative Gabe von Aprotinin auch bei Patienten mit elektivem Hüftgelenksersatz zur Einsparung von Fremdblut führt, ohne daß die Patienten einem höheren Thromboseririko ausgesetzt sind. Im Zusammenhang mit einigen Angaben in der Literatur haben diese Befunde eine besondere klinische Relevanz. Z.B. wurde von Bagge et al. bei Patienten mit elektivem Hüftgelenksersatz eine postop. gesteigerte Fibrinolysehemmung beschrieben, deren Maximum am dritten Tag erreicht war [3, 4]. Die Fibrinolyseaktivierung bzw. -inhibition zeigt allerdings einen ungleichmäßigen Verlauf. Nach einer Abnahme des körpereigenen Plasmainhibitorgehaltes unmittelbar post operationem kommt es erst in der weiteren postoperativen Periode zu einer signifikanten Zunahme [5]. Zu diesem Zeitpunkt hat die perioperativ hochdosierte Verabreichung von Aprotinin wegen der kurzen Halbwertszeit allerdings keine Bedeutung mehr und führt deshalb auch postoperativ zu keiner Prädisposition von tiefen Venenthrombosen. Diese Befunde dürften uneingeschränkt auf die Anwendung von Aprotinin in der Herzchirurgie übertragbar sein, denn auch hier wurden die hyperproteolytischen Zustände unmittelbar postoperativ beobachtet, und die hochdosierte Gabe von Aprotinin erstreckt sich lediglich auf den perioperativen Zeitraum. Somit kann die eingangs gestellte Frage, ob eine perioperative Gabe des Plasmainhibitors Aprotinin zu einer Steigerung des postoperativen Thromboserisikos führt, mit "nein" beantwortet werden. Dies gilt allerdings nur für direkte Plasminhemmkörper und nicht für andere synthetische Fibrinbolyseinhibitoren, deren Wirkprofil wesentliche Unterschiede aufweist.

Zusammenfassung

In einer prospektiven, randomisierten, doppelblinden Gruppenvergleichsstudie wurde geprüft, ob eine hochdosierte perioperative Gabe von Aprotinin die Entstehung von postoperativen Thrombosen begünstigt. 120 Hochrisikopatienten mit elektivem Hüftgelenksersatz erhielten bei Einleitung der Anaesthesie entweder 1,5 Mio. KIE Trasylol oder dasselbe Volumen Placebo. Die Thrombosediagnostik erfolgte mit Hilfe des Radiofibrinogentests bis zum 7. postop. Tag. Blutungskomplikationen wurden durch Bestimmung des intra- und postoperativen Blutverlustes und -ersatzes, Aufzeichnung der Häufigkeit von Wundhämatomen und Messungen des Hämoglobins ermittelt. Die postoperative Thromboseincidenz zeigte in beiden Gruppen keine signifikanten Unterschiede. Die Blutungskomplikationen (intra- und postop. Transfusionen, postop. Hb-Abfall, Drainagevolumina und Wundhämatome) waren in der Aprotiningruppe jedoch signifikant geringer.

Summary

In a prospective, randomized, double-blind study the question was addressed as to whether perioperative administration of a high dose of aprotinin increases the risk of postoperative deep vein thrombosis. Some 120 high-risk patients undergoing elective total hip replacement received either 1.5 million KUI Trasylol or the same volume placebo when anesthesia was induced. The incidence of thrombosis was determined by means of the radiofibrinogen uptake test, and bleeding complications were assessed by measuring intra- and postoperative blood loss and replacement, the incidence of wound hematomas and hemoglobin levels. The incidence of thrombosis did not show significant differences between the groups: the bleeding complications, however, were significantly lowered. The intra- and postoperative transfusion requirement, blood loss and the incidence of hematoma were significantly lower in the group which received aprotinin.

Literatur

1. Royston D, Bidestrup BP, Taylor KM, Sapsford RM (1987) Effect of aprotinin on need for blood transfusion after repeat open-heart surgery. Lancet II:1289–1291
2. Wildevuur ChRH, Eijsman L, Roozendaal KJ, Harder MO, Chang M, van Oeveren W (1989) Platelet preservation during cardiopulmonary bypass with aprotinin. Eur J Cardio-thorac Surg 3:533–538
3. Bagge L, Saldeen T (1978) The primary fibrinolysis inhibitor and trauma. Thromb Res 13:1131–1136
4. Bagge L, Carlin G, Hjelmstedt A, Högstorp H, Jakobsson H, Modig J, Saldeen T (1979) Fibrinolysis inhibition after a standardized trauma, total hip replacement surgery. Thromb Haemost 42:278 (Abst)
5. Risberg B (1977) Fibrinolysis and tourniquet. Lancet II:360–361

Prof. Dr. Sylvia Haas, Institut für Experimentelle Chirurgie, Technische Universität München, Ismaninger Str. 22, W-8000 München 80, Bundesrepublik Deutschland

Hyperton-hyperonkotische Dextran-Lösung vermindert die postischämische Leukocytenadhärenz in postcapillären Venolen
Hypertonic-Hyperoncotic Dextran Solution Reduces Postischemic Leukocyte Adherence in Postcapillary Venules

M. Bayer[1], D. Nolte[1], H.A. Lehr[1], U. Kreimeier[2] und K. Meßmer[2]

[1]Abt. f. Experimentelle Chirurgie, Universität Heidelberg
[2]Institut für Chirurgische Forschung, Universität München

Einleitung

Minderperfusion lebenswichtiger Organe sowie deren anschließende Reperfusion haben eine Aktivierung von Leukocyten zur Folge. Diese adhärieren am mikrovasculären Endothel postcapillärer Venolen, emigrieren ins Gewebe und tragen durch Bildung von freien Sauerstoffradikalen und Freisetzung von Entzündungsmediatoren zur Ausbildung des Reperfusionsschadens bei [1]. Diese Mechanismen spielen eine wichtige Rolle bei der Entstehung des Multiorganversagens nach Schock und Polytrauma. Im Gegensatz zur Volumensubstitution mit kristallinen Lösungen zeichnet sich die "Small-Volume"-Therapie mit geringen Volumina hyperton-hyperonkotischer Dextranlösung (10% Dextran in 7,2% NaCl) beim traumatisch-hämorrhagischen Schock durch die rasche Wiederherstellung des nutritiven Blutflusses in den lebenswichtigen Organen aus [2].
 Es war das Ziel dieser Studie zu untersuchen, ob die günstigen Effekte hyperton-hyperonkotischer Dextranlösung auf den nutritiven Blutfluß mit einer Beeinflussung der postischämischen Leukocyten/Endothel-Interaktion einhergehen.

Methodik

Tiermodell: Die Versuche wurden an 60–80 g schweren syrischen Hamstern durchgeführt, denen in Nembutalanaesthesie (50 mg/kg i.p.) eine Rückenhautkammer implantiert wurde [3]. Diese Präparation erlaubt am wachen Tier die intravitalmikroskopische Untersuchung der Mikrozirkulation des quergestreiften Hautmuskels. Mit Hilfe eines adjustierbaren Silikonstempels wurde dieser Muskel einer 4-stündigen Druckischämie ausgesetzt.

Intravitalmikroskopie: 5–7 postcapilläre Venolen (20–60 μm Gefäßdurchmesser) wurden vor Versuchsbeginn in jedem Beobachtungsfenster definiert. Die identischen Gefäßsegmente wurden im weiteren Verlauf des Versuches mehrfach untersucht. Die Leukocyten wurden mit dem in vivo-Fluorescenzmarker Acridin Organge (0,5 mg/kg/min i.v.) angefärbt. Die mikroskopischen Bilder wurden auf Videoband aufgezeichnet und anschließend off-line mit Hilfe eines computergesteuerten Mikrozirkulationsanalysesystems [4] hinsichtlich Gefäßdurchmesser und Leukocyten/Endothel-Interaktion ausgewertet. Die Leukocyten wurden entsprechend ihrer Wechselwirkung mit dem postcapillären Gefäßendothel in nicht-adhärente, rollende und adhärente Zellen eingeteilt. Die adhärenten Leukocyten wurden angegeben als Anzahl der Leukocyten pro mm^2 Gefäßoberfläche, die sich innerhalb einer Minute Beobachtungsdauer nicht vom Endothel lösten. Die Erythrocytenflußgeschwindigkeiten wurden mit Hilfe der Zwei-Fenster-Technik und eines photometrischen Analyzers (Velocity Tracker MOD 102b I.P.M., INC; San Diego, Ca, USA) bestimmt.

Versuchsprotokoll: Die Versuchstiere wurden randomisiert der Kontrollgruppe bzw. den Testgruppen zugeteilt. 48–72 h nach Implantation der Beobachtungskammern und der venösen Verweilkatheter wurden Ausgangswerte für die Leukocyten/Endothel-Interaktion, Gefäßdurchmesser und Erythrocytenflußgeschwindigkeiten in allen definierten Gefäßabschnitten bestimmt. Anschließend wurde das Gewebe einer vierstündigen Ischämie unterzogen und die eingangs durchgeführten Messungen 0,5 h, 2 h und 24 h nach Reperfusion in den identischen Gefäßabschnitten wiederholt. Zwei Minuten vor Reperfusion erhielten die Tiere eine intravenöse Bolusinjektion (4 ml/kg) von entweder 0,9% NaCl, 7,2% NaCl, 10% Dextran 60 in 0,9% NaCl[1] oder 10% Dextran 60 in 7,2% NaCl[1].

Ergebnisse

Bei NaCl-behandelten Kontrolltieren kam es postischämisch zu einer messiven und anhaltenden Leukocytenadhärenz am Endothel postcapillärer Venolen (Abb. 1). Im Gegensatz dazu war das Ausmaß der postischämischen Leukocytenadhärenz nach Injektion von 10% Dextran 60 in 0,9% NaCl signifikant reduziert. Dieser Effekt konnte durch Verabreichung von 10% Dextran in hypertoner NaCl (7,2%) weiter verstärkt und zeitlich ausgedehnt werden. Infusion hypertoner NaCl ohne Dextran zeigte dagegen eine weniger stark ausgeprägte Reduktion der postischämischen Leukocytenadhärenz.

Diskussion

Als zugrunde liegende Wirkmechanismen der hyperton-hyperonkotischen Dextranlösung für die Verbesserung des nutritiven Blutflusses nach Ischämie und Reperfusion werden der günstige Einfluß dieser Lösungen auf die rheologischen Fließeigenschaften des Blutes, ihre vasodilatierenden und kreislaufstabilisierenden Effekte verantwortlich gemacht. Die Ergebnisse dieser Studie zeigen darüberhinaus, daß die hyperton-hyperonkotische Dextranlösung die postischämische Leukocyten/Endothel-Interaktion signifikant reduziert.

Da unter unseren experimentellen Bedingungen die Parameter Blutdruck und Herzfrequenz sowie Gefäßdurchmesser und Erythrocytenflußgeschwindigkeit nach Infusion der Lösungen keinen Unterschied gegenüber den Kontrolltieren aufwiesen, können die beobachteten Effekte auf die Leukocytenadhärenz nicht auf die Veränderung der lokalen Mikrohämodynamik und damit der lokal am Endothel vorherrschenden Scherkräfte

---

[1] Schiwa GmbH, Glandorf, Deutschland.

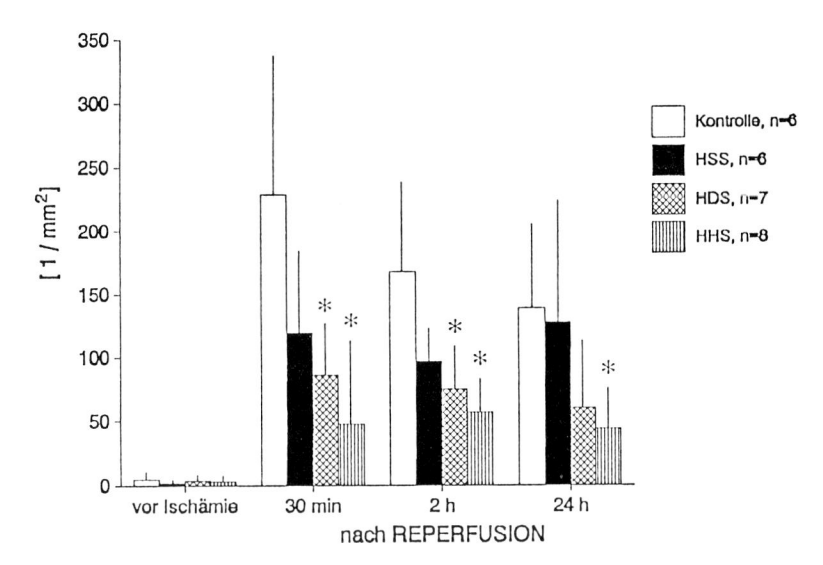

Abb. 1. Leukocytenadhärenz in postcapillären Venolen vor Induktion einer vierstündigen Ischämie auf den Hamsterrückenhautmuskel und 30 min, 0,5 h, 2 h und 25 h nach Reperfusion. Zwei Minuten vor Reperfusion erhielten die Tiere einen intravenösen Bolos (4 ml/kg) von 0,9% NaCl (*Kontrolle*), 7,2% NaCl (*HSS*), 10% Dextran 60 in 0,9% NaCl (*HDS*) oder 10% Dextran 60 in 7,2% NaCl (*HHS*). Adhärente Leukocyten sind angegeben als Zahl der Leukocyten pro mm² Endotheloberfläche. Mittelwerte ± SD, *P < 0,05 vs. Kontrolle, Wilcoxon Test

zurückgeführt werden. Der osmotisch-induzierte Volumeneffekt könnte durch Veränderungen der Leukocytenmembranoberfläche ("Shrinking") die Expression der für die Leukocyten/Endothel-Interaktion verantwortlichen Adhäsionsreceptoren CD11/CD18 behindern. Die Beobachtung, daß die dextranhaltige Lösung gegenüber der hypertonen NaCl-Lösung stärkere inhibitorische Effekte auf die postischämische Leukocyten/Endothel-Interaktion aufzeigte, könnte auf der Verstärkung dieses Volumeneffektes und damit verbunden der länger anhaltenden Hämatokritsenkung beruhen. Ergebnisse aus unserem Labor legen ferner einen direkten pharmakologischen Effekt von Dextran auf die postischämische Leukocyten/Endothel-Interaktion nahe [5].

Zusammenfassung

Die postischämische Leukocyten/Endothel-Interaktion trägt zum mikrovasculären Reperfusionsversagen bei. Postischämische Mikrozirkulationsstörungen wurden in unserem Modell der Hamsterrückenhautkammer in vivo untersucht. Die Induktion einer vierwöchigen Ischämie führte bei den Kontrolltieren zu einer massiven und anhaltenden Leukocytenadhärenz am Endothel postcapillärer Venolen. Intravenöse Bolusinjektion (4 mg/kg) von 7,2% NaCl reduzierte die postischämische Leukocytenadhärenz. Ein stärkerer Effekt auf die postischämische Leukocyten/Endothel-Interaktion konnte mit 10% Dextran in 0,9% NaCl erreicht werden. Die Kombination von 10% Dextran in 7,2% NaCl wies die ausgeprägtesten und anhaltendsten Hemmeffekte auf. Die beobachteten Effekte auf die postischämische Leukocytenadhärenz waren unabhängig von Veränderungen des lokalen mikrovaculären Blutflusses. Diese Ergebnisse deuten darauf hin, daß die Verminderung der postischämischen Leukocyten/Endothel-Interaktion als Wirkmechanismus hyperton-hyperonkotischer Lösungen zu deren günstigen Effekten auf den postischämischen Reperfusionsschaden beitragen.

Summary

Postischemic leukocyte/endothelium interaction contributes to microvascular reperfusion failure. Postischemic microcirculatory disturbances were investigated in the hamster dorsal skin fold model. In saline-treated control animals, the induction of 4 h ischemia and ensuing reperfusion elicited massive and persisting leukocyte adherence to the endothelium of postcapillary venules. Intravenous bolus injection (4 ml/kg) of 7.2% NaCl reduced postischemic leukocyte adherence. An even more pronounced effect was seen after injection of 10% dextran in 0.9% NaCl. The combination of both 7.2% NaCl and 10% dextran showed the strongest and longest lasting inhibitory effect on postischemic leukocyte/endothelium interaction. The effects were independent of changes of local microvascular blood flow conditions. These results suggest that the inhibition of postischemic leukocyte/endothelium interaction by hypertonic-hyperoncotic solutions may contribute to the beneficial effects of these solutions on reperfusion injury.

Literatur

1. Granger DN, Benott JN, Suzuki N, Grishan MB (1989) Leukocyte adherence to venular endothelium during ischemia-reperfusion. Am J Pathol 257:G683
2. Kreimeier U and Messmer K (1987) New perspectives in resuscitation and prevention of multiple organ system failure. In: Baethmann/Messmer (eds) Surgical research: Recent concepts and results. Springer, Berlin Heidelberg New York Tokyo, pp 39
3. Endrich B, Asaishi K, Götz A, Messmer K (1980) Technical report – a new chamber technique for microvascular studies in unanesthetized hamsters. Res Exp Med 177:125
4. Zeintl H, Sack F-U, Intaglietta M, Messmer K (1989) Computer-assisted leukocyte velocity measurement in intravital microscopy. Int J Microcirc: Clin Exp 8:293
5. Nolte D, Lehr HA, Messmer K (1990) Dextran and adenosine-couples dextran reduce postischemic leukocyte adherence in postcapillary venules of the hamster. (In press)

Dr. M. Bayer, Abt. f. Experimentelle Chirurgie, Klinikum der Universität Heidelberg, Im Neuenheimer Feld 347, W-6900 Heidelberg, Bundesrepublik Deutschland

PMN-Leukocyten und Prostaglandinstoffwechsel nach intestinaler Ischämie und Reperfusion

PMN Leukocytes and Prostaglandin Metabolism After Intestinal Ischemia and Reperfusion

B. Poch, M.H. Schoenberg, W. Oettinger und H.G. Beger

Abt. f. Allgemeine Chirurgie, Universität Ulm

Einleitung

Hämorrhagische Ulcerationen der Dünndarmschleimhaut nach Hypotension unterschiedlicher Genese und Schock scheinen für den Ausgang der Erkrankung von prognostischer Bedeutung zu sein. Ein Großteil dieser Mucosaschäden entsteht jedoch nicht während der Ischämie, sondern erst *nach* Wiederherstellung der Normotension [3]. Ursache dieser Mucosaschäden sind freie Sauerstoffradikale, die während der Reoxygenierung entstehen und durch Lipidperoxidation die Zellmembran schädigen. Gleichzeitig induzieren sie den Einstrom von PMN-Leukocyten in das Gewebe. Diese bleiben an den Endothelien kleben und setzen ihrerseits bei ihrer Aktivierung Prostaglandinmetabolite, lysosomale Enzyme und wiederum Sauerstoffradikale frei. Es konnte gezeigt werden, daß leichte Mucosaschäden der frühen Reperfusionsphase auf die direkte Wirkung der Sauerstoffradikale durch Lipidperoxidation zurückzuführen ist, während die späten, schweren Schleimhautveränderungen durch den Einstrom, die Adhäsion und Aktivierung von PMN-Leukocyten beteiligt sind. Gleichzeitig kommt es zur Kreislaufdepression mit Blutdruckabfall und Einschränkung der Herzleistung, die mit der Schwere der Mucosaschäden direkt dorreliert. Durch kompetitive Hemmung des für die Adhärenz der PMN-Leukocyten verantwortlichen Glycoproteids CD18 [1] mit einem monoklonalen Antikörper (IB4) konnten diese schweren Schäden verhindert werden [2]. Ziel dieser Experimente war es festzustellen, inwieweit intestinale Ischämie und Reperfusion zu Konzentrationsänderungen von Prostaglandinmetaboliten im arteriellen Blut führt, ob durch die Hemmung der PMN-Leukocyten-Adhäsion eine mögliche Aktivierung des Prostaglandinstoffwechsels unterbleibt und somit Störungen der Herz-/Kreislaufregulation vermindert werden.

Methodik

An 19 kontrolliert beatmeten Katzen wurde ein Dünndarmsegment, das ausschließlich von der A. mesenterica sup. (SMA) perfundiert wurde, isoliert. Durch Stenose der SMA induzierten wir eine 2-stündige lokale Hypotension (20–30 mmHg) im Dünndarm. Nach Wiedereröffnung der Stenose wurden die Tiere 1 h nachbeobachtet. Vor und nach 2 h Hypotension, sowie 10 min und 1 h nach Stenoseeröffnung wurden im arteriellen Blut die

Prostaglandinmetabolite 6 keto-$PGF_1\alpha$, $KH_2PGF_2\alpha$ und $PGF_2\alpha$ bestimmt. Der Blutdruck (MAP) und poststenotische Druck wurden kontinuierlich registriert [3].

Therapie

7 Katzen erhielten 10 min vor Eröffnung der Gefäßklemme IB4 (1 mg/kg) i.v. verabreicht.

Ergebnisse

Unbehandelte Tiere

Während der Ischämie blieben die MAP-Werte konstant (121 ± 30 mmHg). Unmittelbar nach Reperfusionsbeginn zeigte sich ein signifikanter Blutdruckabfall, welcher sich nach 1 h Reperfusion weiter verstärkt hatte (85 ± 15 mmHg). Bei den Prostaglandinmetaboliten stieg lediglich $KH_2PGF_2\alpha$ während der Ischämie an. 6 keto-$PGF_1\alpha$ und PGF_α blieben konstant. Unmittelbar nach Reperfusion kam es zu einem Anstieg von 6 keto-$PGF_1\alpha$, $KH_2PGF_2\alpha$ und $PGF_2\alpha$, welcher jedoch nur bei 6 keto-$PGF_1\alpha$ signifikant war. Dieser Anstieg hatte sich 1 h nach Reperfusion bei 6 keto-$PGF_1\alpha$, $KH_2PGF_2\alpha$ und $PGF_2\alpha$ signifikant fortgesetzt.

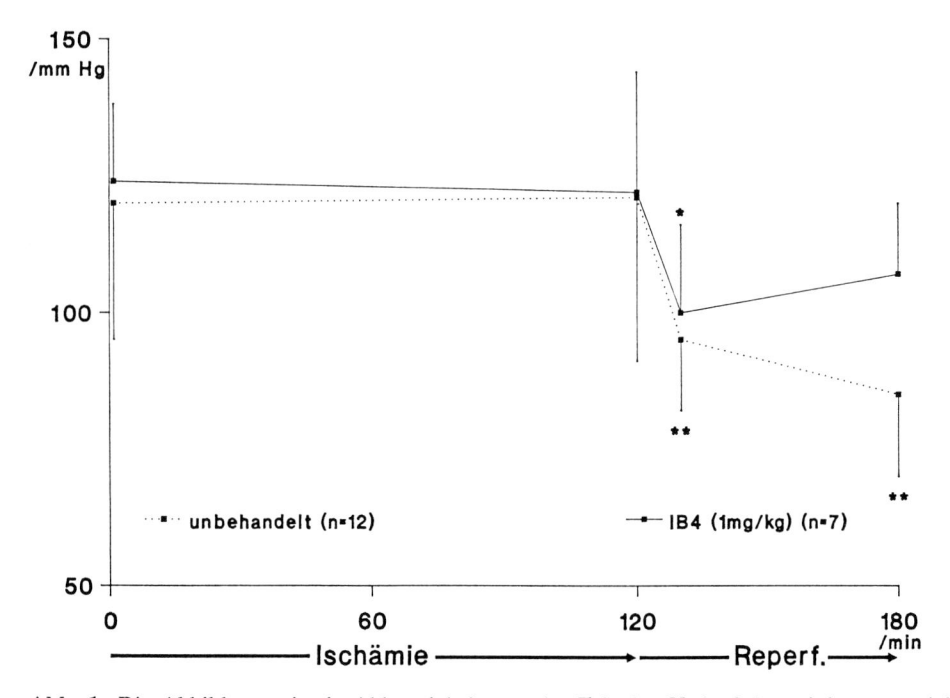

Abb. 1. Die Abbildung zeigt in Abhängigkeit von der Zeit den Verlauf des mittleren arteriellen Blutdrucks (*MAP*) der unbehandelten und der mit IB4 behandelten Tiere während Ischämie und Reperfusion

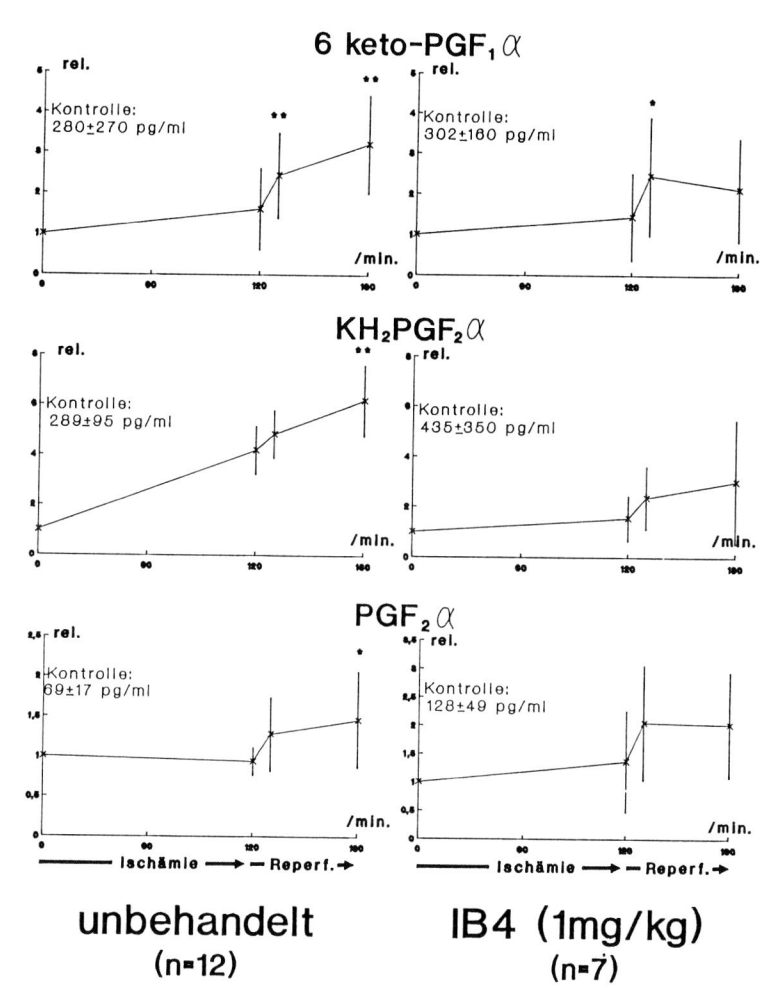

Abb. 2. Die Abbildung zeigt den relativen Verlauf (bezogen auf den Ausgangswert) verschiedener Prostaglandinmetabolite während Ischämie und Reperfusion der unbehandelten und mit IB4 behandelten Katzen

Behandelte Tiere

Unmittelbar nach Reperfusion kam es, bei konstantem MAP-Verlauf während der Ischämie, zu einem Blutdruckabfall von 120 ± 9 MMhG auf 101 ± 7 mmHg. Dieser hatte sich im Gegensatz zu den unbehandelten Tieren nach 1 h nahezu vollständig zurückgebildet. Die Prostaglandinwerte stiegen 10' nach Reperfusion zwar leicht, – ähnlich der unbehandelten Gruppe, jedoch nur bei 9-keto-$PGF_1\alpha$ signifikant an. Im weiteren Verlauf zeigte sich kein weiterer Anstieg mehr. 1 h nach Reperfusion war, parallel dem Verlauf des MAP, in keinem Fall ein signifikanter Unterschied zu den Werten unmittelbar vor Reperfusion mehr nachzuweisen.

Diskussion

Nach intestinaler Ischämie kommt es zu einem signifikanten Anstieg der Prostaglandinstoffwechselprodukte. Blutdruckabfall und Anstieg der Prostaglandinmetabolite korrelieren direkt. Der Anstieg der Prostaglandinmetabolite ist nicht nur auf die frühe Reperfusionsphase beschränkt, sondern bleibt, parallel dem Einstrom von PMN-Leukocyten, auch 1 h nach Reperfusion bestehen. Durch die Behandlung mit dem monoklonalen Antikörper IB4 gelingt es, auch wenn dieser erst unmittelbar vor der Reperfusionsphase injiziert wird, die Aktivierung des Prostaglandinstoffwechsels zwar nicht vollständig zu verhindern, jedoch besonders in der Spätphase deutlich zu vermindern. Ebenso tritt nach Blockierung der PMN-Leukocyten-Aktivierung mit IB4 kein langfristiger, sondern nur ein passagerer MAP-Abfall auf. Die Ergebnisse lassen vermuten, daß der gesteigerte Prostaglandinstoffwechsel und der Blutdruckabfall nach Reperfusion vor allem in der Spätphase möglicherweise zu einem Großteil durch die Aktivierung von PMN-Leukocyten bedingt sind. In der Frühphase der Reperfusion ist dieser Mechanismus nur von untergeordneter Bedeutung.

Zusammenfassung

Am Modell der intestinalen Ischämie und Reperfusion konnte nachgewiesen werden, daß es nicht nur während der Ischämie, sondern hauptsächlich nach Reperfusion, – vor allem in der Spätphase zu einem signifikanten Anstieg der Prostaglandinstoffwechselprodukte (6 keto-$PGF_1\alpha$, $KH_2PGF_2\alpha$, $PGF_2\alpha$) Kommt. Nach Behandlung mit dem monoklonalen Antikörper IB4 zeigte sich in der Spätphase der Reperfusion keine signifikante Aktivierung des Prostaglandinstoffwechsels, und der MAP fällt nicht ab. Die Ergebnisse lassen vermuten, daß der gesteigerte Prostaglandin-Metabolismus nach 1 h Reperfusion zumindest teilweise durch die Aktivierung von PMB-Leukocyten bedingt ist, während 10' nach Reperfusion dieser Mechanismus nur eine untergeordnete Bedeutung hat.

Summary

We used a model of intestinal ischemia and reperfusion in cats. Nineteen cats were subjected to intestinal ischemia for 2 h and reperfusion for 1 h. During intestinal ischemia and reperfusion we measured the prostaglandin metabolites 6 keto-$PGF_1\alpha$, $KH_2PGF_2\alpha$ and $PGF_2\alpha$ in the arterial blood. Moreover, blood pressure was recorded continuously. It could be shown that not only intestinal ischemia, but also reperfusion led to a significant increase of the prostaglandin metabolites. This was paralleled by a decrease in blood pressure. Seven cats were treated during ischemia with a monoclonal antibody (IB4) aligned against the membrane glycoprotein CD 18 of the PMN leukocytes. This antibody prevents the adhesion and subsequent activation of PMN leukocytes during the reperfusion phase. It was shown that this monoclonal antibody treatment prevented the decrease of blood pressure normally seen after reperfusion. It had no influence on the activation of prostaglandin metabolism during the early reperfusion phase. However, the increase in prostaglandin metabolism in the late reperfusion phase was completely prevented by this treatment. It is concluded that the adhesion and activation of PMN leukocytes seems to be essential for the activation of prostaglandin metabolism in the late reperfusion phase.

Literatur

1. Beatty PG et al (1983) Definition of a common leukocyte cell surface antigen associated with diverse cell-mediated immune functions. J Immunol 131:2913–2918
2. Schoenberg MH et al (1990) Die Bedeutung der PMN-Leukozyten bei Dünndarmischämie – Neue Ansätze zur Therapie. In: Häring R et al (Hrsg) Langenbecks Archiv [Suppl] Chir Forum. Springer, Berlin Heidelberg New York London Paris Tokyo, S 313–317
3. Schoenberg MH et al (1984) Posthypotensive generation of superoxide free radicals – possible role in the pathogenesis of intestinal mucosal damage. Acta Chir Scand 150:301–309

Dr. B. Poch, Abt. f. Allgemeine Chirurgie, Universität Ulm, Steinhövelstr. 9, W-7900 Ulm, Bundesrepublik Deutschland

Reduktion des postischämischen Reperfusionsschadens durch pharmakologische und diätetische Inhibition der Leukotriensynthese

Reduction of Postischemic Reperfusion Injury Through Pharmacologic and Dietary Inhibition of Leukotriene Biosynthesis

H.A. Lehr[1], D. Nolte[1], C. Hübner[2] und K. Meßmer[3]

[1]Abt. f. Experimentelle Chirurgie, Chirurgische Universitätsklinik Heidelberg
[2]Universitätsklinik Hamburg Eppendorf
[3]Institut für Chirurgische Forschung, Universität München

Einleitung

Die mikrozirkulatorischen Veränderungen nach Ischämie und Reperfusion sind gekennzeichnet durch die Akkumulation von Leukocyten und den Verlust der mikrovaskulären Integrität. Durch Aggregation und Adhärenz am Endothel postcapillärer Venolen sowie durch ihre veränderten viscoelastischen Eigenschaften tragen aktivierte Leukocyten zur Obstruktion des Endstrombahngebietes bei [1]. Viele der aufgezeigten mikrovaskulären Veränderungen können durch Leukotriene, Mediatorsubstanzen aus dem Arachidonsäurestoffwechsel, ausgelöst werden [2]. Diese Überlegungen und der Nachweis einer vermehrten Leukotrienbildung im postischämischen Gewebe [3] führten zu der Fragestellung, ob Leukotrienen eine entscheidende Mediatorfunktion im Rahmen des postischämischen Reperfusionsschadens zukommt. Es werden im Folgenden die Ergebnisse zweier Studien vorgelegt, in denen der Frage nachgegangen wurde, inwiefern durch pharmakologische oder diätetische Inhibition der Leukotrienbiosynthese die Ausbildung des postischämischen Reperfusionsschadens verhindert werden kann.

Methodik

Tiermodell: Die Versuche wurden im Rückenhautkammermodell [4] an wachen Syrischen Goldhamstern durchgeführt. Mittels eines Silikonstempels wurde eine 4-stündige Ischämie des quergestreiften Muskels im Beobachtungsfenster induziert. Vor Induktion der Ischämie sowie 0,5 h, 2 h und 24 h nach Reperfusion wurden in 4–6 postcapillären Venolen pro Beobachtungsfenster folgende Parameter intravitalmikroskopisch quantifiziert: Leukocyten/Endothel Interaktion, Blutzellgeschwindigkeit, Gefäßdurchmesser, funktionelle Capillardichte, Plasmaextravasation. Zur Kontrastverstärkung wurden die Fluorescenzmarker Akridin Orange (zur Darstellung der Leukocyten) oder fluorescinmarkiertes Dextran (FITC, M_r 150000, zur Darstellung des Plasmas) über venöse Verweilkatheter verabreicht.

Leukotrienbiosyntheseinhibitor MK-886: MK-886 (freundlicherweise von Dr. A.W. Ford-Hutchinson, Merck Frosst Canada, zur Verfügung gestellt) wurde in einer Konzentration von 10 mg/kg/h intravenös infundiert, beginnend 15 min vor Induktion der Ischämie und während 2 h nach Reperfusion. Kontrolltiere wurden mit Lösungsmittel behandelt.

Diätetische Substitution mit n–3 mehrfach ungesättigten Fettsäuren: Vier Wochen vor Beginn der Versuche wurden die Tiere mit einer Diät gefüttert, die zu 5 Gewichts-% mit einem Fischölkonzentrat (EICOSAPEN, Hormon Chemie München) angereichert worden war. Kontrolltiere erhielten normales Laborfutter.

Ergebnisse

Tabelle 1. Mikrovasculäre Veränderungen nach Ischämie/Reperfusion

		Ausgangswert	0,5 h	2 h	24 h
Sticker $[mm^{-2}]$	Kontrolle	11 ± 9	762 ± 605	556 ± 269	154 ± 142
	MK-886	10 ± 8	64 ± 76^b	77 ± 65^b	175 ± 114
	Fischöl	16 ± 10	90 ± 74^b	55 ± 48^b	31 ± 27^b
FKD $[cm^{-1}]$	Kontrolle	164 ± 13	98 ± 30	101 ± 25	113 ± 22
	MK-886	164 ± 26	137 ± 44^a	155 ± 48^a	162 ± 28^b
	Fischöl	162 ± 31	151 ± 51^b	157 ± 29^b	162 ± 21^b
Extravasc. [%]	Kontrolle	< 1	15 ± 8	19 ± 6	N.D.
	MK-886	< 1	< 1^b	< 1^b	N.D.
	Fischöl	< 1	< 1^b	< 1^b	N.D.

Sticker bezeichnen wandständige Leukocyten, angegeben als Zahl pro mm^2 Endotheloberfläche. *FKD* = funktionelle Capillardichte, angegeben als Länge perfundierter Capillaren/Beobachtungsfeld. *Extravasation* wird angegeben als %-Anteil der mit ausgetretenem Plasmamarker angefärbten Fläche des Gewebes in der Beobachtungskammer. Alle Zahlen sind angegeben als x ± SD von n=7 Tieren pro Versuchsgruppe. $^a p < 0,05$; $^b p < 0,01$ Wilcoxon Test.

Bei *unbehandelten Kontrolltieren* beobachteten wir eine erhebliche Zunahme wandständiger Leukocyten mit einem zeitlichen Maximum 30 min nach Reperfusion. Damit einhergehend fiel die funktionelle Capillardichte um ca. 40% ab und erholte sich nur inkomplett. 24 h nach Reperfusion waren lediglich 69% der ursprünglich vorhandenen Capillaren reperfundiert. In der Folge der beschriebenen Veränderungen beobachteten wir eine deutliche Permeabilitätssteigerung im Bereich postcapillärer Venolen an Hand des Austritts von fluorescenzmarkiertem Plasma ins Interstitium (Tabelle 1).

Leukotrienbiosyntheseinhibitor MK-886: Die bei unbehandelten Kontrolltieren beobachteten mikrovasculären Veränderungen blieben bei den mit MK-886 behandelten Tieren nahezu vollständig aus (Tabelle 1).

n–3 ungesättigte Fettsäuren: Die diätetische Substitution von n–3 Fettsäuren führte zu einem charakteristischen Einbau von Eicosapentaenoat (EPA) anstelle von Arachidonat

(AA) in die Phospholipide von Leukocyten. Das Verhältnis AA/EPA fiel nach 4-wöchiger Diät von 39 (Kontrolltiere) auf 1,8. In zahlreichen Studien ist gezeigt worden, daß diese Verschiebung innerhalb der Phospholipidfettsäuren mit einer deutlichen Synthesereduktion biologisch aktiver Leukotriene (z.B. LTB_4) zugunsten inaktiver Leukotrienformen (z.B. LTB_5) einhergeht. Als Folge dieser biochemischen Veränderungen waren die bei Kontrolltieren beobachteten mikrozirkulatorischen Veränderungen mit Fischöl-Tieren vollständig aufgehoben (Tabelle 1).

Bezüglich Blutzellgeschwindigkeit und Gefäßdurchmesser zeigten die Tiere der drei Experimentgruppen keine signifikanten Unterschiede, sodaß die beobachteten Effekte nicht auf Veränderungen der Mikrohämodynamik und veränderten lokalen Scherkräften entlang der Gefäßwand zurückzuführen sind.

Diskussion und Zusammenfassung

Die hier bisher gezeigten Beobachtungen, daß durch Inhibition der Leukotrienbiosynthese die mikrozirkulatorischen Veränderungen nach Ischämie und Reperfusion im quergestreiften Hamstermuskel unterdrückt werden können, legen den Schluß nahe, daß den Leukotrienen im Rahmen des postischämischen Reperfusionsschadens eine entscheidende Mediatorfunktion zukommt. Die aufgezeigten Möglichkeiten zur pharmakologischen und diätetischen Inhibition der Leukotrienbiosynthese eröffnen weitreichende therapeutische Konsequenzen zur Verhinderung fokaler Ischämien als Ursachen des Multiorganversagens [6].

Discussion and Summary

The demonstration that the microvascular manifestations of ischemia/reperfusion injury in the striated muscle in hamsters can be blocked by the inhibition of leukotriene biosynthesis emphasizes the important role of leukotrienes in ischemia/reperfusion injury. Pharmacologic and dietary inhibition of leukotriene biosynthesis may open the way to novel therapeutic interventions aimed at preventing focal ischemias as harbingers of multiorgan failure [6].

Literatur

1. Mullane KM, Salmon JA, Kraemer R (1987) Leukocyte-derived metabolites of arachidonic acid in ischemia-induced myocardial injury. Fed Proc 46:2422–2433
2. Dahlén SE, Björk J, Hedqvist P, Arfors KE, Hammarström S, Lindgren JA, Samuelsson B (1981) Leukotrienes promote plasma leakage and leukocyte adhesion in post-capillary venules: In vivo effects with relevance to the acute inflammatory response. Proc Natl Acad Sci USA 78:3887–3891
3. Sasaki K, Ueno A, Katori M, Kikiwada R (1988) Detection of leukotriene B_4 in cardiac tissue and its role in infarct extension through leukocyte migration. Cardiovasc Res 22:142–148
4. Endrich B, Asaishi K, Goetz A, Messmer K (1980) Technical report – A new chamber technique for microvascular studies in unanaesthetized hamsters. Res Exp Med 177:125–134
5. Lee TH, Mencia-Huerta J-M, Shih C, Corey EJ, Lewis RA, Austen KF (1984) Effects of exogenous arachidonic, eicosapentaenoic, and docosahexaenoic acids on the generation of

5-lipoxygenase pathway products by ionophore-activated human neutrophils. J Clin Invest 74:1922–1933
6. Messmer K, Kreimeier U, Hammersen F (1988) Multiple organ failure: Clinical implications to macro- and microcirculation. In: Manabe H, Zweifach B, Messmer K (eds) Microcirculation in clinical disorders. Springer, Berlin Heidelberg New York Tokyo, S 147–157

Dr. H.A. Lehr, Abt. f. Experimentelle Chirurgie, Klinikum der Universität Heidelberg, Im Neuenheimer Feld 347, W-6900 Heidelberg 1, Bundesrepublik Deutschland

Räumliche und zeitliche Änderungen des Perfusionsmusters in der Magenwand

Spatial and Temporal Changes of Perfusion Patterns in the Gastric Wall

R. Schosser[1], M.F. Vidal Melo[2], B. Zwißler[3] und K. Meßmer[4]

[1] Abteilung für Experimentelle Chirurgie, Chirurgische Klinik, Universität Heidelberg
[2] Department of Biomedical Engineering, Federal University of Rio de Janeiro, Rio de Janeiro, P.O. Box 68510, 21944 Brazil
[3] Institut für Anästhesiologie, Klinikum Großhadern, Universität München
[4] Institut für Chirurgische Forschung, Klinikum Großhadern, Universität München

Einleitung

Die zentrale Rolle der Mucosadurchblutung bei der Magensekretion und bei der Protektion gegen Autodigestion ist heute unbestritten. Streßulcera treten insbesondere bei Patienten auf, die durch einen Volumenmangelschock infolge Hämorrhagie, Sepsis oder durch kardiale Dysfunktion eine temporäre Ischämie der Mucosa erlitten haben. Als Ursachen werden folgende Mechanismen diskutiert [3]: 1. Unter physiologischen Bedingungen ist der Blutfluß in der Mucosa ausreichend, um die H^+-Ionen, die durch Rückdiffusion aus dem Magenlumen in die Schleimhaut gelangen, rasch abzutransportieren und zu neutralisieren. Bei Ischämie hingegen kommt es durch Akkumulation von H^+-Ionen im Gewebe zu einer irreversiblen Zeitschädigung (Schleimhauterosion). 2. Synergistisch dazu wirkt das bei Ischämie auftretende Energiedefizit durch Verarmung an energiereichen Phosphaten, wodurch aktive Transportmechanismen gehemmt und die Aufrechterhaltung des H^+-Konzentrationsgradienten erschwert wird.

Simultane, schichtweise Messungen des Blutflusses in allen Regionen des Magens sind methodisch schwierig. Daher ist über die räumliche Verteilung der regionalen Magenperfusion bisher wenig bekannt. Wegen der lokalen Präferenz der Ulcera wurde postuliert, daß trotz ausreichender globaler Durchblutung focale Ischämien auftreten, die z.B. durch individuelle Varianten der Angioarchitektur bedingt sein können. Falls solche Prädilektionsorte existieren, müßte die Perfusion in diesen Regionen über längere Zeit vermindert sein, um causal zur Ulcusgenese beizutragen.

Die Kenntnis der regionalen Heterogenität der Perfusion ist somit ein wichtiger Parameter zum Verständnis der Pathogenese durchblutungsbedingter Schleimhauterkrankungen des Magens. Faßt man das Kreislaufsystem als nichtlineares, dynamisches System auf, ist die beobachtete Heterogenität Ausdruck eines auf den ersten Blick chaotischen Systemverhaltens. Es gibt jedoch vielfältige Hinweise, daß scheinbar zufällige Fluktuationen in kleinen Regionen Ausprägungen eines Regelungsprinzips sind, die das System bzw. den Organismus als Ganzes geordnet erscheinen lassen [5]. Ziel war es daher, die Heterogenität der regionalen Perfusion des Magens durch Methoden der fraktalen Geometrie, mit deren Hilfe nichtlineare Systeme beschrieben werden können, zu analysieren.

Material und Methodik

Die hier vorgestellten Analysen wurden im Rahmen einer tierexperimentellen Studie über den Einfluß von PEEP-Beatmung und Noradrenalin auf die Heterogenität der Organdurchblutung bei ARDS durchgeführt.

Tierversuche: Acht Foxhunde beiderlei Geschlechts ($17,5 \pm 1,5$ kg Körpergewicht) wurden mit Propiomazin prämediziert und mit Pentobarbital, Piritramid und Alcuronium anästhesiert. Nach endotrachealer Intubation wurden die Tiere mechanisch beatmet (F_iO_2 1.0). Folgende Katheter wurden implantiert: Aorta (MAP, mittlerer Aortendruck), V. cava (ZVD, zentralvenöser Druck); A. pulmonalis (Swan-Ganz-Katheter, HZV (Herzzeitvolumen) und PAP (pulmonalarterieller Druck)), rechter Ventrikel (Tip-Manometer, RVEDP (rechtsventriculärer enddiastolischer Druck)), linker Vorhof (Microsphere-Injektion), Aorta abdominalis (Referenzprobe), A. femoralis (Retransfusion), Ösophagus (Ballon-Katheter, intrathorakaler Druck). MAP, ZVD, PAP und das EKG wurden kontinuierlich aufgezeichnet. Nach Instrumentierung erfolgte eine isovolämische Hämodilution auf Hkt 28% (Blutgewinnung für Retransfusion), gefolgt von einer 30minütigen Stabilisierungsphase. Das experimentelle ARDS wurde durch wiederholte rechtsatriale Injektion von $0,01$ ml·kg^{-1} Ölsäure und Glasmicrospheres (Durchmesser 100 μm) erzeugt, bis der mittlere PAP bei 35–40 mmHg lag [5].

Nach einer 70minütigen Stabilisierungsphase wurde dann PEEP in den Stufen 10, 15 und 20 cmH$_2$O appliziert, wobei der transmurale RVEDP durch Transfusion konstant gehalten wurde. Schließlich wurde bei PEEP 20 cmH$_2$O zusätzlich $0,2$–$1,0$ μg·kg^{-1}·min^{-1} Noradrenalin i.v. appliziert. Messungen erfolgten 30 min nach Hämodilution (Kontrolle), 70 min nach eARDS, jeweils 10 min nach PEEP 10, 15 und 20, sowie nach Noradrenalingabe. Die Messung der regionalen Perfusion erfolgte mit radioaktiv markierten Microspheres (^{121}Ce, ^{114m}In, ^{51}Cr, ^{103}Ru, ^{95}Nb, ^{46}Sc) mit einem mittleren Durchmesser von 16,5 μm (NEN-TRAC^{TM}). Pro Nuklid wurden ca. 480 000 Partikel·kg^{-1} injiziert. Die Referenzprobe wurde mit $3,24$ ml·min^{-1} über 3 min mit einer Präzisionspumpe angezogen. Die Messung der Radioaktivität erfolgte in einem speziell angefertigten Gammaspektrometer mittels selbstentwickelter Software [4]. Nach Tötung des Tieres durch KCl-Lösung wurde der Magen entnommen und nach einem funktionell-anatomischen Dissektionsschema vollständig aufgearbeitet. Nach Teilung in eine dorsale und ventrale Hälfte wurden Fundus, Corpus und Antrum anhand der typischen Schleimhautstruktur fetrennt. Schließlich wurden Mucosa (einschließlich Submucosa) und Muscularis disseziert, wobei die Mucosa wegen der großen Gewebemasse nochmals zweigeteilt wurde. Es resultierten 210 eindeutig zuordenbare Gewebeproben (Fundus 32/16, Corpus 80/40, Antrum 28/14, jeweils Mucosa/Muscularis).

Fraktale Analyse: Wesentliche Elemente der fraktalen Betrachtungsweise sind Selbstähnlichkeit, Skaleninvarianz und Koexistenz von Zufall und Determinismus. Statistische Selbstähnlichkeit liegt vor, wenn die Perfusionsmuster, die in Regionen verschiedener Größe beobachtet werden, einander ähnlich sind. Es ist bekannt, daß die Variation der Durchblutung umso größer ist, je kleiner die beobachteten Regionen sind. Obwohl die Heterogenität bei sukzessiver Verkleinerung der Beobachtungsausschnitte quantitativ zunimmt, ist sie wegen des gemeinsamen Gefäßbaumes jedoch qualitativ ähnlich. Wegen dieser Ähnlichkeit bei unterschiedlicher Vergrößerung bzw. Verkleinerung ist die Heterogenität skaleninvariant, d.h. nicht vom Maßstab (= die Masse der beobachteten Region) abhängig. Folglich muß es *einen gemeinsamen* Skalierungsfaktor geben, mit dessen Hilfe sich die Heterogenitätswerte verschiedener Vergrößerungsstufen ineinander überführen lassen. Drückt man die Heterogenität der Perfusion durch den Variationskoeffizienten RD (Mittelwert/Standardabweichung) der spezifischen Durchblutung (ml·min^{-1}·g^{-1}) aus, gilt nach Bassingthwaighte et al. [1] folgende Gleichung:

$$RD(m) = RD(m_{ref}) \cdot \left(\frac{m}{m_{ref}}\right)^{1-D} \qquad (1)$$

d.h., die Perfusionsheterogenität, RD(m), gemessen in Regionen der Masse m, verhält sich proportional zur Heterogenität RD(m_{ref}), gemessen in Regionen der Referenzmasse m_{ref} und über den Skalierungsfaktor D exponentiell zum Quotienten der Massen, m/m_{ref}. D wird als fraktale Dimension bezeichnet und kann Werte zwischen 1 und 1,5 annehmen [2]. D = 1 charakterisiert ein vollständig deterministisches, D = 1,5 hingegen ein rein zufälliges Perfusionsmuster. Im Bereich 1 < D < 1,5 ist das Muster teils deterministisch, teils zufällig, und es herrscht Koexistenz von Chaos und Ordnung. Das Verhältnis zwischen Chaos und Ordnung ist abhängig von den Nachbarschaftsbeziehungen der Perfusion in aneinandergrenzenden Regionen. Vollständiger Determinismus ist gegeben, wenn sich die Perfusion in einer bestimmten Region aus der Kenntnis der Perfusion in den benachbarten Regionen vorhersagen läßt. Dies ist vergleichbar mit einem regelrechten, "geordneten" Schachbrett, auf dem die Farbe jedes Feldes durch die Farben in den umliegenden Feldern determiniert ist. Reine Zufälligkeit besteht dann, wenn die Durchblutung in einer Region durch die Kenntnis der Perfusion in den umliegenden Gebieten nicht vorhersagbar ist, ebenso, wie die Farbe eines Feldes nicht aus den Farben der umliegenden Felder bestimmbar ist, wenn schwarze bzw. weiße Felder eines Schachbrettes zufällig, d.h. "chaotisch" angeordnet sind. Das Verhältnis Ordnung/Chaos ist gegeben durch die Korrelation der Perfusion benachbarter Regionen und kann formal als Korrelationskoeffizient ausgedrückt werden, welcher eine Funktion der fraktalen Dimension d ist:

$$r = 2^{3-2D} - 1 \; . \qquad (2)$$

Demzufolge läßt sich ein Perfusionsmuster durch die Parameter D und RD(m_{ref}) umfassend beschreiben, und zwar nicht nur als singuläre Ausprägung bei einem zufällig gewählten Maßstab, sondern als maßstabsunabhängiges System, dessen Eigenschaften sowohl für kleine (Mikrozirkulation) als auch für große Regionen (Makrozirkulation) gelten.

Die praktische Ermittlung von D und RD(m_{ref}) erfolgt durch schrittweise Rekombination je 2 benachbarter Proben, wobei auf jeder Rekombinationsstufe der Variationskoeffizient RD(m) und das mittlere Probengewicht m bestimmt werden. Die Wertepaare [RD(m);m] werden mittels einer Gl. (1) entsprechenden nichtlinearen Regression

$$y = \beta_0 \cdot x^{\beta_1} \qquad (3)$$

analysiert, wobei y = RD(m) und x = m bekannt sind, während β_0 = RD(m=1g), d.h. die Heterogenität bei einer Referenzmasse von m_{ref} = 1 g, und β_1 = 1− D zunächst unbekannt sind und als Koeffizienten der Regression ermittelt werden sollen. Die fraktale Dimension D ergibt sich dann aus

$$D = 1 - \beta_1 . \tag{4}$$

Als Regressionsverfahren wurde die Prozedur NLIN (SAS Statistiksoftware) gewählt. Bei der graphischen Darstellung im doppellogarithmischen Maßstab ergibt sich für die Wertepaare [m; RD(m)] eine Gerade mit dem Achsenabschnitt RD(m=1g) und der Steigung $1-D$.

Ergebnisse

Unter physiologischen Bedingungen spiegelt die Mucosadurchblutung die sekretorische Leistung der einzelnen Magenabschnitte wider (Tabelle 1). Die Perfusion der Muscularis betrug etwa 1/5 der Mucosadurchblutung. Unter PEEP20 und Noradrenalin kam es zu einer drastischen Verminderung der Mucosaperfusion; im Corpus wurden nur noch 44% (PEEP20) bzw. 26% (Noradrenalin) des Kontrollwertes gemessen (Tabelle 1).

Tabelle 1. Hämodynamische Parameter. HF = Herzfrequenz

Meßzeitpunkt	MAP [mmHg]	HZV [l·min^{-1}]	HF [min^{-1}]	Regionale Magendurchblutung [ml·min^{-1}·g^{-1}]			
				Mucosa			Muscularis
				Fundus	Corpus	Antrum	
Kontrolle	102±9	3,1±0,7	72±19	0,41±0,12	0,62±0,18	0,30±0,09	0,07±0,03
PEEP20	102±13	2,1±0,6	135±32	0,23±0,16	0,27±0,15	0,26±0,18	0,04±0,02
Noradrenalin	110±19	2,5±1.0	135±31	0,13±0,03	0,16±0,05	0,20±0,05	0,04±0,01

Sowohl Mucosa als auch Muscularis zeigen eine ausgeprägte Heterogenität der regionalen Perfusion, wobei keine Korrelation zwischen den Schichten besteht (Abb. 1, Beispiel: Exp. 8). Im Grenzbereich zwischen Fundus und Corpus sind einzelne, relativ unterperfundierte Regionen zu erkennen, die über mehrere Stunden und auch nach Noradrenalingabe persistieren. Die Referenzheterogenität der Mucosadurchblutung nimmt, insbesondere nach Noradrenalingabe, im Mittel auf ca. 65% des Kontrollwertes ab, ohne daß sich die Charakteristik des "Systems", d.h. die fraktale Dimension D, grundlegend ändert (Abb. 1, Tabelle 2).

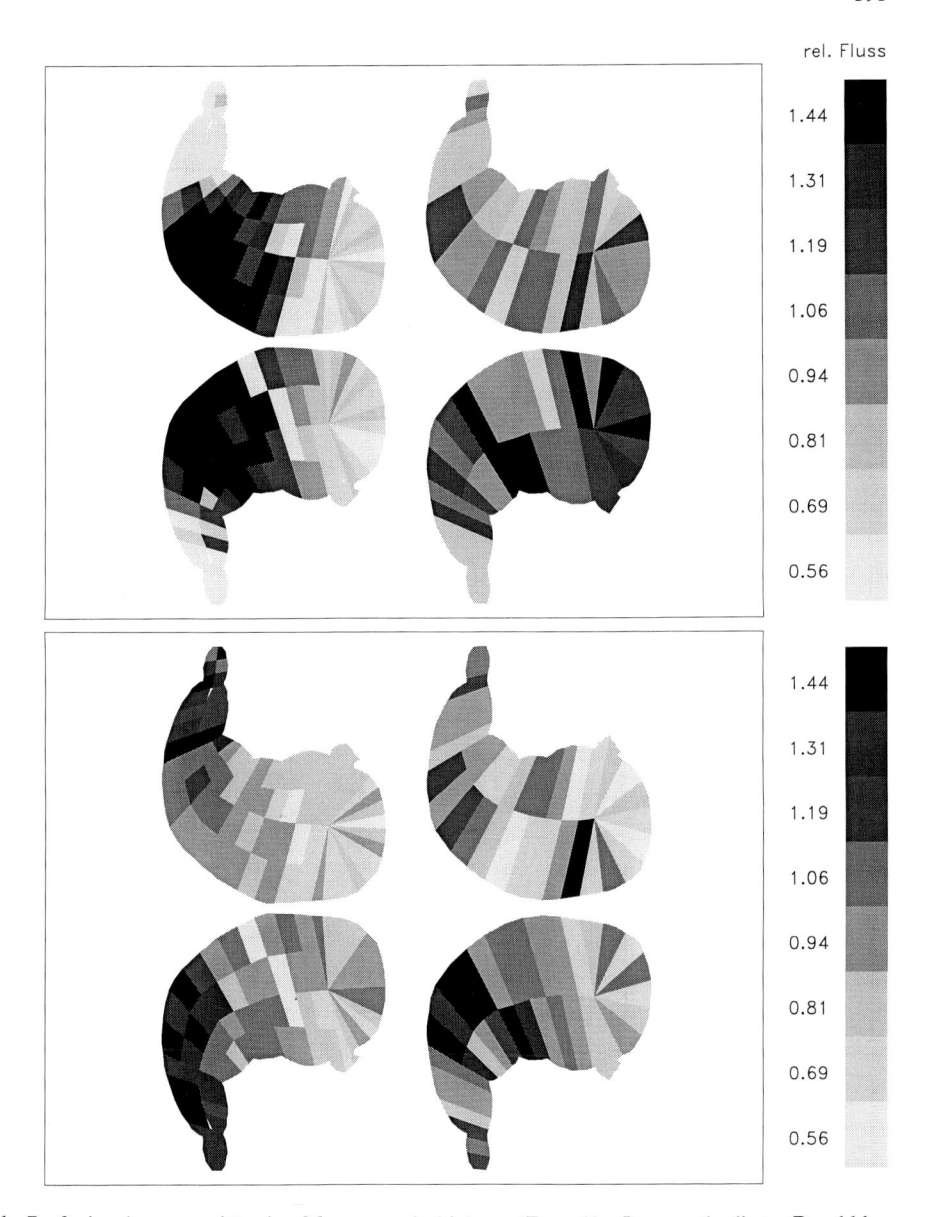

Abb. 1. Perfusionsheterogenität der Magenwandschichten (Exp. 8). Grauwertkodierte Durchblutungs-"Karte" des Magens; Mucosa jeweils links (140 Regionen), Muscularis rechts (70 Regionen); Ansicht von intraluminal, ventrale Wand nach unten geklappt; relativer Fluß (regionaler Fluß/mittlerer Fluß), normiert auf Versuchstier, Meßzeitpunkt und Wandschicht; Bereich der Grauwertskala 0,5–1,5; außerhalb liegende Werte sind winsorisiert (d.h. mit niedrigstem bzw. höchstem Grauwert dargestellt). *Oben:* Kontrollmessung. *Unten:* PEEP20 + Noradrenalin

Tabelle 2. Fraktale Parameter. RD(m=1g) = Referenzheterogenität in Regionen der Masse 1 g [%], D = fraktale Dimension, r = räumliche Korrelation

Meßzeitpunkt	RD(m=1g)	D	r
Kontrolle	36,5 ± 8,2	1,19 ± 0,04	0,55 ± 0,08
PEEP20	29,7 ± 12,7	1,24 ± 0,17	0,46 ± 0,28
Noradrenalin	23,7 ± 7,5	1,19 ± 0,08	0,54 ± 0,17

Schlußfolgerungen

1. Bei eARDS führen sowohl Beatmung mit 20 cmH_2O PEEP als auch zusätzliche Infusion von Noradrenalin zu einer drastischen Verminderung der Mucosaperfusion, insbesondere im Corpusanteil. Daher sind PEEP-Beatmung und Medikation mit Noradrenalin als Kofaktoren für die Ulcusentwicklung bei ARDS-Patienten anzusehen.

2. Die Reduktion der Heterogenität der Perfusion ist Anzeichen dafür, daß die Autoregulationsreserve nach Noradrenalingabe erschöpft ist. Eine regionale Steigerung der Durchblutung zum Abtransport bzw. zur Pufferung rückdiffundierender H^+-Ionen ist nicht mehr möglich. Die verbleibende Heterogenität ist Ausdruck der strömungsmechanisch bedingten Verteilung des Blutflusses infolge der Architektur des vasculären Netzwerks. Die Tatsache, daß in bestimmten Regionen eine zeitlich stabile Minderperfusion existiert, die von der Autoregulationsreserve unabhängig ist, weist auf Prädilektionsstellen für die Ulcusentstehung hin. Diese befinden sich vorwiegend am Übergang Fundus-Corpus.

3. Die fraktale Analyse erlaubt erstmals eine quantitative Bestimmung der Heterogenität der lokalen Perfusion, die bisher nur durch den visuellen und subjektiven Eindruck zugänglich und vermittelbar war. Anstatt, wie bisher üblich, nur einen kleinen Teilausschnitt zu analysieren, ermöglicht die fraktale Geometrie, ein Organ(system) als Ganzes über viele Beobachtungsstufen hinweg zu charakterisieren und quantitativ zu bewerten.

Zusammenfassung

Die regionale Durchblutung der Magenwand bei PEEP-Beatmung und Noradrenalingabe wurde an 8 Hunden mit experimentellem ARDS mittels radioaktiver Microspheres untersucht. Beide Maßnahmen führten zu einer drastischen Reduktion der Mucosaperfusion auf bis zu 25% des Kontrollwertes. Die Referenzheterogenität in Mucosaregionen der Masse 1 g sank auf 65%, ohne daß sich die fraktale Dimension, und damit die Skalierungseigenschaften der Heterogenität wesentlich änderten. Die gleichzeitige Reduktion von Perfusion und Heterogenität kann als Erschöpfung der Autoregulationsreserve gedeutet werden, wodurch die Neutralisierung bzw. die Elimination rückdiffundierender H^+-Ionen durch aktive Transportmechanismen beeinträchtigt wird. Es wurden außerdem zeitlich stabile, minderperfundierte Regionen gefunden. Sowohl die gestörte Autoregulation als auch die zeitlich stabile, regionale Minderperfusion können bei Patienten, die mit PEEP und Noradrenalin behandelt werden, zur Ulcusgenese beitragen.

Summary

Regional perfusion of the gastric wall during PEEP ventilation and after norepinephrine administration was studied in eight dogs, using the radioactive microsphere technique. PEEP and norepinephrine administration were followed by a significant reduction of mucosal blood flow to about 25% of the control value. Reference heterogeneity, as observed in 1-g pieces of mucosa, diminished to about 65%, but the fractal dimension D was unchanged, showing that the scaling properties of heterogeneity were preserved. The simultaneous decrease of both flow and heterogeneity indicates an impaired autoregulatory reserve, thus preventing H^+ ions, which enter the tissue by back diffusion, from being neutralized or discharged by active transport mechanisms. Regions with persistent underperfusion over several hours have also been observed, particularly at the border zone between fundus and corpus. Both factors, impaired autoregulation and regional underperfusion, are likely to enhance the development of gastric ulcers in patients treated with PEEP ventilation and norepinephrine.

Literatur

1. Bassingthwaighte JB, King RB, Roger SA (1989) Fractal nature of regional myocardial blood flow heterogeneity. Circ Res 65:578–590
2. van Beek JHGM, Roger SA, Bassingthwaighte JB (1989) Regional myocardial blood flow heterogeneity explained with fractal networks. Am J Physiol 257:H1670–H1680
3. Cheung LY (1984) Gastric mucosal blood flow: Its measurement and importance in mucosal defence mechanisms. J Surg Res 36:282–288
4. Gross W, Schosser R, Messmer K (1990) MIC-III - An integrated software package to support experiments using the radioactive microsphere technique. Comput Meth Prog Biomed 33:65–85
5. Mandelbrot BB (1983) The fractal geometry of nature. Freeman, San Francisco
6. Zwissler B, Forst H, Ishii K, Messmer K (1989) A new experimental model of ARDS and pulmonary hypertension in the dog. Res Exp Med 189: 427–438

Dr. R. Schosser, Abt. f. Experimentelle Chirurgie, Chirurgische Universitätsklinik,
Im Neuenheimer Feld 347, W-6900 Heidelberg, Bundesrepublik Deutschland

Passive Immunisierung mit Anti-TNF-Antikörpern verhindert die PGE$_2$-induzierte Suppression von Makrophagenfunktionen nach hämorrhagischem Schock
Passive Immunization Against TNF Attenuates PGE$_2$-Induced Suppression of Macrophage Functions Following Hemorrhage

W. Ertel[1], I.H. Chaudry[2] und F.W. Schildberg[1]

[1]Chirurgische Klinik und Poliklinik der Ludwig-Maximilians-Universität München, Klinikum Großhadern
[2]Department of Surgery, Michigan State University, East Lansing, MI, USA

Einleitung

Der hämorrhagische Schock führt zu einer massiven Suppression von wichtigen Makrophagenfunktionen wie der Antigenpräsentation und der Expression des Major Histocompatibility (MHC) class II Antigens [1]. Die posthämorrhagische Suppression dieser Makrophagenfunktionen korreliert mit einer signifikanten Erhöhung von Tumor Nekrose Faktor (TNF) im Plasma [2] und einer erhöhten Anfälligkeit für Infektionen [3]. Die Bedeutung der erhöhten Freisetzung von TNF während und nach dem hämorrhagischen Schock für die Suppression der Antigen Präsentation und MHC class II Antigen Expression ist unbekannt. Es war deshalb das Ziel dieser Studie, in einem murinen Schockmodell TNF im Plasma mittels monoklonaler Antikörper zu neutralisieren und die Antigenpräsentation und MHC class II Antigen Expression von Peritonealmakrophagen unter diesen Bedingungen zu untersuchen.

Methoden

C3H/HeN Mäuse (6 bis 8 Wochen alt) wurden mit einer intraperitonealen Injektion (0,2 ml Gesamtvolumen) von 250 µg monoklonalem Antikörper gegen murines TNF alpha und beta (Anti-TNF-mAb) oder mit Kochsalz (Kontrolle) vorbehandelt. Der monoklonale Antikörper wurde freundlicherweise von Genzyme zur Verfügung gestellt. Der Endotoxingehalt des Anti-TNF-mAb betrug 25 pg Endotoxin/mg Anti-TNF-mAb.

Zwanzig Stunden später wurde der hämorrhagische Schock induziert [4]. Hierzu wurden in einer leichten Narkose mit Methoxyfluran beide Femoralarterien unter aseptischen bedingungen kanüliert. Über den einen arteriellen Katheter erfolgte eine kontinuierliche Messung des arteriellen Mitteldrucks, während über den zweiten Katheter die Mäuse bis auf einen arteriellen Mitteldruck von 35 mmHg entblutet wurden. Nach 60 min wurde den Tieren das entzogene Blut retransfundiert und zusätzlich Ringer-Lactat-Lösung (2× das entzogene Blutvolumen) infundiert. Die Mäuse reagierten auf die Volumentherapie mit einem sofortigen Anstieg des Mitteldrucks auf Blutdruckwerte nahe den Werten vor Induktion des Schockzustandes. Für Kontrollversuche wurden C3H/HeN Mäuse narkotisiert und beide Femoralarterien ligiert. Der hämorrhagische Schock wurde in diesen Tieren nicht durchgeführt.

Die Mäuse wurden 2 bzw. 24 h später eingeschläfert, das Blut aseptisch gewonnen und in heparinisierten Röhrchen mit 12000 g bei 4°C 15 min zentrifugiert und bis zur Bestimmung der TNF-Spiegel eingefroren.

Die Peritonealmakrophagen wurden durch intraabdominelle Lavage mit 10 ml 4°C kaltem Click's Medium 24 h nach Induktion des Schockzustandes gewonnen [5]. Nach zweimaligem Waschen wurden die Peritonealmakrophagen mit Tryphan Blau auf ihre Vitalität überprüft und auf 1×10^6 Zellen/ml eingestellt. Anschließend wurden die Peritonealmakrophagen für 3 h in Petrischälchen bei 37°C und 5% CO_2 inkubiert. Durch mehrmaliges Waschen mit Medium wurden die avitalen und nicht-adhärenten Zellen entfernt. Mit Hilfe eines "Rubberpoliceman" wurden die Peritonealmakrophagen vom Boden der Petrischälchen abgehoben und erneut auf ihre Vitalität untersucht. Die Vitalität und Zellausbeute waren in allen drei Gruppen identisch. Die Reinheit der Makrophagenkulturen betrug nach Anfärbung mit dem Makrophagen spezifischen monoklonalen Antikörper F4/80 und FACS-Analyse > 95% Peritonealmakrophagen. Die Kapazität der Peritonealmakrophagen, das spezifische Antigen Conalbumin zu präsentieren, wurde mit dem T_h-Zellklone D10.G4.1 gemessen [5]. Die Proliferation der D10.G4.1 Zellen ist direkt proportional zur Menge an präsentiertem Conalbumin [5]. Die Expression des MHC class II Antigens wurde nach Anfärbung von Peritonealmakrophagen mit einem Anti-Ia^k Antikörper (Fluorescein konjugiert) ermittelt [5].

Die TNF-Plasmaspiegel wurden mit einem Cytotoxizitätsassay (WEHI 164 subklone 13 Fibrosarkomlinie [6, 7]) bestimmt. Um die hohe Spezifität des Bioassay zu überprüfen, wurde in Kontrolluntersuchungen TNF in Plasmaproben mit einem polyklonalen Antikörper neutralisiert. Die Neutralisation von TNF führte zu einer vollständigen Aufhebung des cytotoxischen Effektes von TNF-haltigem Plasma auf die WEHI Zellen.

Für die Messung der PGE_2-Spiegel in Makrophagenüberständen wurden 1×10^6 Peritonealmakrophagen/ml Click's Medium in 24-Loch Platten für 3 h inkubiert und alle avitalen und nicht-adhärenten Zellen durch mehrmaliges Waschen entfernt. Danach wurden die Peritonealmakrophagen mit LPS (1 μg/ml) stimuliert (Inkubationszeit 24 h bei 37°C und 5% CO_2). Die Messung von PGE_2 in den Überständen erfolgte mit RIA [6].

Ergebnisse

Der hämorrhagische Schock führte im Vergleich mit Kontrolltieren zu einem signifikanten Anstieg der Plasma TNF-Spiegel um 215% nach 2 h ($p < 0,01$; ANOVA mit Bonferroni-Test) bzw. um 76% ($p < 0,05$) nach 24 h (Tabelle 1). Die Vorbehandlung mit dem Anti-TNF-mAb resultierte in einer signifikanten Reduktion der zirkulierenden TNF-Spiegel nach 2 ($p < 0,01$) und 24 h (Tabelle 1).

Die Freisetzung von PGE_2 aus Peritonealmakrophagen war 2 h nach hämorrhagischem Schock im Vergleich zur Kontrollgruppe um 179% ($p < 0,05$) erhöht (Tabelle 1). Die Vorbehandlung mit dem Anti-TNF-mAb reduzierte die Freisetzung von PGE_2 auf Normalwerte ($p < 0,05$). Es ließen sich keine signifikanten Unterschiede zwischen den drei Gruppen nach 24 h feststellen (Tabelle 1).

Die Fähigkeit der Peritonealmakrophagen, das spezifische Antigen Conalbumin zu präsentieren, war in der Schockgruppe im Vergleich mit der Kontrollgruppe um 55% reduziert (p < 0,05) (Tabelle 2). Parallel hierzu war die MHC class II Antigen Expression um 38% (p < 0,01) verringert (Tabelle 2). Die Vorbehandlung mit dem Anti-TNF-mAb verhinderte die durch den hämorrhagischen Schock induzierte Suppression der Antigen Präsentation und MHC class II Antigen Expression (p < 0,01) (Tabelle 2).

Tabelle 1. Plasmaspiegel von TNF [U/ml] und PGE$_2$ Sekretion [ng/ml] aus Peritonealmakrophagen 2 und 24 h nach hämorrhagischem Schock mit und ohne Anti-TNF-mAb Vorbehandlung im Vergleich mit Kontrolltieren

	TNF [U/ml]		PGE$_2$ [ng/ml]	
	2 h	24 h	2 h	24 h
Kontrolle	9,9 ± 4,2	11,7 ± 2,1	33,8 ± 9,1	33,3 ± 8,1
Schock	31,5 ± 6,6^b	20,4 ± 5,4^a	94,3 ± 6,0^a	39,5 ± 6,9
Schock + Anti-TNF	10,8 ± 6,3^d	13,5 ± 2,7	33,0 ± 6,6^c	22,3 ± 5,0

4 Experimente pro Gruppe und Zeitpunkt wurden durchgeführt. Die Daten sind als Mittelwert ± S.E.M. dargestellt. Für die statistische Analyse wurde ein split plot ANOVA mit Bonferroni-Korrektur verwendet. ^{a}p < 0,05, ^{b}p < 0,01 Schock gegen Kontrolle; ^{c}p < 0,05, ^{d}p < 0,01 Schock gegen Schock + Anti-TNF.

Tabelle 2. Antigen Präsentation [CPM] und MHC class II Antigen Expression [% Ia positive Makrophagen] 24 h nach hämorrhagischem Schock mit und ohne Anti-TNF-mAb Vorbehandlung im Vergleich mit Kontrolltieren

	Antigen-Präsentation [CPM]	Ia Expression [% Ia positiv]
Kontrolle	59,5 ± 9,5	46,5 ± 2,9
Schock	27,0 ± 5,7^a	28,8 ± 2,8^b
Schock + Anti-TNF	72,1 ± 2,9^c	49,3 ± 3,2^c

Vier Experimente pro Gruppe wurden durchgeführt. Die Daten sind als Mittelwert ± S.E.M. dargestellt. Die statistische Analyse erfolgte mit split plot ANOVA mit Bonferroni-Korrektur. ^{a}p < 0,05, ^{b}p < 0,01 Schock gegen Kontrolle; ^{c}p < 0,01 Schock gegen Schock + Anti-TNF-mAb.

Diskussion

Aus diesen Ergebnissen läßt sich schließen, daß TNF eine wichtige Rolle für die Suppression der Antigen Präsentation und MHC class II Antigen Expression nach hämorrhagischem Schock spielt. Die frühzeitige Erhöhung von zirkulierenden TNF im Plasma und die erhöhte Freisetzung von PGE$_2$ aus Makrophagen könnte einen zentralen Regulationsmechanismus der posthämorrhagischen Immunsuppression darstellen, da die Neutralisation von zirkulierendem TNF nicht nur zu einer Wiederherstellung der Antigen Präsentation und MHC class II Antigen Expression führte.

Zusammenfassung

Die durch den hämorrhagischen Schock verursachte Suppression von Makrophagenfunktionen (Antigen Präsentation, MHC class II Antigen Expression) konnte durch die passive Immunisierung mit einem monoklonalen Anti-TNF-Antikörper verhindert werden. Diese Daten lassen den Schluß zu, daß TNF eine entscheidende Rolle für die posthämorrhagische Immunsuppression spielt.

Summary

Hemorrhage-induced suppression of macrophage functions (antigen presentation, MHC class II antigen expression) could be attenuated through immunization with a monoclonal anti-TNF antibody. Thus, TNF plays a pivotal role in inducing immunosuppression following hemorrhage.

Literatur

1. Chaudry IH, Ayala A, Ertel W, Stephan RN (1990) Hemorrhage and resuscitation: immunological aspects (review). Am J Physiol 259:R663–R678
2. Ayala A, Perrin MM, Meldrum DR, Ertel W, Chaudry IH (1990) Hemorrhage induces an increase in serum TNF which is not associated with increased levels of endotoxin. Cytokine 2:170–174
3. Stephan RN, Kupper TS, Geha AS, Baue AE, Chaudry IH (1987) Hemorrhage without tissue trauma produces immunosuppression and enhances susceptibility to sepsis. Arch Surg 122:62–68
4. Stephan RN, Conrad PJ, Janeway CA, Geha S, Baue AE, Chaudry IH (1986) Decreased interleukin-2 production following simple hemorrhage. Surg Forum 37:73–75
5. Ertel W, Morrison MH, Ayala A, Chaudry IH. Chloroquine attenuates hemorrhagic shock induced suppression of Kupffer cell antigen presentation and MHC class II antigen expression through blockade of tumor necrosis factor and prostaglandin E_2 release. Blood (eingereicht)
6. Ertel W, Morrison MH, Ayala A, Perrin MM, Chaudry IH (1990) Blockade of prostaglandin increases cachectin synthesis and prevents depression of macrophage functions following hemorrhagic shock. Ann Surg (im Druck)
7. Espevik T, Nissen-Meyer J (1986) A highly sensitive cell line, WEHI 164 clone 13, for measuring cytotoxic factor/tumor necrosis factor from human monocytes. J Immunol Methods 95:99–105

Dr. W. Ertel, Chirurgische Klinik und Poliklinik der Ludwig-Maximilians-Universität München, Klinikum Großhadern, Marchioninistr. 15, W-8000 München 70, Bundesrepublik Deutschland

Der Darm als Sepsisherd bei akuter Pankreatitis*
The Gut as Source of Sepsis in Acute Pancreatitis

N.S.F. Runkel[1], F.G. Moody[2], G.S. Smith[2], M.T. LaRocco[3] und T.A. Miller[2]

[1]Chirurgische Universitätsklinik Heidelberg
[2]Department of Surgery and [3]Department of Pathology and Laboratory Medicine,
University of Texas Medical School, Houston, Texas

Einleitung

Morbidität und Letalität der akuten nekrotisierenden Pankreatitis werden ganz wesentlich durch septische Komplikationen bestimmt. Bei einem hohen Prozentsatz dieser pankreatogenen Septitiden läßt sich eine Eintrittspforte der Erreger nicht nachweisen. Da es sich in der Regel um typische Darmkeime handelt [1], scheint der Gastrointestinaltrakt als Reservoir dieser Erreger zu dienen. Im Tierexperiment konnte unter verschiedenen Bedingungen wie Schock [2], Verbrennung [3] und parenterale Ernährung [4] ein Übertritt darmständiger Bakterien in die regionalen Lymphknoten und andere Organe beobachtet werden. Dieser Prozeß der bakteriellen Translokation wird als ein Mechanismus der Entwicklung der gram-negativen Sepsis betrachtet. Wir untersuchten die Veränderungen des Darmes bei akuter Pankreatitis durch Messung der Darmmotilität, der Darmflora und der bakteriellen Translokation.

Material und Methoden

Pankreatitismodell: Männliche Sprague-Dawley Ratten (250–350 g) wurden in Inhalationsanaesthesie (Methoxyfluoran) laparotomiert. Durch Ligatur des gemeinsamen biliopankreatischen Ausführungsganges nahe am Duodenum wurde eine mittelschwere Gallereflux-Pankreatitis induziert. Sham-laparotomierte Tiere dienten als Kontrolle.

Darmmotilität: Bei der initialen Laparotomie wurde zusätzlich ein Silastikkatheter in das Duodenum implantiert und interscapulär am Rücken ausgeleitet. Postoperativ blieben die Tiere bei freiem Zugang zu Wasser nüchtern; 24 h später wurden 0,2 ml einer 5 Mol FITC-Dextran Lösung in das Duodenum injiziert. Nach einem vorgegebenen Zeitintervall von 25–240 min wurde der Darm rasch reseziert und in 5 cm lange Segmente unterteilt. Die Dextranmenge in diesen Segmenten wurde fluorescenz-spektrophotometrisch gemessen, woraus sich die Verteilung der Dextrane im Darm bestimmen ließ. Der errechnete geometrische Schwerpunkt der Dextranverteilung beschreibt die Strecke (in Prozent der

---

* Unterstützt durch Stipendium Ru 387/1–2 der Deutschen Forschungsgemeinschaft.

Dünndarmlänge), welche die Dextrane durch die Darmperistaltik während des vorgegebenen Zeitintervalls nach distal weitertransportiert worden waren, und ist somit ein Maß für die Darmmotilität. Für jedes Zeitintervall wurden 4–6 Tiere mit akuter Pankreatitis bzw. Sham-Operation untersucht.

Bakteriologische Untersuchungen: Nach Induktion der Pankreatitis bzw. nach Sham-Operation hatten die Tiere freien Zugang zu Wasser und Futter für 48 bzw. 96 h (6 Tiere pro Gruppe). Dann erfolgten unter sterilen Bedingungen die Relaparotomie und Entnahme von Herzblut und Gewebsproben aus der Leber und Milz, dem Pankreas und dem mesenterialen Lymphknoten, Weiterhin wurden 2 cm lange Segmente vom Duodenum, Jejunum und Ileum und das Coecum entfernt. Routinemethoden wurden zur Isolierung, Identifizierung und Quantifizierung aerober Bakterien verwendet. Die Populationsdichte wurde nach logarithmischer Transformation der Bakterienzahl als log/g Feuchtgewebe wiedergegeben. Die relative gram-negative Bakterienzahl wurde als der prozentuale Anteil der gram-negativen Bakterien an der Gesamtzahl der aeroben Bakterien definiert.

Statistik: Fischer's Exakt Test für die Kontingenztafeln; Student's t-Test für den Vergleich der quantitativen Bakteriologie.

Ergebnisse

Die Darmmotilität war im Durchschnitt um 55% nach 25 minütigem Zeitintervall, um 34% nach 60 minütigem Zeitintervall, um 36% nach 120 minütigem Zeitintervall und um 34% nach 240 minütigem Zeitintervall hochsignifikant ($p < 0,01$) vermindert (Abb. 1).

Während sich die Gesamtzahl aerober Bakterien bei akuter Pankreatitis nicht veränderte, fand sich ein signifikanter Anstieg ($p < 0,05$) der gramnegativen Bakterienpopulation nach 48 h im Coecum ($10,6 \pm 1,0$ vs $8,1 \pm 1,5$) und nach 96 h im Coecum ($7,9 \pm 0,6$ vs $6,8 \pm 0,9$) und Duodenum ($5,1 \pm 1,0$ vs $3,9 \pm 0,8$). Nach 96 h Pankreatitis war die relative gramnegative Bakterienzahl in allen untersuchten Darmabschnitten im Vergleich zur Kontrollgruppe signifikant erhöht ($p < 0,05$; Abb. 2).

Eine bakterielle Besiedlung der mesenterialen Lymphknoten wurde in allen Tieren mit Pankreatitis, aber nur in 25% der Kontrolltiere gefunden ($p < 0,05$). Es konnten ganz überwiegend gram-negative Bakterien isoliert werden (*E. coli, Klebsiella pneumoniae, Proteus mirabilis*). Eine bakterielle Kontamination der anderen Organe fand sich bei 33% der Tiere mit akuter Pankreatitis, hingegen bei keinem Kontrolltier ($p < 0,05$).

Diskussion

Die Ergebnisse zeigen erstmals, daß die Sepsis bei akuter Pankreatitis vom Gastrointestinaltrakt ausgehen kann. Der Darm dient als Reservoir für die Erreger der gram-negativen Sepsis. Der Mechanismus der Disseminierung der darmständigen Bakterien ist der Übertritt der Bakterien vom Darmlumen mit der Lymphe in die regionalen Lymphknoten des Darmes. Hier waren Enterobakterien bei allen Tieren mit akuter Pankreatitis nachweisbar, während die Besiedlung der Lymphknoten bei Kontrolltieren nur gelegentlich als Folge

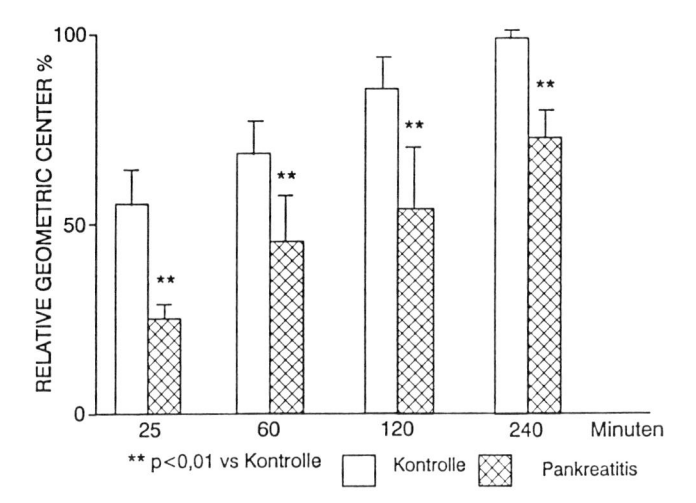

Abb. 1. Darmmotilität 24 h nach Induktion der Pankreatitis bzw. nach Sham-Operation (Kontrolle); der "relative geometric center" der Dextranverteilung beschreibt die Strecke (in Prozent der Dünndarmlänge), welche die Dextrane durch die Darmperistaltik während der vorgegebenen Zeitintervalls von 25–240 min nach distal weitertransportiert wurden

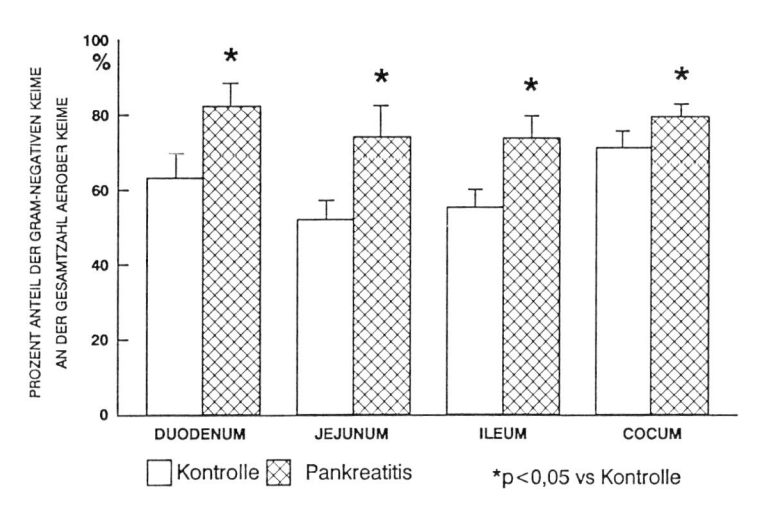

Abb. 2. Prozentualer Anzeil der gram-negativen Bakterienzahl an der Gesamtpopulation aerober Bakterien 96 h nach Induktion der Pankreatitis bzw. nach Sham-Operation (Kontrolle) in den verschiedenen Darmabschnitten

des Operationstraumas beobachtet wurde. Diese Passage der Bakterien aus dem Darm wird als bakterielle Translokation bezeichnet und konnte in einer Reihe von Bedingungen beobachtet werden, die ebenfalls häufig zu gram-negativen Septitiden führen, wie z.B. Schock [2], Verbrennung [3] und parenterale Ernährung [4].

Als pathogenetische Faktoren der Translokation sind bisher die Störung der intestinalen Mikroflora, die Schädigung der Darmschleimhaut und die Beeinträchtigung der Immunabwehr beschrieben worden [2]. Wir haben in der vorliegenden Untersuchung die Faktoren

Schleimhautbarriere und Immunabwehr nicht untersucht, fanden aber ein progredientes Überwuchern der gram-negativen Enterobakterien zunächst im Coecum und später auch im Dünndarm. Frühzeitig trat nach Induktion der Pankreatitis ein deutlicher Motilitätsverlust auf. Es ist bekannt, daß die Morphin-induzierte Verringerung der Darmperistaltik zu einer Störung der Darmflora führt [5]. Wir nehmen deshalb an, daß der entscheidende pathogenetische Faktor der bakteriellen Translokation in unserem Pankreatitis-Modell die Reduktion der Darmmotilität ist.

In der frühen Phase der akuten Pankreatitis des Menschen stellt sich ebenfalls regelmäßig ein paralytischer Ileus ein, so daß der Darm auch beim Menschen als Sepsisherd in Frage kommt. Klinische Studien zu diesem Thema gibt es bisher nicht. Ein erster Schritt wäre die Untersuchung der Veränderungen der intestinalen Mikroflora im oberen Gastrointestinaltrakt durch endoskopische Methoden.

Zusammenfassung

Die Gallereflux-Pankreatitis bei Ratten führte nach einem Tag zu einer deutlichen Verringerung der Darmmotilität. Innerhalb von vier Tagen stieg die Zahl der gram-negativen Bakterien im Coecum und Dünndarm an. Gleichzeitig translocierten darmständige Bakterien in die regionalen Lymphknoten und gelegentlich auch in andere Organe. Diese Ergebnisse zeigen erstmals, daß dem Darm für die Entstehung der Sepsis bei akuter Pankreatitis eine pathogenetische Bedeutung zukommen kann. Die bakterielle Translokation scheint durch den Motilitätsverlust mit konsekutiver Veränderung der physiologischen Darmflora verursacht zu sein.

Summary

Bile-reflux pancreatitis in rats caused a marked decrease in bowel motility after 1 day. The gram-negative bacterial population count increased in the cecum and small bowel within 4 days. At the same time, enteric bacteria translocated to regional lymph nodes and occasionally to distant organs. These results show for the first time that the bowel may be of pathogenetic importance for the development of sepsis in acute pancreatitis. Bacterial translocation seems to be promoted by a reduction of bowel motility with consecutive disruption of the indigenous microflora.

Literatur

1. Beger HG, Bittner R, Block S, Büchler M (1986) Bacterial contamination of pancreatic necrosis: A prospective clinical study. Gastroenterol 91:433–8
2. Deitch EA, Bridges W, Baker J, Ma J-W, Ma L, Grisham MB, Granger N, Specian RD, Berg R (1988) Hemorrhagic shock-induced bacterial translocation is reduced by xanthine oxidase inhibition or inactivation. Surgery 104:191–8
3. Deitch EA, Maejima K, Berg R (1985) Effect of oral antibiotics and bacterial overgrowth on the translocation of the GI tract microflora in burned rats. J Trauma 25:385–92

4. Alverdy JC, Aoys E, Moss GS (1988) Total parenteral nutrition promotes bacterial translocation from the gut. Surgery 104:185–90
5. Scott LD, Cahall DL (1982) Influence of interdigestive myoelectric complex on enteric flora in the rat. Gastroenterol 82:737–82

Dr. N. Runkel, Chirurgische Universitätsklinik, Im Neuenheimer Feld 110, W-6900 Heidelberg, Bundesrepublik Deutschland

Regulation der Interleukin-6 Synthese in der postoperativen Sepsis durch Fc-Receptor positive (FcR+) Monocyten

Elevation of Interleukin-6 Synthesis in Fc-Receptor Positive (FcR+) Monocytes in Patients with Postoperative Sepsis

M. Storck[1], E. Faist[1], R. Sendtner[1], L. Hültner[2], D. Fuchs[3] und F.W. Schildberg[1]

[1]Chirurgische Klinik und Poliklinik, LMU München, Klinikum Großhadern
[2]GSF Institut für experimentelle Hämatologie, Klinikum Großhadern
[3]Institut für Mikrobiologie, Universität Innsbruck

Einleitung

Monocyten/Makrophagen (Mø) spielen eine entscheidende Rolle innerhalb der Immunantwort, indem sie durch Antigenpräsentation und Freisetzung wichtiger Monokine regulativ in die durch Lymphocyten getragenen Abläufe der zellvermittelten Immunität eingreifen. Funktionsveränderungen zirkulierender Mø sind in den letzten Jahren gut untersucht worden und für viele der immunologischen Alterationen nach Trauma und in der Sepsis wesentlich mitverantwortlich. Zu den wichtigsten Defekten zählt, bedingt durch Endotoxin und andere aus der Endotoxinämie resultierenden Mediatoren, die verminderte Freisetzung vorwärtsregulatorischer Monokine zugunsten immunsuppressiver Substanzen [1]. Ein wesentliches Cytokin innerhalb des komplexen Netzwerkes von Signalstoffen des Immunsystems ist Interleukin-6 (IL-6), welches im wesentlichen von Makrophagen, zu einem geringen Anteil auch von Lymphocyten, synthetisiert und freigesetzt wird. IL-6 ist ein pleiotropes Cytokin mit Wirkungen auf das T- und B-Zellsystem, mit antiviralen Eigenschaften (identisch mit Interferon beta 2) und der wesentlichen Wirkung der Akut-Phase-Induktion in Hepatocyten [2]. Ziel der vorliegenden Studie war die weitergehende Analyse, ob innerhalb des Mø-Systems eine phänotypisch unterscheidbare Untergruppe (durch den Fc-Receptor) ein anderes Syntheseprofil für IL-6 zeigt.

Patienten und Methoden

Es wurden Untersuchungen an insgesamt 14 Patienten mit postoperativer Sepsis auf der Wachstation (Alter 57 ± 3 Jahre) und an 6 gesunden Kontrollpersonen durchgeführt. Bei 9 Patienten mit einem Sepsis Severity Score (SSS) von durchschnittlich 10,7 ± 0,9 Punkten wurden nach Erfüllung von drei der folgenden Kriterien: Leukocytose über 15.000, Fieber > 39,5°C, positive Blutkultur, Pneumonie bzw. Nachweis eines Sepsisherdes oder Kreislaufinstabilität, einmalige Messungen durchgeführt. Bei 5 weiteren Patienten wurden sequentielle Messungen an Tag 1, 3, 5 und 7 nach Aufnahme in die Untersuchung durchgeführt.

Zellseparation und Monocytenisolation

Aus 60 ml Heparinblut wurden über Ficoll-Hypaque Dichtegradientenzentrifugation die mononucleären Leukocyten (PBMC) isoliert. Nach Präparation einer Suspension mit 10×10^6 Zellen/ml wurde die Analyse des Mø-Anteils durch den monoklonalen Antikörper LeuM3 (Fa. Becton-Dickinson) durchgeführt. Die Zellsuspension wurde zur Mø-Isolierung mittels Elutriationszentrifugierung (Fa. Beckmann) bei 3130 rpm und einem Flow von 18 ml/min aufgearbeitet, alle zwei Minuten die Elutriate gesammelt und die letzten vier Elutriate analysiert. Hierzu wurden die Lösungen erneut zentrifugiert und eine Suspension von 2×10^6 Zellen pro Milliliter hergestellt. Die Reinheit der so gewonnenen Mø-Kulturen betrug immer über 90% (Kontrolle mit LeuM3).

Auftrennung in FcR+ / FcR-Fraktionen

Nach Versetzen der Mø-Suspension mit gewaschenen, 0 Rh+ menschlichen Erythrocyten wurde 50 μg Anti-D IgG (Rhogam, Firma Ortho) zugesetzt. Nach 30minütiger Inkubation wurde die Suspension dreimal gewaschen und zuletzt über Ficoll-Hypaque (30 min, 3000 rpm) zentrifugiert. Die sedimentierten, Fc-Receptor positiven Zellen wurden resuspendiert und die Erythrocyten durch Aqua bidest. über 30 s lysiert.

Interleukin-6/Neopterin-Assay

Die Bestimmung des IL-6-Gehaltes der Zellüberstände (1×10^6 Zellen) wurde nach 24stündiger LPS-Stimulation (C. parvum, Endkonzentration 1 μg/ml) anhand des Wachstumsverhaltens einer murinen Hybridom-Zellinie (7TD1) durchgeführt [3].

Die Neopterin-Bestimmungen erfolgten nach 48stündigem γ-IFN (500 I.E.) Stimulus durch einen Radioimmunoassay (Firma Henning, Berlin). Es wurden bei den Patienten außerdem parallele Serumneopterin-Bestimmungen durchgeführt.

HLA-DR

Durch Doppelmarkierung mit LeuM3 und HLA-DR (Fa. Becton-Dickinson) monoklonalen Antikörpern wurde durch FACS-Analyse der prozentuale Anteil der HLA-DR Expression der Mø-Kulturen bestimmt.

Ergebnisse

Gegenüber gesunden Kontrollpersonen (K) ($10,5 \pm 2,3\%$) fand sich bei septischen Patienten (S) eine signifikante Erhöhung des Monocytenanteils ($34,4 \pm 6,7\%$) in den PBMC-Kulturen; gleichzeitig war der prozentuale Anteil von FcR+ Zellen mit $34,4 \pm 4,1$ höher als bei K (Tabelle 1). Die IL-6 Produktion der FcR+ Zellen und auch der FcR-Zellen war in S gegenüber K signifikant erhöht, die Relation der Synthese von FcR+/FcR− war jedoch in der Sepsis zugunsten der FcR+ Mø verschoben.

Die Analyse der HLA-DR Expression mittels FACS-Analyse mit Doppelmarkierung der LeuM3- und HLA-DR-Receptoren ergab 95,6 ± 2% HLA-DR positive LeuM3 Zellen bei gesunden Probanden gegenüber 35,2 ± 13% in Patienten mit Sepsis.

Tabelle 1

	LeuM3 (%)	FcR+ (%)	IL-6/FcR+ Units/ml	IL-6/FcR− Units/ml	Q	HLA-DR (%)
S (n=9)	34,4 ± 6,7[a]	34,4 ± 4,1	3085 ± 577[a]	2352 ± 370[a]	1,31	35,2 ± 13[a]
K (n=6)	10,5 ± 2,3	21,3 ± 3,2	634 ± 131	1134 ± 236	0,56	95,6 ± 2

Q = Quotient von IL-6 FcR+/IL-6 FcR−
[a] $p < 0,05$ vs. K, Student's t-Test.

Die Verlaufsanalysen (Tabelle 2) ergaben an den Tagen 1, 3 und 5 ein ähnliches Syntheseprofil für die IL-6 Synthese, wenn auch die Absolutwerte bei einem höheren Sepsis-Score als bei den Patienten in Tabelle 1 niedriger lagen. An Tag 7 korrelierte eine Besserung des SSS mit einer Umkehr des IL-6 Quotienten von FcR+/FcR− Zellen.

Tabelle 2

	Tag 1	Tag 3	Tag 5	Tag 7
SSS (Punkte)	21,0 ± 2,2	20,0 ± 2,5	19,2 ± 2,5	16 ± 3,1
IL-6 (Units/ml)				
FcR+	1847 ± 445[a]	1929 ± 102[a]	1813 ± 739[a]	3225 ± 237[a]
FcR−	1040 ± 670	1574 ± 754	745 ± 322	2403 ± 718
Neopt. (nmol/ml)				
FcR+	4,0 ± 1,0	6,8 ± 2,7	8,3 ± 1,2	3,0 ± 0,7
FcR−	12,2 ± 5,1	18,5 ± 4,9	18,9 ± 3,9	15,9 ± 0,3
Serum	60,6 ± 16,4[a]	81,9 ± 31,4[a]	122 ± 53,5[a]	57,7 ± 9,21[a]

x ± SEM, [a] $p < 0,05$ vs. Normalwerte (s.u.)

Normalwerte für Neopterin:	FcR+	8,9 ± 2,8	nmol/ml
(n=6)	FcR−	18,9 ± 2,9	
	Serum	6,3 ± 0,6	
IL-6:	FcR+	634 ± 131	(Units/ml)

Die Neopterinfreisetzung lag an allen Abnahmetagen im Normbereich; die Neopterinsynthese von FcR− Mø war bei Patienten und normalen Kontrollpersonen niedriger als die der FcR+ Mø. Parallele Bestimmungen von Neopterin im Serum zeigten in der Sepsis signifikant erhöhte Werte an allen Abnahmetagen.

Diskussion

In den vorliegenden Untersuchungen konnten funktionelle Unterschiede von FcR+ Mø bezüglich der Interleukin-6 Synthese in der postoperativen Sepsis gezeigt werden. Die Ergebnisse stehen im Einklang mit Untersuchungen von C. Miller, in denen der Nachweis erbracht wurde, daß beispielsweise die monocytäre PGE2-Synthese nach Trauma und Verbrennung überwiegend von FcR+ Zellen geleistet wird [4]. Es liegen bisher allerdings keine Untersuchungen an septischen Patienten vor. In den eigenen Untersuchungen wurde ein weitaus geringerer prozentualer Anteil FcR+ Mø isoliert als in den Arbeiten von C. Miller.

Durch den Nachweis einer relativ intakten Neopterin-Synthese kann eine ungestörte Stoffwechselfunktion der Mø-Subpopulationen angenommen werden; hohe Blutspiegel von Neopterin scheinen dagegen das Ausmaß des septischen Zustandsbildes widerzuspiegeln [5].

Die physiologische Bedeutung erhöhter IL-6 Syntheseraten in der Sepsis kann noch nicht sicher abgeschätzt werden. Anhand dieser Ergebnisse vermuten wir, daß das Auftreten der FcR+ Subpopulation nach Trauma und in der Sepsis für die veränderte Cytokinsynthesefunktion zirkulierender Mø weitgehend verantwortlich ist. Durch Analysen weiterer Cytokinsynthesemuster sowie spezifischer Cytokin-RNA werden neue Einsichten in die komplexen Mechanismen der cellulären Interaktionen im septischen Organismus gewonnen werden.

Zusammenfassung

Ziel der vorliegenden Untersuchung war der Nachweis, daß eine phänotypisch isolierbare Subpopulation von Makrophagen (Mø) für alterierte IL-6 Synthese verantwortlich ist. Es wurden insgesamt 14 Patienten mit postoperativer Sepsis und 6 gesunde Probanden untersucht. Nach Elutriationszentrifugation wurden die reinen Monocytenkulturen durch Rosettierung mit Anti-D markierten Erythrocyten in FcR+ und FcR− Fraktionen aufgetrennt. Die IL-6 Synthese wurde nach 24stündiger Stimulation mit LPS (C. parvum) und die Neopterin-Synthese nach 48stündiger Stimulation mit γ-IFN bestimmt. Der FcR+ Anteil lag mit 34,4% in der Sepsis höher als bei gesunden Probanden 21,6%). Die IL-6 Synthese der FcR+ Zellen lag mit 3085 ± 577 Units/ml signifikant höher als die einer gleichen Zahl FcR− Zellen (2352 ± 570 Units/ml, $p < 0,05$). Die Neopterinspiegel beider Fraktionen lagen im Normbereich und lassen auf ungestörte Stoffwechselfunktionen schließen. Die Untersuchungen unterstützen die These, daß insbesondere FcR+ Makrophagen für die alterierte IL-6 Synthese in der Sepsis verantwortlich sind.

Summary

In this study the profile of interleukin-6 (IL-6) synthesis in FcR+ macrophages (Mø) was analyzed. Blood was collected from 14 patients with postoperative sepsis and from six healthy controls. After elutriation and rosetting with anti-D labeled erythrocytes two cultures of Mø (FcR+ and FcR−) were stimulated with LPS (*C. parvum*) for 24 h (IL-6) or with IFN-gamma for 48 h (neopterin synthesis). The percentage of LeuM3+ cells in parallel PBMC cultures was 34.4 ± 6.7 % in septic patients, in contrast to 10.5 ± 2.3 % in controls ($p < 0.05$). The percentage of FcR+ cells in purified Mø cultures was 34.4 ± 4.1 % in sepsis as compared to 21.6 ± 3.2 % in healthy controls. IL-6 synthesis was significantly elevated in cultures of FcR+ cells (3085 ± 577 U/ml vs 634 ± 131 U/ml in controls, $p < 0.05$) and in FcR− cells (2342 ± 570 U/ml vs 1134 ± 236 U/ml, $p < 0.05$). The ratio of Mø IL-6 synthesis (FcR+/FcR−) was 1.31 in sepsis and 0.56 in controls. Neopterin levels were normal in all cell cultures documenting intact metabolism in these cells. We conclude that high IL-6 levels in sepsis might be due to the appearance of functionalle altered FcR+ macrophages.

Literatur

1. Faist E, Mewes A, Strasser T, Walz A, Alkan S, Baker CC, Ertel W, Heberer G (1988) Alteration of monocyte function following major injury. Arch Surg 123:287–292
2. Wong CC, Clark SC (1988) Multiple actions of interleukin-6 within a cytokine network. Immunol Today 9:137–139
3. Ertel W, Faist E, Nestle C, Storck M, Schildberg FW (1990) Kinetics of interleukin-2 and interleukin-6 synthesis following major mechanical trauma. J Surg Res 48:622–628
4. Miller-Graziano CL, Fink M, Wu JY, Szabo G, Kodys K (1988) Mechanisms of altered monocyte prostaglandin E2 production in severely injured patients. Arch Surg 123:293–299
5. Strohmaier W, Redl H, Schlag G, Inthorn D (1987) D-erythro-neopterin plasma levels in intensive care patients with and without septic complications. Crit Care Med 15:757–760

Dr. M. Storck, Chirurgische Klinik und Poliklinik, Klinikum Großhadern,
Ludwig-Maximilians-Universität, Marchioninistr. 15, W-8000 München 70,
Bundesrepublik Deutschland

Schutzwirkung einer äußeren Membranprotein I Vaccine im Immunsuppressionsmodell der Maus

Protection of Immunosuppressed Mice Against Pseudomonas aeruginosa Infection by Outer Membrane Protein I Vaccine

B.-U. v. Specht[1], T. Reichhelm[1], M. Thoma[1], M. Finke[1], M. Duchêne[2] und H. Domdey[2]

[1] Chirurgische Forschung, Abteilung Allgemeine Chirurgie, Chirurgische Universitätsklinik Freiburg
[2] Laboratorium für molekulare Biologie, Genzentrum der Universität München

Einleitung

Pseudomonas aeruginosa (P. aeruginosa) ist eine häufige Ursache nosokomialer Infektionen, denen vor allem immunsuprimierte Patienten zum Opfer fallen. Deshalb wurden und werden verschiedene Arten von Immuntherapie und Immunprophylaxe in Betracht gezogen. Unser Interesse gilt dem Einsatz der äußeren Membranproteine (OPRs) als Vaccine, da OPRs eine Serogruppen-übergreifende Immunität vermitteln [1]. Wir konnten in früheren Untersuchungen zeigen, daß Impfung mit rekombinantem äußeren Membranprotein I (rec. OprI) immunkompetente Mäuse gegen eine 4fache LD_{50} von P. aeruginosa schützt. Wir untersuchten nun die protektive Wirkung von OprI-Immunisierung in Kombination mit OprI spezifischen monoklonalen Antikörpern (mAbs) im Immunsuppressionsmodell der Maus [2].

Methodik

Rec. OprI wurde wie kürzlich beschrieben [3] isoliert.
BALB/c-Mäuse (Zentralinstitut Hannover) wurden mit jeweils 50 µg OprI an den Tagen 0, 14, 21 immunisiert. Am Tag 28, 30, 32 erhielten die Tiere jeweils 150 µg/kg Körpergewicht Cyclophosphamid intraperitoneal injiziert. Alle Tiere erhielten jeweils 2 mg Azlocillin i.p. (Securopen, Bayer Leverkusen) an den Tagen 31, 32, 33 und 34.

Behandlungsgruppen: Gruppe A: Kontrollen (nicht immunisiert), Gruppe B: immunisiert mit OprI + 2 mg mAb 2AI i.p. am Tag 30, Gruppe C: immunisiert mit OprI. Die Gruppen A–C wurden jeweils in 3 Untergruppen I–III zu je 20 Tieren aufgeteilt und die Tiere der Gruppen B und C mit entweder 10^3 (I), 5×10^3 (II) oder 5×10^4 (III)-Keimen subcutan belastet. Die Kontrollen (Gruppe A) erhielten 100 Keime (I) oder 10^3 Keime (II). Die Überlebenskurven der einzelnen Gruppen wurden nach 10tägiger Beobachtung nach dem Logit Regressions-Verfahren verglichen. Die LD_{50}-Werte wurden durch Probit-Analyse berechnet.

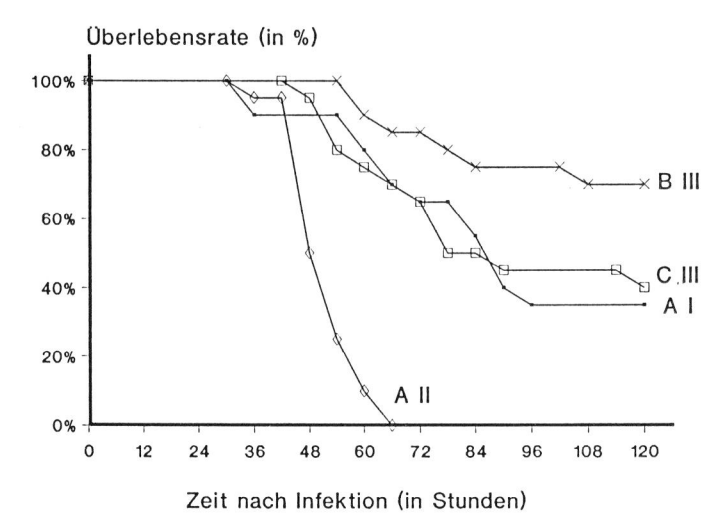

Abb. 1. Überlebenszeiten von immunsupprimierten BALB/c-Mäusen nach Belastung mit Pseudomonas aeruginosa. *AI:* Kontrollen, 10^2 Keime; *AII:* Kontrollen, 10^3 Keime; *BIII:* OprI + mAb 2AI, 5×10^4 Keime; *CIII:* OprI, 5×10^4 Keime

Monoklonale Antikörper: Die Induktion und Gewinnung des gegen OprI gerichteten monoklonalen Antikörpers 2AI wurde wurde kürzlich mitgeteilt [4, 5].

Ergebnisse

Injektion der Mäuse mit Cyclophosphamid bewirkte einen Rückgang der peripheren Leukocytenzahlen auf unter 800 Zellen/mm^3. Die Kontrolltiere verstarben trotz Antibioticatherapie bei einer Belastung mit 10^3 Keimen (Gruppe AII, Abb. 1) innerhalb von 72 h. Bei Belastung mit 100 Keimen überlebten 35% der Tiere (Gruppe AII, Abb. 1). Dagegen überlebten die OprI immunisierten Tiere Keimzahlen von 10^3 und 5×10^3 zu 100%. Bei einer Belastung mit 5×10^4 Keimen überlebten noch 40% der OprI immunisierten Tiere (Abb. 1, CIII). Die Überlebenszahlen konnten bei dieser Keimbelastung durch die Gabe des monoklonalen Antikörpers 2AI noch auf 70% gesteigert werden (Abb. 1, BIII). Die Berechnung der LD$_{50}$-Werte ergab $7,8 \times 10^1$ für Gruppe A, $7,5 \times 10^3$ für Gruppe B und $2,9 \times 10^3$ für Gruppe C. OprI-Immunisierung bewirkt im Vergleich zu den nicht immunisierten Kontrollgruppen eine signifikante Verschiebung der LD$_{50}$ um den Faktor 36 ($p \leq 0,001$). Die Kombination von aktiv und passiv Immunisierung bewirkt nochmals eine signifikante Verschiebung bis auf eine 96fache LD$_{50}$ ($p \leq 0,05$).

Diskussion

Von der Erkrankung durch P. aeruginosa sind insbesonders immunsupprimierte Patienten bedroht. Dazu zählen u.a. Verbrennungspatienten oder Transplantationspatienten, z.B.

nach einer Knochenmarkstransplantation. Eine aktive Impfung von bestimmten Risikogruppen, wie z.B. Soldaten, Feuerwehrleuten oder Transplantatsempfängern, wäre von großem klinischen Interesse, wenn das Fortbestehen des Impfschutzes trotz Immunsuppression gewährleistet wäre.

Unsere Ergebnisse zeigen, daß die OprI Immunisierung trotz darauffolgender Immunsuppression eine hohe Protektion gegen P. aeruginosa Infektion induziert. Da das Zielantigen unseres Impfstoffes, das Membranprotein I, bei allen bisher bekannten 17 Serogruppen von P. aeruginosa nachweisbar ist, ist mit diesem Impfstoff im Gegensatz zur Immunisierung mit Lipopolysaccharid ein Serogruppen-übergreifender Impfstoff gewährleistet. Eine klinische Prüfung der Vaccine ist in Vorbereitung.

Zusammenfassung

Die Testung eines Membranprotein I Impfstoffes und eines gegen Membranprotein I von Pseudomonas aeruginosa gerichteten monoklonalen Antikörpers erbrachte im Immunsuppressionsmodell der Maus eine Verschiebung der LD_{50} zu 96fach höheren Keimzahlen.

Summary

The protective effect of outer membrane protein I vaccination and that of outer membrane protein I monoclonal antibodies against *Pseudomonas aeruginosa* infection was tested in immunosuppressed mice. The combined vaccination induced a shift of the LD_{50} towards a 96-fold higher challenge dose with *P. aeruginosa*.

Literatur

1. Mutharia LM, Nicas TI, Hancock REW (1982) Outer membrane proteins of Pseudomonas aeruginosa serotype strains. J Infect Dis 146:770
2. Cryz JR, Fürer SCE, Germanier R (1983) Passive protection against Pseudomonas aeruginosa infection in an experimental leucopenic mouse model. Infect Immun 40:659
3. Finke M, Duchêne M, Eckhardt A, Domdey H, von Specht BZ (1990) Protection against experimental Pseudomonas aeruginosa infection by recombinant P. aeruginosa lipoprotein I expressed in Escherichia coli. Infect Immun 58:2241
4. Marget M, Eckhardt A, Ehret W, von Specht BU, Duchêne M, Domdey H (1989) Cloning and characterization of heavy and light chain cDNAs from Pseudomonas aeruginosa outer membrane protein I specific monoclonal antibody. Gene 74:335
5. Rahner Ch, Eckhardt A, Duchêne M, Domdey H, von Specht BU (1990) Protection of immunosuppressed mice against infection with Pseudomonas aeruginosa by monoclonal antibodies to outer membrane protein OprI. Infection 18:242

Prof. Dr.Dr. B.-U. von Specht, Chirurgische Forschung, Chirurgische Universitätsklinik, Hugstetter Straße 55, W-7800 Freiburg i.Brsg., Bundesrepublik Deutschland

Sepsisinduzierte Einschränkung der Bactericidiemechanismen von neutrophilen Granulocyten
Sepsis-Induced Impairment of the Bactericidal Activity of Polymorphonuclear Granulocytes

D. Inthorn und D. Mühlbayer

Chirurgische Klinik und Poliklinik, Klinikum Großhadern, Universität München

Die Zunahme der neutrophilen Granulocyten im peripheren Blut bei bakteriellen Entzündungen, ihre Ansammlung im Eiter sowie die Infektanfälligkeit neutropenischer Patienten belegen eindrücklich die Bedeutung der polymorphkernigen neutrophilen Granulocyten (PMN) für die körpereigene Abwehr. Die Einzelfunktionen der PMN wie Chemotaxis, Sauerstoffradikalfreisetzung, Phagocytose und intracelluläres Abtöten von Bakterien wurden wegen des erheblichen methodischen Aufwandes bisher nur punktuell bei verschiedenen Krankheitsbildern bestimmt. Wegen der Bedeutung von Phagocytose und intracellulärem Abtöten von Bakterien beim Ablauf der Bactericidiemechanismen wurden diese PMN-Funktionen in einer prospektiven Studie bei Patienten mit einer Sepsis im Krankheitsverlauf untersucht.

Patienten und Methoden

Probanden: Die Normalwerte der PMN-Funktionen wurden an 27 klinisch gesunden Probanden im Alter von $28,3 \pm 5,97$ Jahren ermittelt.

Patienten: 19 Kranke der chirurgischen Intensivstation (15 m, 4 w) mit einer postoperativen Sepsis wurden, sobald die Eingangskriterien für die Sepsis erfüllt waren, prospektiv während 10 Tagen untersucht.

Sepsisdefinition: 1. Bekannter Herd und/oder positive Blutkultur, 2. Leukocytose > 15 G/l oder < 5 G/l oder Anteil der unreifen Zellen $> 20\%$, 3. Fieber $> 38,5°C$, 4. Thrombocyten < 100 G/l oder Abfall $> 20\%$ in 24 h. Alle Kriterien mußten erfüllt sein.

Bestimmung von Phagocytose und intracellulärem Abtöten von Bakterien: Die PMN-Funktionen wurden mit dem von D.L. Smith et al. beschriebenen und von M. Goldner et al. modifizierten Test untersucht: 150 µl frisches Vollblut ohne Zusätze werden auf einem mit Aceton gereinigten Deckglas ausgestrichen und 45 min bei 37°C in einer feuchten Kammer inkubiert. Abspülen von Blut und nicht adhärenten PMN mit PBS-Puffer. Die glasadhärenten PMN werden mit 150 µl der Bakteriensuspension überschichtet und 45 min bei 37°C in einer feuchten Kammer inkubiert. Anschließend wird die Bakteriensuspension mit PBS abgespült. Färbung der Zellen und Bakterien mit Akridinorange für

45 s. Nach erneutem Spülen mit PBS 45 s Färbung mit Kristallviolett, um die Fluorescenz der extracellulär liegenden E. coli zu absorbieren. Nochmaliges Spülen mit PBS.

Herstellung von opsonierten E. coli: E. coli (ATCC25922) werden in 0,9% NaCl suspendiert und die Suspension bei 405 nm auf eine Extinktion von 1,5 eingestellt. 500 µl dieser Suspension werden mit der gleichen Mange eines gepoolten Serums gesunder Spender versetzt und 15 min bei 37°C inkubiert. Danach wird diese Suspension opsonierter Bakterien sofort für den Test eingesetzt.

Auswertung: Unter dem Fluorescenzmikroskop werden bei 1000facher Vergrößerung 50 PMN mit den phagocytierten lebenden (grün gefärbten) und abgetöteten (rot gefärbten) Bakterien ausgezählt. Die Phagocytosekapazität gibt die Zahl der phagocytierten Bakterien pro PMN, die Killingkapazität den prozentualen Anteil der abgetöteten Bakterien an. Die Bactericidiepotenz gibt die Zahl der abgetöteten E. coli pro 50 PMN an.

Alle Ergebnisse werden als Mittelwerte ± SD angegeben.

Ergebnisse

Normalwerte: Die bei 27 gesunden Probanden ermittelten Normalwerte wurden für die Phagocytosekapazität mit $11,2 \pm 3,12$ Bakterien/PMN, für die Killingkapazität mit $12,3 \pm 3,38$ % und für die Bactericidiepotenz mit $68,6 \pm 34,6$ Bakterien/50 PMN ermittelt.

Krankengut: Bei 13 der 19 prospektiv in die Studie aufgenommenen Patienten war die Sepsisursache eine Peritonitis, 5 mal lag der Sepsis ursächlich eine Bronchopneumonie und 1 mal eine Mediastinitis zugrunde. Nur fünf der Studienpatienten überlebten.

PMN-Funktionen: Die Phagocytosekapazität war bei überlebenden und später versterbenden Patienten bei Sepsisbeginn mit 5,4 bzw. 5,1 Bakterien/PMN auf die Hälfte der Norm erniedrigt und fiel bei den Versterbenden weiter bis auf $2,8 \pm 0,9$ ab. Bei den überlebenden Kranken sah man im Gegensatz dazu ab dem achten Beobachtungstag eine leichte Erholung der Phagocytosekapazität.

Die Killingkapazität war in beiden Patientengruppen ebenfalls deutlich gegenüber der Norm reduziert, jedoch nicht im gleichen Ausmaß wie die Phagocytosekapazität. Auch hier zeigten die versterbenden Patienten mit $6,4 \pm 4,6$ gegenüber $8,5 \pm 5,8$ der Überlebenden bei Beobachtungsbeginn, aber auch im weiteren Verlauf deutlich schlechtere Werte (Tabelle 1).

Die Bactericidiepotenz war bei Sepsisbeginn auf 24 bzw. 14 Bakterien/50 PMN (Überlebende/Versterbende) massiv erniedrigt und fiel bei den versterbenden Patienten am zehnten Tag auf 9,9, das entspricht 14,4% des Normalen, ab. Bei den überlebenden Patienten wurde dagegen kein weiterer Abfall bis zum zehnten Tag beobachtet (Abb. 1).

Tabelle 1. Phagocytierte E. coli pro PMN (Phagocytosekapazität) und abgetötete E. coli in Prozent der phagocytierten Bakterien (Killingkapazität)

Sepsis-Tag	Killingkapazität		Phagocytosekapazität	
	Überlebende Patienten	Verstorbene Patienten	Überlebende Patienten	Verstorbene Patienten
1	8,5 ± 5,8	6,4 ± 4,6	5,4 ± 2,4	5,1 ± 3,7
2	9,6 ± 9,1	8,1 ± 5,6	4,1 ± 2,4	3,2 ± 2,5
3	8,3 ± 4,4	7,2 ± 3,8	5,6 ± 2,3	3,6 ± 2,0
4	9,2 ± 4,0	4,5 ± 2,7	5,2 ± 2,9	4,0 ± 3,2
5	6,3 ± 3,6	6,9 ± 5,3	5,2 ± 2,3	3,3 ± 1,5
6	7,2 ± 3,6	5,4 ± 2,9	3,7 ± 1,1	4,0 ± 1,7
7	10,4 ± 4,9	4,9 ± 2,5	2,4 ± 1,2	3,4 ± 1,8
8	6,6 ± 1,3	4,3 ± 1,9	5,1 ± 3,3	3,3 ± 1,3
9	10,0 ± 5,5	4,7 ± 2,2	7,5 ± 6,0	2,4 ± 1,0
10	7,3 ± 4,0	7,0 ± 5,1	7,5 ± 6,0	2,8 ± 0,9

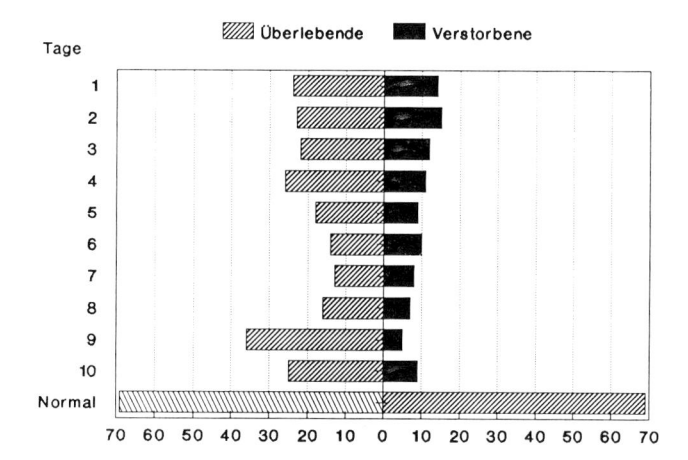

Abb. 1. Zahl der pro 50 PMN abgetöteten E. coli im Sepsisverlauf

Diskussion

Den PMN kommt wegen ihrer Fähigkeit zur Phagocytose und zum intracellulären Abtöten von Bakterien innerhalb der Bactericidiemechanismen des Organismus deshalb eine wichtige Rolle zu, weil sie ohne vorausgehende Immunisierungsschritte unmittelbar tätig werden können.

Fluorescenzmikroskopisch lassen sich abgetötete und lebende Bakterien relativ einfach voneinander unterscheiden [5]. Extracellulär liegende oder der Zellmembran anhaftende Bakterien bleiben durch die Gegenfärbung mit Kristallviolett unsichtbar, sodaß nur intracellulär liegende Bakterien erfaßt werden [2].

Die Phagocytosekapazität war bei überlebenden und versterbenden Patienten zu Sepsisbeginn auf 50 Prozent der Norm erniedrigt. Die Ausgangssituation für beide Patientengruppen war aber nur scheinbar gleich. Die Killingkapazität war bei den später überlebenden Kranken bereits zu diesem Zeitpunkt besser. Das wahre Ausmaß des Defizits innerhalb der Baktericidiemechanismen wird aber erst klar bei Betrachtung der Baktericidiepotenz, die sowohl die Fähigkeit zu Phagocytose als auch die zum intracellulären Abtöten von Bakterien beinhaltet. Dieser Wert sinkt bei den versterbenden Patienten bis auf 7,9 Prozent der Norm (Tag 9) ab.

Die Baktericidiemechanismen von PMN wurden bei septischen Erkrankungen bisher nur punktuell untersucht. Dabei wurde überwiegend eine Einschränkung und nur selten eine Zunahme der Phagocytoseleistung beschrieben [3]. Die massiv gesteigerte Potenz zur Freisetzung von Sauerstoffradikalen durch die PMN, wie sie in der Sepsis zu beobachten ist [4], könnte für die eingeschränkte Phagocytoseleistung mitverantwortlich sein [1].

Zusammenfassung

In einer prospektiven Studie wurden bei 19 Patienten mit einer postoperativen Sepsis die Phagocytose und das intracelluläre Abtöten von E. coli durch polymorphkernige neutrophile Granulocyten (PMN) fluorescenzmikroskopisch während des Krankheitsverlaufes bestimmt. Die Phagocytosekapazität und weniger die Killingkapazität waren vor allem bei den später versterbenden Patienten drastisch erniedrigt, sodaß die Zahl der pro Zelle abgetöteten Bakterien bis auf unter zehn Prozent der Norm abfiel.

Summary

In a prospective study the polymorphonuclear neutrophils (PMN) from 19 patients with postoperative sepsis were examined by fluorescence microscopy for phagocytosis and killing of *E. coli*. Especially in the patients dying from their sepsis, the rate of phagocytosis and to a lesser extent the capacity for intracellular killing, were greatly decreased. The total number of killed bacteria per cell was less than 10% of that in a control group.

Literatur

1. Gaither TA, Medley SR, Gallin JI, Frank MM (1987) Studies of phagocytosis in chronic granulomatous disease. Inflammation 11:211–227
2. Goldner M, Farkas-Himsley H, Kormendy A, Skinner M (1983) Bacterial phagocytosis monitored by fluorescence and extracellular quenching: Ingestion and intracellular killing. Lab Med 14:291–294
3. Hank H, Frank MM, Quinn TC, Holland S, Gaither TA (1989) Studies on phagocytosis in patients with acute bacterial infectons. J Clin Invest 83:252–260
4. Inthorn D, Sccszeponik T, Mühlbayer D, Jochum M, Redl H (1987) Studies of granulocyte function (chemiluminescence response) in postoperative infection. Prog Clin Biol Res 236B:51–58

5. Smith DL, Rommel F (1977) A rapid micro method for the simultaneous determination of phagocxytic-microbiocidal activity of human peripheral blood leukocytes in vitro. J Immunol Methods 17:241–247

Priv.Doz. Dr. med. D. Inthorn, Chirurg. Klinik und Poliklinik, Klinikum Großhadern, Ludwig-Maximilians Universität München, Marchioninistr. 15, W-8000 München 70, Bundesrepublik Deutschland

X. Magen – Darm II

Motilitätsmuster im jejunalen Ersatzmagen nach totaler Gastrektomie
Patterns of Motility in the Jejunal Gastric Substitute After Total Gastrectomy

J. Faß, B. Dreuw, S. Schäfer und V. Schumpelick

Chirurgische Klinik der RWTH Aachen (Direktor: Prof. Dr. V. Schumpelick)

Einleitung

Die totale Gastrektomie hat den Verlust eines endokrin aktiven Reservoirorganes zur Folge, das durch seine Einbindung in das Gesamtkonzept der intestinalen Motilitätsabläufe und Hormonreflexe für eine koordinierte Abgabe des vorverdauten Speisebreies an den Dünndarm sorgt. Sein Ersatz durch Jejunum kann daher nur in Teilaspekten den Anforderungen genügen. Neben dem Magenverlust und der damit verbundenen truncularen Vagotomie führt die Präparation des Dünndarmes zusätzlich zu charakteristischen Störungen der intestinalen Motilitätsabläufe [1, 3, 5]. Klinisch ist jedoch nach initialen Ernährungsstörungen eine Adaptation bis hin zur "Pseudomagenbildung" und deutlicher Erholung der Patienten zu beobachten [2, 4]. Diese Anpassung muß auf der Ebene der Motilitätsphänomene des Dünndarmes liegen und wurde bisher nicht ausreichend untersucht. Ziel unserer Studie war die Bestimmung der Motilitätsmuster im jejunalen Ersatzmagen nach den Kriterien von Code. Dabei galt unser besonderes Interesse dem Langzeitverlauf und dem Einfluß der Ersatzmagenform (Jejunuminterposition vs Y-Roux).

Patienten und Methode

Bei 22 Patienten nach totaler Gastrektomie wurde der jejunale Ersatzmagen (12 Longmire- und 10 Y-Roux-Rekonstruktionen) 6 und 12 Wochen sowie > 2 Jahre postoperativ mittels einer 5-Kanal-Perfusionsmanometrie untersucht. Die Perfusionsrate betrug 0,5 ml/min pro Kanal, der Meßpunktabstand 10 cm. Alle Patienten galten zum Zeitpunkt der Untersuchung als tumorfrei. Nach 12stündigem Fasten wurde unter Röntgendurchleuchtung die Manometriesonde (Durchmesser: 3,6 mm) im Ersatzmagen plaziert. Dabei kam der proximale Meßpunkt im distalen Oesophagus und die restlichen 4 im Ersatzmagen zu liegen. Bei 7 Patienten nach Jejunuminterposition wurde zusätzlich eine Untersuchung mit 3 Meßpunkten im Ersatzmagen und 2 im Duodenum durchgeführt. Ein kompletter Migrating Myoelectric Complex (MMC) wurde aufgezeichnet und nach einer standardisierten liquiden Testmahlzeit (Biosorbin) eine weitere Stunde das postprandiale Motilitätsmuster registriert. Die Mindestuntersuchungszeit betrug 3 h. Die Registrierung und Auswertung erfolgte rechnergestützt (Synectics Corp.). Kalkulierte Größen waren: Phasenlänge, Cycluslänge, Propagierungsgeschwindigkeit sowie die Dauer und Länge der Aktivitätsfront. Darüberhinaus wurde ein Motilitätsindex (Summe der Peakhöhen × Summe der Peakbreiten/300 s) im Nüchtern- und postprandialen Muster bestimmt. Die statistische Analyse erfolgte mit dem Wilcoxon-Mann-White-Test.

Ergebnisse

a) Anpassungsvorgänge

6 Wochen nach Gastrektomie wiesen 7 der 22 Patienten (32%) noch keinen regulären MMC in der Nüchternperiode auf. Gelegentliche, unregelmäßige Aktivitätsphasen mit peaks bis 120 mmHg waren nachweisbar, zeigten jedoch nicht die charakteristische Verteilung und Migration. Sie waren gefolgt von 20–40 minütigen Ruheperioden. Das postprandiale Muster verlief bei allen 22 Patienten erwartungsgemäß mit einem Anstieg des Motilitätsindex (Tabelle 1) und z.T. fortgeleiteten, z.T. stationären Kontraktionen.

Nach 3 Monaten hatte sich bei allen Untersuchten wieder das bekannte phasenweise Dünndarmmotilitätsmuster eingestellt. Bei den 15 Patienten mit vorhandenem MMC beim ersten Untersuchungstermin war ein Rückgang der Propagierungsgeschwindigkeit von im Mittel $3{,}7 \pm 0{,}2$ cm/min auf $2{,}7 \pm 0{,}1$ cm/min und dann nochmals auf $2{,}0 \pm 0{,}1$ cm/min ($p < 0{,}01$) nach 2 Jahren festzustellen. Die Phasenlänge zeigte keine signifikanten Unterschiede im Verlauf.

Bei 3 gesondert einbestellten Patienten (7, 7 und 9 Jahre postop.) war, unabhängig von der Rekonstruktionsform, das normale Nüchternmotilitätsmuster durch die regelmäßige Wiederkehr langsam propagierter Peakgruppen abgelöst (Abb. 1). Das postprandiale Verhalten war, wie auch schon 2 Jahre postoperativ, durch eine jetzt signifikante Herabsetzung des Motilitätsindex gekennzeichnet (Tabelle 1).

Tabelle 1. Zeitlicher Verlauf des Motilitätsindex nach Gastrektomie und Ersatzmagenbildung

		Y-Roux	Longmire	p
6 Wo.	nü	$47{,}1 \pm 6{,}1$	$43{,}2 \pm 7{,}1$	n.s.
	pp	$63{,}4 \pm 10{,}2$	$58{,}1 \pm 9{,}6$	n.s.
12 Wo.	nü	$41{,}6 \pm 7{,}2$	$35{,}7 \pm 6{,}8$	n.s.
	pp	$60{,}1 \pm 8{,}7$	$53{,}6 \pm 6{,}1$	n.s.
> 2 J. postoperativ	nü	$36{,}2 \pm 5{,}3$	$25{,}3 \pm 4{,}2$	$< 0{,}05$
	pp	$51{,}8 \pm 7{,}1$	$39{,}5 \pm 3{,}9$	$< 0{,}01$

nü = nüchtern, pp = postprandial

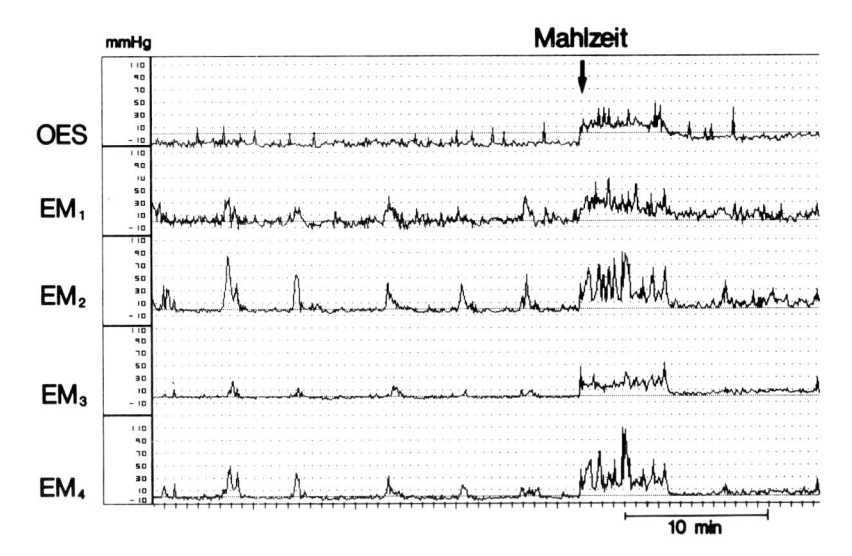

Abb. 1. Perfusionsmanometrie eines Y-Roux-Ersatzmagens 7 Jahre postop.: Verlust des Nüchternmotilitätsmusters (*OES*: Oesophagus, *EM*: Ersatzmagen)

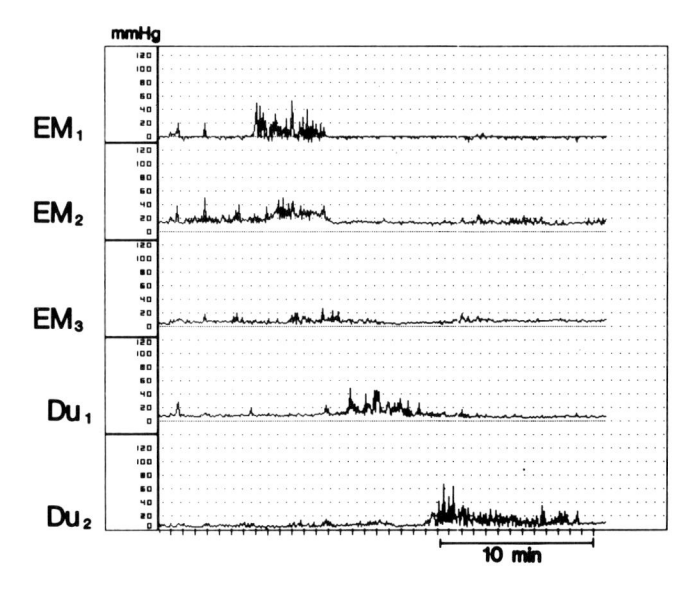

Abb. 2. Perfusionsmanometrie eines Longmire-Ersatzmagens 3 Monate postop.: Fortlaufende Aktivitätsfront (Phase 3) mit "in Reihe Schaltung" des Duodenums (*EM*: Ersatzmagen, *DU*: Duodenum)

b) Rekonstruktionsform

Der Vergleich zwischen Jejunuminterposition und Y-Roux-Rekonstruktion zeigte innerhalb der ersten 3 postoperativen Monate im Nüchternzustand keine signifikanten Unterschiede bzgl. des Auftretens eines MMC und des zeitlichen Phasenverlaufes in den Cyclen. Nach

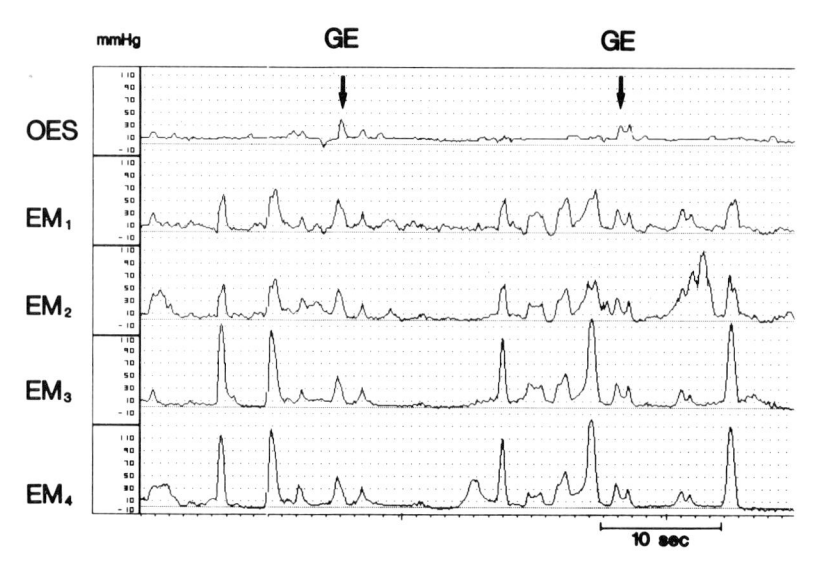

Abb. 3. E.K., 3 Monate nach Y-Roux-Rekonstruktion, Galleerbrechen: Nachweis von postprandialer Retroperistaltik (*OES*: Oesophagus, *EM*: Ersatzmagen, *GE*: Galleerbrechen)

dieser Zeit war eine partielle "in Reihe-Schaltung" des Duodenums nach Interposition festzustellen. Bei allen 7 Patienten, die auch im Zwölffingerdarm gemessen werden konnten, starteten 56% der Aktivitätsfronten (Phase 3) im oberen Ersatzmagen und liefen über das Duodenum hinweg (Abb. 2).

Im sog. postprandialen "fed pattern" war nach duodenaler Ausschaltung im Ersatzmagen vermehrt Retroperistaltik über mehr als zwei Meßpunkte nachweisbar (12,1% der fortgeleiteten Kontraktionen gegenüber 3,9% bei der Jejunuminterposition – $p < 0,01$). Dieses Phänomen war besonders ausgeprägt bei 3 Patienten mit Y-Roux-Rekonstruktion und Galleerbrechen. Hier konnte eine eindeutige Rekonstruktion zwischen Reflux und Retroperistaltik nachgewiesen werden (Abb. 3).

Im Langzeitverlauf zeigte sich eine stärkere Ausprägung der Adaptationsvorgänge nach Longmire-Ersatzmagenbildung. Der Motilitätsindex lag > 2 Jahre postoperativ nach Jejunuminterposition signifikant niedriger als nach Y-Roux-Rekonstruktion (Tabelle 1).

Diskussion

Die von uns nachgewiesenen Phänomene und ihr zeitlicher Verlauf belegen die Hypothese, daß die funktionelle Anpassung des Ersatzmagens nach totaler Gastrektomie zumindest zum Teil durch Veränderungen der Dünndarmmotilität verursacht wird. Die langsame Umwandlung des jejunalen Ersatzmagens zum Reservoirorgan kommt in der progredienten Abnahme der Propagierungsgeschwindigkeit und des Motilitätsindex sowohl im Nüchternzustand als auch postprandial zum Ausdruck.

Die Operation selbst führt zunächst bei etwa einem Drittel der Patienten zum Verlust des typischen Dünndarmmotilitätsmusters, das jedoch nach spätestens 3 Monaten in allen

Fällen wieder nachweisbar ist. Diese Beobachtung wurde auch von Galligan et al. [1] gemacht und mit der Wiedereinsprossung von enteralen Nervenplexus begründet. Für diese Erklärung spricht auch unsere Beobachtung, daß nach Jejunuminterposition das Duodenum "in Reihe" geschaltet wird. Die primär bei der Gastrektomie durchgeführte trunculäre Vagotomie scheint hingegen keine wesentliche Rolle zu spielen [1]. Über die Ursache der langfristigen Adaptation kann zur Zeit nur spekuliert werden. Hier sind Veränderungen der mucosaständigen humoralen Steuermechanismen zu diskutieren. Die Umwandlungsprozesse enden nach unseren Ergebnissen wiederum im Verlauf des MMC bei noch vorhandenem, jedoch reduziertem "fed pattern".

Die Rekonstruktionsform scheint, nach den hier vorliegenden Daten, insofern von Bedeutung zu sein, als die Anpassungsvorgänge bei der Longmire-Rekonstruktion ausgeprägter sind und mit dem Duodenum koordiniert werden. Die vermehrt beobachtete Retroperistaltik im Y-Roux-Ersatzmagen ist bei einem Teil der Patienten klinisch relevant und könnte dem Prinzip des Roux-Stase-Syndromes nach subtotaler Gastrektomie entsprechen.

Zusammenfassung

In den ersten Wochen nach Ersatzmagenbildung ist das normale Motilitätsmuster des Jejunums unabhängig von der Rekonstruktionsform bei einem Drittel der Patienten gestört. Die Restitution ist nach 3 Monaten abgeschlossen, und es kommt langfristig zur Adaptation durch eine Herabsetzung der Propagierungsgeschwindigkeit und des Motilitätsindex. Die Anpassungsvorgänge sind ausgeprägter bei der isoperistaltischen Interposition. Beim Roux-Ersatzmagen wurden einige Fälle von alkalischem Reflux durch die Beobachtung vermehrter Retroperistaltik erklärt.

Summary

The normal patterns of jejunal motility are altered in the first weeks after gastric substitution regardless of the form of reconstruction. A restitution has happened after at least 3 months and is followed by an adaptation caused by a reduction of the propagation velocity and motility index: The adaptation is more pronounced in isoperistaltic interposition. Some cases of alkaline reflux following Roux reconstruction can be explained by a significant amount of retroperistalsis in the gastric substitute.

Literatur

1. Galligan JJ, Furness JB, Costa M (1989) Migration of the myoelectric complex after interruption of the myenteric plexus: Intestinal transsection and regeneration of enteric nerves in the guinea pig. Gastroenterol 97:1135–46
2. Herfarth Ch, Schlag P, Buhl K (1987) Surgical procedures for gastric substitution. World J Surg 11:689–698
3. Sarr MG, Kelly KA (1981) Myoelectric activity of the autotransplanted canine jejunoileum. Gastroenterol 81:303–10
4. Schreiber HW, Eichfuß H-P, Schumpelick V (1978) Magenersatz. Chirurg 49:72–80

5. Weisbrodt NW, Copeland EM, Moore EP, Kearley RW, Johnson LR (1975) Effect of vagotomy on electrical activity of the small intestine of the dog. Am J Physiol 228,2:650–54

Dr. J. Faß, Chirurgische Klinik der RWTH Aachen, Pauwelsstraße, W-5100 Aachen, Bundesrepublik Deutschland

Glucagon-like peptide-1 (GLP-1), Entleerung des Magenersatzes und das Dumpingsyndrom nach Gastrektomie

Gastric Substitute Emptying, GLP-1, and Dumping After Total Gastrectomy

J. Miholic[1], C. Ørskov[2], J.J. Holst[2], H.-J. Meyer[1] und R. Pichlmayr[1]

[1] Abteilung f. Abdominal- und Transplantationschirurgie, Medizinische Hochschule Hannover
[2] Panum-Institut, Kopenhagen

Einleitung

Nach Resektionen am oberen Gastrointestinaltrakt treten bei einem Teil der Patienten postprandial Kreislaufsymptome auf, das frühe Dumping-Syndrom, die mit einem akuten Abfall des Plasmavolumens einhergehen [1]. Die rasche Entleerung des Restmagens bzw. des Magenersatzes spielt die Schlüsselrolle bei diesem Phänomen. Bei einem Teil dieser Patienten kommt es zu reaktiven Hypoglykämien, deren Pathogenese nicht restlos geklärt ist. Die Insulinfreisetzung stimulierende Faktoren aus dem Darm werden unter anderem dafür verantwortlich gemacht, und kürzlich wurde das Glucagon-like-peptide-1 (GLP-1), ein Spaltprodukt des Proglucagon, als starkes insulinotropes Hormon aus dem distalen Dünndarm identifiziert [2]. Es war Ziel dieser Studie, die Zusammenhänge zwischen der Entleerung des Magenersatzes, postprandialer Symptomatik, und GLP-1-Freisetzung zu beleuchten.

Patienten und Methoden

27 Patienten wurden median 43 Monate nach Gastrektomie untersucht. Bei 12 war die Kontinuität mit einer Jejunumschlinge, Y-förmig nach Roux, bei 15 mit einer interponierten Jejunumschlinge unter Erhalt der Duodenalpassage wiederhergestellt worden. Die Entleerung des Magenersatzes wurde szintigraphisch mittels einer ^{99}Tc-markierten festen Testmahlzeit untersucht [3]. Diese enthielt 100 g Kohlehydrate, 55% davon als Mono- und Polysaccharide, den Rest als Stärke. Blutproben zur Messung von Glucose, Insulin und GLP-1 wurden vor der Mahlzeit und 10, 15, 20, 30, 60, 90, 120, 150 und 180 min nach deren Ende abgenommen. Das immunoreaktive Insulin wurde unter Verwendung des polyklonalen Antikörperkits (Pharmacia) gemessen, GLP-1 mittels Radioimmunoassay unter Verwendung des Antiserums 2135 bestimmt, wie beschrieben [4]. Prä- und postprandiale Plasmaproben wurden gepoolt, konzentriert und mittels Gelfiltration chromatographisch untersucht. Die eluierten Fraktionen wurden mittels Radioimmunoassay auf Glucagon- und GLP-1-Immunoreaktivität untersucht [5]. Die Blutuntersuchungen wurden bei allen Patienten durchgeführt, die Entleerung wurde nur bei 20 Fällen szintigraphisch gemessen.

Die Intensität der postprandialen Dumping-Beschwerden wurde mit dem Sigstad-Score bestimmt, wobei ein Score von ≥ 7 Punkten als Dumping-Syndrom definiert wird [6].

Meßwerte werden als Mittelwerte ± Standardirrtum beschrieben, wenn nicht anders angegeben. Der Mann-Whitney Test und die lineare Regression wurden verwendet, wo angebracht.

Ergebnisse

Die Entleerungs-Halbzeit $t_{1/2}$ der Roux-Schlinge betrug median 528 s, die der interponierten Jejunumschlinge median 378 s (NS). Die $t_{1/2}$ aller Gastrektomierten betrug im Mittel 558 ± 111 s (median: 486). Erwartungsgemäß hatten Patienten mit einer $t_{1/2}$ unter 480 s ("rasche Entleerung") signifikant höhere Dumping-Scores (Tabelle 1). Der Sigstadt-Score war in 14 Fällen größer als 6.

Tabelle 1. Glucose, Insulin, GLP-1 und Dumping-Score bei langsamer ($t_{1/2} < 480$ s) und rascher Entleerung des Magenersatzes nach Gastrektomie [Mittelwerte (Standardirrtum)]

Integrierte Werte (Zeitintervalle)	Entleerung des Magens		
	rasch (n=9)	langsam (n=11)	
Glucose (0–38)	294 (19)	305 (16)	mmol/l × min
Insulin (0–30)	23051 (3325)	18473 (3178)	mmol/l × min
Insulin (0–180)	60599 (5579)	67599 (11263)	mmol/l × min
GLP-1 (0–30)	6746 (2339)	3417 (556)	mmol/l × min
GLP-1 (0–180)	8622 (2205)	12770 (1504)[a]	mmol/l × min
Dumping-Score nach Sigstad	9,2 (1,4)	3,6 (1,0)[a]	

[a] $p < 0,05$.

Der Spitzenwert der Serum-Glucose wurde 20 min nach Ende der Mahlzeit erreicht und war nicht signifikant von der Entleerungsgeschwindigkeit abhängig. Die Plasmakonzentrationen von Insulin erreichten ihre Spitze nach 20 min bei rascher Entleerung (931 ± 168 pmol/l), und nach 30 min bei langsamer ($t_{1/2}$ über 480 s) Entleerung des Magenersatzes 775 ± 175 pmol/l. Die frühe (0–30 min) und insgesamte (0–180 min) integrierte Insulin-Freisetzung war jedoch nicht signifikant unterschiedlich (Tabelle 1). Das GLP-1 erreichte seine Gipfelkonzentration nach 15 min, 335 ± 138 pmol/l bei rascher, und 146 ± 26 pmol/l bei langsamer Entleerung des Magenersatzes ($p < 0,05$). Das frühe integrierte GLP-1 war höher bei rascher Entleerung, aber wegen der extremen Streuung nicht signifikant. Das insgesamte integrierte GLP-1 war bei langsamer Entleerung signifikant höher als bei rascher (Tabelle 1). Es fand sich eine enge Korrelation zwischen den frühen integrierten Insulin- und GLP-1-Konzentrationen ($r = 0,68$; $p < 0,0003$). Die Gelfiltration des gepoolten postprandialen Plasma ergab, daß die gesamte Glucagon-Immunoreaktivität bei einem Kd von 0,30 (Kd, Distributionskoeffizient) eluierte, der Molekülgröße von Glicentin entsprechend. Nahezu die gesamte GLP-1-Immunoreaktivität eluiert bei einem Kd von 0,60, der Eluationsposition von Darm-GLP-1 entsprechend.

Die beiden Rekonstruktionsmethoden unterschieden sich weder bezüglich Glucose-, Insulin- und GLP-1-Konzentrationen, noch bezüglich $t_{1/2}$ und Sigstad-Score.

Bei vier Patienten fiel die Glucosekonzentration unter 3,8 mmol/l, und zwar bei drei Fällen, die auch anamnestisch über spätes (später als 60 min nach einer Mahlzeit) Dumping berichteten, und bei einem, der lediglich an frühen postprandialen Symptomen litt. Der einzige signifikant mit reaktiver Hypoglykämie assoziierte Parameter war das frühe (0–30 min) integrierte GLP-1 (Tabelle 2), nicht jedoch die $t_{1/2}$.

Tabelle 2. Insulin und GLP-1 bei Patienten mit und ohne reaktive Hypoglykämie

Integrierte Werte (Zeitintervalle)	Reaktive Hypoglykämie (niedrigster postprandialer Glucosewert < 3,8 mmol/l)		
	nein (n=23)	ja (n=4)	
Insulin (0–30)	19775 (2198)	24871 (9618)	mmol/l × min
Insulin (0–180)	62775 (6538)	60256 (11137)	mmol/l × min
GLP-1 (0–30)	4056 (410)	7553 (3488)[a]	mmol/l × min
GLP-1 (0–180)	11870 (1202)	13387 (2179)	mmol/l × min
Entleerungs $t_{1/2}$	484 (92)	488 (309)	Sekunden

[a] Unterschied zu Fällen ohne Hypoglykämie $p < 0{,}05$.

Diskussion

Die rasche Entleerung des Magenersatzes zeigte einen deutlichen Zusammenhang mit dem Dumping-Score, d.h. mit der frühen postprandialen Symptomatik, aber nicht mit der reaktiven Hypoglykämie. Die Entleerung hatte auch einen deutlichen Einfluß auf die frühe GLP-1-Freisetzung und ist durch die hohe Konzentration unverdauter Nahrung zu erklären, die relativ rasch große Teile des Dünndarms erreicht, wo die Fragmente des Proglucagonmoleküls, Enteroglucagon, und GLP-1 freigesetzt werden. Die zeitliche Aufeinanderfolge der GLP-1- und Insulin-Spitzenkonzentrationen und die enge Korrelation ihrer frühen integrierten Konzentrationen weisen auf einen causalen Zusammenhang hin. Für die reaktive Hypoglykämie war die Entleerungs-Halbzeit offenbar nicht relevant, und auch der Zusammenhang mit der frühen Insulin-Freisetzung war nicht signifikant. Der deutliche Zusammenhang zwischen frühen GLP-1-Werten und Hypoglykämie deutet auf mögliche zusätzliche Wirkungsweisen. Einerseits inhibiert GLP-1 die Freisetzung von pankreatischem Glucagon [7], andererseits wäre eine Blockierung der Glucagon-Receptoren in der Leber möglich.

Zusammenfassung

Die postprandiale Freisetzung von Insulin und Glucagon-like-peptide-1 (GLP-1) wurden bei 27 Patienten nach Gastrektomie gemessen. In 20 Fällen wurde die Entleerung des Magenersatzes scintigraphisch bestimmt. Bei Patienten mit rascher Entleerung, welche auch mit der Intensität der Dumping-Symptomatik korrelierte, kam es zu höheren Spitzenkonzentrationen von Insulin und GLP-1. Bei vier Patienten kam es postprandial zu einer Hypoglykämie, und das frühe integrierte GLP-1 war bei ihnen signifikant höher. Das frühe integrierte GLP-1 korrelierte eng (r = 0,68) mit dem frühen integrierten Insulin. Die Ergebnisse sprechen für eine Schlüsselrolle des GLP-1 bei der Pathogenese der reaktiven Hypoglykämie.

Summary

Postprandial insulin and glucagon-like peptide-1 (GLP-1) were measured in 27 patients following total gastrectomy. Emptying of the gastric substitute was measured in 20 of them by scintigraphy. Cases with rapid emptying, which correlated with the intensity of dumping symptoms, had higher peak insulin and GLP-1 concentrations. In four cases hypoglycemia ensued, and they showed a significantly higher integrated early GLP-1 response. There was a close correlation (r = 0.68) between the early releases of GLP-1 and insulin. These findings support the key role of GLP-1 in the pathogenesis of reactive hypoglycemia.

Literatur

1. Roberts KE, Randall HT, Farr HW, Kidwell APP, McNeer GP, Pack GT (1954) Cardiovascular and blood volume alterations resulting from intrajejunal administration of hypertonic solutions to gastrectomized patients: The relationship of these changes to the dumping syndrome. Ann Surg 140:631–640
2. Holst JJ, Ørskov C, Nielsen OV, Schwartz TW (1987) Truncated glucagonlike peptide-1, an insulin releasing hormone from the distal gut. FEBS Lett 211:169–174
3. Miholic J, Meyer HJ, Kotzerke J, Balks HJ, Aebert H, Jähne J, Pichlmayr R (1989) Emptying of the gastric substitute after total gastrectomy: Roux-y-esophagojejunostomy vs. jejunal interposition. Ann Surg 210:39–46
4. Ørskov C, Holst JJ (1987) Radio-Immunoassays for glucagon-like peptides 1 and 2 (GLP-1 and GLP-2). Scand J Clin Lab Invest 47:165–174
5. Holst JJ (1982) Evidence that peak II GLI or enteroglucagon is identical to the C-terminal sequence (residues 33–69) of glicentin. Biochem J 207:381–388
6. Sigstad H (1970) A clinical diagnostic index in the diagnosis of the dumping syndrome. Acta Med Scand 188:479–486
7. Ørskov C, Holst JJ, Nielsen OV (1988) Effect of truncated glucagon-like peptide-1 (proglucagon 78–107 amide) on endocrine secretion of pig pancreas, antrum, and non-antral stomach. Endocrinology 123:2009–1013

Dr. J. Miholic, 2. Chirurgische Universitätsklinik, Spitalgasse 23, A-1090 Wien

β-Galaktosidase: Ein neuer hochsensitiver Parameter mesenterialer Ischämie
β-Galactosidase: A Highly Sensitive Marker of Intestinal Ischemia

T. Schiedeck, R. Will, H.-P. Bruch und U. Markert

Klinik für Chirurgie, Medizinische Hochschule zu Lübeck, Lübeck

Einleitung

Hauptverantwortlich für die relativ schlechte Prognose der mesenterialen Ischämie ist neben dem schlechten Allgemeinzustand der meist älteren Patienten eine verzögerte Diagnostik. Die klinische Symptomatik ist oft nur diskret, v.a. im sog. stummen 2. Intervall. Als erste wertvolle laborchemische Hinweise gelten zwar erhöhter Hämatokrit, rasanter Leukocytenanstieg, Thrombocytensturz und zunehmende Lactatkonzentration im peripheren Blut. Insgesamt sind diese Parameter jedoch als relativ unspezifisch zu bewerten, sodaß der eindeutige Beweis für eine mesenteriale Ischämie zur Zeit nur mit Hilfe der Mesenterikographie möglich ist.

In der Intention, neue, spezifische Marker für die ischämische Enteropathie zu finden, wurde bei Kaninchen das Verhalten von Disaccharidasen (β-Galaktosidasen) unter den Bedingungen einer experimentell erzeugten Minderperfusion beobachtet. Zusätzlich hierzu wurde die Aktivität bekannter Routineenzyme (GPT, GOT, LDH, AP, SP) sowie die Lactatkonzentration bestimmt.

β-Galaktosidasen sind, wie schon seit langem bekannt, integrale Bestandteile der intestinalen Bürstensaummucosa. Im Kaninchendünndarm wurden bis jetzt vier Isoenzyme nachgewiesen. Zwei davon sind lysosomalen Ursprungs mit entsprechend acidischen pH-Optima (pH 3,4 und pH 4,6), des weiteren wird eine neutrale β-Galaktosidase (pH-Optimum ~ 6,0) beschrieben, die im Bürstensaum lokalisiert und für die Hydrolyse der alimentären Disaccharide verantwortlich ist. Schließlich existiert noch eine sogenannte heterogenetische β-Galaktosidase, die ihren Sitz im Cytoplasma der Intestinalzellen hat und bei pH = 7,6 ihre maximale Aktivität erreicht [1].

Es sollte nun geprüft werden, ob unter den Bedingungen einer mesenterialen Minderperfusion im Versorgungsgebiet der Arteria mesenterica superior (AMS) serologisch ein signifikanter Aktivitätsanstieg nachweisbar wird, und ob dieser mit dem Ausprägungsgrad der Darmschädigung korreliert.

Material und Methoden

Für die Experimente wurden drei Gruppen mit jeweils 6 Bastard-Stallkaninchen gebildet: Gruppe 0 (scheinoperierte Tiere), Gruppe 1 (Ligatur der AMS am Abgang aus der Aorta abdominalis für 90 min), Gruppe 2 (Ligatur mehrerer distaler AMS-Arkaden für 90 min).

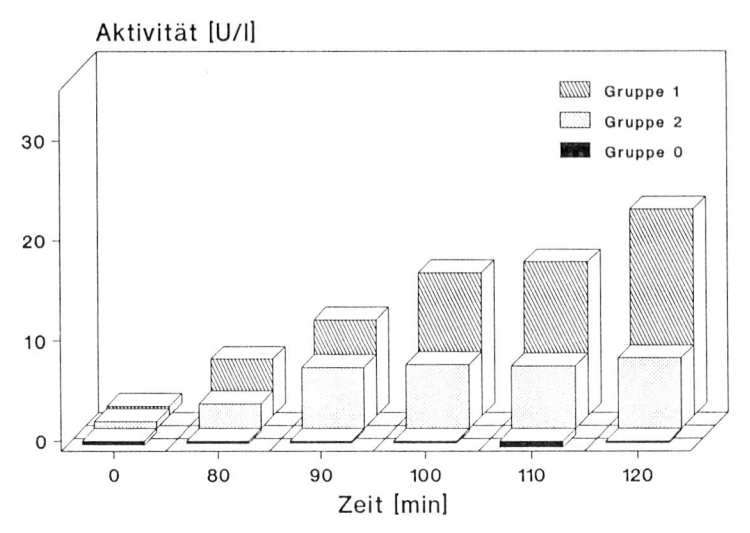

Abb. 1. β-Galaktosidase im Serum. pH = 6,0, Substratkonzentration 13 mMol/l. Ab t = 80 min bestehen zwischen Kontrollgruppe und Versuchsgruppe 1 bzw. 2 durchwegs signifikante Differenzen (p = 0,01, U-Test nach Mann-Whitney)

Unter Anaesthesie mit Valium (0,5 mg/kg KG) und Ketanest (2 mg/kg KG) wurden die Tiere laparotomiert, die AMS aufgesucht und je nach Versuchsgruppe ligiert bzw. nur angeschlungen. Dies wurde als Zeitpunkt t = 0 definiert. Nach 90 min wurde die AMS-Perfusion wieder freigegeben. Am Versuchsende wurden die Tiere mit 5 ml T61 getötet.

Die Enzymaktivitäten wurden nach der Methode von Wallenfels [2] bestimmt, der Proteingehalt der Mucosa wurde nach Lowry [3] ermittelt.

Ergebnisse und Diskussion

Die Versuchsergebnisse der β-Galaktosidase zeigen einen signifikanten Anstieg der Serumaktivität unter den Bedingungen einer 90minütigen mesenterialen Minderperfusion (Abb. 1). Am deutlichsten war der Anstieg erwartungsgemäß bei Versuchsgruppe 1, aber auch Gruppe 2 zeigt deutlich signifikante Unterschiede zur Kontrollgruppe. Die Betrachtung der pH-Optima (Abb. 2) macht sichtbar, daß nicht alle Isoenzyme gleichermaßen in die Blutbahn übertreten. Im Serum zeigt das pH-Spektrum der β-Galaktosidase ein deutliches Maximum bei pH 6,0, während in der nichtischämischen Mucosa höchste Aktivität bei pH 7.5 zu verzeichnen war. Der Kurvenverlauf im sauren Bereich (bis pH 5,0) ist dabei nahezu identisch. Das läßt die Vermutung zu, daß vornehmlich die sog. neutrale β-Galaktosidase, die früheren Untersuchungen [1] zufolge im Bürstensaum lokalisiert ist, in die Blutbahn übertritt.

Die gemessenen Routine-Parameter blieben während des beobachteten Zeitraums weitgehend unverändert. Möglicherweise war die erzeugte Ischämie noch zu gering, um die erwarteten Veränderungen hervorzurufen.

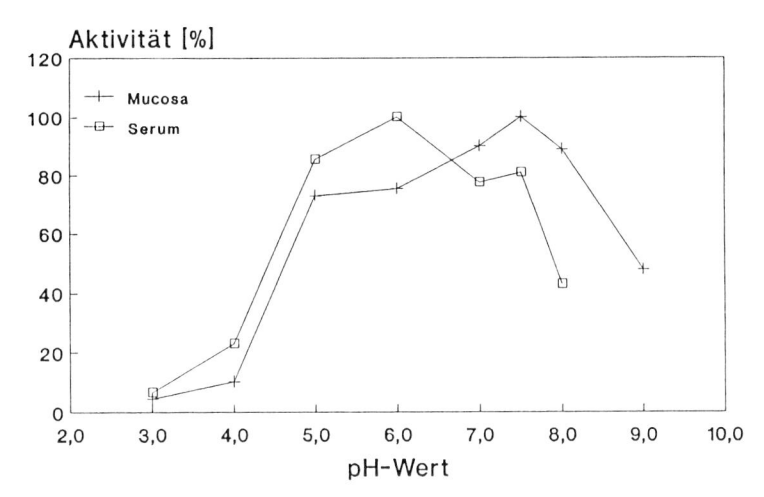

Abb. 2. pH-Spektra der β-Galaktosidase. Vergleich Mucosa mit Serum. pH-Optimum: Mucosa = 7,5, Serum = 6,0 ermittelt bei einer Substratkonzentration = 13 mMol/l; n=6 Tiere

Die histologischen Präparate der Versuchsgruppen 1 bzw. 2 zeigen eine deutliche Schädigung des Oberflächenepithels im Sinne eines frühen Ischämiestadiums. Bei der Kontrollgruppe dagegen fand sich bei allen Tieren ein intakter Darmwandaufbau.

Insgesamt lassen die Ergebnisse der vorliegenden Arbeit erkennen, daß die Serumaktivität der β-Galaktosidase durch gute Korrelation mit dem Krankheitsbild der ischämischen Enteropathie verbunden ist. Eine Aktivitätsmessung im Serum liefert schon frühzeitig, nämlich bereits 80 min nach AMS-Verschluß und bei relativ geringgradiger Ischämie, erste Hinweise auf eine bestehende Darmschädigung.

Zusammenfassung

In der Intention, neue, sensible Ischämie-Parameter zu finden, wurde unter den Bedingungen einer mesenterialen Minderperfusion das Serumverhalten der β-Galaktosidase untersucht.

β-Galaktosidasen sind membranständige Disaccharidasen, die in hoher Konzentration in der intestinalen Mucosa zu finden sind.

Tierexperimentell wurde im Versorgungsgebiet der A. mesenterica superior (AMS) eine 90minütige Ischämie erzeugt und die Enzymaktivität der β-Galaktosidase im Serum bestimmt.

Die β-Galaktosidase zeigte dabei bereits nach 80minütiger Abklemmzeit signifikant (p = 0,01) ansteigende Serumaktivitäten. Andere untersuchte Laborparameter hingegen (Lactat, GOT, GPT, LDH, AP, SP) waren zu dieser Zeit noch weitgehend unverändert. Im Gegensatz zu den genannten Routineenzymen lieferte die β-Galaktosidase also schon frühzeitig erste meßbare Hinweise auf eine mesenteriale Ischämie.

Summary

In order to find better laboratory parameters for mesenteric ischemia, serum activities of β-galactosidase in rabbits were investigated. β-galactosidases are located in high concentration in the brush border membrane of the enterocytes. Experimental ischemia was achieved by clamping the superior mesenteric artery (SMA) for 90 min. After only 80 min of clamping the SMA β-galactosidase showed significant ($p = 0.01$) increase in serum activity. It is most interesting that other investigated parameters (lactate, GOT, GPT, LDH, AP, SP) were not altered to any great extent during the time of measurement. This shows that β-galactosidase indicates intestinal damage much earlier than these other parameters.

Literatur

1. Toonfanian F (1984) Rabbit small intestinal β-galactosidases. Am J Vet Res 453:535–538
2. Wallenfels K, Zarnitz ML, Laule G, Bender H, Keser M (1959) Untersuchungen über milchzuckerspaltende Enzyme III. Biochem Z 331:459–485
3. Lowry OH, Rosenbrough NJ, Farr AL (1951) Protein measurement with the folin phenol reagent. J Biol Chem 193:265ff

Dr. T. Schiedeck, Klinik für Chirurgie, Medizinische Universität zu Lübeck,
Ratzeburger Allee 160, W-2401 Lübeck, Bundesrepublik Deutschland

Die antioxidative Wirkungsweise von Sulphasalacin und Mesalacin bei der intestinalen Ischämie
The Antioxidative Effect of Sulphasalazine and Mesalazine After Intestinal Ischemia and Reperfusion

A.J. Augustin[1], J. Milz[2], M. Imhof[2], E. Purucker[1] und J. Lutz[1]

[1]Physiologisches Institut der Universität Würzburg
[2]Chirurgische Universitätsklinik Würzburg

Einleitung

Der ischämisch induzierte Sauerstoffradikalschaden des Intestinums wurde fast ausschließlich dem Superoxidanionradikal zugeschrieben, welches vom Enzym Xanthinoxidase gebildet wird. Dieses Enzym soll durch (ir)reversible Konversion in der Ischämie aus der entsprechenden Dehydrogenase entstanden sein. Die Widerlegung dieser Konversionstheorie [5] führte zu einem näheren Betrachten anderer Quellen des oxidativen Gewebeschadens. Heute wird das Enzym Xanthinoxidase eher als ein Initiationsmechanismus betrachtet, der das mittlerweile als relativ ungefährlich geltende Superoxidanionradikal für verschiedene Propagationsreaktionen liefert. Zahlreiche Befunde deuten auf eine wichtige Rolle von Entzündungsreaktionen bezüglich der Produktion von oxidativen Metaboliten hin. Über die membranständige Oxidase aktivierter Phagocyten kann ebenfalls Superoxidanionradikal gebildet werden. Außerdem produziert das Enzym Myeloperoxidase (MPO) mit der unterchlorigen Säure (OCl^-) eines der stärksten Oxidationsmittel des Körpers. Hier wird auch deutlich, daß die häufig propagierte Therapie eines Sauerstoffradikalschadens mit dem Enzym Superoxiddismutase (SOD) nicht ausreichend sein kann, da die katalysierte Reaktion zum Wasserstoffperoxid, einem Substrat des MPO-Stoffwechselweges, führt.

Antibiotica und andere entzündungshemmende Therapeutica können daher einen positiven Einfluß auf den oxidativen Gewebeschaden haben, da diese Substanzen entweder den Stimulus für die Phagocytenaktivierung eliminieren bzw. Stoffwechselwege dieser Zellen, in deren Verlauf reaktive Sauerstoffmetabolite entstehen (Phospholipase A_2 [PLA_2]), beeinflussen. Da Sulphasalacin (SUL) neben der Funktion als Carrier von 5-Aminosalicylsäure (5-ASA) eine Eigenwirkung besitzen soll [4], wird diese Substanz in der vorliegenden Arbeit mit 5-ASA und der resorptionsverzögernden Form von 5-ASA, dem Mesalacin (MES), bezüglich der antioxidativen Wirkungsweise verglichen. Gleichzeitig wurde eine Bestimmung der Myeloperoxidaseaktivität des Gewebes durchgeführt, um eine Aussage zu treffen, welchen Anteil aktivierte Phagocyten am oxidativen Gewebeschaden bei diesem Ischämiemodell haben bzw. wie die Leukocytenimmigration durch die genannten Medikamente beeinflußt werden kann.

Material und Methoden

Die Experimente wurden mit männlichen Wistarratten (n=30) mit einem Gewicht von 200–240 g durchgeführt. Als Ischämiemodell diente eine reversible Occlusion der Arteria mes. sup. für 90 min. Die Reperfusionsdauer betrug 150 min. Der Eingriff wurde in Äthernarkose durchgeführt. Tramadolhydrochlorid wurde intraperitoneal als Analgeticum appliziert. Die Tiere wurden in 5 Gruppen zu je 6 Tieren unterteilt. Bei einer Gruppe wurde Gewebe zur Bestimmung der Referenzwerte entnommen, eine zweite (untherapierte) Gruppe diente als Kontrolle. Die Therapiegruppen erhielten SUL, MES und 5-ASA in einer Dosierung von jeweils 1 g/kg intraluminal 2 h vor Versuchsbeginn mit einer Schlundsonde.

Als Maß für den oxidativen Gewebeschaden wurde der Gehalt an Lipidperoxiden in der folgenden Weise bestimmt: 1 g Gewebe wurde in 9 ml 1,15%iger KCl für 30 s homogenisiert. 0,1 ml des Homogenats wurde zu 2 ml NaCl, 3 ml Reagenz (enthält gleiche Teile von 0,8%iger wässriger Thiobarbitursäurelösung und Eisessig) und 0,2 ml Natriumduodecylsulfat hinzupipettiert und anschliessend für 90 min bei 95°C erhitzt. Nach der Abkühlung wurde das Reaktionsgemisch mit Butanol ausgeschüttelt und fluorimetrisch bestimmt (Excitation: 515 nm, Emission: 553 nm). Der Lipidperoxidasegehalt des Gewebes ist angegeben in nmol/g ($\pm$ SEM).

Für die Bestimmung des MPO-Gehaltes des intestinalen Gewebes wurden 300–500 mg 30 s in 0,5%iger Hexadecylammoniumbromidlösung (pH 6) 30 s homogenisiert. Das Homogenat wurde für 10 s mittels Ultraschall homogenisiert, dreimal gefroren und anschliessend bei 40000 g (4°C) zentrifugiert. 0,1 ml des Überstandes wurden spektralphotometrisch mit einem o-Dianisidin-Assay (enthält 0,0005 mg H_2O_2 und 0,167 mg/ml o-Dianisidinhydrochlorid) bei 460 nm bestimmt [2]. Die Ergebnisse werden ausgedrückt als Werte x Kontrollen ($\pm$ SEM).

Ergebnisse

Nach 90 min Ischämie und 150 min Reperfusion stieg der Gehalt des Intestinalgewebes an Lipidperoxiden (Abb. 1) von 56,8 nmol/g (10,6) bei den Basiswerten auf 2195 nmol/g (100) bei den untherapierten Kontrollen an ($p < 0,001$). Der Lipidperoxidgehalt unter 5-ASA-Therapie lag bei 2360,4 nmol/g (283,9) und unterschied sich somit nicht signifikant von den Kontrollen. Mit der resorptionsverzögernden Variante MES konnte eine Reduktion auf 517,9 nmol/g (53,3) erreicht werden ($p < 0,001$). Unter SUL-Therapie lagen die Werte mit 119,3 (15,3) im Bereich der Gewebebasiswerte ($p < 0,001$ im Vergleich zu untherapierten Kontrollen).

Beim Myeloperoxidasegehalt (Abb. 2) des Gewebes konnte weder mit 5-ASA ($15,1 \pm 2,3$) noch mit MES ($13,5 \pm 0,8$) eine Reduktion der Leukocytenimmigration erzielt werden. Beide Therapiegruppen unterschieden sich nicht signifikant von den untherapierten Kontrollen, die einen Anstieg auf 14,2 (0,6) zeigten. SUL erbrachte mit 5,9 (0,6) eine deutliche Reduktion auf weniger als die Hälfte der untherapierten Kontrollen und konnte somit die Immigration von neutrophilen Granulocyten zu einem erheblichen Teil verhindern.

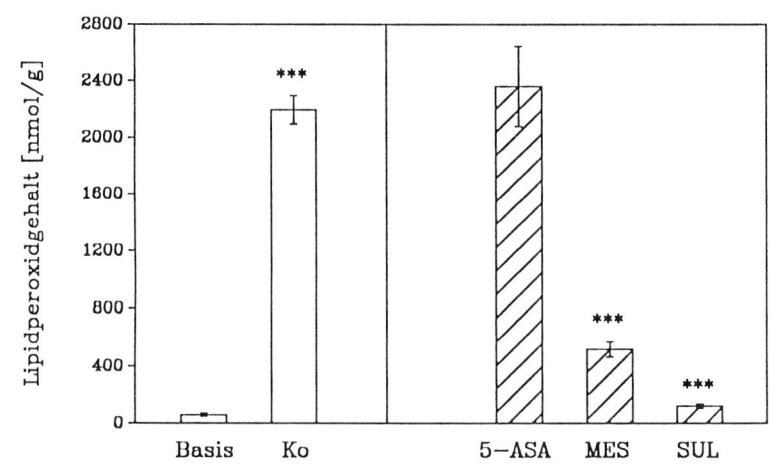

Abb. 1. Lipidperoxidgehalt des Dünndarmes nach 90 min Ischämie und 150 min Reperfusion. *Basis* = Gewebebasiswerte; *Ko* = Kontrolle ohne Therapie; *** = $p < 0{,}001$, statistischer Vergleich von Ba und Ko bzw. Ko und Therapiegruppen

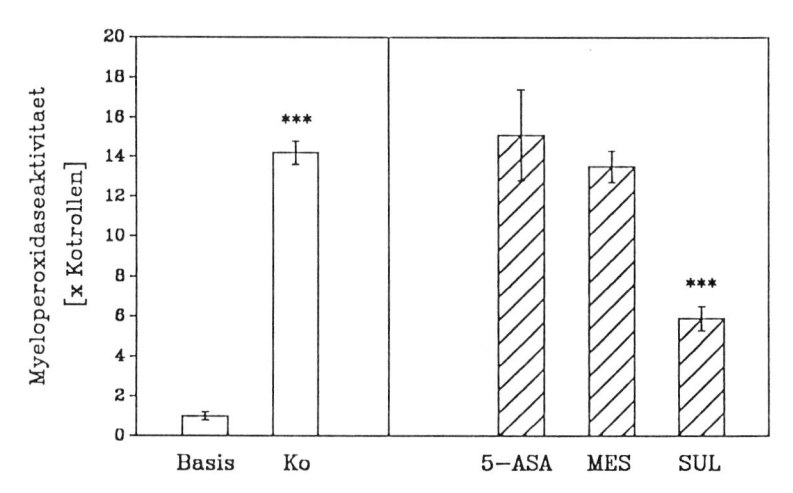

Abb. 2. Myeloperoxidaseaktivität des intestinalen Gewebes, angegeben in Werte x Kontrollen. Nur mit SUL war eine Reduktion der auf das 15fache angestiegenen MPO-Aktivität möglich

Diskussion

Die fehlenden Effekte von 5-ASA, welchem sowohl eine Radikalfängereigenschaft, als auch eine Wirkung auf den Arachidonsäurestoffwechsel zugeschrieben wird, kann mit der raschen Resorption und Acetylierung in der Leber erklärt werden. Dies wird durch die Befunde mit MES unterstützt. Hier verbleibt die Substanz im Darmlumen. Die antioxidative Eigenschaft erscheint durch den positiven Einfluß auf die Lipidperoxidwerte bestätigt, wobei auch lediglich eine Reduktion der Cyclo- und Lipooxygenaseaktivität vorliegen kann, da in diesen Stoffwechselwegen abstraktionsfähigr Hydro(pero)xysäuren gebildet werden, welche in der Lage sind, einen oxidativen Gewebeschaden einzuleiten bzw. eine leukocytenchemotaktische Aktivität besitzen. Die fehlende Wirkung auf die Myeloperoxidaseaktivität zeigt jedoch, daß die Neutrophilenimmigration nicht verhindert werden konnte. Die extrem oxidationsfähige unterchlorige Säure dürfte daher für einen großen Teil des nachgewiesenen Gewebeschadens verantwortlich sein. Weiter ist noch zu untersuchen, ob MES tatsächlich nur eine resorptionsverzögernde Form von 5-ASA darstellt, oder ob diese Substanz, bei der in der galenischen Aufbereitung $NaHCO_3$ als Puffer verwendet wird, auch über die kürzlich beschriebene Radikalfängereigenschaft von HCO_3^- [1] wirkt. Dies würde eine bessere Erklärung für die fehlende Wirkung auf die Leukocytenimmigration liefern.

Mit Sulphasalacin, welches die Verbindung eines Antibioticums (Sulphapyridin) mit 5-ASA über eine Acobrücke darstellt und längere Zeit als träger von 5-ASA betrachtet wurde, konnte sowohl der Lipidperoxidgehalt, als auch die Myeloperoxidaseaktivität in den Bereich der Ausgangswerte reduziert werden. Von Neal et al. [4] konnte in vitro eine Eigenwirkung von SUL gezeigt werden, die nicht mit einer 5-ASA-Aktivität auf Cyclo- und Lipooxygenase zu erklären war. Die Wirkung von SUL war vergleichbar der Wirkung von Olsalacin (Dipentum) und ist somit der Acogruppe des SUL-Moleküls zuzuschreiben. Beide Substanzen waren in der Lage, die Superoxidanionradikalproduktion und die fMet-Leu-Phe-stimulierte Degranulation von neutrophilen Granulocyten zu reduzieren, während 5-ASA nahezu keine Effekte zeigte. Olsalacin (ein 5-ASA Dimer) dürfte damit hier die Alternative zu SUL darstellen, da die Nebenwirkungen von Sulphapyridin entfallen. Außerdem wurde von Djursäter et al. [3] bereits 1985 eine Xanthinoxidaseinhibitionsaktivität von Olsalacin gefunden. Da das Enzym Xanthinoxidase einen möglichen Initiationsfaktor des oxidativen Gewebeschadens darstellt und an der Eisenfreisetzung aus Ferritin beteiligt ist, also auch die eisenabhängigen Propagationsreaktionen, wie Haber-Weiss und Fenton-Reaktion, fördert, ist die Therapie entzündlicher und ischämischer Erkrankungen mit Olsalacin auch in dieser Hinsicht bedeutsam. Die direkte antioxidative Eigenschaft von SUL (und Olsalacin), die eine Funktion der Acogruppe der Moleküle ist, dürfte bei der Beeinflussung der Folgen der intestinalen Ischämie die Hauptrolle spielen, zumal vielfältige Initiationsmöglichkeiten für die Produktion von abstraktionsfähigen Molekülen existieren.

Zusammenfassung

Bei den durchgeführten Experimenten konnte gezeigt werden, daß 5-ASA bei resorptionsverzögernder Applikation als Mesalacin beim ischämisch induzierten oxidativen Gewebeschaden eine Wirkung besitzt, die sowohl auf die mehrfach beschriebene Radikalfängereigenschaft, als auch auf die Beeinflussung des PLA_2-Stoffwechselweges zurückgeführt werden kann. Die Wirkungsweise von Sulphasalacin kann nicht dem 5-ASA zugeschrieben werden, sondern ist eine Funktion der Acogruppe des Moleküls. Diese Tatsache zeigt, daß 5-ASA-Verbindungen, die eine Acogruppe enthalten und die antientzündliche Aktivität von 5-ASA und Sulphasalacin besitzen, wie es z.B. beim Olsalacin, einem über eine Acogruppe verbundenen 5-ASA-Dimer, der Fall ist, eine wichtige Alternative zum Sulphasalacin ohne dessen Nebenwirkungen darstellen könnten.

Summary

We studied the ischemia-induced oxidative tissue damage in the small intestine of rats under anti-inflammatory therapy with 5-ASA, mesalazine and sulphasalazine. 5-ASA showed no effect on the determined parameters lipid peroxides (LPO) and myeloperoxidase activity (MPO). Its oral slow release preparation mesalazine slightly reduced LPO but had no effect on MPO. It could be shown that sulphasalazine is not only a carrier of 5-ASA because sulphasalazine reduced both LPO and MPO to the range of basic levels. The effect of sulphasalazine is believed to be due to the azo linking group of the molecule. Olsalazine (Dipentum) is thus a well-suited alternative to sulphasalazine without the side effects but with the advantage of the latter in the therapy of inflammatory and ischemic oxidative tissue damage.

Literatur

1. Aruoma OI, Halliwell B (1987) Superoxide-dependent and ascorbate-dependent formation of hydroxyl radicals from hydrogen peroxide in the presence of iron. Biochem J 241:273–278
2. Bradley PP, Priebat DA, Christensen RD, Rothstein G (1982) Measurement of cutaneous inflammation: Estimation if neutrophil content with an enzyme marker. J Inv Dermat 78:206–209
3. Djursäter GCR, Smedegard G, Gerdin G (1985) Effect of anti-inflammatory drugs on xanthine oxidase induced depolymerisation of hyaluronic acid. Agents and Actions 16:377–384
4. Neal TM, Winterbourn CC, Vissers MCM (1987) Inhibition of neutrophil degranulation and superoxide production by sulphasalazine. Biochem Pharmacol 36:2765–2768
5. Parks DA, Wiliams TK, Beckmann JS (1988) Conversion of xanthine dehydrogenase to oxidase in ischemic rat intestine: a reevaluation. Am J Physiol 254:G768–774

Dr. A.J. Augustin, Physiologisches Institut, Universität Würzburg, Röntgenring 9, W-8700 Würzburg, Bundesrepublik Deutschland

Hämoglobin, Albumin und Tissue-Polypeptide-Antigen als fäcale Entzündungsmarker bei M. Crohn
Faecal Hemoglobin, Albumin and Tissue Polypeptide Antigen as Markers of Inflammation in Crohn's Disease

G. Schürmann, M. Betzler, B. Arndt und H. Schmidt-Gayk

Chirurgische Universitätsklinik Heidelberg (Direktor: Prof. Dr. Ch. Herfarth)

Einleitung

Der radiale Immundiffusionstest nach Mancini [1] stellt unter Verwendung von Antiseren gegen menschliches Hämoglobin (Hb) und Albumin (Alb) ein neues immunologisches Analyseverfahren für okkultes Blut im Stuhl dar. Die hohe Sensitivität und Spezifität dieses Tests konnte erst kürzlich in der Tumordiagnostik gezeigt werden [2]. Auch bei M. Crohn (MC) bestehen intestinale Mikroblutungen und Veränderungen der Schleimhautpermeabilität, die eine vermehrte fäcale Ausscheidung von Hb und Alb erwarten lassen. Wir untersuchten fäcales Hb und Alb als Pilotstudie mit dem Ziel, einen einfachen Entzündungsparameter zu etablieren. Unter der gleichen Fragestellung wurde die (epitheliale) Cytoskelettkomponente "Tissue-Polypeptide-Antigen" (TPA) analysiert.

Methoden

Patienten

Von April bis September 1990 wurden bei 45 chirurgischen Patienten mit gesichertem MC jeweils vier Stuhlproben von zwei aufeinanderfolgenden Stühlen gesammelt. Das MC-Kollektiv bestand aus 16 Männern und 29 Frauen im Alter von 16 bis 58 Jahren; das Kontrollkollektiv waren 42 gesunde Probanden im Alter von 13 bis 58 Jahren. 32 der MC-Patienten erhielten eine Glucocorticoidtherapie. 28 dieser 32 Patienten nahmen gleichzeitig 5-ASA Präparate ein. Antibiotica bekamen 9 Patienten, Azathioprin und Cyclosporin je ein Patient.

Laboranalysen

Die Stuhlproben wurden mit einer neu entwickelten Stuhlröhre asserviert (Firma Sarstedt, Nümbrecht-Rommelsdorf). Die auf diese Weise gewonnene exakte Menge von 1 ml Stuhl pro Probe wurde zur weiteren Verdünnung mit Puffer versetzt, der zugleich den weiteren Abbau von Hb und Alb hemmt. Fäcales Hb wurde zum einen mittels "Hämoccult-Test" bestimmt, der auf dem chemischen Nachweis von okkultem Blut mittels Guajakimprägniertem Filterpapier beruht. Zum anderen wurde der radiale Immundiffusionstest (RID) nach Mancini [1] mit Antikörpern gegen humanes Hb angewandt (DAKO, Hamburg). Auch für Alb erfolgte der Nachweis mit RID unter Verwendung von Antikörpern gegen humanes Albumin (DAKO). Bei der radialen Immundiffusion diffundiert das nachzuweisende Antigen der in die Vertiefungen der Immundiffusionsplatten eingebrachten Stuhlprobe radiär gegen den im Gel enthaltenen korrespondierenden Antikörper. Der Durchmesser des ermittelten Präzipitatringes ist proportional zur Menge des Antigens in der Stuhlprobe. Die Nachweisgrenze für Alb liegt bei 20 μg/g Stuhl, die für Hb bei 14 μg/g Stuhl. Der physiologische Grenzwert für fäcales Alb ist 120 μg/g Stuhl [2]. Ein Patient galt als testpositiv, wenn eine der 4 Stuhlproben positiv war. Die Bestimmung von TPA wurde mit einem immunoradiometrischen Assay (IRMA) durchgeführt (Sangtec, Bromna, Schweden).

Von den Crohn-Patienten wurden außerdem BSG, Blutleukocytenzahl und der Aktivitätsindex nach Best (CDAI) ermittelt.

Ergebnisse

Fäcale Parameter

Fäcales Hb konnte bei 35 der 45 MC Patienten und bei drei Probanden mittels RID nachgewiesen werden (Abb. 1). Der Hämoccult-Test war bei sechs MC Patienten und bei keinem Probanden positiv (Abb. 2). TPA lag bei 30 der 45 Patienten unter 150 U/l (323,1 $\pm$ 48,7 U/l für das Gesamtkollektiv). Der TPA-Wert der Kontrollgruppe betrug 1136,2 $\pm$ 127 U/l ($p < 0,001$). 24 von 28 Patienten mit einem CDAI > 150 hatten sowohl Hb (RID) als auch Alb im Stuhl, drei weitere dieser Patienten waren nur Alb-positiv, ein Patient nur Hb-positiv.

Vergleich fäcale/konventionelle Parameter

Der durchschnittliche CDAI des Gesamtkollektivs war 218 $\pm$ 11,39 SEM. Die fäcal ausgeschiedene Menge an Alb und TPA stieg tendenziell mit dem CDAI, ohne daß eine statistisch signifikante Korrelation nachgewiesen werden konnte (Abb. 1 und 2). Hingegen muß für Hb (RID) in Bezug zum CDAI bei einem Korrelationskoeffizienten von $r = 0,36$ ein Zusammenhang angenommen werden. Die Korrelation mit dem Standardparameter "BSG" war für Hb (RID) und TPA nicht signifikant, für Alb hingegen schwach signifikant ($r = 0,26$). Die Gruppe der Patienten mit einem CDAI über 150 (n=31) hatte signifikant höhere Durchschnittswerte für Hb (RID) als Patienten mit einem CDAI unter 150 (n=14; $p < 0,03$). Alb und TPA unterschieden sich nicht signifikant zwischen diesen Untergruppen.

Diskussion

Mikroblutungen und eine gesteigerte intestinale Permeabilität sind häufige Befunde bei M. Crohn [3]. Es sollte in der vorliegenden Untersuchung geprüft werden, ob der Nach-

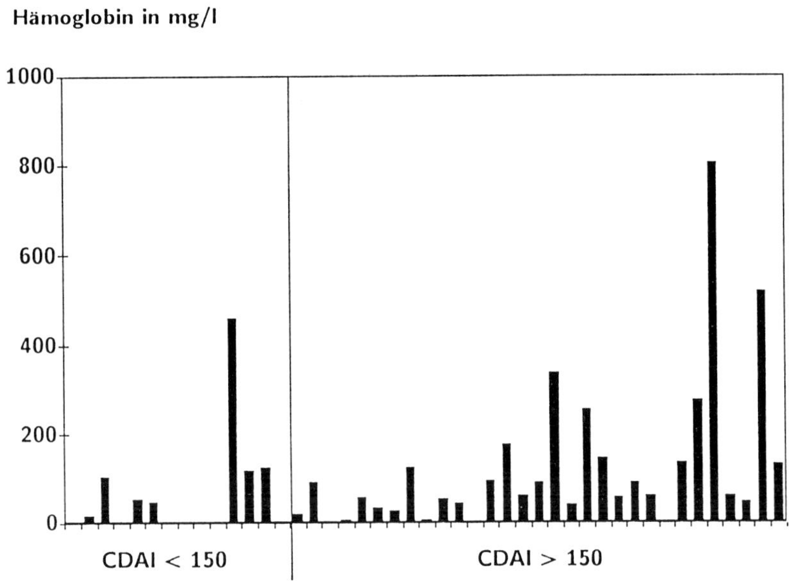
Hämoglobin in mg/l
1000
800
600
400
200
0
CDAI < 150
CDAI > 150

Abszisse: Patienten n=45 (CDAI aufsteigend)

Abb. 1 Ordinate: Hämoglobin in mg/l Stuhl

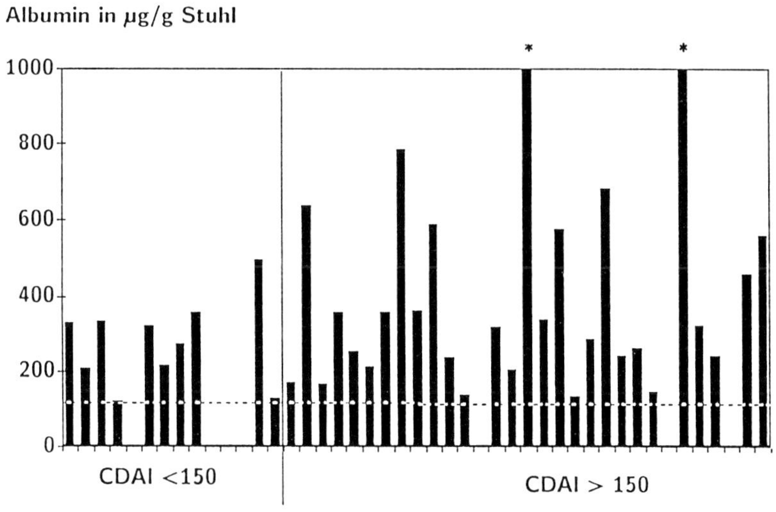
Albumin in μg/g Stuhl
*
*
1000
800
600
400
200
0
CDAI <150
CDAI > 150

Abszisse: Patienten n = 45 (CDAI aufsteigend)

Ordinate: Albumin in μg/g Stuhl (* = Albumin > 1000μg/g Stuhl)

Abb. 2 ------ = 120μg Albumin /g Stuhl

weis der hiermit assoziierten fäcalen Parameter "Hämoglobin", "Albumin" und "TPA" eine Bedeutung in der Crohn Diagnostik haben kann. Die für diese Fragestellung erstmals angewandte Methodik der radialen Immundiffusion hat sich für fäcales Hb und Alb bewährt. Die methode unterscheidet mit hoher Sensitivität und Spezifität zwischen Crohn-Kranken und Gesunden. Der Nachweis von fäcalem Hb mit RID ist dem Guajak-Test deutlich überlegen, wie bereits kürzlich auch in der Tumordiagnostik gezeigt werden konnte [2]. TPA wird von gesunden Darmepithelien exprimiert [4]. Im Rahmen der Zellproliferation und Zellabschilferung gelangt TPA wahrscheinlich in die Fäces, was unseres Wissens bisher noch nicht untersucht wurde. Nach unseren Daten liegt die Konzentration von fäcalem TPA bei intakter Proliferationskinetik bei etwa 1200 U/l. Die hochsignifikant niedrigeren Werte bei MC-Patienten sind möglicherweise durch postinflammatorische Verkleinerung des intestinalen Epithels und gestörte Restauration bedingt.

Keine überzeugende Korrelation hingegen bestand zwischen Test-Parametern und den Standardparametern der entzündlichen Aktivität "CDAI" und "BSG". Hierbei müssen grundsätzliche Schwächen von "CDAI" und "BSG" als Maß für die intestinale Crohn-Läsion diskutiert werden.

Wichtiger erscheint und perspektivisch, die neuen Parameter mit anderen intestinalen Befunden (Coloskopie, Histologie, funktionelle Parameter) zu korrelieren. Ihre klinische Relevanz könnte in der nicht-invasiven Verlaufsdiagnostik bei gesicherter Crohn-Erkrankung liegen. Eine Validierungsstudie von Hb, Alb und TPA als Diagnoseparameter scheint gerechtfertigt.

Zusammenfassung

In einer Pilotstudie wurde Hämoglobin, Albumin und Tissue-Polypeptide-antigen (TPA) im Stuhl von Patienten mit M. Crohn untersucht im Hinblick auf eine mögliche Bedeutung dieser Parameter als einfache Entzündungsmarker. Die Analyse erfolgte mit dem erst kürzlich für Stuhluntersuchungen etablierten radialen Immundiffusionstest nach Mancini. Es fanden sich signifikante Unterschiede für alle drei Marker zwischen Crohn-Patienten und Gesunden, womit sich Hämoglobin, Albumin und TPA als Parameter der nicht-invasiven Verlaufskontrolle bei Patienten mit gesichertem M. Crohn anbieten.

Summary

A pilot study was undertaken to investigate the usefulness of the analysis of faecal haemoglobin, albumin, and tissue polypeptide antigen (TPA) in the diagnosis of Crohn's disease. By means of radial immunodiffusion assay, levels of faecal haemoglobin, albumin, and TPA from patients with Crohn's disease were found to differ markedly from those in normal controls. The analysis of the assessed faecal markers might be a useful tool in the non-invasive follow-up study of patients with Crohn's disease.

Literatur

1. Mancini G, Carbenara AO, Heremanns JF (1965) Immunochemical quantitation of antigens by single radial diffusion. Immunochemistry 2:235–254
2. Bischoff HG, Schmidt-Gayk H, Kirsch J, Theuer D, Lue C, Mao LM, Wieland E, Thon HM, Vogel T, Schorb P, Quentmeier A (1990) Okkultes Blut im Stuhl: Empfindlicher und spezifischer Nachweis durch immunologische Bestimmung von Human-Albumin und -Hämoglobin. Ärzt Lab 36:101–112
3. Hollander D, Vadheim C, Brettholz E, Petersen G, Delahunty T, Rotter J (1986) Increased intestinal permeability in patients with Crohn's disease and ehtir relatives. Ann Intern Med 105:883–885
4. Nathrath WB, Heidenkummer P, Arnholdt H, Bassermann R, Löhrs U, Permanetter W, Remberger K, Wiebecke B (1983) Distribution of the tissue polypeptide antigen in normal and neoplastic human tissues. Protides of the biological fluids 31 (Proceedings of the thirty-first colloquium). Pergamon Press, Oxford

Dr. G. Schürmann, Chirurgische Universitätsklinik, Kirschnerstr. 1, W-6900 Heidelberg, Bundesrepublik Deutschland

Neuroimmunologische Veränderungen bei chronisch entzündlichen Erkrankungen des Gastrointestinaltraktes
Neuroimmune Changes in Chronic Inflammatory Diseases of the Gastrointestinal Tract

R. Geiger, M. Büchler, H. Frieß, E. Weihe, S. Müller und H.G. Beger

Abt. f. Allgemeine Chirurgie, Universität Ulm
Abt. f. Anatomie, Universität Mainz

Einleitung

Chronische Entzündungen des Gastrointestinaltraktes wie die chronische Pankreatitis und der M. Crohn gehen mit einer histologisch nachweisbaren mononucleären Zellinfiltration und einem Schmerzsyndrom einher. Aus tierexperimentellen Untersuchungen ist bekannt, daß Neurotransmitter und deren Receptoren in der Pathogenese von Schmerzen und Entzündungen eine dominante Rolle spielen. Der Aktivierung einer Achse zwischen Nerven und Immungewebe ("neuroimmune cross talk") wird bei der Aufrechterhaltung chronischer Entzündungprozesse eine Schlüsselfunktion zugeschrieben [1].

Die chronische Pankreatitis ist durch eine Hyperinnervation mit Vermehrung der Nervenfasern, Vergrößerung des Nervenquerschnitts und einer Zunahme der sensorischen Neuropeptide Substanz P und Calcitonin gene-related peptide (CGRP) charakterisiert [2, 3]. Ziel unserer Untersuchung war es, die Neurotransmitterverteilung und deren Veränderungen bei M. Crohn zu analysieren und mit der bei chronischer Pankreatitis zu vergleichen.

Patienten und Methoden

Darmresektate (terminales Ileum) von 5 Patienten mit M. Crohn (4 Männer, 1 Frau, medianes Alter 45 (Range: 31–51) Jahre) und Pankreasgewebe (Kopf und Korpus) von 8 Patienten mit alkoholbedingter chronischer Pankreatitis (7 Männer, 1 Frau, medianes Alter 43 (Range: 27–54) Jahre) wurden herangezogen. Als Kontrolle dienten Pankreata (Kopf, Korpus) von 10 gesunden Organspendern (8 Männer, 2 Frauen, medianes Alter 34 (Range: 10–66) Jahre) und 5 gesunde Darmresektate (Ileum) (4 Männer, 1 Frau, medianes Alter 56 (Range: 45–71) Jahre).

Die Gewebe wurden 24 h bei Zimmertemperatur in säurefreier Bouinscher Lösung fixiert. Nach Paraffineinbettung wurden Intervallschnittserien zur Hämatoxilin-Eosin Färbung und zur immunhistochemischen (Steptavidin-Biotin-Peroxidase, mit und ohne Nickelverstärkung) Aufarbeitung angefertigt. Folgende spezifische Antiseren gegen Neuropeptide und Markerproteine von Immunzellen wurden verwendet: Substanz P (SP, Verdünnung 1:40, Serotec, Großbritannien); Vasoactive Intestinal Polypeptide (VIP, Verdünnung 1:20000, Cambridge Research Biochemicals, Großbritannien); Peptide Histidin Isoleucine

(PHI, Verdünnung 1:20000, Geschenk von Dr. Yanaihara, Japan); Neuropeptide Y (NPY, Verdünnung 1:6000, Amersham, Großbritannien); Calcitonin Gene-Related Peptide (CGRP, Verdünnung 1:4000, Amersham, Großbritannien); Tyrosin-Hydroxylase (TH, Verdünnung 1:100, Boehringer Mannheim, Deutschland); Human Leukocyte Common Antigen (LCA, Verdünnung 1:50, Dianova, Deutschland); Human Antigen-Stimulated T Cells, Memory T Cells (UCHL 1, Verdünnung 1:50, Dakopatts, Deutschland); Human B Cells (4 KB 5, Verdünnung 1:50, Dakopatts, Deutschland); Human Granulocytes, Blood Monocytes and Tissue Histiocytes (MAC 387, Verdünnung 1:50, Camon, Deutschland). Die Spezifität der immunhistochemischen Bindung wurde durch Präabsorption des Antikörpers mit seinem Antigen und durch Präinkubation des Antikörpers mit einer Reihe von heterologen Antigenen überprüft.

Ergebnisse

In den Kontrollpankreata und in den gesunden Darmresektaten fanden sich im HE Schnitt keine wesentlichen morphopathologischen oder entzündlichen Veränderungen.

Gesunder Darm

Alle Darmwandschichten wiesen eine reichhaltige Innervation von SP-ir und VIP/PHI-ir Fasern auf, wobei die größte Innervationsdichte in der Lamina propria gefunden wurde. Im Plexus submucosus und im Plexus myentericus waren SP-ir Nervenfasern gleichermaßen verteilt auffindbar, während VIP/PHI konzentriert in den Ganglienzellen des Plexus myentericus lokalisiert waren. Die geringste Dichte zeigten CGRP haltige Fasern. Eine Konzentrierung CGRP-ir Fasern war im Plexus myentericus und in den adventitiellen Blutgefäßen vorhanden.

In den Folliculi lymphatici solitarii und aggregati des sogenannten "gut associated lymphoid tissue" bestand eine enge räumliche Wechselbeziehung zwischen SP- und VIP/PHI-ir Fasern und den Randbezirken dieser Lymphfollikel. Enger Kontakt bestand hierbei vor allem zu T-Lymphocyten, weniger ausgeprägt zu B-Lymphocyten und Histiocyten.

M. Crohn

In den mit Crohn befallenen Darmregionen war die Substanz P und VIP/PHI-Innervation über alle Wandschichten stärker ausgeprägt als in den Kontrollgruppen und den nicht mit Crohn befallenen Abschnitten. SP-Immunreaktionen in Ganglienzellen, insbesondere im Plexus submucosus, reagierten besonders intensiviert. Offensichtlich waren im erkrankten Darm mehr SP positive Ganglienzellen als in der Kontrollgruppe vorhanden. Auffallend waren grotesk verformte und im Durchmesser vergrößerte Nerven, die eine Masse von stark SP-positiven Nervenfasern enthielten (Abb. 1) und von Entzündungszellinfiltrationen umgeben wurden. SP-positive Nervenfasern drangen hierbei in die Randbezirke solcher Immunzellanhäufungen ein, ohne deren Zentren zu erreichen. VIP/PHI positive Nervenfasern konnten in geringerem Ausmaß nachgewiesen werden. Keine Veränderung zeigte die NPY und CGRP Innervation.

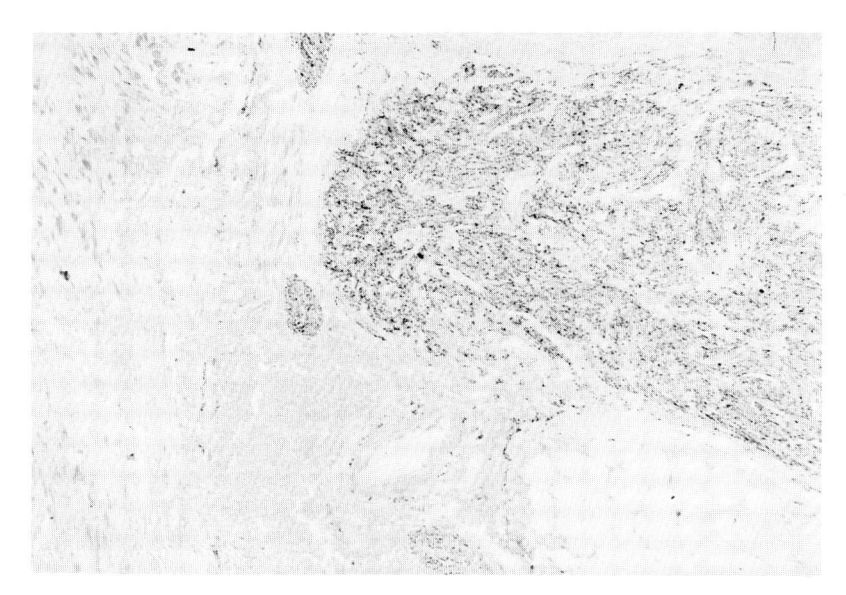

Abb. 1. Vergrößerter Nerv bei M. Crohn. Immunhistochemische Reaktion mit Substanz P

Vergleich M. Crohn / chronische Pankreatitis

M. Crohn und chronische Pankreatitis wiesen eine Vermehrung und Intensivierung der SP-Innervation auf, die von einer weniger ausgeprägten gleichsinnigen Veränderung der VIP/PHO-Innervation begleitet wurde. Im gesunden Darm war die intrinsische SP-Innervation besonders ausgeprägt, während sie im Pankreas weitgehend fehlte. Die bei chronischer Pankreatitis vorhandene Zunahme der CGRP-ir Nervenfasern war beim M. Crohn nicht vorhanden.

Diskussion

Bei der chronischen Pankreatitis und beim M. Crohn kommt es zu einer vermehrten SP und VIP/PHI-Innervation. Anzeichen für eine alle Darmwandschichten erfassende VIP-Hyperinnervation wurden in der Vergangenheit von Bishop et al. berichtet [4]. Eine Aussage über PHI, das im gleichen Vorstufenmolekül wie VIP enthalten ist, wurden nicht gemacht.

Die von uns gefundene gesteigerte SP-Innervation paßt zu einer von Mantyh und Mitarb. [5] beschriebenen Hochregulation der SP-Receptoren des von M. Crohn betroffenen Darmes. Interessanterweise waren die Receptoren in Regionen mit Anhäufungen von Immunzellen besonders konzentriert. Angesichts der bekannten immunstimulierenden, pro-inflammatorischen und pro-nociceptiven Funktion von SP liegt es nahe zu schließen, daß die Veränderungen der SP-Innervation beim M. Crohn und bei chronischer Pankreatitis mit der Perpetuierung von Entzündung und Schmerz in ursächlichem Zusammenhang stehen. Während das SP-System des Darmes hauptsächlich intrinsisch sein dürfte, ist die SP-Innervation des Pankreas überwiegend sensibel. Allerdings scheinen beide Systeme bei der chronischen Entzündung aktiviert zu sein.

Zusammenfassung

Mittels spezifischer Antiseren gegen Neuropeptide und Entzündungszellen wurde immunhistochemisch das Innervationsmuster und die Zellinfiltration bei M. Crohn mit der bei chronischer Pankreatitis verglichen. Bei beiden Erkrankungen war eine Zunahme der Substanz P und VIP (Vasoactive Polypeptide) / PHI /Peptide Histidin Isoleucin)-Innervation erkennbar. CGRP (Calcitonin Gene-Related Peptide), welches bei chronischer Pankreatitis coexistent mit SP vermehrt auftritt, zeigte sich beim M. Crohn unverändert. Bei beiden Erkrankungen besteht eine enge räumliche Beziehung zwischen Entzündungszellinfiltration und intensivierten SP-Naturfasern, welche zur Aktivierung und Aufrechterhaltung der Entzündung beitragen können.

Summary

By means of specific immunohistochemistry we aimed to analyze the pattern of peptidergic innervation and cellular infiltration in patients suffering from Crohn's disease and chronic pancreatitis. The histologic specimens of both these diseases showed an increase of substance P-immunoreactive nerve fibers and, in addition, an increase of VIP (vasoactive intestinal polypeptide) / PHI (peptide histidine isoleucine) innervation. In contrast to the situation in chronic pancreatitis, CGRP (calcitonin gene-related peptide) was not coexistent with substance P and was unchanged in patients suffering from regional enteritis. In chronic pancreatitis and in Crohn's disease there is very close interaction between immune cells and substance P-immunoreactive nerve fibers, pointing to a specific role of substance P in the maintenance of ongoing inflammation in both of these diseases.

Literatur

1. Weihe E (1990) Neuropeptides in primary sensory neurons. In: Zenker W, Neuhuber E (eds) The primary afferent neuron – a survey of recent morpho-functional aspects. Plenum Press, New York, pp 127–159
2. Bockman DE, Büchler M, Malfertheiner P, Beger HG (1988) Analysis of nerves in chronic pancreatitis.Gastroenterol 94:1459–1469
3. Büchler M, Weihe E, Müller S, Bockman DE, Malfertheiner P, Friess H, Beger HG (1991) Changes in peptidergic innervation in chronic pancreatitis. Pancreas (in press)
4. Bishop AE, Polak JM, Bryant MG, Bloom SR, Hamilton S (1980) Abnormalities of vasoactive intestinal peptide-containing nerves in Crohn's disease. Gastroenterol 79:853–860
5. Mantyh PW, Catton MD, Boehmer CG, Welton ML, Passaro EP, Maggio JE, Vigna SR (1989) Receptors for sensory neuropeptides in human inflammatory diseases: Implications for the effector role of sensory neurons. Peptides 10(3):627–645

Dr. R. Geiger, Abt. f. Allgemeine Chirurgie, Universität Ulm, Steinhövelstr. 9, W-7900 Ulm, Bundesrepublik Deutschland

Der Einfluß chirurgischer Eingriffe am Darm auf das enterische Nervensystem*

The Influence of Surgical Bowel Manipulations on the Enteric Nervous System

P. Trudrung[1], J. Sklarek[2] und H. Waldner[2]

[1] Anatomische Anstalt – Neuroanatomie – (Direktor: Prof. Dr. W. Lange)
[2] Chirurgische Klinik und Poliklinik (Direktor: Prof. Dr. L. Schweiberer), Klinikum Innenstadt, Ludwig-Maximilians-Universität München

Einleitung

Nach operativen Eingriffen am Darm sind immer wieder Störungen der Darmmotilität, der Resorption und der Sekretion in das Darmlumen zu beobachten. Diese Funktionen unterliegen der Regulation durch das enterische Nervensystem (ENS).

Ziel unserer Untersuchungen war, die Auswirkung unterschiedlicher Eingriffe am Darm auf das ENS in einem Zeitraum von 1 bis 120 Tagen im Tiermodell mit morphologischen Methoden zu analysieren. Damit soll die Basis für weitere, funktionell orientierte Untersuchungen geschaffen werden, die zu einem eingehenderen Verständnis postoperativer Störungen der Darmfunktion beitragen sollen.

Material und Methoden

Weibliche Wistar-Ratten erhielten präoperativ für 24 h Wasser ad libitum und wurden dann randomisiert drei Gruppen zugeteilt: *Gruppe 1:* Kontrollgruppe (Scheinoperation; n=30), *Gruppe 2:* Darmklemmen (n=30), *Gruppe 3:* Darmanastomosen (n=30). In Ätherkurznarkose erhielten die Tiere Chloralhydrat (3,6 mg/100 g Körpergewicht) intraperitoneal.

In der Kontrollgruppe wurde eine mediane Oberbauchlaparotomie angelegt, die erste Jejunumschlinge luxiert und reponiert, anschließend wurde das Abdomen wieder schichtweise verschlossen. In der Gruppe 2 wurde nach Eröffnen des Abdomens und Luxieren der ersten Jejunumschlinge eine armierte Klemme ca. 6 cm aboral des Treitzschen Bandes für 10 min angelegt. Nach Entfernen der Klemme wurde die Klemmstelle darmnah im Mesenterium markiert, um ein späteres Auffinden sicherzustellen, anschließend erfolgte nach Reposition des Darmes der schichtweise Verschluß der Bauchwand. In der Gruppe 3 wurde nach der Laparotomie und dem Vorluxieren der ersten Jejunumschlinge eine Durchtrennung ca. 6 cm aboral des Treitzschen Bandes gesetzt. Anschließend wurden die beiden Darmenden mit 6 bis 10 extramucösen Einzelknopfnähten (Ethilon 8/0; Ethicon, Zürich)

---

* Mit Unterstützung der DFG, SPP Neuropeptide (Tr244/1–2).

in mikrochirurgischer Technik Stoß-auf-Stoß reanastomosiert, darmnah im Mesenterium markiert. Das Abdomen wurde nach Reposition der Jejunumschlinge wieder schichtweise verschlossen. Postoperativ erhielten alle Tiere über 4 Tage 5% Glucose ad libitum.

Am 1., 2., 3., 5., 10., 14., 28., 42., 80. und 120. postoperativen Tag wurden jeweils mindestens drei Tiere pro Gruppe in tiefer Äther-/Chloralhydratnarkose relaparotomiert. Ca. 12 cm Jejunum aboral des Treitzschen Bandes wurden entnommen, die oralen und aboralen Enden wurden jeweils markiert, um die Orientierung zu gewährleisten. Anschließend wurde das entnommene Segment in 4–6 Längsstreifen geschnitten, von diesen wurde einer nach Aufrollen histologisch, die anderen nach Schichtpräparation von Submucosa und Muscularis immunhistochemisch (cf. Trudrung et al., 1990) mit Markern der Gesamtarchitektur (NSE, GFAP, S-100; DAKO, Hamburg) sowie einzelner neuronaler Subsysteme des ENS (z.B. SP, VIP; Milab/Medac, Hamburg) aufgearbeitet.

Ergebnisse

In der Kontrollgruppe waren weder nach histologischer noch nach immunhistochemischer Aufarbeitung zwischen 1 und 120 Tagen Veränderungen des ENS festzustellen.

In den Gruppen 2 und 3 waren über den gesamten Untersuchungszeitraum weitgehend identische Veränderungen des ENS ausgeprägt.

Histologisch war bis zum 14. postoperativen Tag in der Submucosa wie auch in der Muscularis eine fortschreitende Aufbreitung neuronaler Degenerationen nachweisbar. Nach dem 14. Tag setzte eine zunehmende Regeneration des ENS ein, die bis zum 120. postoperativen Tag im Plexus submucosus nahezu abgeschlossen war. Im Plexus myentericus hingegen war eine Ausweitung von Atypien, in erster Linie vergrößerte Ganglienanschnitte mit verminderter Neuronenzahl und Gliavermehrung zu beobachten (Tabelle 1).

Tabelle 1. Ausdehnung von Degenerationen (Tag 1–14 p.op.) bzw. Atypien (bis Tag 120 p.op.) oral/aboral von Darmklemmen/-anastomosen (Grenzwerte in mm)

Tag p.op.	Plexus myentericus		Plexus submucosus		n
	oral	aboral	oral	aboral	
1	2– 5	2– 9	3– 8	3– 9	8
2	3– 7	3– 9	3– 8	3–10	4
3	8–12	9–11	8–18	5–10	4
5	10–15	10–14	10–18	8–17	7
10	5–13	15–19	6–10	6–14	7
14	7–15	11–15	5–12	6–10	6
28	4–10	10–15	3– 6	4– 7	6
42	4–11	10–14	0– 2	1– 3	7
80	5–13	11–20	0– 2	0– 2	4
120	10–26	25–28	0– 0,5	0– 0,5	5
					$\sum$ 58

Immunhistochemisch gefärbte Schichtpräparationen der Submucosa und der Muscularis wiesen zunächst eine sich bis zum 14. postoperativen Tag ausweitende Zone mit Degenerationen und aufgehobener Architektur des ENS beidseits der Läsion auf, an die sich eine

Übergangszone von mehreren Millimetern mit zunehmend geordneten Strukturen anschloß. Während im weiteren Zeitverlauf im Plexus submucosus eine den Kontrollen vergleichbare Architektur wiederhergestellt wurde, wies der Plexus myentericus eine fortschreitende Störung seiner Architektur auf. Obwohl zwischen dem 28. und 42. postoperativen Tag z.B. SP- und VIP-immunreaktive Nervenfortsätze die Läsionsbereiche überbrückten, kam es bis zum 120. Tag zu keiner Wiederherstellung einer geordneten glialen und neuronalen Architektur des Plexus myentericus (Tabelle 2).

Tabelle 2. Ausdehnung gestörter Architektur des Plexus myentericus in immunhistochemisch (NSE, S-100) gefärbten Schichtpräparationen (in mm ± SEM) 120 Tage nach Klemmen bzw. Anastomosen

	oral	aboral	n
Klemme	29 ± 5	33 ± 7	4
Anastomose	35 ± 10	34 ± 10	4

Diskussion

Unsere Untersuchung der Auswirkungen von Aklemmen oder Durchtrennen/Reanastomosieren des proximalen Jejunum auf das ENS im Zeitverlauf von 1–120 Tagen weist auf gleichförmige Reaktionsmuster des ENS nach diesen Eingriffen hin. Erstmals konnten wir zeigen, daß über einen längeren Zeitraum ein unterschiedlicher Verlauf dieser Reaktionsmuster für den Plexus submucosus, wo binnen 120 Tagen eine annähernde Wiederherstellung des ENS, und dem Plexus myentericus, wo bis zum 120. Tag eine persistierende und sich ausweitende Störung der Architektur des ENS zu beobachten ist, besteht. Diese verschiedenen Reaktionsverläufe von Plexus submucosus und Plexus myentericus können im unterschiedlichen Aufbau der Plexus begründet sein: im Plexus submucosus sind kurze (2–8 mm), im Plexus myentericus neben kurzen auch relativ lange (– 20 mm) neuronale Projektionen beschrieben worden (Ekblad et al. 1987). Transneuronale Veränderungen wären aufgrund dieser unterschiedlichen Projektionen im Plexus submucosus weniger weit ausgeprägt als im Plexus myentericus. Weiterhin erscheint der Plexus submucosus aus relativ gleichartigen Modulen zusammengesetzt, wohingegen der Plexus myentericus eine stark ausgeprägte Heterogenität aufweist (Kirchgessner et al. 1990), die eine geordnete regeneration erschweren dürfte. Galligan, Furness und Costa (1989) untersuchten über bis zu 60 Tage nach Läsionen des Darmes die myoelektrische Aktivität und korrelierten diese mit immunhistochemisch gefärbten Längsschnitten der läsionsnahen Bereiche. Sie konnten ebenfalls ein Überbrücken der Läsionsbereiche feststellen, weitere Aussagen über Veränderungen der Architektur des ENS waren ihnen an ihrem Material nicht möglich. Eine eingehende morphologische Beurteilung de- und regenerativer Prozesse des ENS scheint somit erst durch eine parallele Analyse von histologisch gefärbten Längsschnitten und immunhistochemisch gefärbten Schichtpräparationen ermöglicht; sie sollte die Ausgangsbasis funktionell orientierter Untersuchungen sein.

Zusammenfassung

An Wistar-Ratten wurde der Einfluß chirurgischer Eingriffe am Darm auf das enterische Nervensystem (ENS) untersucht.

Nach kurzzeitigem Abklemmen eines jejunalen Segmentes oder nach Anlegen einer Jejunumanastomose wurde der entsprechende Darmabschnitt zu definierten Zeitpunkten zwischen 1 und 120 Tagen histologisch an Längsschnitten und immunhistochemisch an Schichtpräparationen von Submucosa und Muscularis untersucht. Nach beiden Eingriffsarten waren weitgehend identische Veränderungen des ENS nachweisbar. Während sich diese in der Submucosa bis zum 120. postoperativen Tag zurückbildeten, wurden in der Muscularis die Läsionsbereiche zwar überbrückt, starke Störungen der Architektur des ENS jedoch blieben nicht nur bestehen, sondern weiteten sich aus.

Unsere Beobachtungen lassen den Schluß zu, daß es nach Abklemmen oder Darmanastomosen zu gleichartigen Veränderungen des ENS kommt. Die unterschiedlichen postoperativen Verläufe – Regeneration des ENS in der Submucosa, persistierende und sich ausweitende Störung der Architektur des ENS in der Muscularis – lassen sich im unterschiedlichen Aufbau des ENS in Submucosa und Muscularis erklären; sie erfordern für eine weitere Bewertung funktionell ausgerichtete Untersuchungen.

Summary

The influence of surgical interventions on the enteric nervous system (ENS) was investigated in Wistar rats.

After short-term clamping or transection/reanastomosis of a jejunal segment the respective gut segment was analysed, at defined postoperative intervals between 1 and 120 days, histologically (longitudinal sections) and immunhistochemically (laminar preparations of submucosa and muscularis). The two interventions led to almost identical alterations of the ENS. While these regressed within 120 days postoperatively in the submucosa, in the muscularis, though lesion zones were bridged, a severe distortion of ENS architecture persisted and expanded.

Our observations infer that clamping and anastomosis result in simular alterations of the ENS. The different postoperative courses – regeneration of the ENS in the submucosa, persisting and expanding distortion of ENS architecture in the muscularis – may be explained by the heterogeneous construction of the ENS in these layers and must be studied further with functionally orientated investigations.

Literatur

Ekblad E, Winther C, Ekman R, Hakanson R, Sundler F (1987) Peojections of peptide-containing neurons in rat small intestine. Neuroscience 20:169–188

Galligan JJ, Furness JB, Costa M (1989) Migration of the myoelectric complex after interruption of the myenteric plexus: Intestinal transection and regeneration of enteric nerves in the guinea pig. Gastroenterol 97:1135–1146

Kirchgessner AL, Mawe GM, Gershon MD (1990) Evaluation of the activity of chemically identified enteric neurons through the histochemical demonstration of cytochrome oxidase. J Comp Neurol 301:1–14

Trudrung P, Waldner H, Sklarek J, Nitsch C (1990) Lesion patterns of vasoactive intestinal polypeptide-containing neurons in the myenteric plexus iunduced by clamping or transection of rat jejunum. Neurosci Lett 109:277–281

Dr. P. Trudrung, Neuroanatomie, Anatomische Anstalt, Chirurgische Universitätsklinik, Nußbaumstr. 20, W-8000 München 2, Bundesrepublik Deutschland

Die Änderung der gastrointestinalen Transitzeit im Rahmen der ileoanalen Pouchoperation. Eine Verlaufsstudie mit dem H_2-Atemtest zu vier klinisch-anatomisch differenten Situationen

Change of Intestinal Transit Time Before and Three Times After Ileoanal Pouch Procedure. A Prospective Trial Assessed by the Lactulose Breath Test

S. Herrmann[1], J. Stern[1], R. Raedsch[2] und Ch. Herfarth[1]

[1]Chirurgische Universitätsklinik, Heidelberg
[2]Medizinische Universitätsklinik, Heidelberg

Nach ileoanaler Pouchanlage (IAP) bei Colitis ulcerosa (CUC) und familiärer adenomatöser Polyposis coli (FAPC) ist die mittlere tägliche Stuhlfrequenz als Hauptkriterium der Funktion merklich erhöht [1, 2, 4]. Trotz weitgehend standardisierter Operationstechnik sind die interindividuellen Unterschiede auffallend. Wie frühere Studien zeigten, hängt die Funktion nach IAP ab von Faktoren wie Volumen, Kapazität und Ausdehnungsfähigkeit des Ileumreservoirs, sowie von Volumen und Konsistenz des Darminhaltes [1, 2, 3, 4], außerdem vom analen Sphincterdruck [4].

Das Ziel dieser Studie war es, prospektiv die Variabilität der intestinalen Transitzeit als Maß der Dünndarmmotilität bei einem Patienten zu unterschiedlichen Zeitpunkten im Rahmen des operativen Vorgehens und der Nachsorge zu untersuchen, und das Vorhandensein einer Korrelation zur Stuhlfrequenz als Indikator des funktionellen Ergebnisses zu beweisen.

Patienten und Methodik

10 gesunde, nicht voroperierte Probanden ohne Anamnese einer gastrointestinalen bzw. anorectalen Erkrankung bildeten die Kontrollgruppe. 12 nicht voroperierte Patienten, 8 litten unter chronischer Colitis ulcerosa, 4 unter familiärer adenomatöser Polyposis coli (davon 8 Männer und 4 Frauen; Durchschnittsalter: 31 ± 3 Jahre), unterzogen sich der ileoanalen Pouchoperation (J-Pouch). Jegliche Medikation wurde 48 h vor der Untersuchung abgesetzt (Antibioticatherapie zehn Tage zuvor).

Die gastrointestinale Transitzeit wurde über 120 min mit Hilfe des Wasserstoffatemtests nach oraler Lactulosebelastung bestimmt [5]. Den Probanden wurde 30 ml einer 66,7% Lactuloselösung verabreicht. Die mittlere Transitzeit wurde zum Zeitpunkt der maximalen H_2-Konzentration im endexspiratorischen Atemvolumen angenommen.

Untersuchungszeitpunkte:
1. Vor Proktocolektomie mit ileoanaler Pouchanlage.
2. Nach Proktocolektomie und IAP mit protektiver Ileostomie.

3. Drei Monate nach Stomarückverlagerung.
4. Ein Jahr nach Stomarückverlagerung.

Ergebnisse

Bei Kontrollprobanden betrug die MTZ 81 ± 3 min.

IAP-Patienten

1. Vor Proktocolektomie: Bei CUC-Patienten betrug die MTZ 109 ± 4 min, bei FAPC-Patienten 75 ± 6 min. Die MTZ bei CUC-Kranken ist merklich verzögert im Vergleich zu Gesunden bzw. FAPC-Patienten ($p < 0,001$).

2. Nach IAP mit protektivem Ileostoma: In 11 von 12 Patienten war kein Anstieg in der H_2-Konzentration zu verzeichnen. Bei einer 18jährigen Patientin kam es zu einem Anstieg der H_2-Konzentration aufgrund einer Nichtbeachtung der Testanweisung.

3. Drei Monate nach Stomarückverlagerung: Es tritt wieder ein Anstieg des Wasserstoffs im endexspiratorischen Atemvolumen auf. Die MTZ bei CUC-Patienten betrug 51 ± 3 min, bei FAPC-Patienten 50 ± 5 min. In beiden Kollektiven ist die MTZ gleichermaßen signifikant beschleunigt im Vergleich zu Gesunden bzw. zur Situation vor IAP-Anlage ($p < 0,001$). Folglich sind die Werte für die intestinale Transitzeit in diesem Stadium nicht von der vorliegenden Grunderkrankung abhängig ($p < 0,01$). Die tägliche Stuhlfrequenz betrug $7,5 \pm 1/24$ h bei CUC- und $6 \pm 1/24$ h bei FAPC-Patienten.

Bakteriologisch bestanden keine wesentlichen Unterschiede zu vorausgehenden Ergebnissen.

4. Nach Stomarückverlagerung und einjähriger Adaptation: Bei CUC betrug die MTZ 70 ± 5 min, bei FAPC 64 ± 7 min; die Werte sind gegenüber dem dritten Untersuchungsstadium signifikant verzögert ($p < 0,01$).

Die Stuhlfrequenz war im Mittel 5 ± 1 bei CUC-Patienten und $4,5 \pm 0$ bei FAPC-Patienten. Es liegt eine negative Korrelation zwischen MTZ und vor ($r = -0,68$; $p < 0,01$).

Diskussion

Vor Proktocolektomie ist die erhöhte Stuhlfrequenz während der Phase der aktiven Colitis ulcerosa nicht in Beziehung zur Dünndarmtransitzeit, bestimmt durch den H_2-Atemtest, zu sehen. Der häufige Stuhldrang wird durch die Entzündungsaktivität und chronische Veränderungen in der Dickdarmwandstruktur bedingt. Während der Deviationsphase konnte kein Anstieg in der H_2-Konzentration des endexspiratorischen Atemvolumens verzeichnet werden. Nach Kontinuitätswiederherstellung übernimmt das Ileumreservoir colorectale Funktionen. Der Verlust von nicht metabolisierter Lactulose ist minimal und aufgrund der fäcalen anaeroben Keimflora im Pouch wird Lactulose verstoffwechselt und

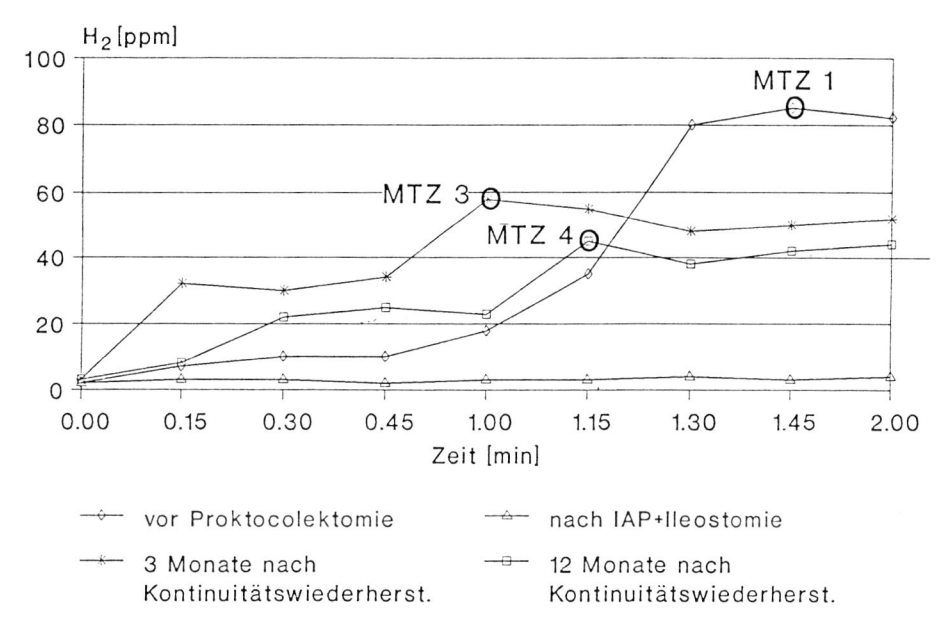

Abb. 1. H$_2$-Konzentration im endexspiratorischen Atemvolumen bei einem CUC-Patienten. Exemplarische Darstellung der MTZ zu vier klinisch-anatomisch differenten Situationen

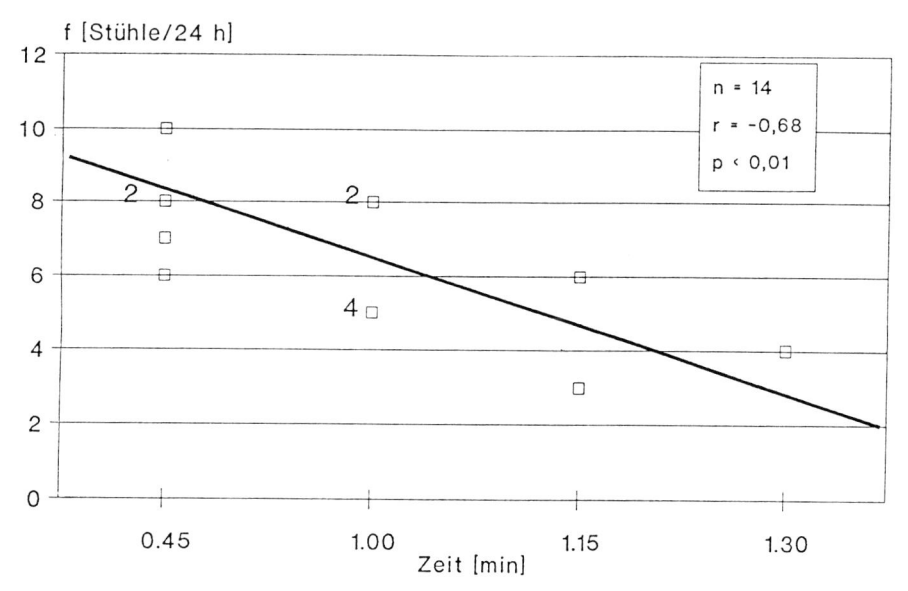

Abb. 2. Abhängigkeit zwischen täglicher Stuhlfrequenz und MTZ bei CUC-Patienten nach Proktocolektomie und Wiederherstellung der enteralen Kontinuität ($r = -0,68$, $p < 0,01$)

H$_2$ folglich resorbiert. Dabei ist die MTZ trotz Dünndarmlängenerhalt drei Monate nach Stomarückverlagerung auffallend beschleunigt. Diese Befunde widersprechen den Studien von Soper et al. [3], die eine verzögerte Dünndarmtransitzeit nach IAP fanden. Die Ergebnisse dieser Studie bestätigen jedoch die Hypothese, daß die erhöhte Stuhlfrequenz nach IAP auf den Verlust des hemmend auf die Dünndarmmotilität einwirkenden Dickdarmes zurückzuführen ist [3]. Ein Jahr nach Kontinuitätswiederherstellung ist die MTZ signifikant verzögert, ohne jedoch den präoperativen Ausgangswert im Beobachtungszeitraum zu erreichen. Die Stuhlfrequenz bei CUC-Patienten erscheint zu diesem Zeitpunkt reduziert in Korrelation zur verzögerten Dünndarmmotilität. Klinisch entspricht der Dünndarmadaptation eine vollständigere Nahrungsverdauung und eine erhöhte Stuhlkonsistenz.

Die anatomische Umstrukturierung durch die IAP führt in CUC- und FAPC-Patientenkollektiven gleichermaßen zu einer Passagebeschleunigung. Der modulierende Effekt des Dickdarmes auf die gastrointestinale Transitzeit zeigt sich damit unabhängig von der Primärerkrankung. Die Stuhlfrequenz ist Hauptindikator der funktionellen Situation. Die gastrointestinale Transitzeit, Ausdruck der Dünndarmmotilität, korreliert signifikant mit der Stuhlfrequenz. Folglich ist sie einer der bestimmenden Einflußfaktoren für das funktionelle Resultat nach IAP.

Zusammenfassung

In einer prospektiven Studie untersuchten wir die mittlere gastrointestinale Transitzeit (MTZ) mit Hilfe des Wasserstoff(H_2-)Atemtests bei 12 Patienten (n=8 mit chronischer Colitis ulcerosa (CUC), n=4 mit familiärer adenomatöser Polyposis coli (FAPC)) zu vier verschiedenen Zeitpunkten: 1. vor Proktocolektomie und ileoanaler Pouchanlage, 2. nach Proktocolektomie mit protektiver Schlingenileostomie, 3. drei Monate und 4. ein Jahr nach Stomarückverlagerung.

Vor Proktocolektomie war die MTZ bei Patienten mit CUC gegenüber Patienten mit FAPC und Kontrollen verzögert. In der Ileostomiephase konnte die Dünndarmmotilität mit dem H_2-Atemtest nicht bestimmt werden. Drei Monate nach Kontinuitätswiederherstellung war die MTZ signifikant beschleunigt. Nach einem Jahr war wieder eine merkliche MTZ-Verzögerung zu verzeichnen, obwohl die Werte vor Colektomie beziehungsweise bei Kontrollen nicht erreicht wurden. Die tägliche Stuhlfrequenz zeigte eine deutliche Abhängigkeit von der MTZ.

Summary

In a prospective trial we investigated the mean gastrointestinal transit time (MTT), assessed by the lactulose-labelled hydrogen breath test, in 12 patients [$n = 8$ chronic ulcerative colitis (CUC), $n = 4$ familial adenomatous polyposis coli (FAPC)] at four different stages: (1) before proctocolectomy with ileoanal pouch anastomoses (IAP), (2) after TAP with protective loop ileostomy, (3) 3 months and (4) 1 year after closure of the ileostomy. Before proctocolectomy the MTT time was prolonged in patients with CUC versus patients with FAPC and controls. After IAP and protective loop ileostomy the motility of small intestine could not be determined using the hydrogen breath test. After restoration of gut continuity the MTT was markedly accelerated. After 1 year the MTT was significantly slowed again, though values before colectomy and those in controls were not reached. Daily stool frequency was found to be dependent on MTT.

Literatur

1. O'Connell PR, Pemberton JH, Kelly KA (1987) Motor function of the ileal J-pouch and its relation to clinical outcome after ileal pouch-anal anastomosis. World J Surg 11:735–741
2. O'Connell PR, Pemberton JH, Brown ML, Kelly KA (1987) Determinants of stool frequency after ileal pouch-anal anastomosis. Am J Surg 153:157–164
3. Soper NJ, Chapman NJ, Kelly KA, Brown ML, Phillips SF, Liang V (1990) The 'ileal brake' after ileal pouch-anal anastomosis. Gastroenterol 98:111–116
4. Öresland T, Fasth S, Nordgren S, Akervall S, Hulten L (1990) Pouch size: the important determinant after restorative proctocolectomy. Br J Surg 77:265–269
5. Wildgrube HJ, Classen M (1983) Wasserstoff (H_2-)Atemtest in der Diagnostik von Dünndarmerkrankungen. Z Gastroenterol 21:628–636

Dr. S. Herrmann, Chirurgische Universitätsklinik, Im Neuenheimer Feld 110, W-6900 Heidelberg, Bundesrepublik Deutschland

Pathomechanismen der nach Anlegen eines ileo-analen J-Pouches auftretenden Diarrhoe

Pathomechanism of Diarrhea Following Construction of an Ileo-Anal J-Pouch

H.G. Peleikis[1], W. Gogarten[2], P. Schroeder[1] und J.D. Schulzke[2]

[1] Abt. Allg. Chirurgie (Dir.: Prof. Dr. H. Hamelmann), Chirurgische Universitätsklinik Kiel
[2] Abt. f. Gastroenterologie, Med. Klinik und Poliklinik, Klinikum Steglitz, Freie Universität Berlin (Dir.: Prof. Dr. E.O. Riecken)

Mit einem ileo-analen J-Pouch wird nach Proktocolektomie die Kontinenz erhalten und ein Reservoir geschaffen [1, 2]. Die Diarrhoe ist die häufigste postoperative Störung. Um abzuklären, ob Veränderungen im mucosalen Ionentransport für die Entstehung der Diarrhoen verantwortlich sind, wurden die Transporteigenschaften der Schleimhaut des Pouches im Rattenmodell untersucht.

Methoden

In Äthernarkose wurde bei Wistarratten nach Proktocolektomie die Kontinenz entweder durch Anlage eines J-Pouches oder durch Ileoproktostomie (Kontrollen) wiederhergestellt. 6 Monate postoperativ wurden die folgenden Experimente durchgeführt: Impedanzanalytisch wurde der Anteil des epithelialen (R^E) und des subepithelialen (R^{SUB}) Anteiles des totalen Widerstandes (R^T) der Darmwand bestimmt. Kurzschlußstrom (Isc), elektrischer Widerstand (R^T) und unidirektionale Na- und Cl-Fluxe wurden nach Schulz und Zaluski [3] in der Ussing-Kammer in-vitro gemessen. Glucose-abhängige Na-Absorption wurde als Anstieg des Isc (ΔIsc) nach mucosaler und serosaler Zugabe von 3-o-Methylglucose gemessen [4]. Das Transportsystem der elektrogenen Cl-Sekretion wurde durch Messung des Cl-abhängigen, Bumatamid-hemmbaren Isc-Anstieges charakterisiert. Die Schleimhaut wurde morphometrisch nach Mikrodissektion einzelner Zotten beurteilt.

Statistik: Student-t-Test (p < 0,05 signifikant).

Ergebnisse

Impedanzanalyse (Tabelle 1): Im J-Pouch änderte sich R^E nicht, während R^{SUB} anstieg. Somit beträgt R^E im Ileum nach Ileoproktostomie 46% von R^T, dagegen nur 35% im J-Pouch. Natrium- und Chlorid-Fluxe: im J-Pouch wurde ein Anstieg von R^T gemessen, der durch den Anstieg des R^{SUB} bedingt war. Daraus resultierte eine Abnahme der unidirektionalen Na- und Cl-Fluxe in beiden Richtungen (mucosal-serosal/serosal-mucosal). Der Vergleich aller aktiven Transportraten einschließlich des Isc der Netto-Na- und Cl-Fluxe und des

Residualfluxes wies keine signifikanten Unterschiede zwischen J-Pouch und Kontrollen auf.

Tabelle 1. Epithelialer (R^E) und subepithelialer Widerstand (R^S) im J-Pouch. Totalwiderstand berechnet sich aus $R^E + R^S$. R^T/R^E ist der Korrekturfaktor des Anteils von R^S für den aktiven Transport (Isc oder Netto-Fluxe). Mittelwerte ± SEM

$\Omega \cdot cm^2$	epithelial resistance	subepithelial resistance	R^T/R^E	n
Kontrolle	29 ± 2	33 ± 3	2,2 ± 0,2	7
J-Pouch	28 ± 4	54 ± 5	2,9 ± 0,5	7
P	n.s.	< 0,01	n.s.	

Glucose-abhängige Na-Absorption (Abb. 1): Im J-Pouch wie nach Ileoproktostomie zeigte der 3-o-Methylglucose abhängige Anstieg des Isc (ΔIsc) eine Sättigungscharakteristik. Das berechnete Maximum für ΔIsc nahm in J-Pouch ab, während sich Km nicht signifikant unterschied.

Elektrogene Chlorid-Sekretion: In beiden Modellen stieg Isc nach Zugabe von Cl an. Daraus resultierte eine Sättigungscharakteristik des Cl-abhängigen Isc-Anstiegs. Das Isc-Maximum war wiederum erniedrigt, Km zeigte keinen signifikanten Unterschied. Der durch die Cl-Gabe ausgelöste Isc-Anstieg war durch Gabe von Bumetanid reversibel: Bumetanid blockte

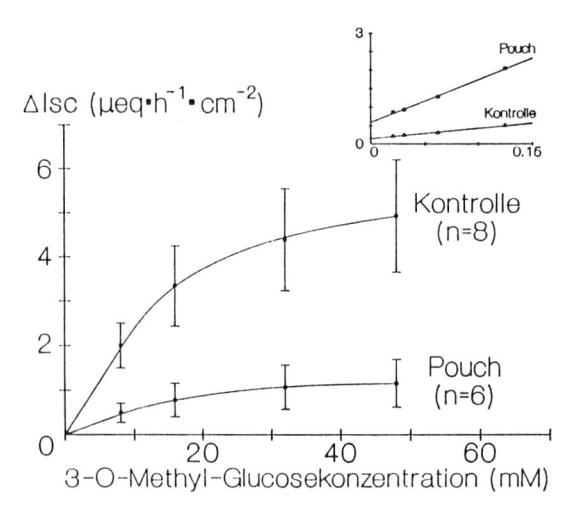

Abb. 1. Anstieg des Kurzschlußstromes (ΔIsc) als Funktion der 3-o-Methyl-Glucose-Konzentration im Kammerpuffer von J-Pouch und Kontrollen. Oben rechts sind die reziproken Kurven derselben Werte aufgetragen. ΔIsc betrug 7,5 ± 2,1 μeq × h^{-1} × cm^{-2} (n=8) für die Kontrollen und 1,7 ± 0,8 μeq × h^{-1} × cm^{-2} (n=6, p < 0,05) für den J-Pouch. Km betrug 21 ± 2 mM für Kontrollen und 19 ± 2 mM für den J-Pouch (n.s.). Die Daten wurden korrigiert für den Anteil des subepithelialen Widerstandes

im J-Pouch 96% des Isc, in Kontrollen 105%. Die Morphometrie ergab signifikant höhere Zotten im J-Pouch (326,6 μm ± 5,71) als in Kontrollen (244,1 μm ± 3,14); ebenso fanden sich signifikant längere Krypten in der J-Pouch-Mucosa (240,4 μm ± 3,61/217,5 μm ± 3,27).

Diskussion

In den Kontrollen fanden sich sowohl ein positiver Kurzschlußstrom (Isc) als auch absorptive Na- und Cl-Fluxe, die auf elektroneutrale NaCl-Absorption als vorherrschendem Ionentransportsystem hindeuten. Für Isc können verschiedene Transportsysteme wie elektrogene Cl- und HCO_3-Sekretion verantwortlich sein, die quantitativ jedoch von geringerer Bedeutung sind. Da die Fluxuntersuchungen im J-Pouch wie nach Ileoproktostomie keine signifikanten Unterschiede aufwiesen, besteht kein Anhalt für eine aktive Ionensekretion als Ursache der Diarrhoe im J-Pouch.

Bei der Charakterisierung des Na-Glucose-Cotransportsystems und der elektrogenen Cl-Sekretion wies die Mucosa im J-Pouch eine Abnahme des Transportmaximums (ΔIsc_{max}) auf: ΔIsc_{max} betrug 23% des Wertes der Kontrollen. ΔIsc_{max} der elektrogenen Cl-Sekretion nahm um 55% im Vergleich zu Kontrollen ab.

Die epitheliale Barrierefunktion wurde charakterisiert durch die Messung des Epithelwiderstandes, wobei kein Unterschied zwischen J-Pouch und Ileoproktostomie beobachtet werden konnte, so daß eine Schädigung der epithelialen Barrierefunktion als Ursache der Diarrhoe nicht in Frage kommt. Der Anstieg des Subepithelialwiderstandes ist als Ausdruck einer Zunahme der Schichtdicke der Tunica muscularis zu werten, die durch eine Arbeitshypertrophie der Muskulatur im Pouch bedingt ist. Die Schleimhaut erfährt eine hyperregenerative Umformung, die sich in vergrößerten Krypten und Zotten ausdrückt.

Zusammenfassend ist weder eine Cl-Sekretion noch eine Veränderung der Barriereeigenschaften verantwortlich für die Diarrhoe nach J-Pouch-Anlage, wohingegen die Kapazität des Glucose-abhängigen Na-Transportes deutlich reduziert ist und als Ursache in Frage kommt, da dieses Transportsystem das quantitativ bedeutendste Resorptionssystem des Darmes darstellt.

Diese Veränderungen sind den im "Blind-Loop-Syndrom" beobachteten vergleichbar und können auf identische Pathomechanismen hindeuten, nämlich Stase der Ingesta und bakterielle Überbesiedlung des Pouches. Die Vermutung wird unterstützt durch den Typ der Schleimhauttransformation, die dem hyperregenerativen Umformungstyp entspricht, der auch beim Blindsacksyndrom beobachtet wird.

Zusammenfassung

Nach Proktocolektomie und Anlage eines J-Pouches zur Kontinenzerhaltung treten sehr häufig Durchfälle auf. Im Rattenmodell wurden epitheliale Ionentransporteigenschaften untersucht, um weitere Einblicke in den Pathomechanismus der Diarrhoe zu erhalten. Impedanzanalytisch fand sich ein Anstieg des subepithelialen Widerstandes bei gleichbleibendem epithelialen Widerstand (Arbeitshypertrophie der Muskulatur). Kurzschlußstrom und unidirektionale Na- und Cl-Fluxe waren unverändert, dagegen fiel die Transportkapazität des Pouchepithels für den Glucose-Na-Cotransport ab. Die Schleimhaut zeigte morphometrisch das Bild der hyperregulatorischen Umformung. Weder aktive Ionensekretion noch eine beeinträchtigte Barrierefunktion sind als Ursache der Diarrhoe anzusehen. Dagegen ist die deutlich reduzierte Transportkapazität des Glucose-Na-Kotransportes verantwortlich für die Diarrhoe.

Summary

Following proctocolectomy and construction of a J-pouch, diarrhea is a frequent symptom. To gain insight into the pathomechanism, epithelial ion transport properties were investigated in a rat model. Analysis of impedance showed an increase in subepithelial resistance together with an unchanged epithelial resistance. Short circuit current and Na/Cl fluxes were not impaired in J-pouches, but the capacity of the glucose-couples Na absorption was reduced in J-pouches. Morphometrically, the mucosa showed the features of hyperregeneratory transformation. Neither active ion secretion nor an impaired epithelial barrier function is responsible for diarrhea after J-pouch surgery. In contrast, transport capacity of glucose-coupled Na absorption is markedly reduced and this may be the main cause for diarrhea.

Literatur

1. Herfarth C, Stern J (1988) Rektumersatz durch Dünndarm – Das intrapelvine Reservoir. Chirurg 59:133–142
2. Nicholls RJ (1987) Restorative proctocolectomy with various types of reservoir. World J Surg 11:751–762
3. Schultz SG, Zalusky R (1964) Ion transport in isolated rabbit ileum. J Gen Physiol 47:567–584
4. Schulzke JD, Fromm M, Menge H, Riecken EO (1987) Impaired intestinal sodium and chloride transport in the blind loops syndrome of the rat. Gastroenterol 92:693–698

Dr. H.G. Peleikis, Abt. f. Allgemeine Chirurgie, Universitätsklinikum,
Arnold-Heller-Str. 7, W-2300 Kiel 1, Bundesrepublik Deutschland

Dysfunktion des darmassoziierten Immunsystems (sIgA) in Abhängigkeit von der Art der Nahrung
Dysfunction of the Mucosa-Associated Lymphoid Tissue (sIgA) Due to Dietary Changes

Th. Gottwald, G. Späth, W. Haas und R. Teichmann

Chirurgische Klinik, Abt. Allgemeine Chirurgie und Poliklinik (Dir.: Prof. Dr. H.D. Becker) der Universität Tübingen

Einleitung

Es gibt Hinweise dafür, daß Sepsiszustände bei immunkompromittierten Intensivpatienten Folge eines Zusammenbruchs der Schleimhautbarriere des Darmtraktes sind [1]. Der antigenunspezifische Träger dieser Barriere gegen luminale Mikroorganismen ist ein intakter Zellverband des Epithels; dessen Funktion wird anscheinend bei Fehlen eines normalen enteralen Nährstoffangebots gestört [2]. Der antigenspezifische Teil dieser Schleimhautbarriere ist das mucosa-assoziierte Immunsystem, getragen von sekretorischen IgA (sIgA) [3]. Die Mehrzahl der diesbezüglichen, teils nur semiquantitativen Daten stammen von Messungen in der Galle, obwohl dieses Kompartment von untergeordneter Bedeutung für die antigenspezifische Schleimhautbarriere sein dürfte [4]. Dagegen gibt es keine quantitativen Daten zu Veränderungen der lokalen sIgA Produktion in Abhängigkeit von unterschiedlichen Ernährungsformen im Darm. In dieser Studie sollten deshalb die quantitativen Veränderungen von sIgA in Darmwand und -lumen unter einer Elementardiät im Vergleich zur Standarddiät bei Ratten untersucht werden.

Material und Methoden

In den Versuch kamen weibliche Ratten mit einem Gewicht zwischen 175 g und 200 g. 12 Tiere erhielten eine gemahlene Standarddiät für Ratten (SSniff-R, Fa. SSniff) und Wasser ad libitum. 10 Tiere wurden mit einer flüssigen Elementardiät (300 Kcal/kg KG, Glucose, Aminosäuren, Elektrolyte, Vitamine und Spurelemente) gefüttert. Nach 7 Tagen wurde der Dünndarm vom Treitzschen Band bis zur Ileocöcalklappe entnommen und in zwei gleichlange Hälften geteilt. Diese wurden mit je 5 ml eisgekühlter PBS gespült, das Effluat aufgefangen und abzentrifugiert. Die Länge der beiden Dünndarmhälften wurde unter definierter vertikaler Extension gemessen. Sodann wurde die Mucosa in toto abgetragen, homogenisiert und abzentrifugiert. Zur Messung des s-IgA-Gehalts etablierten wir einen ELISA in Sandwich-Technik. Die Mikrotiterplatten wurden mit einem polyklonalen Ziege-anti-Ratte-sIgA Antikörper (Fa. ICN, Eschwege) kodiert. Der Standard stammte aus Rattengalle (Dr. Alverdy, Michael Reese Hospital, Chicago, USA). Kreuzreaktionen mit

Serum IgA wurden in entsprechenden Tests ausgeschlossen. Der Gehalt an sIgA wurde in Dünndarmeffluaten und -homogenisaten bestimmt und auf die Segmentlänge normalisiert.

Ergebnisse

Die Elementardiät führte zu einer signifikanten Abnahme des Gehaltes an sIgA im Dünndarm, die sich sowohl im Jejunum als auch im Ileum zeigte (Tabelle 1). Untersuchte man die Effluate und Homogenisate getrennt, so zeigte sich, daß diese offensichtlich auf einen drastischen Abfall des sIgA in den Schleimhauthomogenisaten zurückzuführen ist (Tabelle 2). Dagegen konnte keine signifikante Veränderung bei den Effluaten allein beobachtet werden (Tabelle 3).

Tabelle 1. s-IgA-Gehalt in Jejunum und Ileum unter Standard- und Elementardiät

Gruppe	s-IgA [µg/cm]	
	Jejunum[a]	Ileum[b]
Standarddiät (n=12)	17,7 (± 3,8)	31,3 (± 8,1)
Elementardiät (n=10)	11,1 (± 5,9)	13,8 (± 4,9)

[a] $p \leq 0,01$; [b] $p \leq 0,001$, Statistik: U-Test

Tabelle 2. s-IgA-Gehalt im Schleimhauthomogenisat

Gruppe	s-IgA [µg/cm]	
	Jejunum[b]	Ileum[a]
Standarddiät (n=12)	13,8 (± 1,8)	16,4 (± 4,7)
Elementardiät (n=10)	7,7 (± 4,29)	3,7 (± 2,9)

[a] $p \leq 0,01$; [b] $p \leq 0,001$, Statistik: U-Test

Tabelle 3. s-IgA-Gehalt im Effluat

Gruppe	s-IgA [µg/cm]	
	Jejunum	Ileum
Standarddiät (n=12)	3,9 (± 2,5)	14,0 (± 5,1)
Elementardiät (n=10)	3,1 (± 2,6)	10,9 (± 5,0)

Diskussion

Offensichtlich kann eine Modifikation der Nahrung eine signifikante Reduktion des sogenannten "antiseptischen Anstrichs" [5] der Darmmucosa in Form des sIgA bewirken. Da sIgA als antigenspezifischem integralen Bestandteil des Mucosablocks die Adhärenz von Mikroorganismen ans Darmepithel verhindert, könnte dessen Reduktion das Eindringen von Bakterien in den Organismus erleichtern. Bisherige Untersuchungen zu diesem Thema beschäftigten sich nur indirekt mit dem Mucosablock, wobei sIgA teils sogar nur monomeres IgA in der Galle untersucht wurde. Letztlich scheint aber doch die lokale Immunantwort von größerer Relevanz [4]. Lichtman zeigte, daß der überwiegende Anteil des sIgA nicht aus der Galle, sondern vor Ort sezerniert wird; Messungen in der Galle sind daher fraglich repräsentativ. Die von uns hier beobachtete Dysfunktion könnte auf das Fehlen von Bestandteilen einer Normaldiät in der Elementardiät zurückzuführen sein. Oder auch darauf, daß die Nahrungsbestandteile hier in vollständig aufgeschlossener Form eine andere Immunogenität besitzen. Daß keine signifikanten Unterschiede bei den Effluaten auftraten, wäre entweder als letzter Kompensationsversuch des Organismus zu deuten oder als Ergebnis unterschiedlicher Bindungsraten des zunächst freien, von uns gemessenen sIgA.

Zusammenfassung

Untersucht wurde der Einfluß der Diät auf die lokale sIgA-Antwort im Darm. In einem Tiermodell wurden 12 bzw. 10 Ratten mit Standard- bzw. Elementardiät 7 Tage gefüttert. Danach konnte eine signifikante Abnahme des sekretorischen IgA in Mucosahomogenisaten gemessen werden. Diese Dysfunktion des darmassoziierten Immunsystems konnte eine wesentliche Voraussetzung für die Translokation von luminalen Mikroorganismen sein.

Summary

The influence of diet on the local secretory immunoglobulin A response in the gut was investigated. Twelve rats received a conventional diet, while 10 animals were orally administered a TPN solution for 7 consecutive days. We observed a significant decrease of the local sIgA levels in the mucosal homogenates. This dysfunction of the gut-associated lymphoid tissue might be one prerequirement for bacterial translocation.

Literatur

1. Deitch EA (1988) Does the gut protect or injure patients in the ICU? Prospectives Critical Care 1:1
2. Späth G, Berg RD, Specian RD, Deitch EA (1990) Food without fiber promotes bacterial translocation from the gut. Surgery 108:240
3. Walker WA, Isselbacher KJ (1977) Intestinal antibodies. N Engl J Med 297:767
4. Lichtman S, Sherman S, Forstner G (1986) Production of secretory immunoglobulin A in rat self-filling blind loops. Gastroenterol 91:1495
5. Heremans zit. nach Cebra JJ et al (1977) The secretory IgA system of the gut. In: Immunology of the gut. Ciba foundation symposium 46, pp 5–28

Dr. Th. Gottwald, Chir. Klinik, Abt. Allgemeine Chirurgie u. Poliklinik der Universität, Hoppe-Seyler-Str. 3, W-7400 Tübingen, Bundesrepublik Deutschland

L-Alanyl-L-Glutamin verbessert nicht die durch total parenterale Ernährung (TPE) beeinträchtigte Barrierefunktion der Darmschleimhaut gegen luminale Mikroorganismen

L-Alanyl-L-Glutamine Does Not Reduce the Negative Impact of Total Parenteral Nutrition on the Gut Barrier Function Against Luminal Microorganisms

G. Späth, T. Gottwald, W. Haas und M. Holmer

Chirurgische Universitätsklinik, Abt. Allgemeine Chirurgie mit Poliklinik
(Dir.: Prof. Dr. H.D. Becker), Universität Tübingen

Einleitung

Total parenterale Ernährung (TPE) beeinträchtigt die Darmschleimhautbarriere gegen luminale Mikroorganismen und führt zur Atrophie der intestinalen Mucosa [1, 5]. Das wichtigste Energiesubstrat für das Darmepithel ist die nicht-essentielle Aminosäure Glutamin [6]. Für die unter TPE auftretende Darmschleimhautatrophie wird einerseits das fehlende enterale Nährstoffangebot verantwortlich gemacht, andererseits das Fehlen von Glutamin in herkömmlichen TPE-Lösungen (aufgrund unzureichender Stabilität). Burke et al. [2] berichteten eine Reduktion der bakteriellen Translokation durch Zusatz von Glutamin zur TPE und sahen eine gesteigerte Produktion an sekretorischem IgA (sIgA), gemessen in der Gallenflüssigkeit, hierfür als ursächlich an.

In dieser Studie sollte untersucht werden, ob durch Zusatz des sich noch in klinischer Erprobung befindlichen stabilen Dipeptids L-Alanyl-L-Glutamin (Ala-Gln) zur TPE die Barrierefunktion der Darmschleimhaut verbessert werden kann.

Material und Methoden

2 × 10 weibliche Ratten (175–210 g) wurden total parenteral via in Pentobarbitalanaesthesie (i.p.) operativ über die rechte V. jugularis gelegte zentralvenöse Katheter mit 310 kcal/kg Körpergewicht (162 kcal/g Stickstoff) ernährt. In der Ala-Gln-Gruppe wurden 66% des Stickstoffs in Form einer konventionellen Aminosäurelösung (Aminosteril KE, Fresenius AG, Oberursel) und 34% in Form von Ala-Gln verabreicht. So resultierte ein Glutaminanteil von 23% in der Gesamtmasse der Aminosäuren ähnlich dem in natürlichem Nahrungsprotein. In der Kontrollgruppe wurde eine dem Ala-Gln isonitrogene Menge Alanin der TPR-Lösung zugesetzt. Die Tiere hatten dank eines Rotationskompensators (Swivel) in ihren Stoffwechselkäfigen volle Bewegungsfreiheit.

Nach 7tägiger Ernährungsdauer wurden in Narkose (Ketamin/Rompun i.m.) die mesenterialen Lymphknoten (MLK) unter sterilen Kautelen excidiert, homogenisiert und auf translocierte Bakterien analysiert. MLK wurden als positiv angesehen, wenn sie mehr als

10 koloniebildende Einheiten (KBE) aufwiesen. Im Cöcum wurde die Populationsdichte gramnegativer Enterobakterien (auf McConkey-Agar) und der Gesamtaerobier (auf Blutagar) quantifiziert.

Der Dünndarm wurde von der Flexura duodeno-jejunalis bis zur Mündung ins Cöcum entnommen, in zwei gleichlange Hälften geteilt und ihr Inhalt durch Spülung mit je 5 ml eisgekühltem PBS gewonnen. Die Länge der beiden Dünndarmanteile wurde unter definierter vertikaler Extension bestimmt. Ihre Mucosa wurde abpräpariert und homogenisiert; der Proteingehalt der Schleimhaut wurde mit der Coomassie-Blau-Methode gemessen. Mit einem ELISA in Sandwich-Technik wurde der Gehalt an sIgA sowohl in den Dünndarmeluaten als auch in den Schleimhauthomogenisaten bestimmt und auf die Segmentlänge normalisiert. Die Mikrotiterplatten wurden mit polyklonalem Goat-Anti-rat sIgA (H ch + sec pc) ICN, Eschwege) als ersten Antikörper beschichtet. Der Standard stammte aus Rattengalle (Dr. Alverdy, Michael Reese Hospital, Chicago, USA). Der Assay zeigte keine Kreuzreaktion mit Serum-IgA.

Ergebnisse

Die Incidenz bakterieller Translokation unter beiden Ernährungsregimen unterschied sich nicht signifikant (Tabelle 1). Die bakterielle Populationsdichte im Cöcum (Tabelle 1) und der Proteingehalt der Dünndarmmucosa (Tabelle 2) waren in beiden Gruppen identisch. Sowohl der aus dem Darmlumen ausspülbare als auch der im Schleimhauthomogenisat enthaltene Anteil an sIgA war in beiden Gruppen gleich (Tabelle 3).

Tabelle 1. Incidenz bakterieller Translokation (*BT*) in die MLK und cöcale Populationsdichte gramnegativer Enterobakterien sowie der Gesamtheit aerob anzüchtbarer Keime

Gruppe	BT Incidenz	$\log_{10}$ KBE / g Cöcum	
		gramneg. Enterobakt.	Gesamtaerobier
ALA	70%	$8,8 \pm 0,6$	$8,9 \pm 0,5$
ALA-Gln	50%	$8,9 \pm 0,3$	$9,1 \pm 0,4$

Tabelle 2. Proteingehalt der Dünndarmschleimhaut

Gruppe	Proteingehalt der Schleimhaut (mg/cm)	
	Jejunum	Ileum
ALA	$2,0 \pm 1,0$	$1,1 \pm 0,5$
ALA-Gln	$2,1 \pm 0,8$	$1,2 \pm 0,4$

Tabelle 3. sIgA-Gehalt im Darmlumeneluat und im Schleimhauthomogenisat (μg/cm Segmentlänge)

Gruppe	sIgA im Darmlumen (μg/cm)		sIgA im Schleimhauthom. (μg/cm)	
	Jejunum	Ileum	Jejunum	Ileum
ALA-Gln	$6,2 \pm 2,5$	$20,2 \pm 2,0$	$23,2 \pm 7,6$	$23,1 \pm 6,3$
ALA	$7,0 \pm 3,7$	$20,8 \pm 5,7$	$21,2 \pm 7,8$	$24,9 \pm 6,8$

Diskussion

Unser Ergebnis einer ähnlichen Translokationsincidenz unter TPE mit Ala-Gln-Zusatz wie in der Kontrollgruppe mit glutaminfreier TPE steht im Widerspruch zu der von Burke et al. [2] mitgeteilten signifikanten Verbesserung der Darmbarriere bei Zusatz von L-Glutamin. Da Ala-Gln im Plasma sofort in freies Glutamin und Alanin hydrolysiert wird [3], kann dieser Widerspruch nicht mit schlechterer Verfügbarkeit von Glutamin in der vorliegenden Untersuchung begründet werden. Eine wesentliche Funktion des sekretorischen IgA besteht in der Verhinderung der Adhärenz von Mikroorganismen an die Darmepithelien, einer Voraussetzung zur Translokation dieser Keime. Unsere sIgA-Messungen im Darminhalt und an der Schleimhaut scheinen von größerer Relevanz für die Barrierefunktion zu sein als Messungen in der Galleflüssigkeit [1, 2], da möglicherweise nur ein geringer Anteil des sIgA im Darm aus der Galle stammt [6] und zusätzlich unter TPE der Gallefluß nicht kalkulierbar ist. Ein identischer Gehalt sowohl an freiem als auch an schleimhautgebundenem sIgA im Dünndarm der mit und ohne Glutamin parenteral ernährten Ratten steht gut im Einklang mit ähnlicher Translokationsincidenz bei beiden TPR-Regimen. Das Fehlen von Glutamin scheint im Gegensatz zum Fehlen der Passage diätetischer Fasern durch den Gastrointestinaltrakt [3] allenfalls von untergeordneter Bedeutung für das Versagen der Darmschleimhautbarriere unter TPE zu sein.

Zusammenfassung

In einem Modell siebentägiger total parenteraler Ernährung (TPE) wurde bei je 10 Ratten entweder ein Drittel des Gesamtstickstoffs der TPE-Lösung als Alanyl-Glutamin (ALA-Gln) oder in der Kontrollgruppe als Alanin (ALA) zugeführt. Durch ALA-Gln konnte weder im Vergleich zu ALA eine Reduktion der bakteriellen Translokation in die mesenterialen Lymphknoten erzielt werden, noch ergab sich ein Unterschied im trophischen Zustand der intestinalen Mucosa, quantifizert anhand ihres Proteingehaltes. Die Menge an sekretorischem IgA war sowohl in der luminalen Spülflüssigkeit als auch im Homogenisat der Mucosa identisch.

Summary

In a 7-day model of total parenteral nutrition (TPN), a third of the total nitrogen content of the TPN solution was administered to 10 rats in the experimental group as alanyl-glutamine (ALA-Gln) and to 10 rats in the control group as alanine (ALA). ALA-Gln did not reduce the incidence of bacterial translocation to the mesenteric lymph nodes compared to ALA, and the trophic status of the intestinal mucosa, quantified by its protein content, was not different between the two groups. The amount of secretory IgA was identical in the luminal washings as well as in the mucosal homogenates.

Literatur

1. Alverdy JC, Aoys E, Moss GS (1988) Total parenteral nutrition promotes bacterial translocation from the gut. Surgery 104:185
2. Burke DJ, Alverdy JC, Moss GS (1989) Glutamine-supplemented total parenteral nutrition improves gut immune function. Arch Surg 124:1396
3. Fürst P, Albers S, Stehle P (1989) Availability of glutamine supplied intravenously as alanyl-glutamine. Metabolism 38:67
4. Lichtman S, Sherman S, Forstner G (1986) Production of secretory immunoglobulin A in rat self-filling blind loops. Gastroenterol 91:1495
5. Späth G, Berg RD, Specian RD, Deitch EA (1990) Food without fiber promotes bacterial translocation from the gut. Surgery 108:240
6. Windmüller HG (1982) Glutamine utilization by the small intestine. Adv Enzymol 53:202

Dr. G. Späth, Chirurgische Universitätsklinik, Abt. Allgemeine Chirurgie u. Poliklinik der Universität, Hoppe-Seyler-Str. 3, W-7400 Tübingen, Bundesrepublik Deutschland

Die nahtlose Dickdarmanastomose mit einem biofragmentablen Anastomosenring (BAR) – Experimentelle Studie

Sutureless Bowel Anastomosis with a Biofragmentable Anastomosis Ring (BAR): Experimental Study

H.W. Waclawiczek, M. Heinerman, G. Hasenöhrl und G. Meiser

I. Chirurgische Abteilung und Ludwig-Boltzmann-Institut für experimentelle und gastroenterologische Chirurgie (Vorstand: Prof. Dr. O. Boeckl), Landeskrankenanstalten Salzburg

Einleitung

Die nahtlose Anastomose am Gastrointestinaltrakt ist nicht neu. Bereits 1826 berichtete Denan das erste Mal über diese Technik, 1892 stellte Murphy seinen Anastomosenring vor. 1893 faßte Senn den Wert der nahtlosen Darmanastomose wie folgt zusammen: "If any internal aids to circular suturing are used they should be composed of absorbable material and employed in such a way as to not produce marginal gangrene and with a central opening large enough to allow free cecal circulation." [5]. Seither ist diese Technik nahezu in Vergessenheit geraten. Nach wie vor sind jedoch klinisch manifeste Störungen der Anastomosenheilung nach Colonresektionen nicht selten und treten in einer Häufigkeit bis zu 30% auf. Anastomosenfisteln werden noch häufiger festgestellt, wenn man systematisch nach ihnen sucht. Insuffizienzen und Fisteln verursachen den größten Teil der Morbidität und Letalität nach Colon- und Rectumresektionen [1, 2]. Im Gegensatz zum Murphy-Button stellt der biofragmentable Anastomosenring (VALTRAC, Fa. Braun) eine entscheidende Verbesserung dar, der hinsichtlich morphologischer und biomechanischer Kriterien deutliche Vorteile gegenüber einer konventionellen, handgenähten Anastomose besitzt [3]. Diese offensichtlich biologischen Vorteile der fremdkörperlosen Anastomose veranlaßten uns, die Methode der nahtlosen Colonanastomose im Tierexperiment zu untersuchen.

Material und Methode

Der biofragmentable bzw. absorbierbare Anastomosenring besteht zu gleichen Teilen aus Polyglykolsäure (dem bewährten Dexon) und Bariumsulfat. Der BAR setzt sich aus zwei halbkugeligen Segmenten, die mit einem hohlen Steg miteinander verbunden sind, zusammen. In halbgeschlossener Position werden die zu anastomosierenden Darmenden über diese beiden Ringe gestülpt und mit einer Tabaksbeutelnaht am Steg fixiert. Somit wird eine invertierende Anastomose erzeugt, die nach schnappförmigem Verschluß der Ringe durch alleinige, mechanische Kompression (Serosa zu Serosa) abheilt. Der Anastomosenring fragmentiert zwischen dem 10. und 17. postoperativen Tag in ca. 20 harmlose Fragmente, welche ausgeschieden werden [4].

Operationstechnik: An 8 Hausschweinen mit einem mittleren Körpergewicht von 20 kg wurde in Allgemeinnarkose (Intubation, Stresnil und Hypnodil) dieser biofragmentable Anastomosenring nach Resektion eines 10 cm langen Dickdarmsegmentes zur nahtlosen Anastomosierung verwendet. Präoperativ erfolgte keine Darmreinigung. Mittels einer Klemme (Fa. Auto Suture) wurden die Tabaksbeutelnähte an den Darmenden vorgelegt und nach Einführung des BAR in das proximale bzw. distale Darmlumen sicher, aber nicht zu fest um den Steg geknüpft, um eine Darmwandnekrose zu vermeiden. Danach wurde der BAR mit Fingerdruck geschlossen, sodaß eine invertierende Anastomose entstand. Immer wurde der VALTRAC-Anastomosenring mit einem Durchmesser von 28 mm und einer Spaltenbreite von 2 mm verwendet. Keine Zusatznähte wurden vorgenommen. Die nahtlosen, invertierenden Anastomosen hielten einem intraluminalen Druck von 70 mmmHg stand.

In der Hälfte dieser Fälle (n=4) applizierten wir grundsätzlich 0,5 ml Fibrinkleber (Tissucol, Fa. Immuno) auf die Kontaktflächen der invertierenden Serosa, bevor wir den Anastomosenring schlossen.

Bei 2 weiteren Tieren wurden nach Dickdarmresektionen einreihige Colonanastomosen mit atraumatischem 4/0 Dexon für vergleichende Untersuchungen vorgenommen.

Ergebnisse

Der Anastomosenring zerfiel ab dem 9. postoperativen Tag in durchschnittlich 20 Fragmente, die zwischen dem 10. und 17. Tag ohne Verletzung der Darmschleimhaut per vias naturales ausgeschieden wurden. Die Tiere wurden am 15. (n=2), 21. (n=4) und 36. (n=2) postoperativen Tag relaparotomiert. Die nahtlosen Anastomsoen, die meist sehr schwer wiedergefunden werden konnten, wurden sowohl makroskopisch auf eine Anastomosendehiscenz bzw. -stenose als auch mikroskopisch untersucht: Alle nahtlosen Anastomosen (n=8) waren meist schwer zu identifizieren, da sie komplikationslos abgeheilt waren und keinerlei Verwachsungen mit anderen Darmschlingen bestanden. In keinem Fall lag eine Anastomosenfistel bzw. -stenose vor.

Die histologischen Untersuchungen der nahtlosen Colonanastomosen am 15. und 21. Tag ergaben eine gute Vascularisation des invertierten Gewebes. Im Gegensatz zu den handgenähten Anastomosen (n=2) fanden sich weitaus weniger Fremdkörperriesenzellen und Mikroabscesse. Die einzelnen Darmwandschichten waren fast "nahtlos" zusammengewachsen, die Darmmucosa war an allen Stellen bereits reepithelialisiert. Die Darmwandmuskulatur war durch die Kompression an wenigen Stellen geringfügig nekrotisch. 6 Wochen postoperativ waren die Anastomosen auch histologisch kaum identifizierbar abgeheilt. Hinsichtlich der Abheilungstendenz fanden sich sowohl makroskopisch als auch mikroskopisch zwischen den beiden Gruppen (mit/ohne additive Fibrinklebung) keine Unterschiede.

Diskussion

Störungen der Anastomosenheilung nach Colon- und insbesondere Rectumresektionen sind nicht selten und werden in der Literatur in einer Häufigkeit bis zu 30% angegeben [1, 2, 4]. Zahlreiche Anastomosierungsverfahren, von der Handnaht bis zur maschinellen Naht, sind deshalb mit dem Ziele der Reduktion dieser Komplikationen und der dadurch bedingten Letalität bekannt. Die nahtlose Colonanastomose ist schon ein altes Prinzip, das aber immer wieder aufgegriffen wurde und das erst durch Entwicklung geeigneten Materials angewandt werden kann. Eine Neuentwicklung stellt der biofragmentable Anastomosenring (VALTRAC, Fa. Braun) dar, der an sich auf demselben Prinzip der Kompression beruht, sich jedoch innerhalb von 14 Tagen in mehrere Fragmente auflöst, die problemlos per vias naturales ausgeschieden werden [3, 4].

Die nahtlose Anastomose erscheint gegenüber der konventionellen Anastomosentechnik, aber auch der maschinellen, zirkulären Klammernahttechnik biologisch vorteilhafter, da das Fremdmaterial nur temporär während einiger Tage an der Darmwand verbleibt. Die Nachteile (Durchblutungsstörungen, Bakterientransport, Infektionen und Abscesse), die insbesondere durch das Nahtmaterial hervorgerufen werden, entfallen. Durch die beiden absorbierbaren Kompressionsringe und den Steg ist die Anastomose in der frühen postoperativen Phase entlastet; auch eine Infektion vom Darmlumen her wird weitgehend vermieden.

Dieses Verfahren mit dem BAR stellt eine effiziente und technisch ausgereifte Neuentwicklung zur nahtlosen Colonanastomosierung dar. Die Operationstechnik ist sehr einfach und kann unter Beachtung der sonst üblichen Vorsichtsmaßnahmen in der Colonchirurgie sehr rasch innerhalb von 10 bis 15 min ausgeführt werden. Zu beachten ist vor allem das exakte Anlegen der Tabaksbeutelnähte um die Anastomosenringe und die vorsichtige Skelettierung der zu anastomosierenden Darmenden von maximal 1,5 cm, um Durchblutungsstörungen zu vermeiden. Aus den bisher vorliegenden, wenigen klinischen Studien sind deutlich geringere Insuffizienz- und Fistelraten gegenüber der konventionellen Technik zu entnehmen, an denen diese Methode letztlich gemessen werden muß [3, 4]. Die Indikationen für die nahtlose Nahttechnik sind vor allem die ileo-colische, ileo-rectale, colo-colische und colo-rectale Anastomose, während hingegen aufgrund anatomischer Gegebenheiten von einem Einsatz bei rectalen Anastomosen abgeraten werden muß. In diesen Fällen haben sich vor allem die maschinellen Klammergeräte sehr gut bewährt. Eine kontrollierte Studie mit dem BAR wird derzeit an unserer Klinik durchgeführt.

Zusammenfassung

Wie wir experimentell und bereits klinisch zeigten, kann eine nahtlose Darmanastomose mit dem biofragmentablen Anastomosenring schneller, einfacher und mit dem Vorteil einer verbesserten Heilungstendenz gegenüber anderen, herkömmlichen Anastomosentechniken ausgeführt werden. Dieser Ring erzeugt nach schnappfärmigem Verschluß eine invertierende Anastomose, die durch alleinige, mechanische Kompression abheilt. Der BAR fragmentiert zwischen dem 10. und 17. postoperativen Tag in harmlose Fragmente.

Summary

As shown in our experiments and clinical experience, sutureless bowel anastomoses can be accomplished more rapidly, with greater ease and with better healing using a biofragmentable anastomosis ring than by other anastomotic techniques. This device is used to provide a mechanical locking which maintains contact between the ends of an inverted anastomosis of the colon; it is eliminated in small harmless fragments between 10 and 17 days after operaiton.

Literatur

1. Adloff M, Arnaud JP, Soomeswear B (1980) Staples vs. sutured colorectal anastomosis. Arch Surg 155:1436
2. Antonsen HK, Kronborg O (1987) Early complications after low anterior resection for rectal cancer using the EEA stapling device. A prospective trial. Dis Colon Rectum 30:579
3. Cahill CJ, Betzler M, Gruwez JA et al (1989) Sutureless large bowel anastomosis. European experience with the biofragmentable anastomosis ring. Br J Surg 76:344
4. Hardy TG jr, Aguilar PS, Stewart WRC et al (1987) Initial clinical experience with a biofragmentable ring for sutureless bowel anastomosis. Dis Colon Rectum 30:55–61
5. Senn N (1893) Enterorrhaphy: its history, technique and present status. JAMA 21:215–235

Doz. Dr. H.-W. Waclawiczek, I. Chirurgische Abteilung, Landeskrankenanstalten Salzburg, Müllner Hauptstraße 48, A-5020 Salzburg

Die unmittelbare postoperative Ernährung nach Colonresektion – enteral oder parenteral?

Immediate Postoperative Feeding After Colectomy – Enteral or Parenteral?

P.A. Beyer, J. Thomas, Cl. Müller und A. Encke

Klinik für Allgemein- und Abdominalchirurgie, Johann-Wolfgang-Goethe-Universität Frankfurt/Main

Zielsetzung

Die postoperative Ernährung nach Colonresektionen erscheint wegen einer Insuffizienzgefahr der Darmwandnaht problematisch. Daten zur Dichtigkeit der Darmwandnaht sind nur tierexperimentell belegt. Nach 4–6 h besteht Dichtigkeit für Gas und Flüssigkeit [2]. Zu beachten sind außerdem unterschiedliche Atoniephasen des Intestinums. Bislang wurde eine unterschiedlich lange Nüchternperiode mit totaler parenteraler Ernährung als Standardbehandlung empfohlen. Theoretische Überlegungen und Erfahrungen anderer Arbeitsgruppen [1, 3] haben uns zu einem neuen Konzept in der unmittelbaren postoperativen Ernährung veranlaßt. Die Atoniedauer des Magens beträgt zwischen 24 und 48 h [3] und stellt somit die Hauptbarriere für eine frühzeitige perorale Ernährung des frischoperierten Patienten dar. Für den Dünndarm sind keine bzw. sehr kurze Atoniephasen beschrieben [3]. Die Dauer der Atonie für den Dickdarm ist mit 2 bis 4 Tage am längsten [3]. Diese Gründe sprechen für eine enterale Ernährung unter Umgehung der Magenatonie mittels einer Jejunalsonde und einer im Dünndarm vollständig resorbierbaren, chemisch definierten Diät. Nachdem eine Pilotstudie die Praktikabilität einer totalen enteralen Ernährung zeigte, wurde eine randomisierte Studie mit parenteralem und enteralem Arm durchgeführt.

Methodik

In die Studie gingen 24 Patienten (Durchschnittsalter 53 ± 15 Jahre, 19 Männer (Durchschnittsalter 49 ± 13 Jahre) und 5 Frauen (Durchschnittsalter 58 ± 4 Jahre)) ein. Alle Patienten unterzogen sich einer elektiven Colonresektion wegen benigner oder maligner Erkrankungen. Präoperativ wurde eine orthograde Darmspülung mit 4–6 l Golytely durchgeführt und perioperativ wurde ein Cephalosporin der 2. und 3. Generation zur Prophylaxe eingesetzt. Die Patienten wurden in zwei Gruppen randomisiert und unterschiedlich nach einem Protokoll postoperativ ernährt (Tabelle 1).

Protokoll I

Alle Patienten wurden über einen intraoperativ eingebrachten zentralvenösen Venenzugang parenteral ernährt und hielten eine 4tägige Nüchternperiode ein. Infundiert wurde am 1. und 2. postoperativen Tag ein hypocalorisches 3 l-Regime mit Zuckeraustauschstoffen (960 kcal mit 70 g Aminosäuren), dem bis zum 6. postoperativen Tag ein normocalorisches Regime (2220 kcal mit 90 g Aminosäuren) folgte. Ab dem 5. postoperativen Tag wurden die Patienten – beginnend mit löffelweise Tee – mit oraler Kost bis zum 10. postoperativen Tag aufgebaut (Tabelle 1). Die zur Ableitung des Magensekretes intraoperativ eingebrachte Magensonde wurde am 2. postoperativen Tag entfernt.

Tabelle 1. Ernährungsregime nach elektiver Colonresektion

poop Tage	Protokoll I	Protokoll II
1.	3 l hypocal. Lsg.	30 ml/h (0,72 l/d) Oligop. 2 l hypocalorische Lsg.
2.	wie 1. postop. Tag	60 ml/h (1,44 l/d) Oligop. 1,5 l hypocalorische Lsg.
3.	3 l calor. Lsg.	100 ml/h (2,4 l/d) Oligop. 3 × 200 ml Tee
4.	wie 3. postop. Tag	wie 3. postop. Tag
5.	2,5 l calor. Lsg. löffelw. 0,5 l Tee	normale Kost
6.	2 l calor. Lsg. 4 × 200 ml Tee	normale Kost
7.	3 l Tee	normale Kost
8.	Tee u. Haferschleim	normale Kost
9.	Breikost	normale Kost
10.	normale Kost	normale Kost

Protokoll II

Den Patienten wurde präoperativ pernasal eine filiforme, 2,1 mm dicke Dünndarmsonde mit einem Zug- und Halteballon (Salvisond) in den Magen plaziert. Der Zugballon wurde mit 5 ml Wasser gefüllt und die Sonde zum Wandern freigegeben. Nach der Wanderung wurde die Sonde mit Pflasterstreifen fixiert. Intraoperativ wurde eine Magensonde zum Ableiten des Magensekretes eingelegt. Am 1. postoperativen Tag wurden die Patienten mit 30 ml/h, am 2. Tag mit 60 ml/h und ab dem 3. Tag mit 100 ml/h einer Oligopeptiddiät (1 kcal/ml, 33,4 mg/ml Eiweiß [Salvipeptid liquid]) mittels Mikrobolus-Ernährungspumpe (Salvimat) ernährt. Am 1. und 2. postoperativen Tag wurden zusätzlich 2000 ml bzw. 1500 ml einer hypocalorischen Komplettlösung infundiert, ab dem 3. postoperativen Tag 600 ml Tee per os verabreicht. Am 5. postoperativen Tag erhielten die Patienten klinikübliche Kost.

Die Magensonde wurde am 2. postoperativen Tag entfernt. Die Lage der Sondenspitze im Intestinum erfolgte intraoperativ durch Tasten oder klinisch, d.h. Kontrolle auf Rückfluß von Sondennahrung in der Magensonde.

Alle Patienten wurden täglich klinisch beurteilt, die Dauer bis zur ersten postoperativen Defäkation bestimmt, das Körpergewicht präoperativ und am 10. postoperativen Tag ermittelt. Präoperativ und am 10. postoperativen Tag wurden Coeruloplasmin, α_1-Antitrypsin und Immunglobuline, täglich Elektrolyte, Albumin, Thromboplastinzeit (TPZ) und Harnstoff bestimmt. Als Zielgrößen wurden der Gewichtsverlauf, der Abfall der Serumeiweiße und die erste Defäkation gewählt.

Auf eine statistische Auswertung wurde wegen der geringen Patientenzahl verzichtet.

Ergebnisse

Beide Gruppen sind vergleichbar. Nach Protokoll I (parenterale Ernährung) wurden 13 Patienten (Durchschnittsalter 63 ± 10 Jahre, 3 Frauen und 10 Männer), nach Protokoll II (enterale Ernährung) 11 Patienten (Durchschnittsalter 53 ± 15 Jahre, 2 Frauen und 9 Männer) behandelt. In beiden Gruppen wurde je ein Patient wegen einer Sigmastenose bei Diverticulitis, die übrigen Patienten wegen maligner Colontumoren reseziert. In beiden Gruppen waren je 6mal synchrone Lebermetastasen und je 2mal eine Peritonealcarcinose vorhanden. In Gruppe I war der Tumor 8mal im Rectosigmoid, einmal im rechten Colon, 2mal im Colon transversum und einmal im Colon descendens lokalisiert, in Gruppe II 6mal im Rectosigmoid und 4mal im rechten Colon. In Gruppe I wurde 6mal eine Sigmaresektion (einmal mit protektivem Anus praeter), 3mal eine anteriore Rectumresektion, 3mal eine rechtsseitige und einmal eine linksseitige Hemicolektomie, in Gruppe II 4mal eine Sigmaresektion, 3mal eine anteriore Rectumresektion (einmal mit protektivem Anus praeter), 4mal eine rechtsseitige Hemicolektomie und 2mal eine simultane Leberresektion durchgeführt. Eine adjuvante neoplastische Chemotherapie wurde in beiden Gruppen vorgenommen. In beiden Gruppen traten je ein Wundinfekt und eine Insuffizienz auf. Drei Patienten entfernten sich die Ernährungssonde vorzeitig.

Die Serumelektrolyte waren bis auf das Kalium immer im Normbereich und zeigten keine größeren Schwankungen, ebenso die Harnstoffkonzentrationen. Kalium mußte in beiden Gruppen substituiert werden (I: durchschnittlich 54 mmol, II: 20 mmol). TPZ fiel in Gruppe I um im Mittel 11%, in Gruppe II um 15%; die Albuminkonzentration um 0,6 g/dl in Gruppe I und um 0,7 g/dl in Gruppe II (unter Substitution von 42 g Humanalbumin in Gruppe I und 36 g in Gruppe II). Der Coeruloplasminspiegel stieg um 3,6 mg/dl in Gruppe I und um 5,5 in Gruppe II, die α_1-Antitrypsinkonzentration in Gruppe I um 193 mg/dl, in Gruppe II um 152 mg/dl an. Die Konzentration von IgM stieg in Gruppe I um 51 mg/dl, in Gruppe II um 152. Die erste Defäkation erfolgte in beiden Gruppen am 4. postoperativen Tag. Die Patienten der parenteralen Gruppe verloren durchschnittlich $3,1 \pm 2,8$ kg an Gewicht, die der enteralen Gruppe nahmen $0,5 \pm 3,4$ kg an Gewicht zu.

Die unmittelbar postoperative enterale Ernährung bietet dem Patienten Vorteile: der Kostaufbau wird rascher möglich und der Gewichtsverlust (auch unter Würdigung der Störmöglichkeiten durch Wassreinlagerung in dem Gewebe) wesentlich geringer, wenn nicht sogar gleich null. Keine Unterschiede finden sich im Albuminhaushalt, im Verlauf der Kaliumkonzentration und der Prothrombinzeit, sowie im Stuhlverhalten. Unterschiede finden sich in der Serumkonzentration der kürzerlebigen Plasmaproteine zugunsten der enteralen Gruppe. Problematisch erscheint hingegen noch die Fixation der Ernährungssonde.

Zusammenfassung

Mit zwei randomisierten, vergleichbaren Patientengruppen wurden nach elektiver Colonresektion ein parenterales und ein enterales, über eine Dünndarmsonde appliziertes Ernährungsregime untersucht. Es zeigte sich ein Vorteil des enteralen Regimes im Verhalten des Körpergewichtes und der kürzerlebigen Plasmaproteine. Ein Kostenvorteil ist ebenfalls vorhanden.

Summary

Parenteral and enteral postoperative feeding after elective colectomy were compared in two randomized groups. Enteral feeding was superior in terms of body weight and concentrations of shorter-lived plasma proteins. Enteral feeding is also cheaper.

Literatur

1. Merkle NM, Wiedeck H, Herfarth Ch, Grünert A (1984) Die unmittelbare postoperative enterale Sondenernährung nach Dickdarmresektion. Chirurg 55:267–274
2. Nockemann PF (1980) Die chirurgische Naht, 3. Aufl., Stuttgart
3. Pasurka B, Filler D, Kahle M (1984) Enterale Ernährung nach Colonresektionen. Chirurg 55:275–279

Dr. P.A. Beyer, Abt. f. Allgemein- u. Abdominalchirurgie, Zentrum der Chirurgie, Universitätsklinikum, Theodor-Stern-Kai 7, W-6000 Frankfurt am Main 70, Bundesrepublik Deutschland

Standardisierte Befunderhebung in der Diagnosestellung bei akuten Bauchschmerzen
Structured Data Collection in the Diagnosis of Acute Abdominal Pain

M. Kraemer, C. Ohmann, K. Thon und die Studiengruppe "Akuter Bauchschmerz"

Abt. f. Allgemeine und Unfallchirurgie (Direktor: Prof. Dr. H.-D. Röher), Chirurgische Universitätsklinik Düsseldorf

Einleitung

Akute Bauchschmerzen stellen trotz umfangreicher diagnostischer Hilfsmittel (z.B. Labor, Röntgen, Ultraschall) auch heute noch ein erhebliches klinisches Problem mit immer noch beträchtlichen diagnostischen Fehlerraten dar. Studien in Großbritannien haben gezeigt, daß durch Standardisierung und Strukturierung von Anamnese und klinischem Befund die Ergebnisse der Diagnosestellung und Therapieentscheidung verbessert werden können [1, 2, 3, 4]. Für die Bundesrepublik Deutschland liegen bisher keine zuverlässigen prospektiven Daten zur Diagnosestellung unselektionierter Patienten mit akuten Bauchschmerzen vor. Wir haben daher eine prospektive multizentrische Studie durchgeführt, die die Diagnosestellung in der klinischen Routine und nach Einführung eines standardisierten Fragebogens für Anamnese und klinischen Befund untersucht.

Patienten und Methode

Bei der Untersuchung handelt es sich um eine prospektive Interventionsstudie an 6 Kliniken (Chirurgische Universitätskliniken Düsseldorf, Köln, Marburg und Homburg/Saar, sowie chirurgische Abteilung des Bürgerhospitals Frankfurt und des Krankenhauses Siegburg). Die Studie ist Teil eines Projektes der Europäischen Gemeinschaft (EC-AAP-survey on objective medical decision making, COMAC-Biomedical Engineering, Leiter: F.T. deDombal (Leeds), deutscher Koordinator: C. Ohmann, Düsseldorf). Sie wurde in zwei Phasen durchgeführt: Für die Phase 1 (Basisphase, 1.10.88–28.3.89) wurde ein Fragebogen entwickelt, mit dem die Diagnosevorhersagen des Erstuntersuchers nach Erhebung von Anamnese und klinischem Befund und die des Abschlußuntersuchers unter Einschluß der Labor-, Röntgen- und Ultraschallbefunde prospektiv erfaßt wurden. Auf die klinikinterne Routine sollte kein Einfluß genommen werden. Ein weiterer Fragebogen diente der Verlaufsdokumentation. Für die Entlassungsdiagnose wurden die innerhalb des EG-Projektes gemeinsam erarbeiteten Definitionen verwendet. Bei der Diagnose "unspezifische Bauchschmerzen" wurde der Verlauf nach Entlassung stichprobenartig durch Anruf beim Hausarzt/Patient überprüft.

In Phase 2 (Testphase, 1.03.89–31.12.89) wurde auf der Basis des von deDombal [5] in England entwickelten Originalfragebogens für alle Zentren ein computergerechter Fragebogen zur standardisierten und strukturierten Anamnese- und Befunderhebung eingeführt.

Die Diagnosevorhersagen, der Verlauf der Erkrankung und die Entlassungsdiagnose wurden wie in Phase 1 erfaßt.

In die Studie aufgenommen wurden alle Patienten mit akuten Bauchschmerzen, bei denen die Schmerzen innerhalb einer Woche vor Krankenhausaufenthalt aufgetreten waren und kein Bauchtrauma vorlag.

Folgende Zielkriterien wurden für die beiden Phasen einheitlich festgelegt: 1. Diagnostische Richtigkeit des Erstuntersuchers (nur Anamnese und klinischer Befund). 2. Diagnostische Richtigkeit des Abschlußuntersuchers nach weiterführender Diagnostik (Labor, Röntgen, Ultraschall). 3. Perforationsrate bei Appendicitis, definiert als der Anteil histopathologisch bestätigter Perforationen an der Gesamtzahl der Patienten mit akuter Appendicitis. 4. Negative Appendektomierate, definiert als Anteil der histopathologisch *nicht* bestätigten Fälle einer akuten Appendicitis bezogen auf die Gesamtzahl der durchgeführten Appendektomien. 5. Fehldiagnosen mit übersehener dringlicher Operationsindikation durch den Abschlußuntersucher (z.B. freie Perforation, mechanischer Ileus etc.).

Ergebnisse

Die Ergebnisse beider Studienphasen sind in der Tabelle 1 zusammengestellt. In Phase 1 wurden 527, in der 2. Phase 908 Patienten in die Studie aufgenommen. Von einer der 6 an der Studie beteiligten Kliniken liegt zum jetzigen Zeitpunkt nur eine vorläufige Auswertung vor, so daß sich die Zahlen der endgültigen Auswertung noch geringfügig verändern können.

Tabelle 1. Zusammenfassende Ergebnisse beider Studienphasen

Zielkriterium	Phase 1 (n=527)	Phase 2 (n=908)
Richtigkeit der Verdachtsdiagnose des Erstuntersuchers	60	63
Richtigkeit der Verdachtsdiagnose des Abschlußuntersuchers	78	82
Perforationsrate bei Appendicitis	11	17
Negative Appendektomierate	13	11
Rate übersehener dringlicher Op-Indikationen (%)	1,3	1,5

Die diagnostische Richtigkeit des Erstuntersuchers betrug insgesamt 60% in Phase 1 (Bereich 54–68%) und 63% in Phase 2 (Bereich 53–68%). Die überwiegende Zahl der diagnostischen Fehler betraf sogenannte Sicherheitsdiagnosen, d.h die Vorhersage einer chirurgischen Erkrankung bei tatsächlich vorliegenden unspezifischen Bauchschmerzen (39%) oder seltener, nicht chirurgischer Diagnosen (29%).

Die diagnostische Richtigkeit des Abschlußuntersuchers lag mit 78% (Bereich 66-87%) in Phase 1 und 82% (67–91%) in Phase 2 deutlich höher. Auch hier überwiegen bei den Diagnosefehlern die Sicherheitsdiagnosen bei unspezifischen Bauchschmerzen und – ebenfalls seltener – nicht chirurgischer Diagnosen. Bei insgesamt 80 Patienten der Phase 1 wurde eine Appendektomie unter der Verdachtsdiagnose einer akuten Appendicitis durchgeführt. In 10 Fällen lag hierbei histologisch keine Appendicitis vor (negative Appendektomierate 13%). Von den Patienten mit histopathologisch bestätigter Appendicitis wiesen 8 eine Perforation auf (Perforationsrate 11%). Bei 7 Patienten (1,3%) wurde eine dringliche Operationsindikation durch den Abschlußuntersucher übersehen. Dies betraf 3mal die Vorhersage unspezifischer Bauchschmerzen bei bestehendem Dünndarmileus und jeweils einmal die Vorhersage einer Lebensmittelintoxikation, einer Diverticulitis und unspezifischer Bauchschmerzen bei akuter Appendicitis, sowie einer Pankreatitis bei Mesenterialinfarkt.

In Phase 2 wurden 168 Patienten appendektomiert, wobei in 18 Fällen eine akute Appendicitis histopathologisch nicht bestätigt werden konnte (negative Appendektomierate 11%). Die Perforationsrate betrug 17%. Eine dringliche Operationsindikation wurde bei 14 Patienten übersehen (1,5%). Dabei wurden in 6 Fällen bei akuter Appendicitis, je einmal bei Dünndarmileus und ischämischer Colitis unspezifische Bauchschmerzen diagnostiziert. Zwei Fälle von akuter Appendicitis und ein Mesenterialinfarkt wurden als inguinale Hernien diagnostiziert. Weiterhin wurde eine Pankreatitis bei Dünndarmnekrose und mechanischem Dünndarmileus, sowie eine Diverticulitis ebenfalls bei mechanischem Dünndarmileus als Ursache der Beschwerden vermutet.

Diskussion

Die initiale diagnostische Richtigkeit bei akuten Bauchschmerzen wird in den häufig zitierten englischen Studien mit etwa 45% angegeben [1, 5]. Sie liegt damit deutlich niedriger als die in der Basisphase unserer eigenen Studie ermittelte Richtigkeit von 60%. Analog hierzu liegt die diagnostische Richtigkeit des Abschlußuntersuchers mit 78% deutlich über dem für die englischen Kliniken ermittelten Wert (58%). Damit besteht offenbar in Deutschland bezüglich der diagnostischen Genauigkeit bei akuten Bauchschmerzen eine andere Ausgangssituation als in England. So konnte mit Einführung der standardisierten Anamnese- und Befunderhebung in den beteiligten deutschen Kliniken nur eine geringfügige Verbesserung der diagnostischen Genauigkeit sowohl bei der Erst- als auch bei der Abschlußuntersuchung verzeichnet werden, obwohl die prozentualen Ergebnisse der Phase 2 denen der englischen Studien entsprechen. Dies betraf in gleicher Weise die anderen Zielkriterien, die negative Appendektomierate und die Anzahl der übersehenen dringlichen OP-Indikationen.

Dabei bleibt die Rolle der computerunterstützten Diagnose bei akuten Bauchschmerzen weiterhin ungeklärt. In den zitierten englischen Studien konnte mit ihrer Einführung eine weitere Verbesserung der Ergebnisse um etwa 10% erreicht werden. Inwieweit sich diese Ergebnisse auf deutsche Verhältnisse übertragen lassen, soll mit einer prospektiven, randomisierten Studie geklärt werden, mit der in den nächsten Monaten begonnen wird.

Zusammenfassung

In einer prospektiven multizentrischen Interventionsstudie an 6 deutschen Kliniken wurde die diagnostische Richtigkeit, die Perforationsrate, die negative Appendektomierate und die Rate übersehener dringlicher Operationsindikationen bei akuten Bauchschmerzen in 2 Phasen untersucht: 1. Diagnosestellung in klinischer Routine bei üblichem diagnostischem Vorgehen, 2. Diagnosestellung bei strukturierter Anamneseerhebung und Befundung mit Hilfe eines standardisierten Fragebogens. Die Ergebnisse zeigen, daß akute Bauchschmerzen auch heute noch ein beträchtliches diagnostisches Problem darstellen. Die Einführung einer standardisierten Anamnese- und Befunderhebung ergab im Gegensatz zur internationalen Literatur keine Verbesserung. In einer Phase 3 wird nun die Bedeutung der computerunterstützten Dignose in einer randomisierten Studie untersucht.

Summary

A prospective, multicenter interventional study involving six German centers analysed clinical performance in terms of diagnostic accuracy, perforation rate, negative appendectomy rate, and the rate of missed indication for operation in patients with acute abdominal pain. The analysis was carried out in two consecutive phases: (1) in routine clinical practice with the usual diagnostic approach, (2) with structured date collection using a standardized abdominal pain chart. The results show that acute abdominal pain is still a considerable diagnostic problem. The introduction of standardized data collection has, contrary to the international literature, brought no improvement in diagnostic performance. In phase 3 of the study the value of computer-aided diagnosis will be examined.

Literatur

1. Adams ID, Chan M, Clifford PC, Cooke WM, Dallos V, de Dombal FT, Edwards MH, Hancock DM, Hewett DJ, MyIntyre N, Somerville PG, Spiegelhalter DJ, Wellwood J, Wilson DH (1986) Computer aided diagnosis of acute abdominal pain: a multicentre study. Brit Med J 293:800–804
2. Clifford PC, Chan M, Hewett DJ (1986) The acute abdomen: management with microcomputer aid. Ann Roy Coll Surg Eng 86:179–184
3. Scarlett PY, Cooke WM, Clarke D, Bates C, Chan M (1986) Computer aided diagnosis of acute abdominal pain at Middlesbrough General Hospital. Ann Roy Coll Surg Eng 68:179-181
4. Hancock DM, Heptinstall M, Old JM, Labo FX, Contractor BR, Chaturvedi S, Chan M, de-Dombal FT (1987) Computer aided diagnosis of acute abdominal pain. The practical impact of a "theoretical" exercise. Theor Surg 2:99–105
5. DeDombal FT (1988) The OMGE acute abdominal pain survey. Progress report 1986. Scand J Gastroenterol 23 [Supp] 144:35–42

Dr. M. Kraemer, Abt. f. Allgemeine und Unfallchirurgie, Chirurgische Klinik und Poliklinik, Heinrich-Heine-Universität, Moorenstr. 5, W-4000 Düsseldorf 1, Bundesrepublik Deutschland

Chirurgisches Forum 1992

München, 109. Kongreß, 21.–25. April 1992

Vortragsanmeldungen

Die Sitzungen des FORUM für experimentelle und klinische Forschung sind ein fester Bestandteil im Gesamtkongreßprogramm. Sie bestehen aus 6-Minuten-Vorträgen mit ausreichender Diskussionszeit über Ergebnisse aus der experimentellen und klinischen Forschung. Zur Beteiligung sind bevorzugt der chirurgische Nachwuchs, aber auch junge Forscher aus anderen medizinischen Fachgebieten zur Pflege interdisziplinärer Kontakte aufgefordert. Verhandlungssprachen sind Deutsch und Englisch.

Als Leitthemen der einzelnen Sitzungen sind vorgesehen: Trauma; Schock; Herz, Lunge und Gefäßsysteme; Transplantation; Onkologie; Magen-Darm, endokrine Chirurgie, Leber-Galle-Pankreas, perioperative Pathophysiologie-Intensivmedizin; Organersatz-Biomechanische Unterstützung.

Die Auswahl der Sitzungstitel für das endgültige Programm richtet sich nach dem zahlenmäßigen Überwiegen der eingereichten Beiträge zu den verschiedenen Themenkreisen auf der Basis der Qualitätsbewertung (siehe 9).

Bedingungen für die Anmeldung

1. Für die Anmeldung ist eine Kurzfassung in sechsfacher Ausfertigung bis spätestens **30. September** des Vorjahres vor dem Kongreßjahr an den FORUM-Ausschuß der Deutschen Gesellschaft für Chirurgie einzusenden:

   Sekretariat „Chirurgisches FORUM"
   Chirurgische Universitätsklinik
   W-6900 Heidelberg, Bundesrepublik Deutschland

   Bereits veröffentlichte Arbeiten dürfen nicht eingesandt werden!

2. Der Erstautor bestätigt durch seine Unterschrift, daß die gesetzlichen Bestimmungen des Tierschutzes bei tierexperimentellen Untersuchungen eingehalten worden sind.

3. Grundsätzlich ist die Anmeldung mehrerer verschiedener Beiträge möglich. Die Auswahl durch den wissenschaftlichen Beirat orientiert sich dahingehend, daß der Erstautor im endgültigen Programm nur einmal genannt werden kann.

4. Die Anmeldung eines Beitrags zum FORUM schließt die Anmeldung eines Vortrages mit dem gleichen Grundthema für eine andere Kongreßsitzung aus.

Kurzfassung

4. Die Kurzfassung soll in klarer Gliederung ausschließlich objektive Fakten über die Zahl der Untersuchungen oder Experimente, die angewandten Methoden und endgültigen Ergebnisse enthalten. Ausführliche Einleitungen, historische Daten und Literaturübersichten sind zu vermeiden. Nur Mitteilungen von wesentlichem Informationswert ermöglichen eine sachliche Beurteilung durch die Mitglieder des wissenschaftlichen Beirats.

5. Auf dem Formblatt (Beilage in den MITTEILUNGEN, ansonsten über Deutsche Gesellschaft für Chirurgie oder Sekretariat „Chirurgisches FORUM") sind die Namen der Autoren, beginnend mit dem Vortragenden, mit akademischem Grad sowie Anschrift von Klinik oder Institut und der Arbeitstitel einzutragen.

6. Da sich die Deutsche Gesellschaft für Chirurgie einer „Empfehlung über die Begrenzung der Autorenzahl" angeschlossen hat (siehe MITTEILUNGEN Heft 4/1975, Seite 140), können einschließlich des Vortragenden nur 4 Autoren genannt werden. Lediglich bei interdisziplinären Arbeiten sind insgesamt 6 Autorennamen möglich.

7. Dem Text der Kurzfassung wird nur der Arbeitstitel ohne Autorennamen vorangestellt, damit eine anonyme Weiterbearbeitung gesichert ist (siehe 9). Der Umfang darf das angegebene Feld nicht überschreiten. Die Einsendung hat per Einschreiben zu erfolgen. Die eigene Klinik (Institut) darf im Text nicht erwähnt oder zitiert werden.

8. Jeder Beitrag soll von dem Autor durch einen Vermerk für eines der oben angegebenen Leitthemen vorgeschlagen werden.

Anonyme Bearbeitung

9. Vor der Sitzung des FORUM-Ausschusses werden die Beiträge anonym (ohne Nennung der Autoren und der Herkunft) zur Beurteilung an die Mitglieder des wissenschaftlichen Beirats versandt. (Bestimmungen für den FORUM-Ausschuß siehe MITTEILUNGEN Heft 5/1990 Seite 24).

10. Die Autoren der angenommenen Beiträge werden bis Mitte November des Vorjahres vor dem Kongreß verständigt.

Manuskript

11. Das Manuskript ist in **doppelter Ausfertigung mit folgender Gliederung** (deutscher u. englischer Titel, beteiligte Institutionen, Zielsetzung, Methodik, Ergebnisse, Zusammenfassung auf Deutsch u. Englisch, Literaturangaben, vollständige Korrespondenzadresse des Erstautors) einzureichen.

Wenn **keine Bilder oder Tabellen** eingereicht werden, darf das gesamte Manuskript **maximal 5 Schreibmaschinenseiten** (bei 4 cm Rand allseitig, max. 35 Zeilen pro Seite bei 1½ zeiligem Abstand) umfassen.

Jede Schwarzweiß-Abbildung (schematische Strichabbildungen) oder Tabelle verkürzt den zulässigen Schreibmaschinentext mindestens um ½ Textseite. Es werden Positivabzüge (tiefschwarz) in Endgröße erbeten. Für jede Abbildung oder Tabelle ist eine kurze prägnante Legende auf besonderem Blatt erforderlich.

Halbtonbilder und Röntgenbilder werden nicht angenommen.
Strichabbildungen, die mit einem PC erstellt werden, müssen über Laserdrucker ausgegeben werden (kein Nadeldrucker).
Die Literaturangaben dürfen 5 Zitate nicht überschreiten.

12. Die redaktionellen Vorschriften sind sorgfältig zu beachten. Gelegentlich trotzdem erforderlich werdende redaktionelle Änderungen im Rahmen der gegebenen Vorschriften behält sich die Schriftleitung vor.

13. Das Manuskript wird in einem zitierfähigen FORUM-Band als Supplement von Langenbecks Archiv vor dem nächsten Kongreß gedruckt vorliegen.

Einsendeschluß

14. Manuskripte, die bis zum **31.12.1991** nicht eingegangen sind, können im FORUM-Band nicht berücksichtigt werden und **schließen eine Aufnahme in das endgültige Kongreßprogramm aus**.

15. Lieferung von Sonderdrucken nur bei sofortiger Bestellung nach Aufforderung durch den Verlag und gegen Berechnung.

Wissenschaftlicher Beirat im FORUM-Ausschuß der Deutschen Gesellschaft für Chirurgie

Ch. HERFARTH – Heidelberg	A. QUENTMEIER – Heidelberg
Vorsitzender des Beirats	M. RAUTE – Mannheim
	Für das FORUM-Sekretariat